Kohlhammer

aG-DRG Fallpauschalenkatalog und Pflegeerlöskatalog Version 2024

Fallpauschalenvereinbarung 2024

DRG-Entgeltkatalogverordnung 2024 mit
– Fallpauschalenkatalog und Pflegeerlöskatalog
– Zusatzentgeltekatalogen

Klarstellungen der Vertragsparteien zur FPV 2024

Verlag W. Kohlhammer

Dieses Werk einschließlich aller seiner Teile ist urheberrechtlich geschützt. Jede Verwendung außerhalb der engen Grenzen des Urheberrechts ist ohne Zustimmung des Verlags unzulässig und strafbar. Das gilt insbesondere für Vervielfältigungen, Übersetzungen, Mikroverfilmungen und für die Einspeicherung und Verarbeitung in elektronischen Systemen.

Die Wiedergabe von Warenbezeichnungen, Handelsnamen und sonstigen Kennzeichen in diesem Buch berechtigt nicht zu der Annahme, dass diese von jedermann frei benutzt werden dürfen. Vielmehr kann es sich auch dann um eingetragene Warenzeichen oder sonstige geschützte Kennzeichen handeln, wenn sie nicht eigens als solche gekennzeichnet sind.

Es konnten nicht alle Rechtsinhaber von Abbildungen ermittelt werden. Sollte dem Verlag gegenüber der Nachweis der Rechtsinhaberschaft geführt werden, wird das branchenübliche Honorar nachträglich gezahlt.

Dieses Werk enthält Hinweise/Links zu externen Websites Dritter, auf deren Inhalt der Verlag keinen Einfluss hat und die der Haftung der jeweiligen Seitenanbieter oder -betreiber unterliegen. Zum Zeitpunkt der Verlinkung wurden die externen Websites auf mögliche Rechtsverstöße überprüft und dabei keine Rechtsverletzung festgestellt. Ohne konkrete Hinweise auf eine solche Rechtsverletzung ist eine permanente inhaltliche Kontrolle der verlinkten Seiten nicht zumutbar. Sollten jedoch Rechtsverletzungen bekannt werden, werden die betroffenen externen Links soweit möglich unverzüglich entfernt.

Version 2024
© 2023 Institut für das Entgeltsystem im Krankenhaus (InEK GmbH), Siegburg

Alle Rechte vorbehalten
Gesamtherstellung: W. Kohlhammer GmbH, Stuttgart

Print:
ISBN 978-3-17-044007-4

Inhalt

Vorwort 3

Fallpauschalenvereinbarung 2024

Abschnitt 1: Abrechnungsbestimmungen für DRG-Fallpauschalen 6
Abschnitt 2: Abrechnungsbestimmungen für andere Entgeltarten 12
Abschnitt 3: Sonstige Vorschriften 15
Abschnitt 4: Geltungsdauer, Inkrafttreten 16

Anlagen

Anlage 1	Fallpauschalen-Katalog gemäß § 1 Absatz 1 Satz 1 und Pflegeerlöskatalog gemäß § 8 Absatz 1 Satz 2	20
Teil a	Bewertungsrelationen bei Versorgung durch Hauptabteilungen	20
Teil b	Bewertungsrelationen bei Versorgung durch Belegabteilungen...	128
Teil c	Bewertungsrelationen bei teilstationärer Versorgung	196
Teil d	Bewertungsrelationen mit gezielter Absenkung in Abhängigkeit der Median-Fallzahl bei Versorgung durch Hauptabteilung	196
Teil e	Bewertungsrelationen mit gezielter Absenkung in Abhängigkeit der Median-Fallzahl bei Versorgung durch Belegabteilung	196
Anlage 2	Zusatzentgelte-Katalog (Liste) gemäß § 5 Absatz 1	198
Anlage 3a	Nicht mit dem Fallpauschalen-Katalog vergütete vollstationäre Leistungen gemäß § 7 Absatz 1 Satz 1 Nummer 1 und Pflegeerlöskatalog gemäß § 8 Absatz 1 Satz 2	200
Anlage 3b	Nicht mit dem Fallpauschalen-Katalog vergütete teilstationäre Leistungen gemäß § 7 Absatz 1 Satz 1 Nummer 1 und Pflegeerlöskatalog gemäß § 8 Absatz 1 Satz 2	201
Anlage 3c	Pflegeerlöskatalog für Hybrid-DRGs	202
Anlage 4	Zusatzentgelte nach § 6 Absatz 1 KHEntgG (Liste) gemäß § 5 Absatz 2	203
Anlage 5	Zusatzentgelte-Katalog (Definition und differenzierte Beträge) gemäß § 5 Absatz 1	208
Anlage 6	Zusatzentgelte nach § 6 Absatz 1 KHEntgG gemäß § 5 Absatz 2	239

Anlage 7	Zusatzentgelte nach § 6 Absatz 1 KHEntgG gemäß § 5 Absatz 2 (Blutgerinnungsstörungen)	252
Anlage 8	Ergänzende Informationen zur Abrechnung von bewerteten Zusatzentgelten aus dem Zusatzentgelte-Katalog (Anlage 2 bzw. Anlage 5)	254

Klarstellungen der Vertragsparteien zur FPV 2024 255

Anlage 1 zu den Klarstellungen der Vertragsparteien nach § 17b Abs. 2 Satz 1 KHG zur Fallpauschalenvereinbarung 2024 (FPV 2024) 258

Vorwort

Die Vertragsparteien auf Bundesebene haben sich am 06.11.2023 auf den Abschluss einer Vereinbarung zu den Abrechnungsbestimmungen gemäß § 9 Abs. 1 Nr. 3 KHEntgG für die Krankenhäuser für das Jahr 2024 (Fallpauschalenvereinbarung 2024 – FPV 2024) verständigt. Die Abrechnungsbestimmungen der FPV 2024 wurden bereits am 28.09.2023 geeint. Über die Entgeltkataloge nach § 9 Abs. 1 Nr. 1 und 2 KHEntgG für das aG-DRG-Vergütungssystem haben der Vorstand bzw. das Präsidium der Vertragsparteien auf der Bundesebene am 06.11.2023 eine einvernehmliche Einigung erzielt.

Das Institut für das Entgeltsystem im Krankenhaus (InEK) hat den Fallpauschalenkatalog 2024, den Pflegeerlöskatalog 2024 sowie die dazugehörigen Abrechnungsbestimmungen 2024 am 14.11.2023 zur Verfügung gestellt. Nach einer redaktionellen Korrektur wurde der aG-DRG-Fallpauschalen-Katalog 2024 nebst Anlagen am 20.11.2023 in aktualisierter Fassung auf der Homepage des InEK veröffentlicht.

Die Vertragsparteien auf der Bundesebene haben sich dafür ausgesprochen, an dem im letzten Jahr angewendeten gestuften Dämpfungsansatz mit den jeweiligen Stufen festzuhalten. Mit dieser Vorgehensweise können klassifikatorische Anpassungen im Katalog umgesetzt und Sachkostenentwicklungen berücksichtigt werden, ohne dass die aufgrund der Corona-Pandemie veränderte Fallzahlsituation zu starken Kostenausreißern aufgrund von Fallzahlveränderungen führt. Durch die gestufte Dämpfung wird sichergestellt, dass die Entwicklung der Restkosten nur einen begrenzten Einfluss auf die Fallkostenentwicklung hat. Der aG-DRG-Katalog 2024 wird wie der des Jahres 2023 in der fallzahlbedingten Kostenveränderung „gedämpft".

Ein großer Schwerpunkt war die Umsetzung der Hybrid-DRGs im Entgeltsystem für das Jahr 2024. So wird unter der neuen Anlage 3c der FPV 2024 der Pflegeerlöskatalog für Hybrid-DRGs aufgenommen. Da die betreffenden Hybrid-DRG-Fälle nicht mehr Bestandteil des Fallpauschalenkataloges nach § 1 der FPV 2024 sind und anderweitig vergütet werden, sind diese bei der Berechnung des aG-DRG-Katalogs 2024 zu bereinigen. Das InEK hat – unter der Annahme, dass die Hybrid-DRGs in der vom InEK definierten Weise eingeführt werden – die Fälle zusammen mit ihren Kosten aus dem aG-DRG-Entgeltsystem herausgenommen.

W. Kohlhammer GmbH

Stuttgart, im November 2023

**Vereinbarung
zum
Fallpauschalensystem für Krankenhäuser für das Jahr 2024
(Fallpauschalenvereinbarung 2024 – FPV 2024)**

vom 06.11.2023

zwischen

dem GKV-Spitzenverband, Berlin, sowie

dem Verband der Privaten Krankenversicherung, Köln, gemeinsam und einheitlich

und

der Deutschen Krankenhausgesellschaft, Berlin

Präambel

Gemäß § 17b Absatz 1 und 3 Krankenhausfinanzierungsgesetz (KHG) ist für die Vergütung der allgemeinen Krankenhausleistungen ein durchgängiges, leistungsorientiertes und pauschalierendes Vergütungssystem eingeführt worden. Seit dem Gesetz zur Stärkung des Pflegepersonals (Pflegepersonal-Stärkungsgesetz, PpSG) erfolgt die Vergütung der Pflegepersonalkosten für die unmittelbare Patientenversorgung auf bettenführenden Stationen außerhalb des G-DRG-Systems in einem Pflegebudget. Gegenüber der Vorjahresfassung erfolgten zur Berücksichtigung diverser Effekte Korrekturen des DRG-Volumens. Die in diesem Jahr gefundene Lösung zur Ausgliederung des Kostenvolumens für Hybrid-DRG-Fälle aus dem DRG-Katalog stellt kein Präjudiz für zukünftige Ausgliederungen für den Hybrid-Leistungsbereich dar. Unterschiedliche Auffassungen der Vertragspartner bestehen insbesondere nach wie vor beim Thema der Ausgliederung von Gemeinkosten.

Der GKV-Spitzenverband und der Verband der Privaten Krankenversicherung vereinbaren gemeinsam mit der Deutschen Krankenhausgesellschaft gemäß § 17b Absatz 2 KHG auch dessen jährliche Weiterentwicklung und Anpassung, insbesondere an medizinische Entwicklungen, Kostenentwicklungen, Verweildauerverkürzungen und Leistungsverlagerungen zu und von anderen Versorgungsbereichen, und die Abrechnungsbestimmungen, soweit diese nicht im Krankenhausentgeltgesetz (KHEntgG) vorgegeben werden. In diesem Zusammenhang vereinbaren sie gemäß § 9 Absatz 1 Nummern 1 bis 3 KHEntgG einen Fallpauschalenkatalog nach § 17b Absatz 1 Satz 4 KHG, einen Katalog ergänzender Zusatzentgelte nach § 17b Absatz 1 Satz 7 KHG, einen Pflegeerlöskatalog nach § 17b Absatz 4 Satz 5 KHG sowie die Abrechnungsbestimmungen für diese Entgelte.

In Erfüllung dieses gesetzlichen Auftrages vereinbaren die Parteien das Folgende:

ABSCHNITT 1: ABRECHNUNGSBESTIMMUNGEN FÜR DRG-FALLPAUSCHALEN

§ 1
Abrechnung von Fallpauschalen

(1) [1]Die Fallpauschalen werden jeweils von dem die Leistung erbringenden Krankenhaus nach dem am Tag der voll- oder teilstationären Aufnahme geltenden Fallpauschalen-Katalog und den dazu gehörenden Abrechnungsregeln abgerechnet. [2]Im Falle der Verlegung in ein anderes Krankenhaus rechnet jedes beteiligte Krankenhaus eine Fallpauschale ab. [3]Diese wird nach Maßgabe des § 3 gemindert; dies gilt nicht für Fallpauschalen, die im Fallpauschalen-Katalog als Verlegungs-Fallpauschalen gekennzeichnet sind; für diese Verlegungsfälle sind die Regelungen des Absatzes 3 entsprechend anwendbar. [4]Eine Verlegung im Sinne des Satzes 2 liegt vor, wenn zwischen der Entlassung aus einem Krankenhaus und der Aufnahme in einem anderen Krankenhaus nicht mehr als 24 Stunden vergangen sind.

(2) [1]Ist die Verweildauer eines Patienten oder einer Patientin länger als die obere Grenzverweildauer, wird für den dafür im Fallpauschalen-Katalog ausgewiesenen Tag und jeden weiteren Belegungstag des Krankenhausaufenthalts zusätzlich zur Fallpauschale ein tagesbezogenes Entgelt abgerechnet. [2]Dieses wird ermittelt, indem die für diesen Fall im Fallpauschalen-Katalog ausgewiesene Bewertungsrelation mit dem Basisfallwert multipliziert wird. [3]Die Zahl der zusätzlich abrechenbaren Belegungstage ist wie folgt zu ermitteln:

Belegungstage insgesamt (tatsächliche Verweildauer nach Absatz 7) + 1

– erster Tag mit zusätzlichem Entgelt bei oberer Grenzverweildauer

= zusätzlich abrechenbare Belegungstage

(3) ¹Ist die Verweildauer von nicht verlegten Patienten oder Patientinnen kürzer als die untere Grenzverweildauer, ist für die bis zur unteren Grenzverweildauer nicht erbrachten Belegungstage einschließlich des im Fallpauschalen-Katalog ausgewiesenen ersten Tages mit Abschlag ein Abschlag von der Fallpauschale vorzunehmen. ²Abweichend von Satz 1 gilt die Abschlagsregelung auch für die Abrechnung von Verlegungs-Fallpauschalen. ³Die Höhe des Abschlags je Tag wird ermittelt, indem die für diesen Fall im Fallpauschalen-Katalog ausgewiesene Bewertungsrelation mit dem Basisfallwert multipliziert wird. ⁴Die Zahl der Abschlagstage ist wie folgt zu ermitteln:

Erster Tag mit Abschlag bei unterer Grenzverweildauer + 1
− Belegungstage insgesamt (tatsächliche Verweildauer nach Absatz 7)
= Zahl der Abschlagstage

(4) ¹Erfolgt die Behandlung sowohl in Hauptabteilungen als auch in belegärztlichen Abteilungen desselben Krankenhauses, ist die Höhe der Fallpauschale nach folgender Rangfolge festzulegen:

1. nach der Abteilungsart mit der höheren Zahl der Belegungstage
2. bei gleicher Zahl der Belegungstage in Haupt- und Belegabteilungen nach der Hauptabteilung

²Ist im Ausnahmefall eine Fallpauschale für belegärztliche Versorgung nicht vorgegeben, ist die Fallpauschale für Hauptabteilungen abzurechnen. ³Ist bei einer belegärztlichen Versorgung im Rahmen der Geburtshilfe (MDC 14) für eine Fallpauschale eine Bewertungsrelation für die Beleghebamme in den Spalten 6 bzw. 7 nicht vorgegeben, so sind die Bewertungsrelationen der Spalte 4 bzw. 5 maßgeblich.

(5) ¹Für jedes Neugeborene, das nach der Versorgung im Kreißsaal weiter im Krankenhaus versorgt wird, ist ein eigener Fall zu bilden und eine eigene Fallpauschale abzurechnen. ²In diesem Falle ist für die Mutter und das Neugeborene jeweils eine Rechnung zu erstellen. ³Die Fallpauschale für das gesunde Neugeborene ist mit dem für die Mutter zuständigen Kostenträger abzurechnen. ⁴In diesem Fall ist auf der Rechnung für das Neugeborene die Versichertennummer der Mutter anzugeben. ⁵Die Fallpauschale für das krankheitsbedingt behandlungsbedürftige Neugeborene ist mit dessen Kostenträger abzurechnen. ⁶Nicht krankheitsbedingt behandlungsbedürftig in diesem Sinne sind alle Neugeborenen, für welche die DRG-Fallpauschale P66D, P67D oder P67E abgerechnet werden kann. ⁷Ist im Fallpauschalen-Katalog für das Krankenhaus, in dem die Geburt stattfand, eine Mindestverweildauer für die Fallpauschale vorgegeben und wird diese nicht erreicht, ist die Versorgung des Neugeborenen mit dem Entgelt für die Mutter abgegolten und nicht als eigenständiger Fall nach § 9 zu zählen. ⁸Im Falle einer Verlegung gilt Absatz 1 Sätze 2 bis 4. ⁹Erfolgt ein Verbleib der gesunden Mutter aufgrund des krankheitsbedingt behandlungsbedürftigen Neugeborenen oder des Neugeborenen in der DRG-Fallpauschale P67D, so ist ab Erreichen der abgerundeten mittleren Verweildauer der vollstationären DRG-Fallpauschale für die Mutter der Zuschlag für Begleitpersonen abzurechnen; § 1 Absatz 2 findet in diesem Fall für die Fallpauschale der gesunden Mutter keine Anwendung.

(6) ¹Zur Einstufung in die jeweils abzurechnende Fallpauschale sind Programme (Grouper) einzusetzen, die vom Institut für das Entgeltsystem im Krankenhaus zertifiziert sind. ²Für Art und Höhe der nach dieser Vereinbarung abzurechnenden Entgelte ist der Tag der voll- oder teilstationären Aufnahme in das Krankenhaus maßgeblich. ³Für die Abrechnung tagesbezogener teilstationärer Leistungen gilt als Aufnahmetag in diesem Sinne jeweils der erste Behandlungstag im Quartal. ⁴Ist bei der Zuordnung von Behandlungsfällen zu einer Fallpauschale auch das Alter der behandelten Person zu berücksichtigen, ist das Alter am Tag der Aufnahme in das Krankenhaus maßgeblich. ⁵Soweit und solange

vor- bzw. nachstationäre Behandlungen nicht gesondert vergütet werden, sind deren Diagnosen und Prozeduren bei der Gruppierung und der Abrechnung der zugehörigen vollstationären Behandlung zu berücksichtigen (Neugruppierung); dies gilt nicht für Diagnosen und Prozeduren im Rahmen belegärztlicher Leistungen. [6]Ergibt sich aus der Neugruppierung eine andere Fallpauschale, ist diese für die Abrechnung sowie für weitere Prüfungen maßgeblich.

(7) [1]Maßgeblich für die Ermittlung der Verweildauer ist die Zahl der Belegungstage. [2]Belegungstage sind der Aufnahmetag sowie jeder weitere Tag des Krankenhausaufenthalts ohne den Verlegungs- oder Entlassungstag aus dem Krankenhaus; wird ein Patient oder eine Patientin am gleichen Tag aufgenommen und verlegt oder entlassen, gilt dieser Tag als Aufnahmetag. [3]Für den Fall von Wiederaufnahmen gilt § 2 Absatz 4 Satz 4. [4]Vollständige Tage der Beurlaubung sind gesondert in der Rechnung auszuweisen und zählen nicht zur Verweildauer. [5]Eine Beurlaubung liegt vor, wenn ein Patient oder eine Patientin mit Zustimmung des behandelnden Krankenhausarztes die Krankenhausbehandlung zeitlich befristet unterbricht, die stationäre Behandlung jedoch noch nicht abgeschlossen ist. [6]Bei Fortsetzung der Krankenhausbehandlung nach einer Beurlaubung liegt keine Wiederaufnahme im Sinne von § 2 vor.

(8) In der Rechnung des Krankenhauses sind der sich nach dem Fallpauschalen-Katalog ergebende Betrag für die Fallpauschale sowie Abschläge, weitere Entgelte und Zuschläge gesondert auszuweisen; das Verfahren nach § 301 des Fünften Buches Sozialgesetzbuch (SGB V) bleibt unberührt.

§ 2
Wiederaufnahmen in dasselbe Krankenhaus

(1) [1]Das Krankenhaus hat eine Zusammenfassung der Falldaten zu einem Fall und eine Neueinstufung in eine Fallpauschale vorzunehmen, wenn

1. ein Patient oder eine Patientin innerhalb der oberen Grenzverweildauer, bemessen nach der Zahl der Kalendertage ab dem Aufnahmedatum des ersten unter diese Vorschrift zur Zusammenfassung fallenden Krankenhausaufenthalts, wieder aufgenommen wird und

2. für die Wiederaufnahme eine Einstufung in dieselbe Basis-DRG vorgenommen wird.

[2]Eine Zusammenfassung und Neueinstufung nach Satz 1 wird nicht vorgenommen, wenn die Fallpauschalen dieser Basis-DRG bei Versorgung in einer Hauptabteilung in Spalte 13 oder bei belegärztlicher Versorgung in Spalte 15 des Fallpauschalen-Katalogs gekennzeichnet sind.

(2) [1]Eine Zusammenfassung der Falldaten zu einem Fall und eine Neueinstufung in eine Fallpauschale ist auch dann vorzunehmen, wenn

1. ein Patient oder eine Patientin innerhalb von 30 Kalendertagen ab dem Aufnahmedatum des ersten unter diese Vorschrift zur Zusammenfassung fallenden Krankenhausaufenthalts wieder aufgenommen wird und

2. innerhalb der gleichen Hauptdiagnosegruppe (MDC) die zuvor abrechenbare Fallpauschale in die „medizinische Partition" oder die „andere Partition" und die anschließende Fallpauschale in die „operative Partition" einzugruppieren ist.

[2]Eine Zusammenfassung und Neueinstufung nach Satz 1 wird nicht vorgenommen, wenn einer der Krankenhausaufenthalte mit einer Fallpauschale abgerechnet werden kann, die

bei Versorgung in einer Hauptabteilung in Spalte 13 oder bei belegärztlicher Versorgung in Spalte 15 des Fallpauschalen-Katalogs gekennzeichnet ist.

(3) [1]Werden Patienten oder Patientinnen, für die eine Fallpauschale abrechenbar ist, wegen einer in den Verantwortungsbereich des Krankenhauses fallenden Komplikation im Zusammenhang mit der durchgeführten Leistung innerhalb der oberen Grenzverweildauer, bemessen nach der Zahl der Kalendertage ab dem Aufnahmedatum des ersten unter diese Vorschrift zur Zusammenfassung fallenden Aufenthalts, wieder aufgenommen, hat das Krankenhaus eine Zusammenfassung der Falldaten zu einem Fall und eine Neueinstufung in eine Fallpauschale vorzunehmen. [2]Eine Zusammenfassung und Neueinstufung wird nicht vorgenommen bei unvermeidbaren Nebenwirkungen von Chemotherapien und Strahlentherapien im Rahmen onkologischer Behandlungen. [3]Die Absätze 1 und 2 gehen den Vorgaben nach den Sätzen 1 und 2 vor. [4]Die Sätze 1 und 2 ergänzen die Vorgaben nach § 8 Absatz 5 KHEntgG.

(4) [1]Bei der Anwendung der Absätze 1 bis 3 ist für jeden Krankenhausaufenthalt eine DRG-Eingruppierung vorzunehmen. [2]Auf dieser Grundlage hat das Krankenhaus eine Neueinstufung in eine Fallpauschale mit den Falldaten aller zusammenzuführenden Krankenhausaufenthalte durchzuführen. [3]Hierbei ist eine chronologische Prüfung vorzunehmen. [4]Zur Ermittlung der Verweildauer sind dabei die Belegungstage der Aufenthalte in diesem Krankenhaus zusammenzurechnen. [5]Die obere Grenzverweildauer, die nach Absatz 1 Satz 1 Nummer 1 für die Fallzusammenführung maßgeblich ist, ergibt sich aus dem Aufnahmedatum und der DRG-Eingruppierung des ersten unter diese Vorschrift zur Zusammenfassung fallenden Aufenthalts in diesem Krankenhaus. [6]Hat das Krankenhaus einen der zusammenzuführenden Aufenthalte bereits abgerechnet, ist die Abrechnung zu stornieren. [7]Maßgeblich für die zusätzliche Abrechnung von tagesbezogenen Entgelten ist die Grenzverweildauer, die sich nach der Fallzusammenführung ergibt; für die Ermittlung der Verweildauer gilt Satz 3 entsprechend. [8]Die Sätze 1 bis 7 gelten nicht für Krankenhausaufenthalte, bei denen der Tag der Aufnahme außerhalb der Geltungsdauer dieser Vereinbarung nach § 12 liegt oder soweit tagesbezogene Entgelte nach § 6 Absatz 1 KHEntgG abzurechnen sind.

(5) Sind mehrere Aufenthalte in einem Krankenhaus aufgrund der Regelungen zur Wiederaufnahme nach den Absätzen 1 bis 3 zusammenzuführen und erfolgte bei mindestens einem Aufenthalt eine Verlegung, sind vom zusammengeführten Fall Verlegungsabschläge nach den Vorgaben des § 1 Absatz 1 Satz 3 in Verbindung mit § 3 zu berechnen.

§ 3
Abschläge bei Verlegung

(1) [1]Im Falle einer Verlegung in ein anderes Krankenhaus ist von dem verlegenden Krankenhaus ein Abschlag vorzunehmen, wenn die im Fallpauschalen-Katalog ausgewiesene mittlere Verweildauer unterschritten wird. [2]Die Höhe des Abschlags je Tag wird ermittelt, indem die bei Versorgung in einer Hauptabteilung in Spalte 11 oder bei belegärztlicher Versorgung in Spalte 13 des Fallpauschalen-Katalogs ausgewiesene Bewertungsrelation mit dem Basisfallwert multipliziert wird. [3]Die Zahl der Tage, für die ein Abschlag vorzunehmen ist, wird wie folgt ermittelt:

Mittlere Verweildauer nach dem Fallpauschalen-Katalog, kaufmännisch auf die nächste ganze Zahl gerundet

– Belegungstage insgesamt (tatsächliche Verweildauer nach § 1 Absatz 7)

= Zahl der Abschlagstage

(2) ¹Im Falle einer Verlegung aus einem anderen Krankenhaus ist von dem aufnehmenden Krankenhaus ein Abschlag entsprechend den Vorgaben des Absatzes 1 vorzunehmen, wenn die im Fallpauschalen-Katalog ausgewiesene mittlere Verweildauer im aufnehmenden Krankenhaus unterschritten wird. ²Dauerte der vorangegangene voll- oder teilstationäre Aufenthalt im verlegenden Krankenhaus nicht länger als 24 Stunden, so ist im aufnehmenden Krankenhaus kein Verlegungsabschlag nach Satz 1 vorzunehmen; bei einer frühzeitigen Entlassung durch das aufnehmende Krankenhaus ist die Regelung zur unteren Grenzverweildauer nach § 1 Absatz 3, bei einer Weiterverlegung die Abschlagsregelung nach Absatz 1 anzuwenden.

(3) ¹Wird ein Patient oder eine Patientin aus einem Krankenhaus in weitere Krankenhäuser verlegt und von diesen innerhalb von 30 Kalendertagen ab dem Entlassungsdatum eines ersten Krankenhausaufenthalts in dasselbe Krankenhaus zurückverlegt (Rückverlegung), hat das wiederaufnehmende Krankenhaus die Falldaten des ersten Krankenhausaufenthalts und aller weiteren, innerhalb dieser Frist in diesem Krankenhaus aufgenommenen Fälle zusammenzufassen und eine Neueinstufung nach den Vorgaben des § 2 Absatz 4 Sätze 1 bis 7 in eine Fallpauschale durchzuführen sowie Absatz 2 Satz 1 anzuwenden. ²Kombinierte Fallzusammenführungen wegen Rückverlegung in Verbindung mit Wiederaufnahmen sind möglich. ³Hierbei ist eine chronologische Prüfung vorzunehmen. ⁴Prüffrist ist immer die des ersten Falles, der die Fallzusammenführung auslöst. ⁵Die Sätze 1 bis 4 finden keine Anwendung für Fälle der Hauptdiagnosegruppe für Neugeborene (MDC 15). ⁶Die Sätze 1 bis 5 gelten nicht für Krankenhausaufenthalte, bei denen der Tag der Aufnahme außerhalb der Geltungsdauer dieser Vereinbarung nach § 12 liegt oder für die anstelle einer Fallpauschale tagesbezogene Entgelte nach § 6 Absatz 1 KHEntgG abzurechnen sind.

(4) ¹Ist in einem Krankenhaus neben dem Entgeltbereich der DRG-Fallpauschalen einerseits noch ein Entgeltbereich nach der Bundespflegesatzverordnung (BPflV) oder für besondere Einrichtungen nach § 17b Absatz 1 Satz 10 KHG andererseits vorhanden, sind diese unterschiedlichen Entgeltbereiche im Falle von internen Verlegungen wie selbstständige Krankenhäuser zu behandeln. ²Für den Entgeltbereich der DRG-Fallpauschalen sind die Absätze 1 bis 3 entsprechend anzuwenden.

(5) ¹Abschläge nach den Absätzen 1 bis 3 sind nur dann vorzunehmen, insofern beide an der Verlegung beteiligten Krankenhäuser dem Geltungsbereich des Krankenhausfinanzierungsgesetzes unterliegen. ²Hiervon abweichend sind bei Leistungen, für die eine schriftliche Kooperationsvereinbarung zwischen den Krankenhäusern besteht, Abschläge nach Absatz 1 bis 3 vorzunehmen.

(6) Abschläge nach den Absätzen 1 und 2 sind nicht vorzunehmen, wenn ein invasiv beatmeter Patient oder eine invasiv beatmete Patientin in ein aufnehmendes Krankenhaus auf eine spezialisierte Beatmungsentwöhnungseinheit verlegt wird, das über eine Bescheinigung über eine bestandene Strukturprüfung gemäß § 275d Absatz 2 SGB V für die OPS-Kodes 8-718.8 oder 8-718.9 verfügt.

§ 4
Fallpauschalen bei bestimmten Transplantationen

(1) ¹Mit Fallpauschalen nach Anlage 1 bzw. Entgelten nach Anlage 3a bei Transplantationen von Organen nach § 1a Nummer 1 des Transplantationsgesetzes (TPG), bei Transplantationen von Geweben nach § 1a Nummer 4 TPG sowie bei Transplantationen von hämatopoetischen Stammzellen werden die allgemeinen Krankenhausleistungen nach § 2 KHEntgG für die stationäre Versorgung eines Transplantatempfängers, einer Transplantatempfängerin oder bei der Lebendspende vergütet. ²Nicht mit den Fallpauschalen nach

Anlage 1 bzw. Entgelten nach Anlage 3a vergütet und folglich gesondert abrechenbar sind insbesondere folgende Leistungen:

1. Leistungen des Krankenhauses für eine Organentnahme bei möglichen postmortalen Organspendern oder Organspenderinnen

2. Leistungen der Koordinierungsstelle nach § 11 TPG für die Bereitstellung eines postmortal gespendeten Organs zur Transplantation einschließlich eines dafür erforderlichen Transports des Organs

3. Leistungen der Vermittlungsstelle nach § 12 TPG für die Vermittlung eines postmortal gespendeten Organs

4. Gutachtenerstellung durch die Kommission nach § 8 Absatz 3 Satz 2 TPG vor einer möglichen Lebendorganspende

5. ambulanten Voruntersuchungen gemäß § 8 Absatz 1 Satz 1 Nummer 1 Buchstabe c TPG, die im Hinblick auf die Transplantation eines bestimmten Transplantatempfängers durchgeführt werden, bei möglichen Lebendspendern oder Lebendspenderinnen, nicht jedoch die entsprechenden Untersuchungen bei tatsächlichen Lebendspendern oder Lebendspenderinnen

6. Transport von Knochenmark oder hämatopoetischen Stammzellen

7. Kontrolluntersuchungen nach § 115a Absatz 2 Satz 4 SGB V bei einem Transplantatempfänger oder einer Transplantatempfängerin; § 8 Absatz 2 Satz 3 Nummer 3 KHEntgG bleibt unberührt

8. Kontrolluntersuchungen nach § 115a Absatz 2 Satz 7 in Verbindung mit Satz 4 SGB V bei einem Lebendorganspender oder einer Lebendorganspenderin; § 8 Absatz 2

9. Satz 3 Nummer 3 KHEntgG bleibt unberührt

[3]Krankengeld bzw. Verdienstausfallerstattung sowie Fahrkosten für Lebendspender oder Lebendspenderinnen sind keine allgemeinen Krankenhausleistungen und daher weder mit den Fallpauschalen nach Anlage 1 bzw. Entgelten nach Anlage 3a vergütet noch gesondert seitens des Krankenhauses abrechenbar..

(2) Für Transplantationen nach Absatz 1 Satz 1 ist jeweils eine Fallpauschale nach Anlage 1 bzw. ein Entgelt nach Anlage 3a gegenüber den Transplantatempfängern, den Transplantatempfängerinnen oder deren Sozialleistungsträgern abzurechnen.

(3) [1]Für zum Zwecke einer Organ- oder Gewebeentnahme für einen bestimmten Transplantatempfänger stationär aufgenommene Lebendspender oder Lebendspenderinnen, bei denen

1. eine Organ- oder Gewebeentnahme vorgenommen wird oder sich erst während der Entnahme herausstellt, dass das Organ oder das Gewebe nicht entnommen werden kann, oder

2. sich erst nach der Organ- oder Gewebeentnahme herausstellt, dass das Organ oder Gewebe nicht transplantiert werden kann,

ist eine Fallpauschale nach Anlage 1 bzw. ein Entgelt nach Anlage 3a abzurechnen. [2]Bei erfolgter Transplantation ist die jeweilige Fallpauschale nach Anlage 1 bzw. das jeweilige Entgelt nach Anlage 3a gegenüber den Transplantatempfängern, den Transplantatempfängerinnen oder deren Sozialleistungsträgern abzurechnen. [3]Kommt es nicht zur Transplantation, ist die jeweilige Fallpauschale nach Anlage 1 bzw. das jeweilige Entgelt nach Anlage 3a gegenüber der Person, die zum Transplantatempfang vorgesehen war, oder gegenüber deren Sozialleistungsträger abzurechnen. [4]Auf der Rechnung ist die Versichertennummer der Person, die das Transplantat empfangen hat oder für die Transplantation vorgesehen war, anzugeben. [5]Werden hämatopoetische Stammzellen bei Familienspendern aus dem Ausland oder bei nicht-verwandten Spendern über in- oder ausländische Spenderdateien bezogen, wird anstelle der Fallpauschale nach Anlage 1 bzw. dem Entgelt nach Anlage 3a ein entsprechendes Zusatzentgelt abgerechnet.

(4) [1]Die Leistungen des Krankenhauses nach Absatz 1 Satz 2 Nummer 1 sind gegenüber der Koordinierungsstelle nach § 11 TPG abzurechnen. [2]Die Leistungen des Krankenhauses nach Absatz 1 Satz 2 Nummer 5 sind gegenüber den Personen, die zum Transplantatempfang vorgesehen waren oder gegenüber deren Sozialleistungsträgern abzurechnen.

ABSCHNITT 2: ABRECHNUNGSBESTIMMUNGEN FÜR ANDERE ENTGELTARTEN

§ 5
Zusatzentgelte

(1) [1]Zusätzlich zu einer Fallpauschale oder zu den Entgelten nach § 6 Absatz 1 KHEntgG dürfen bundeseinheitliche Zusatzentgelte nach dem Zusatzentgelte-Katalog nach Anlage 2 bzw. 5 abgerechnet werden. [2]Die Zusatzentgelte nach Satz 1 sind mit Inkrafttreten der Vereinbarung (§ 13) abrechenbar.

(2) [1]Für die in Anlage 4 bzw. 6 benannten, mit dem bundeseinheitlichen Zusatzentgelte-Katalog nicht vergüteten Leistungen vereinbaren die Vertragsparteien nach § 11 KHEntgG krankenhausindividuelle Zusatzentgelte nach § 6 Absatz 1 KHEntgG. [2]Diese können zusätzlich zu den DRG-Fallpauschalen oder den nach § 6 Absatz 1 KHEntgG vereinbarten Entgelten abgerechnet werden. [3]Für die in Anlage 4 bzw. 6 gekennzeichneten Zusatzentgelte gilt § 15 Absatz 2 Satz 3 KHEntgG entsprechend. [4]Können für die Leistungen nach Anlage 4 bzw. 6 auf Grund einer fehlenden Vereinbarung für den Vereinbarungszeitraum 2024 noch keine krankenhausindividuellen Zusatzentgelte abgerechnet werden, sind für jedes Zusatzentgelt 600,00 Euro abzurechnen. [5]Wurden für Leistungen nach Anlage 4 bzw. 6 für das Jahr 2024 keine Zusatzentgelte vereinbart, sind im Einzelfall auf der Grundlage von § 8 Absatz 1 Satz 3 KHEntgG für jedes Zusatzentgelt 600,00 Euro abzurechnen.

(3) Zusatzentgelte für Dialysen können zusätzlich zu einer DRG-Fallpauschale oder zu einem Entgelt nach § 6 Absatz 1 KHEntgG abgerechnet werden; dies gilt nicht für die Fallpauschalen der Basis-DRG L60 oder L71 oder der DRG L90B/L90C und dem nach Anlage 3b krankenhausindividuell zu vereinbarenden Entgelt L90A, bei denen die Behandlung des Nierenversagens die Hauptleistung ist.

§ 6
Teilstationäre Leistungen

(1) Teilstationäre Leistungen sind mit tagesbezogenen teilstationären Fallpauschalen oder mit Entgelten abzurechnen, die nach § 6 Absatz 1 Satz 1 KHEntgG krankenhausindividuell vereinbart worden sind.

(2) [1]Werden Patienten oder Patientinnen, für die zuvor eine vollstationäre DRG-Fallpauschale abrechenbar war, zur teilstationären Behandlung in dasselbe Krankenhaus wieder aufgenommen oder wechseln sie in demselben Krankenhaus von der vollstationären Versorgung

in die teilstationäre Versorgung, kann erst nach dem dritten Kalendertag ab Überschreiten der abgerundeten mittleren Verweildauer, bemessen ab dem Aufnahmedatum des stationären Aufenthalts der zuvor abgerechneten Fallpauschale, eine tagesbezogene teilstationäre Fallpauschale oder ein tagesbezogenes teilstationäres Entgelt nach § 6 Absatz 1 KHEntgG berechnet werden. ²Die bis dahin erbrachten teilstationären Leistungen sind mit der zuvor abgerechneten Fallpauschale abgegolten. ³Wurden bei der Abrechnung der vollstationären Fallpauschale Abschläge nach § 1 Absatz 3 oder § 3 vorgenommen, sind zusätzlich zu den Entgelten nach Satz 1 für jeden teilstationären Behandlungstag tagesbezogene teilstationäre Entgelte zu berechnen, höchstens jedoch bis zur Anzahl der vollstationären Abschlagstage. ⁴Die teilstationären Prozeduren sind nicht bei der Gruppierung der zuvor abgerechneten Fallpauschale zu berücksichtigen. ⁵Die Sätze 1 bis 3 gelten nicht für tagesbezogene teilstationäre Entgelte für Leistungen der Onkologie, der Schmerztherapie, die HIV-Behandlung, für Dialysen sowie für Leistungen, die im Anschluss an die Abrechnung einer expliziten Ein-Belegungstag-DRG erbracht werden. Die Regelung nach Satz 1 findet für tagesbezogene Pflegeentgelte keine Anwendung.

(3) Wird ein Patient oder eine Patientin an demselben Tag innerhalb des Krankenhauses von einer tagesbezogen vergüteten teilstationären Behandlung in eine vollstationäre Behandlung verlegt, kann für den Verlegungstag kein tagesbezogenes teilstationäres Entgelt abgerechnet werden.

§ 7
Sonstige Entgelte

(1) ¹Sonstige Entgelte nach § 6 Absatz 1 KHEntgG können krankenhausindividuell vereinbart werden für

1. voll- und teilstationäre Leistungen, die nach den Anlagen 3a und 3b noch nicht mit DRG-Fallpauschalen vergütet werden,

2. unbewertete teilstationäre Leistungen, die nicht in Anlage 3b aufgeführt sind, und

3. besondere Einrichtungen nach § 17b Absatz 1 Satz 10 KHG.

²Werden fallbezogene Entgelte vereinbart, müssen auch Vereinbarungen zu den übrigen Bestandteilen der Aufstellung für fallbezogene Entgelte nach Abschnitt E3.1 der Anlage 1 KHEntgG getroffen werden, damit die Entgelte von den Abrechnungsprogrammen verarbeitet werden können, die für die DRG-Fallpauschalen vorgesehen sind. ³Für den Fall der Verlegung eines Patienten oder einer Patientin in ein anderes Krankenhaus sind Abschlagsregelungen zu vereinbaren; dies gilt nicht, soweit Verlegungs-Fallpauschalen im Sinne des § 1 Absatz 1 Satz 3 vereinbart werden. ⁴Für den Fall der Wiederaufnahme eines Patienten oder einer Patientin in dasselbe Krankenhaus sollen für fallbezogene Entgelte Vereinbarungen getroffen werden, die den Vorgaben nach § 2 Absatz 1, 2 und 4 entsprechen.

(2) Für die Abrechnung von fallbezogenen Entgelten gelten die Abrechnungsbestimmungen nach § 8 Absatz 2 und 4 KHEntgG und nach § 2 Absatz 3 entsprechend.

(3) Tagesbezogene Entgelte werden für den Aufnahmetag und jeden weiteren Tag des Krankenhausaufenthalts abgerechnet (Berechnungstage); der Entlassungs- oder Verlegungstag, der nicht zugleich Aufnahmetag ist, wird nur bei tagesbezogenen Entgelten für teilstationäre Behandlung nach § 6 Absatz 1 Satz 1 abgerechnet.

(4) ¹Für die in den Anlagen 3a und 3b gekennzeichneten Entgelte gilt § 15 Absatz 2 Satz 3 KHEntgG entsprechend. ²Können für die Leistungen nach Anlage 3a auf Grund einer fehlenden Vereinbarung für den Vereinbarungszeitraum 2024 noch keine krankenhaus-

individuellen Entgelte abgerechnet werden, sind für jeden Belegungstag 600,00 Euro abzurechnen. [3]Können für die Leistungen nach Anlage 3b auf Grund einer fehlenden Vereinbarung für den Vereinbarungszeitraum 2024 noch keine krankenhausindividuellen Entgelte abgerechnet werden, sind für jeden Belegungstag 300,00 Euro abzurechnen. [4]Wurden für Leistungen nach Anlage 3a für das Jahr 2024 keine Entgelte vereinbart, sind im Einzelfall auf der Grundlage von § 8 Absatz 1 Satz 3 KHEntgG für jeden Belegungstag 450,00 Euro abzurechnen. [5]Zusätzlich zu den ungeminderten Entgelten nach den Sätzen 2 bis 4 sind die tagesbezogenen Pflegeentgelte nach § 7 Absatz 1 Nummer 6a KHEntgG abrechenbar.

§ 8
Tagesbezogene Pflegeentgelte

(1) [1]Zusätzlich zu vollstationären und teilstationären Entgelten sind für alle ab dem 01.01.2024 aufgenommenen Patienten oder Patientinnen tagesbezogene Pflegeentgelte gemäß § 7 Absatz 1 Nummer 6a KHEntgG abzurechnen. [2]Die Pflegeentgelte werden jeweils von dem die Leistung erbringenden Krankenhaus nach dem am Tag der voll- oder teilstationären Aufnahme geltenden Pflegeerlöskatalog und den dazu gehörenden Abrechnungsregeln abgerechnet.

(2) [1]Das tagesbezogene Pflegeentgelt wird ermittelt, indem die maßgebliche Bewertungsrelation jeweils mit dem krankenhausindividuellen Pflegeentgeltwert multipliziert und das Ergebnis kaufmännisch auf zwei Nachkommastellen gerundet wird. [2]Für die Rechnungsstellung wird der Entgeltbetrag nach Satz 1 mit der Anzahl der Berechnungstage je tagesbezogenem Entgelt multipliziert und in der Rechnung ausgewiesen.

(3) [1]Für die Ermittlung der für den Pflegeerlös relevanten Bewertungsrelation ist die Zuordnung zu einem Entgelt gemäß den Vorgaben dieser Vereinbarung in der jeweils gültigen Fassung maßgeblich. [2]Die Zahl der Berechnungstage richtet sich nach den Vorgaben zur Ermittlung der Verweildauer nach § 1 Absatz 7 und § 7 Absatz 3. [3]Die Fallzählung bleibt von der neuen Pflegepersonalkostenfinanzierung ab dem Jahr 2020 unberührt und ergibt sich weiterhin aus den Vorgaben des § 9. [4]Sofern die Höhe von Zu- oder Abschlägen anhand eines Prozentsatzes zu berechnen ist, richtet sich die Ermittlung nach den hierfür maßgeblichen gesetzlichen Vorgaben.

(4) Kann auf Grund einer fehlenden Vereinbarung für das Jahr 2020 noch kein krankenhausindividueller Pflegeentgeltwert angewendet werden, erfolgt die Abrechnung von Patienten oder Patientinnen, die ab dem 01.01.2024 in das Krankenhaus aufgenommen werden, nach den Vorgaben des § 15 Absatz 2a KHEntgG.

(5) Für Leistungen, die unter die Regelung nach § 7 Absatz 1 Satz 1 Nummer 2 und Nummer 3 (teilstationäre Leistungen, die nicht in Anlage 3b aufgeführt sind und besondere Einrichtungen) fallen, gilt eine Pflegebewertungsrelation von 1,0 für vollstationäre Fälle und 0,5 für teilstationäre Fälle, sofern die Vertragsparteien nach § 11 KHEntgG keine abweichenden Festlegungen treffen.

(6) Sofern die Budgetvereinbarung nach § 11 KHEntgG für das jeweilige Kalenderjahr unterjährig oder nach Ablauf des Vereinbarungszeitraums genehmigt wird, erfolgt die Abrechnung mit dem neuen genehmigten krankenhausindividuellen Pflegeentgeltwert für alle Aufnahmen ab dem Tag des Wirksamwerdens der Budgetvereinbarung.

(7) Die Regelungen zum Kostenträgerwechsel nach § 10 Satz 2 und 3 bleiben durch die Abrechnung von Pflegeentgelten unberührt.

ABSCHNITT 3: SONSTIGE VORSCHRIFTEN

§ 9
Fallzählung

(1) ¹Jede abgerechnete vollstationäre Fallpauschale zählt im Jahr der Entlassung als ein Fall. ²Dies gilt auch für Neugeborene sowie für vollstationäre Fallpauschalen, die mit nur einem Belegungstag ausgewiesen sind. ³Bei einer Wiederaufnahme nach § 2 und einer Rückverlegung nach § 3 Absatz 3 ist jeweils nur die Fallpauschale zu zählen, die nach der Neueinstufung für die zusammengefassten Krankenhausaufenthalte abgerechnet wird. ⁴Bei Abrechnung von tagesbezogenen teilstationären Fallpauschalen wird für jeden Patienten oder jede Patientin, der oder die wegen derselben Erkrankung regelmäßig oder mehrfach behandelt wird, je Quartal ein Fall gezählt.

(2) Leistungen, für die Entgelte nach § 6 Absatz 1 KHEntgG abgerechnet werden, sind wie folgt zu zählen:

1. Jedes fallbezogene Entgelt für eine voll- oder teilstationäre Leistung zählt als ein Fall.

2. a) Bei Abrechnung von tagesbezogenen vollstationären Entgelten zählt jede Aufnahme als ein Fall.

   b) Bei Abrechnung von tagesbezogenen teilstationären Entgelten wird für jeden Patienten oder jede Patientin, der oder die wegen derselben Erkrankung regelmäßig oder mehrfach behandelt wird, je Quartal ein Fall gezählt.

§ 10
Kostenträgerwechsel

¹Vorbehaltlich einer anderweitigen gesetzlichen Regelung gilt: ²Tritt bei Fallpauschalenpatienten oder -patientinnen während der stationären Behandlung ein Zuständigkeitswechsel des Kostenträgers ein, wird der gesamte Krankenhausfall mit dem Kostenträger abgerechnet, der am Tag der Aufnahme leistungspflichtig ist. ³Tritt hingegen während der mittels tagesbezogener Entgelte nach § 6 Absatz 1 KHEntgG sowie tagesbezogener teilstationärer Fallpauschalen vergüteten Behandlung ein Zuständigkeitswechsel des Kostenträgers ein, sind die Kosten der einzelnen Belegungstage mit dem Kostenträger abzurechnen, der am Tag der Leistungserbringung leistungspflichtig ist.

§ 11
Laufzeit der Entgelte

(1) ¹Die Fallpauschalen nach Anlage 1 und die Zusatzentgelte nach Anlage 2 bzw. 5 sind abzurechnen für Patienten oder Patientinnen, die ab dem 01.01.2024 in das Krankenhaus aufgenommen werden. ²Können die Fallpauschalen noch nicht mit der für das Jahr 2024 vereinbarten oder festgesetzten Höhe des Landesbasisfallwerts gewichtet werden, sind sie nach Maßgabe des § 15 Absatz 1 KHEntgG mit der bisher geltenden Höhe des Landesbasisfallwerts zu gewichten und in der sich ergebenden Entgelthöhe abzurechnen.

(2) Bis zum Beginn der Laufzeit der nach § 6 Absatz 1 KHEntgG zu vereinbarenden Entgelte für teilstationäre Leistungen, die nicht in Anlage 3b aufgeführt sind und im Jahr 2024 nicht mit DRG-Fallpauschalen abgerechnet werden können, werden die für diese Leistungen bisher nach § 6 Absatz 1 KHEntgG vereinbarten Entgelte weiter abgerechnet.

ABSCHNITT 4: GELTUNGSDAUER, INKRAFTTRETEN

§ 12
Geltungsdauer

[1]Die Vorschriften der Abschnitte 1 bis 3 gelten vom 01.01.2024 bis zum 31.12.2024. [2]Können die Entgeltkataloge 2025 erst nach dem 01.01.2025 angewendet werden, sind nach Maßgabe des § 15 Absatz 1 und 2 KHEntgG die Leistungen weiterhin nach den Anlagen 1 bis 8 abzurechnen. [3]Solange noch keine neuen Abrechnungsregeln vereinbart oder in Kraft getreten sind, gelten die Abrechnungsbestimmungen nach dieser Vereinbarung weiter.

§ 13
Inkrafttreten

Diese Vereinbarung tritt zum 01.01.2024 in Kraft.

Berlin/Köln, 06.11.2023

Anlagen

Anlage 1	Fallpauschalen-Katalog gemäß § 1 Absatz 1 Satz 1 und Pflegeerlöskatalog gemäß § 8 Absatz 1 Satz 2	
	Teil a	Bewertungsrelationen bei Versorgung durch Hauptabteilungen
	Teil b	Bewertungsrelationen bei Versorgung durch Belegabteilungen
	Teil c	Bewertungsrelationen bei teilstationärer Versorgung
	Teil d	Bewertungsrelationen mit gezielter Absenkung in Abhängigkeit der Median-Fallzahl bei Versorgung durch Hauptabteilung
	Teil e	Bewertungsrelationen mit gezielter Absenkung in Abhängigkeit der Median-Fallzahl bei Versorgung durch Belegabteilung
Anlage 2	Zusatzentgelte-Katalog (Liste) gemäß § 5 Absatz 1	
Anlage 3a	Nicht mit dem Fallpauschalen-Katalog vergütete vollstationäre Leistungen gemäß § 7 Absatz 1 Satz 1 Nummer 1 und Pflegeerlöskatalog gemäß § 8 Absatz 1 Satz 2	
Anlage 3b	Nicht mit dem Fallpauschalen-Katalog vergütete teilstationäre Leistungen gemäß § 7 Absatz 1 Satz 1 Nummer 1 und Pflegeerlöskatalog gemäß § 8 Absatz 1 Satz 2	
Anlage 3c	Pflegeerlöskatalog für Hybrid-DRGs	
Anlage 4	Zusatzentgelte nach § 6 Absatz 1 KHEntgG (Liste) gemäß § 5 Absatz 2	
Anlage 5	Zusatzentgelte-Katalog (Definition und differenzierte Beträge) gemäß § 5 Absatz 1	
Anlage 6	Zusatzentgelte nach § 6 Absatz 1 KHEntgG gemäß § 5 Absatz 2	
Anlage 7	Zusatzentgelte nach § 6 Absatz 1 KHEntgG gemäß § 5 Absatz 2 (Blutgerinnungsstörungen)	
Anlage 8	Ergänzende Informationen zur Abrechnung von bewerteten Zusatzentgelten aus dem Zusatzentgelte-Katalog (Anlage 2 bzw. Anlage 5)	

Anlage 1
aG-DRG-Version 2024 und Pflegeerlöskatalog 2024

Fallpauschalen-Katalog gemäß Paragraf 17b Absatz 1 Satz 4 Krankenhausfinanzierungsgesetz

Katalog ergänzender Zusatzentgelte gemäß Paragraf 17b Absatz 1 Satz 7 Krankenhausfinanzierungsgesetz

Pflegeerlöskatalog gemäß Paragraf 17b Absatz 4 Satz 5 Krankenhausfinanzierungsgesetz

Die Bewertungsrelationen gelten für die Abrechnung von stationären Leistungen. Dies gilt für die Abrechnung von Fallpauschalen des aG-DRG-Katalogs nicht, soweit nach Paragraf 6 Absatz 1 Krankenhausentgeltgesetz sonstige Entgelte für bestimmte Leistungen nach Anlage 3a/b, teilstationäre Leistungen nach Paragraf 6 Absatz 1 Satz 1 Krankenhausentgeltgesetz oder besondere Einrichtungen nach Paragraf 17b Absatz 1 Satz 10 Krankenhausfinanzierungsgesetz vereinbart worden sind.

Die tagesbezogenen Bewertungsrelationen des Pflegeerlöskatalogs sind für die Abzahlung des Pflegebudgets nach Paragraf 6a Krankenhausentgeltgesetz zu verwenden. Die Werte 1,0000 und 0,5000 in Anlage 3a beziehungsweise 3b sind nicht kalkuliert; sie entsprechen den Vorgaben nach Paragraf 8 Absatz 5 der Fallpauschalenvereinbarung.

Abkürzungen:

CC	Komplikationen oder Komorbiditäten
MDC	Hauptdiagnosegruppe (Major Diagnostic Category)
OR	operativ (Operating Room)
ZE	Zusatzentgelt
ZED	Zusatzentgelt, differenziert Partition „O": operative Fallpauschalen
Partition „O"	operative Fallpauschalen
Partition „A"	andere Fallpauschalen, z. B. Koloskopie
Partition „M"	medizinische Fallpauschalen

Fußnoten:

1) Belegungstage, die der Kalkulation der Fallpauschale zu Grunde gelegt wurden.
2) Erster Belegungstag, an dem nach Paragraf 1 Absatz 3 ein Abschlag von der Fallpauschale vorzunehmen ist.
3) Erster Belegungstag, an dem nach Paragraf 1 Absatz 2 ein tagesbezogenes Entgelt zusätzlich zur Fallpauschale gezahlt wird.
4) Eine Zusammenfassung von Fällen bei Wiederaufnahme in dasselbe Krankenhaus nach Paragraf 2 Absatz 1 und 2 erfolgt nicht.
5) Wenn die Definition der DRG keine untere Grenzverweildauer und/oder keine obere Grenzverweildauer zulässt, dann werden im Katalog gegebenenfalls keine Werte angegeben.
6) Bei den in der DRG-Bezeichnung angegebenen Punktwerten für die intensivmedizinische Komplexbehandlung handelt es sich bei dem ersten Wert um die Aufwandspunkte für die intensivmedizinische Komplexbehandlung im Kindesalter (8-98d.*), bei dem zweiten Wert um die Aufwandspunkte für die Aufwendige intensivmedizinische Komplexbehandlung (8-98f.*) und bei dem dritten Wert um die Aufwandspunkte für die intensivmedizinische Komplexbehandlung im Erwachsenenalter (8-980.*).

Anlage 1: Fallpauschalen-Katalog und Pflegeerlöskatalog aG-DRG Version 2024

Anlage 1

Fallpauschalen-Katalog und Pflegeerlöskatalog
Teil a) Bewertungsrelationen bei Versorgung durch Hauptabteilungen

DRG	Parti-tion	Bezeichnung [6]	Bewertungsrelation bei Hauptabteilung	Bewertungsrelation bei Hauptabteilung und Beleghebamme
1	2	3	4	5
Prä-MDC				
A01A	O	Lebertransplantation mit Beatmung > 179 Stunden oder kombinierter Dünndarmtransplantation	19,986	-
A01B	O	Lebertransplantation ohne kombinierte Dünndarmtranspl. mit Beatmung > 59 und < 180 Std. od. mit Transplantatabstoßung od. mit komb. Nierentranspl. od. m. kombinierter Pankreastranspl. od. Alter < 6 J. oder od. m. intensivm. Komplexbeh. > 980 / 828 / - P.	11,446	-
A01C	O	Lebertransplantation ohne kombinierte Dünndarmtransplantation, ohne Beatmung > 59 Stunden, ohne Transplantatabstoßung, ohne komb. Nierentranspl., ohne kombinierte Pankreastranspl., Alter > 5 Jahre, ohne intensivmed. Komplexbehandlung > 980 / 828 / - P.	8,556	-
A02Z	O	Transplantation von Niere und Pankreas	8,709	-
A03A	O	Lungentransplantation mit Beatmung > 179 Stunden	24,445	-
A03B	O	Lungentransplantation ohne Beatmung > 179 Stunden	11,518	-
A04B	O	Knochenmarktranspl. / Stammzelltransf., allogen, außer bei Plasmozytom oder mit Graft-versus-Host-Krankheit Grad III und IV, mit Gabe best. Stammzellen od. Alt. < 18 J., mit best. Entnahme od. Stammzellboost od. intensivmed. Komplexbeh. > 2058 / - / - P.	20,555	-
A04C	O	Knochenmarktransplantation / Stammzelltransfusion, allogen, < 18 J. od. GVHD Grad III/IV od. auß. b. Plasmozytom, mit Gabe best. Stammz. od. GVHD III/IV od. HLA-versch., mit best. Entn. od. SZ-Boost od. m. intensivn. Komplexbeh. > 1764 / 1932 / 2760 P.	17,443	-
A04D	O	Knochenmarktransplantation / Stammzelltransfusion, allogen, mit Graft-versus-Host-Krankheit Grad III und IV oder außer bei Plasmozytom, HLA-verschieden oder mit Komplexbehandlung bei multiresistenten Erregern	10,265	-
A04E	O	Knochenmarktransplantation / Stammzelltransfusion, allogen, außer bei Plasmozytom	8,985	-
A05Z	O	Herztransplantation	23,324	-
A06A	O	Beatmung > 1799 Stunden mit intensivmedizinischer Komplexbehandlung > 2940 / 5520 / 7360 Aufwandspunkte oder mit hochkomplexem Eingriff	48,001	-
A06B	O	Beatmung > 1799 Stunden mit komplexer OR-Prozedur oder Polytrauma, ohne hochkomplexen Eingriff, ohne intensivmedizinische Komplexbehandlung > 2940 / 5520 / 7360 Aufwandspunkte	33,607	-
A06C	O	Beatmung > 1799 Stunden, ohne komplexe OR-Prozedur, ohne Polytrauma, mit intensivmedizinischer Komplexbehandlung > 588 / 552 / 552 Aufwandspunkte	23,364	-
A07A	O	Beatmung > 999 Stunden oder > 499 Stunden mit intensivmedizinischer Komplexbehandlung > 4900 / 4600 / 4600 Aufwandspunkte, mit komplexer OR-Prozedur oder Polytrauma und int. Komplexbeh. > 3920 / 3680 / 3680 P. oder mit hochkompl. oder dreizeitigem Eingr.	32,972	-
A07B	O	Beatmung > 999 Stunden oder > 499 Stunden mit intensivmedizinischer Komplexbehandlung > 4900 / 4600 / 4600 P., mit komplexer OR-Prozedur und ECMO ab 384 Stunden oder mit Polytrauma oder Alter < 18 J. oder intensivmed. Komplexbeh. > - / 3220 / - P.	25,513	-
A07C	O	Beatmung > 999 Stunden oder > 499 Stunden mit intensivmed. Komplexbeh. > 4900 / 4600 / 4600 Punkte, mit komplexer OR-Prozedur, ohne ECMO ab 384 Stunden, ohne Polytrauma, Alter > 17 Jahre oder mit intensivmed. Komplexbeh. > 2352 / 1932 / 2760 Punkte	19,389	-
A07D	O	Beatmung > 999 Stunden ohne komplexe OR-Prozedur, ohne Polytrauma, Alter > 17 Jahre, mit intensivmedizinischer Komplexbehandlung > 1176 / 1380 / 2484 und < 2353 / 1933 / 2761 Aufwandspunkte, mit komplexer Diagnose oder komplizierender Konstellation	16,321	-
A07E	O	Beatmung > 999 Stunden ohne komplexe OR-Prozedur, ohne Polytrauma, Alter > 17 Jahre, ohne komplexe Diagnose, ohne komplizierende Konstellation, mit intensivmedizinischer Komplexbehandlung > 392 / 184 / 368 Aufwandspunkte oder Beatmung > 1799 Stunden	12,978	-
A07F	O	Beatmung > 999 Stunden ohne komplexe OR-Prozedur, ohne Polytrauma, Alter > 17 Jahre, ohne komplexe Diagnose, ohne komplizierende Konstellation, ohne intensivmedizinische Komplexbehandlung > 392 / 184 / 368 Aufwandspunkte, ohne Beatmung > 1799 Stunden	9,717	-
A09A	O	Beatmung > 499 Stunden oder > 249 Stunden mit IntK > 2352 / 1932 / 2208 P., mit hochkomplexem Eingriff oder komplexer OR-Prozedur, Alter < 16 Jahre, mit IntK > 1764 / 1932 / - Punkten oder mit sehr komplexem Eingriff und IntK > / 2208 / - Punkten	22,978	-

Mittlere Verweildauer[1]	Untere Grenzverweildauer: Erster Tag mit Abschlag [2,5]	Untere Grenzverweildauer: Bewertungsrelation pro Tag	Obere Grenzverweildauer: Erster Tag mit zusätzlichem Entgelt [3,5]	Obere Grenzverweildauer: Bewertungsrelation pro Tag	Externe Verlegung Abschlag pro Tag (Bewertungsrelation)	Verlegungsfallpauschale	Ausnahme von Wiederaufnahme [4]	Pflegeerlös Bewertungsrelation pro Tag
6	7	8	9	10	11	12	13	14
45,3	14	0,993	63	0,356	-	x	x	3,2011
31,1	9	0,820	49	0,300	-	x	x	2,1973
22,3	6	0,814	40	0,261	-	x	x	1,8430
23,9	7	0,695	42	0,253	-	x	x	1,8464
60,0	19	0,966	78	0,404	-	x	x	3,1960
29,0	9	0,776	45	0,325	-	x	x	2,2479
56,1	18	0,897	74	0,435	-	x	x	3,1572
53,5	17	0,909	72	0,284	-	x	x	2,9807
37,8	12	0,729	56	0,244	-	x	x	1,7827
34,4	10	0,744	51	0,236	-	x	x	1,9317
54,5	17	0,889	73	0,270	-	x	x	2,0463
125,7	-	-	144	0,344	-	x	x	4,2245
96,0	-	-	114	0,302	-	x	x	3,8343
94,6	-	-	113	0,192	-	x	x	3,0598
79,5	26	0,945	98	0,352	-	x	x	3,7714
70,0	22	0,979	88	0,319	-	x	x	3,9034
57,9	18	0,932	76	0,230	0,298	-	x	3,7181
70,4	22	0,657	88	0,166	0,210	-	x	3,8469
63,3	20	0,596	81	0,141	0,197	-	x	2,8296
59,5	19	0,474	77	0,109	0,156	-	x	2,6173
57,5	18	0,963	75	0,319	-	x	x	3,6644

Anlage 1

Fallpauschalen-Katalog und Pflegeerlöskatalog
Teil a) Bewertungsrelationen bei Versorgung durch Hauptabteilungen

DRG	Parti- tion	Bezeichnung[6]	Bewertungsrelation bei Hauptabteilung	Bewertungsrelation bei Hauptabteilung und Beleghebamme
1	2	3	4	5
A09B	O	Beatmung > 499 Stunden oder > 249 Stunden mit int. Komplexbeh. > 2352 / 1932 / 2208 Punkte, mit angeb. Fehlbild. oder Tumorerkr., Alter < 3 J. oder mit hochkompl. Eingr. oder mit kompl. OR-Proz. oder int. Komplexbeh. > 1764 / 1932 / - P., Alter < 16 J.	15,046	-
A09C	O	Beatmung > 499 Stunden oder > 249 Stunden mit intensivmedizinischer Komplexbeh. > 2352 / 1932 / 2208 P., mit komplexer OR-Prozedur oder Polytrauma oder int. Komplexbeh. > 1764 / 1656 / 2208 P. oder mit komplizierender Konstellation oder Alter < 16 Jahre	11,828	-
A09D	O	Beatmung > 499 Stunden, ohne komplexe OR-Prozedur, ohne Polytrauma, Alter > 15 Jahre, ohne komplizierende Konstellation, mit intensivmedizinischer Komplexbehandlung > 1470 / 1380 / 1656 und < 1765 / 1657 / 2209 Aufwandspunkte	11,305	-
A09E	O	Beatmung > 499 Stunden, ohne komplexe OR-Prozedur, ohne Polytrauma, Alter > 15 Jahre, ohne komplizierende Konstellation, mit intensivmedizinischer Komplexbehandlung > 1176 / 1104 / 1380 u. < 1471 / 1381 / 1657 Punkte, mit komplexer Diagnose oder Prozedur	10,020	-
A09F	O	Beatmung > 499 Stunden, ohne komplexe OR-Prozedur, ohne Polytrauma, Alter > 15 Jahre, ohne komplizierende Konstellation, ohne intensivmedizinische Komplexbehandlung > 1176 / 1104 / 1380 Aufwandspunkte, ohne komplexe Diagnose oder Prozedur	8,205	-
A11A	O	Beatmung > 249 Stunden oder > 95 Stunden mit intensivmedizinischer Komplexbehandlung > 1764 / 1656 / 1932 Aufwandspunkte, mit kompliz. Konstellation und best. OR-Prozedur, Alter < 16 Jahre oder mit intensivmed. Komplexbeh. > 1764 / 1656 / 2208 Aufwandsp.	18,811	-
A11B	O	Beatmung > 249 Stunden oder > 95 Stunden mit intensivmedizinischer Komplexbehandlung > 1764 / 1656 / 1656 Aufwandspunkte, mit hochkomplexem Eingriff oder best. Eingriff und best. intensivmed. Komplexbeh. oder Alter < 2 Jahre bei angeborener Fehlbildung	13,709	-
A11C	O	Beatmung > 249 Stunden oder > 95 Stunden mit intensivmedizinischer Komplexbehandlung > 1764 / 1656 / 1656 Punkte, mit komplexer OR-Prozedur, Alter < 16 Jahre oder komplizierende Konstellation	9,647	-
A11D	O	Beatmung > 249 h oder > 95 h mit IntK > 1764 / 1656 / 1656 P. mit best. OR-Proceduren u. komplis. Konstell. oder EHEC oder generalisierte Mukositis ohne IntK > 1764 / 1656 / 1932 P. oder mit kompl. Diagnose u. Alter < 3 J. oder IntK > 980 / 1104 / - P.	8,352	-
A11E	O	Beatmung > 249 Stunden, mit komplexer OR-Prozedur, ohne hochkomplexen Eingriff, ohne int. Komplexbeh. > 1764 / 1656 / 1656 P., ohne kompliz. Konstellation, Alter > 15 Jahre oder mit intensivmedizinischer Komplexbehandlung > 588 / 828 / - Aufwandspunkte	6,756	-
A11F	O	Beatmung > 249 Stunden oder > 95 Stunden mit intensivmedizinischer Komplexbehandlung > 1764 / 1656 / 1656 Aufwandspunkte, mit bestimmter OR-Prozedur oder kompliz. Konstellation oder intensivmed. Komplexbehandlung > - / - / 1104 P. oder Alter < 6 Jahre	6,504	-
A11G	O	Beatmung > 249 Stunden, ohne komplexe oder bestimmte OR-Prozedur, ohne intensivmed. Komplexbehandlung > 588 / 828 / 1104 Punkte, ohne kompliz. Konstellation, Alter > 5 Jahre, mit kompl. Diagnose oder Prozedur oder Alter < 16 J. oder äußerst schwere CC	5,808	-
A11H	O	Beatmung > 249 Stunden, ohne komplexe oder bestimmte OR-Prozedur, ohne IntK > 588 / 828 / 1104 Punkte, ohne komplizierende Konstellation, Alter > 15 Jahre, ohne komplexe Diagnose oder Prozedur, ohne äußerst schwere CC	4,213	-
A13A	O	Beatmung > 95 Std. mit hochkompl. Eingriff oder mit int. Komplexbeh. > 1176 / 1380 / - P. oder mit kompl. OR-Prozedur oder bei Lymphom und Leukämie und int. Komplexbh. > - / 1104 / 1104 P. oder mit kompliz. Konst. u. best. OR-Proz., Alter < 16 Jahre	11,392	-
A13B	O	Beatmung > 95 Stunden mit sehr komplexem Eingriff oder mit komplexer OR-Prozedur und komplizierender Konstellation oder mit best. OR-Proz. und kompliz. Konst., Alter < 16 Jahre od. mit intensivmed. Komplexbeh. > - / 1104 / 1104 Punkte und kompliz. Konst.	8,571	-
A13C	O	Beatmung > 95 Stunden mit komplexer OR-Prozedur, Alter < 6 Jahre oder mit bestimmter OR-Proz. und kompliz. Konstellation od. mit intensivmed. Komplexbeh. > - / - / 1104 Punkte od. Alter < 16 J., außer bei Lymphom und Leukämie, ohne kompliz. Konstellation	7,687	-

Mittlere Verweildauer [1]	Untere Grenzverweildauer: Erster Tag mit Abschlag [2, 5]	Untere Grenzverweildauer: Bewertungsrelation pro Tag	Obere Grenzverweildauer: Erster Tag mit zusätzlichem Entgelt [3, 5]	Obere Grenzverweildauer: Bewertungsrelation pro Tag	Externe Verlegung Abschlag pro Tag (Bewertungsrelation)	Verlegungsfallpauschale	Ausnahme von Wiederaufnahme [4]	Pflegeerlös Bewertungsrelation pro Tag
6	7	8	9	10	11	12	13	14
40,7	13	0,883	59	0,305	-	x	x	3,6570
33,2	10	0,935	51	0,243	-	x	x	3,7103
36,5	11	0,891	55	0,204	0,281	-	x	3,5576
36,5	11	0,779	55	0,189	0,245	-	x	3,6182
30,7	9	0,790	48	0,179	0,248	-	x	2,8261
46,5	14	0,952	64	0,304	0,300	-	x	3,4375
36,6	11	0,847	55	0,279	-	x	x	3,3322
20,8	6	0,938	37	0,321	-	x	x	3,3347
23,5	7	0,906	42	0,267	-	x	x	3,4577
21,5	6	0,873	37	0,200	-	x	x	3,3691
22,3	6	0,793	40	0,178	0,241	-	x	3,2263
20,5	6	0,799	37	0,191	0,259	-	x	3,1703
19,1	5	0,693	34	0,146	0,209	-	x	2,9727
31,6	10	0,818	50	0,284	-	x	x	3,0854
20,2	6	0,742	38	0,254	-	x	x	2,6561
26,4	8	0,648	44	0,209	-	x	x	2,6700

Anlage 1

Fallpauschalen-Katalog und Pflegeerlöskatalog
Teil a) Bewertungsrelationen bei Versorgung durch Hauptabteilungen

DRG	Parti-tion	Bezeichnung[6]	Bewertungsrelation bei Hauptabteilung	Bewertungsrelation bei Hauptabteilung und Beleghebamme
1	2	3	4	5
A13D	O	Beatmung > 95 Stunden mit komplexer OR-Prozedur, Alter > 5 Jahre oder mit IntK > - / 828 / - Punkte oder kompl. OR-Prozedur od. mit best. OR-Prozedur od. kompliz. Konst. od. mit IntK > 588 / 552 / 552 Punkte od. Alter < 16 Jahre bei bösartiger Neubildung	6,179	-
A13E	O	Beatmung > 95 Stunden, ohne komplexe OR-Prozedur, mit bestimmter OR-Prozedur oder komplizierender Konstellation oder mit intensivmedizinischer Komplexbehandlung > 588 / 552 / 552 Aufwandspunkte und < 1177 / 829 / 1105 Aufwandspunkte od. Alter < 16 Jahre	4,824	-
A13F	O	Beatmung > 95 Stunden, ohne bestimmte OR-Prozedur, ohne komplizierende Konstellation, ohne intensivmed. Komplexbeh. > 588 / 552 / 552 Aufwandspunkte, Alter > 15 Jahre, mit komplexer Diagnose oder Prozedur od. intensivmed. Komplexbeh. > - / 368 / - Punkte	3,456	-
A13G	O	Beatmung > 95 Stunden, mit bestimmter OR-Prozedur oder kompliz. Konstellation, mit äußerst schweren CC, verstorben oder verlegt < 9 Tage oder ohne best. OR-Proz., ohne kompliz. Konst., Alter > 15 J., ohne kompliz. Diagnose od. Prozedur, mit äuß. schw. CC	3,708	-
A13H	O	Beatmung > 95 Stunden mit bestimmter OR-Prozedur oder kompliz. Konstellation, mit äußerst schwere CC, verstorben oder verlegt < 9 Tage oder ohne best. OR-Proz., ohne kompliz. Konst., Alter > 15 J., ohne kompliz. Diagnose oder Proz., ohne äuß. schw. CC	2,507	-
A15B	O	Knochenmarktransplantation / Stammzelltransfusion, autogen, außer bei Plasmozytom, Alter < 18 Jahre oder bestimmte Entnahme oder intensivmedizinische Komplexbehandlung > 588 / 552 / 552 Aufwandspunkte	7,838	-
A15C	O	Knochenmarktransplantation / Stammzelltransfusion, autogen, außer bei Plasmozytom, Alter > 17 Jahre, ohne bestimmte Entnahme oder bei Plasmozytom, mit bestimmter Entnahme oder intensivmedizinischer Komplexbehandlung > 392 / 368 / 368 Aufwandspunkte	5,303	-
A15D	O	Knochenmarktransplantation / Stammzelltransfusion, autogen, bei Plasmozytom, ohne bestimmte Entnahme	3,760	-
A17A	O	Nierentransplantation mit postoperativem Versagen des Nierentransplantates oder Alter < 16 Jahre oder AB0-inkompatible Transplantation oder schwerste CC	6,628	-
A17B	O	Nierentransplantation ohne postoperatives Versagen des Nierentransplantates, Alter > 15 Jahre oder ohne AB0-inkompatible Transplantation, ohne schwerste CC	4,736	-
A18Z	O	Beatmung > 999 Stunden und Transplantation von Leber, Lunge, Herz und Knochenmark oder Stammzelltransfusion	38,515	-
A36A	O	Intensivmedizinische Komplexbehandlung > 980 / 1104 / 1656 Aufwandspunkte bei bestimmten Krankheiten und Störungen oder intensivmedizinische Komplexbehandlung > 588 / 552 / 552 P. bei Versagen und Abstoßung eines Transplantates hämatopoetischer Zellen	11,563	-
A36B	O	Intensivmedizinische Komplexbehandlung > 588 / 552 / 828 und < 981 / 1105 / 1657 Aufwandspunkte bei bestimmten Krankheiten und Störungen oder komplizierende Konstellation bei Versagen und Abstoßung eines Transplantates hämatopoetischer Zellen	7,220	-
A36C	O	Intensivmedizinische Komplexbehandlung > - / - / 552 und < - / - / 829 Aufwandspunkte bei bestimmten Krankheiten und Störungen	5,202	-
A42A	A	Stammzellentnahme bei Eigenspender mit Chemotherapie oder mit schwersten CC, Alter > 15 Jahre	1,986	-
A42B	A	Stammzellentnahme bei Eigenspender, Alter < 16 Jahre oder ohne schwerste CC	1,317	-
A42C	A	Stammzellentnahme bei Eigenspender ohne Chemotherapie, Alter > 15 Jahre, ohne schwerste CC, ohne Sepsis, ohne komplizierende Konstellation	0,835	-
A60A	M	Versagen und Abstoßung eines Organtransplantates, mehr als ein Belegungstag, mit Entfernung eines Organtransplantates oder komplexer OR-Prozedur oder äußerst schweren CC oder komplizierender Konstellation	2,380	-
A60B	M	Versagen und Abstoßung eines Organtransplantates, mehr als ein Belegungstag, ohne Entfernung eines Organtransplantates, ohne komplexe OR-Prozedur, ohne äußerst schwere CC, ohne komplizierende Konstellation, Alter < 16 Jahre	0,898	-
A60C	M	Versagen und Abstoßung eines Organtransplantates, mehr als ein Belegungstag, ohne Entfernung eines Organtransplantates, ohne komplexe OR-Prozedur, ohne äußerst schwere CC, ohne komplizierende Konstellation, Alter > 15 Jahre	0,629	-
A60D	M	Versagen und Abstoßung eines Organtransplantates, ein Belegungstag	0,187	-

Mittlere Verweildauer [1]	Untere Grenzverweildauer: Erster Tag mit Abschlag [2,5]	Untere Grenzverweildauer: Bewertungsrelation pro Tag	Obere Grenzverweildauer: Erster Tag mit zusätzlichem Entgelt [3,5]	Obere Grenzverweildauer: Bewertungsrelation pro Tag	Externe Verlegung Abschlag pro Tag (Bewertungsrelation)	Verlegungsfallpauschale	Ausnahme von Wiederaufnahme [4]	Pflegeerlös Bewertungsrelation pro Tag
6	7	8	9	10	11	12	13	14
20,0	6	0,632	38	0,159	-	x	x	2,5378
17,6	5	0,685	34	0,160	-	x	x	2,7332
12,4	3	0,773	26	0,175	0,231	-	x	3,0347
15,1	4	0,708	33	0,153	0,219	-	x	2,4384
11,0	3	0,599	24	0,151	0,196	-	x	2,7973
28,6	9	0,599	45	0,224	-	x	x	2,3792
23,8	7	0,495	36	0,196	-	x	x	1,2410
19,3	5	0,433	28	0,173	-	x	x	1,1332
22,6	7	0,581	40	0,228	-	x	x	1,6264
16,4	4	0,617	29	0,197	-	x	x	1,4489
88,5	-	-	106	0,376	-	x	x	3,8387
38,4	12	0,801	56	0,270	-	x	x	2,7194
27,8	8	0,708	46	0,228	-	x	x	2,2727
24,3	7	0,575	42	0,137	-	x	x	2,1984
16,1	4	0,371	25	0,119	0,105	-	x	0,7507
4,8	1	0,465	12	0,197	0,160	-	x	1,8020
4,4	1	0,443	10	0,154	0,139	-	x	0,8825
16,4	4	0,401	34	0,128	-	x	x	1,0388
5,2	-	-	13	0,167	-	x	x	1,4436
5,5	-	-	14	0,102	-	x	x	0,7230
1,0	-	-	-	-	-	-	x	1,1281

Anlage 1

Fallpauschalen-Katalog und Pflegeerlöskatalog
Teil a) Bewertungsrelationen bei Versorgung durch Hauptabteilungen

DRG	Parti-tion	Bezeichnung[6]	Bewertungsrelation bei Hauptabteilung	Bewertungsrelation bei Hauptabteilung und Beleghebamme
1	2	3	4	5
A61A	M	Versagen und Abstoßung eines Transplantates hämatopoetischer Zellen mit äußerst schweren CC oder mit bestimmter akuter Graft-versus-Host-Krankheit, mehr als ein Belegungstag	3,006	-
A61B	M	Versagen und Abstoßung eines Transplantates hämatopoetischer Zellen ohne äußerst schwere CC, ohne bestimmte akute Graft-versus-Host-Krankheit oder ein Belegungstag, mit schwerem CC oder Alter < 10 Jahre	1,501	-
A61C	M	Versagen und Abstoßung eines Transplantates hämatopoetischer Zellen ohne äußerst schwere oder schwere CC, ohne bestimmte akute Graft-versus-Host-Krankheit oder ein Belegungstag, Alter > 9 Jahre	0,904	-
A62Z	M	Evaluierungsaufenthalt vor Herztransplantation	2,798	-
A63Z	M	Evaluierungsaufenthalt vor Lungen- oder Herz-Lungen-Transplantation	1,902	-
A64Z	M	Evaluierungsaufenthalt vor Leber-, Dünndarm- oder Nieren-Pankreas-Transplantation	1,824	-
A66Z	M	Evaluierungsaufenthalt vor anderer Organtransplantation	1,028	-
A69Z	M	Evaluierungsaufenthalt vor Organtransplantation ohne Aufnahme auf eine Warteliste	1,877	-
MDC 01 Krankheiten und Störungen des Nervensystems				
B01A	O	Mehrzeitige komplexe OR-Prozeduren bei Krankheiten und Störungen des Nervensystems, mit komplizierender Konstellation oder Alter < 18 Jahre	6,752	-
B01B	O	Mehrzeitige komplexe OR-Prozeduren bei Krankheiten und Störungen des Nervensystems, ohne komplizierende Konstellation, Alter > 17 Jahre	5,220	-
B02A	O	Komplexe Kraniotomie oder Wirbelsäulen-Operation bei Neubildung des Nervensystems oder intensivmedizinischer Komplexbehandlung > 392 / 368 / - Punkte, Alter < 6 Jahre mit bestimmtem Eingriff bei BNB oder Alter < 16 Jahre und mehrzeitige komplexe OR-Prozedur	9,819	-
B02B	O	Komplexe Kraniotomie oder WS-OP, Bestr. an mind. 9 T. od. best. Eingr. bei BNB mit intraop. Monit., Alt. < 18 J. od. b. BNB od. IntK > 392 / 368 / - P., mit schwersten CC, Alt. > 15 J. od. oh. mehrz. kompl. OR-Proz. od. Alt. > 5 J. od. oh. Eingr. bei BNB	7,541	-
B02C	O	Komplexe Kraniotomie oder WS-OP, mehr als 8 Bestr., Alter > 17 J. oder ohne best. Eingr. bei BNB mit intraop. Monit. od. bei NB des Nervensystems oder IntK > 392 / 368 / - P., Alter > 15 J. od. oh. mehrz. kompl. OR-Proz. od. Alt. > 5 J., oh. schwerste CC	5,904	-
B02D	O	Komplexe Kraniotomie oder Wirbelsäulen-Operation, außer bei Neubildung, ohne intensivmedizinische Komplexbehandlung > 392 / 368 / - Aufwandspunkte, Alter < 6 Jahre oder mit bestimmtem Eingriff, Alter < 18 Jahre oder mit best. komplizierenden Faktoren	3,771	-
B02E	O	Komplexe Kraniotomie oder Wirbelsäulen-Operation, ohne bestimmten komplexen Eingriff, Alter > 5 Jahre, ohne bestimmte komplizierende Faktoren	3,272	-
B03Z	O	Bestimmte Eingriffe an Wirbelsäule und Rückenmark bei bösartiger Neubildung oder mit intraoperativem Monitoring oder Eingriffe bei zerebraler Lähmung, Muskeldystrophie, Neuropathie oder nicht akuter Para- / Tetraplegie mit äußerst schweren CC	2,863	-
B04A	O	Interventionelle oder beidseitige Eingriffe an den extrakraniellen Gefäßen mit äußerst schweren CC	3,733	-
B04B	O	Beidseitige Eingriffe an den extrakraniellen Gefäßen ohne äußerst schwere CC oder mehrzeitige Eingriffe an den extrakraniellen Gefäßen oder äußerst schwere CC	3,485	-
B04C	O	Eingriffe an den extrakraniellen Gefäßen, ohne mehrzeitige Eingriffe, ohne beidseitige Eingriffe, ohne äußerst schwere CC	1,315	-
B05Z	O	Dekompression bei Karpaltunnelsyndrom oder kleine Eingriffe an den Nerven	0,496	-
B07Z	O	Eingriffe an peripheren Nerven, Hirnnerven und anderen Teilen des Nervensystems mit äußerst schweren CC oder komplizierender Diagnose	4,145	-
B09Z	O	Andere Eingriffe am Schädel	1,080	-
B12Z	O	Implantation eines Herzschrittmachers bei Krankheiten und Störungen des Nervensystems oder perkutan-transluminale Gefäßintervention an Herz und Koronargefäßen	2,303	-
B15Z	O	Strahlentherapie bei Krankheiten und Störungen des Nervensystems, Bestrahlungen an mindestens 8 Tagen	2,429	-
B16A	O	Strahlentherapie bei Krankheiten und Störungen des Nervensystems, mehr als ein Belegungstag, Bestrahlungen an mindestens 5 Tagen	1,289	-
B16B	O	Strahlentherapie bei Krankheiten und Störungen des Nervensystems, mehr als ein Belegungstag, Bestrahlungen an weniger als 5 Tagen	0,742	-

Mittlere Verweildauer [1]	Untere Grenzverweildauer: Erster Tag mit Abschlag [2, 5]	Untere Grenzverweildauer: Bewertungsrelation pro Tag	Obere Grenzverweildauer: Erster Tag mit zusätzlichem Entgelt [3, 5]	Obere Grenzverweildauer: Bewertungsrelation pro Tag	Externe Verlegung Abschlag pro Tag (Bewertungsrelation)	Verlegungsfallpauschale	Ausnahme von Wiederaufnahme [4]	Pflegeerlös Bewertungsrelation pro Tag
6	7	8	9	10	11	12	13	14
19,2	5	0,486	35	0,159	0,143	-	x	1,4270
6,0	1	1,106	16	0,239	0,211	-	x	1,3837
4,6	1	0,718	11	0,183	0,150	-	x	1,1089
11,9	3	0,615	27	0,173	0,186	-	x	1,2756
10,9	3	0,421	21	0,154	0,141	-	x	0,9686
10,0	2	0,522	23	0,156	0,142	-	x	0,8622
3,7	1	0,410	10	0,310	0,177	-	x	0,9341
10,6	3	0,386	23	0,147	0,128	-	x	0,8559
19,8	6	0,583	36	0,225	0,198	-	-	2,1957
20,3	6	0,407	38	0,185	0,134	-	-	1,4388
33,1	10	0,553	51	0,186	-	x	-	2,3257
42,4	13	0,418	60	0,141	-	x	-	1,1870
20,7	6	0,665	37	0,228	-	x	-	2,4343
11,5	3	0,459	24	0,177	-	x	-	1,3851
10,9	3	0,658	25	0,210	-	x	-	1,6525
10,4	2	0,427	23	0,146	0,109	-	-	1,0579
15,5	4	0,589	32	0,139	-	x	-	1,7296
13,9	4	0,468	28	0,111	-	x	-	1,4173
4,9	1	0,406	10	0,088	-	x	-	0,9832
2,4	1	0,136	5	0,065	0,065	-	-	0,8881
15,0	4	0,497	31	0,089	0,152	-	-	1,2776
4,4	1	0,460	10	0,076	0,108	-	-	0,8375
12,9	3	0,395	26	0,087	0,113	-	-	1,1434
19,4	5	0,396	35	0,124	-	x	x	0,8269
8,9	2	0,421	19	0,133	0,135	-	x	0,8265
4,7	-	-	13	0,104	0,123	-	x	0,8987

Anlage 1

Fallpauschalen-Katalog und Pflegeerlöskatalog
Teil a) Bewertungsrelationen bei Versorgung durch Hauptabteilungen

DRG	Partition	Bezeichnung[a]	Bewertungsrelation bei Hauptabteilung	Bewertungsrelation bei Hauptabteilung und Beleghebamme
1	2	3	4	5
B17A	O	Eingriffe an peripheren Nerven, Hirnnerven und anderen Teilen des Nervensystems oder Eingriff bei zerebraler Lähmung, Muskeldystrophie oder Neuropathie, mit komplexer Diagnose	2,122	-
B17B	O	Eingriffe an peripheren Nerven, Hirnnerven und anderen Teilen des Nervensystems oder Eingriff bei zerebraler Lähmung, Muskeldystrophie oder Neuropathie, mit komplexem Eingriff	1,853	-
B17C	O	Eingr. an periph. Nerven, Hirnnerven und and. Teilen des Nervensys. oder Eingr. bei zerebr. Lähmung, Muskeldystr. od. Neurop., mit best. kompl. Eingr., Alt. < 16 J. od mit mäßig kompl. Eingr., Alt. < 19 J. oder mit schw. CC od. Impl. Ereignis-Rekorder	1,581	-
B17D	O	Eingriffe an peripheren Nerven, Hirnnerven und anderen Teilen des Nervensystems oder Eingriff bei zerebraler Lähmung, Muskeldystrophie oder Neuropathie, mit mäßig komplexem Eingriff oder best. Eingriff und Alter < 19 J. oder schw. CC oder best. Diagnose	0,990	-
B17E	O	Eingriffe an peripheren Nerven, Hirnnerven und anderen Teilen des Nervensystems oder Eingriff bei zerebraler Lähmung, Muskeldystrophie oder Neuropathie, ohne komplexe oder bestimmte Diagnose, ohne mäßig komplexen oder komplexen Eingriff	0,721	-
B18A	O	Komplexe Eingriffe an Wirbelsäule und Rückenmark bei Krankheiten und Störungen des Nervensystems	4,072	-
B18B	O	Bestimmte Eingriffe an Wirbelsäule und Rückenmark bei Krankheiten und Störungen des Nervensystems außer bei bösartiger Neubildung oder Revision eines Ventrikelshuntes oder operative Eingriffe bei nicht akuter Para- / Tetraplegie	2,114	-
B18C	O	Andere Eingriffe an Wirbelsäule und Rückenmark bei Krankheiten und Störungen des Nervensystems außer bei bösartiger Neubildung	1,571	-
B18D	O	Mäßig komplexe Eingriffe an Wirbelsäule und Rückenmark bei Krankheiten und Störungen des Nervensystems außer bei bösartiger Neubildung	1,464	-
B19A	O	Implantation, Revision und Entfernung von Neurostimulatoren und Neurostimulationselektroden bei Krankheiten und Störungen des Nervensystems mit Implantation oder Wechsel eines Neurostimulators	1,419	-
B19B	O	Implantation, Revision und Entfernung von Neurostimulatoren und Neurostimulationselektroden bei Krankheiten und Störungen des Nervensystems mit Implantation oder Wechsel eines permanenten oder temporären Elektrodensystems	1,502	-
B19C	O	Implantation, Revision und Entfernung von Neurostimulatoren und Neurostimulationselektroden bei Krankheiten und Störungen des Nervensystems ohne Implantation oder Wechsel von Neurostimulatoren und Elektrodensystemen	0,834	-
B20A	O	Kraniotomie oder große Wirbelsäulen-Operation mit bestimmter komplexer Prozedur, Alter < 18 Jahre oder mit komplizierenden Faktoren, Alter < 16 Jahre oder mit bestimmter intrakranieller Blutung	3,706	-
B20B	O	Kraniotomie oder große WS-Operation mit kompl. Prozedur, mit kompliz. Faktoren, Alter > 15 Jahre, ohne best. intrakran. Blutung oder Alter < 1 J. mit interv. oder großem intrakran. oder best. Eingriff oder mit kompl. Diagnose od. bei bösart. Neubildung	2,739	-
B20C	O	Kraniotomie oder große WS-Operation, Alter < 3 Jahre oder interventioneller Eingriff oder Alter < 18 Jahre mit großem intrakraniellen Eingriff oder mit kompl. Diagnose oder best. Eingriff, Alter < 16 J. od. bei bösartiger Neubildung, Alter > 0 Jahre	2,075	-
B20D	O	Kraniotomie oder große WS-OP mit komplexer Prozedur oder ohne komplexe Prozedur, Alter > 2 Jahre, mit komplexer Diagnose oder bestimmtem Eingriff oder mit bestimmter Prozedur oder bei bösartiger Neubildung oder Alter < 16 Jahre	1,917	-
B20E	O	Kraniotomie oder große Wirbelsäulen-Operation ohne komplexe Prozedur, Alter > 2 Jahre, ohne komplexe Diagnose, ohne bestimmten Eingriff, ohne bestimmte Prozedur, außer bei bösartiger Neubildung, Alter > 15 Jahre	1,528	-
B21A	O	Implantation eines Neurostimulators zur Hirnstimulation, Mehrelektrodensystem, mit Sondenimplantation	7,273	-
B21B	O	Implantation eines Neurostimulators zur Hirnstimulation, Mehrelektrodensystem, ohne Sondenimplantation	3,539	-
B36A	O	Intensivmedizinische Komplexbehandlung > 1764 / 1656 / 1932 Aufwandspunkte oder > 1176 / 1104 / 1380 Aufwandspunkte mit bestimmter OR-Prozedur oder Alter < 10 Jahre bei Krankheiten und Störungen des Nervensystems	11,488	-

aG-DRG Version 2024 — Anlage 1: Fallpauschalen-Katalog und Pflegeerlöskatalog

Mittlere Verweildauer [1]	Untere Grenzverweildauer: Erster Tag mit Abschlag [2,5]	Untere Grenzverweildauer: Bewertungsrelation pro Tag	Obere Grenzverweildauer: Erster Tag mit zusätzlichem Entgelt [3,5]	Obere Grenzverweildauer: Bewertungsrelation pro Tag	Externe Verlegung Abschlag pro Tag (Bewertungsrelation)	Verlegungsfallpauschale	Ausnahme von Wiederaufnahme [4]	Pflegeerlös Bewertungsrelation pro Tag
6	7	8	9	10	11	12	13	14
4,9	1	0,398	12	0,113	0,134	-	-	1,0213
6,0	1	0,328	15	0,077	0,094	-	-	0,7251
9,6	2	0,360	20	0,108	0,112	-	-	0,9340
4,2	1	0,327	11	0,071	0,082	-	-	0,7693
2,9	1	0,189	7	0,065	0,069	-	-	0,8389
19,9	6	0,330	37	0,081	0,110	-	-	1,0188
9,1	2	0,353	21	0,070	0,096	-	-	0,8892
5,3	1	0,320	12	0,078	0,108	-	-	1,1242
5,8	1	0,266	14	0,064	0,079	-	-	0,9538
3,5	1	0,393	9	0,060	0,067	-	-	0,8316
2,8	1	0,085	6	0,061	0,064	-	-	0,8416
3,0	1	0,342	6	0,063	0,066	-	-	0,8305
11,8	3	0,601	25	0,202	-	x	-	2,0418
8,8	2	0,437	18	0,172	-	x	-	1,1968
6,1	1	0,586	14	0,204	-	x	-	1,2575
6,9	1	0,662	17	0,150	-	x	-	1,2033
6,6	1	0,467	16	0,137	-	x	-	1,1501
10,9	3	0,258	18	0,095	0,087	-	-	0,8765
3,0	1	0,309	7	0,086	0,100	-	-	1,0322
36,3	11	0,807	54	0,282	-	x	x	3,2934

Anlage 1

Fallpauschalen-Katalog und Pflegeerlöskatalog
Teil a) Bewertungsrelationen bei Versorgung durch Hauptabteilungen

DRG	Parti-tion	Bezeichnung[6]	Bewertungsrelation bei Hauptabteilung	Bewertungsrelation bei Hauptabteilung und Beleghebamme
1	2	3	4	5
B36B	O	Intensivmedizinische Komplexbehandlung > 1176 / 1104 / 1104 Aufwandspunkte ohne bestimmte OR-Prozedur oder > 588 / 552 / 552 Punkte mit best. OR-Prozedur oder best. hochaufw. Implantate oder Alter > 9 Jahre bei Krankheiten und Störungen des Nervensystems	7,518	-
B39A	O	Neurologische Komplexbehandlung des akuten Schlaganfalls mit bestimmter OR-Prozedur, mehr als 72 Stunden mit komplexem Eingriff oder mit komplizierender Konstellation oder intensivmedizinischer Komplexbehandlung > 392 / 368 / - Aufwandspunkte	4,665	-
B39B	O	Neurologische Komplexbehandlung des akuten Schlaganfalls mit bestimmter OR-Prozedur, bis 72 Stunden mit komplexem Eingriff oder mehr als 72 Stunden, ohne kompl. Eingriff, ohne kompliz. Konst., ohne intensivmed. Komplexbehandlung > 392 / 368 / - Punkte	2,557	-
B39C	O	Neurologische Komplexbehandlung des akuten Schlaganfalls mit best. OR-Prozedur, bis 72 Std., ohne kompl. Eing., ohne kompliz. Konst., ohne intensivmed. Komplexbeh. > 392 / 368 / - P. oder and. neurolog. Komplexbeh. des akuten Schlaganf., mehr als 72 Std.	2,089	-
B42A	A	Frührehabilitation bei Krankheiten und Störungen des Nervensystems bis 27 Tage mit neurologischer Komplexbehandlung des akuten Schlaganfalls oder fachübergreifende u. andere Frührehabilitation mit neurologischer Komplexbehandlung des akuten Schlaganfalls	3,094	-
B42B	A	Frührehabilitation bei Krankheiten und Störungen des Nervensystems bis 27 Tage ohne neurologische Komplexbehandlung des akuten Schlaganfalls	2,412	-
B44A	A	Geriatrische frührehabilitative Komplexbehandlung bei Krankheiten und Störungen des Nervensystems mit neurologischer Komplexbehandlung oder anderer neurologischer Komplexbehandlung des akuten Schlaganfalls bei schwerer motorischer Funktionseinschränkung	2,258	-
B44B	A	Geriatrische frührehabilitative Komplexbehandlung bei Krankheiten und Störungen des Nervensystems mit anderer neurologischer Komplexbehandlung des akuten Schlaganfalls oder schwerer motorischer Funktionseinschränkung	1,506	-
B44C	A	Geriatrische frührehabilitative Komplexbehandlung bei Krankheiten und Störungen des Nervensystems ohne Komplexbehandlung des akuten Schlaganfalls, ohne schwere motorische Funktionseinschränkung	1,324	-
B45Z	A	Intensivmedizinische Komplexbehandlung > 392 / 368 / 828 Aufwandspunkte bei Krankheiten und Störungen des Nervensystems	4,702	-
B47A	A	Multimodale Schmerztherapie bei Krankheiten und Störungen des Nervensystems, mindestens 14 Behandlungstage	1,309	-
B47B	A	Multimodale Schmerztherapie bei Krankheiten und Störungen des Nervensystems, weniger als 14 Behandlungstage	0,892	-
B48Z	A	Frührehabilitation bei Multipler Sklerose und zerebellarer Ataxie, nicht akuter Para- / Tetraplegie oder anderen neurologischen Erkrankungen	1,539	-
B60A	M	Nicht akute Paraplegie / Tetraplegie, mehr als ein Belegungstag	0,926	-
B60B	M	Nicht akute Paraplegie / Tetraplegie, ein Belegungstag	0,211	-
B61A	M	Bestimmte akute Erkrankungen und Verletzungen des Rückenmarks mit komplexem Eingriff, weniger als 14 Belegungstage, wegverlegt	3,583	-
B63Z	M	Demenz und andere chronische Störungen der Hirnfunktion	0,610	-
B66A	M	Neubildungen des Nervensystems mit äußerst schweren CC, mehr als ein Belegungstag, Alter < 10 Jahre oder mit komplizierender Konstellation	2,758	-
B66B	M	Neubildungen des Nervensystems mit äußerst schweren CC, mehr als ein Belegungstag, Alter > 9 Jahre, ohne komplizierende Konstellation	1,498	-
B66C	M	Neubildungen des Nervensystems, ein Belegungstag oder ohne äußerst schwere CC, Alter < 16 Jahre	0,654	-
B66D	M	Neubildungen des Nervensystems, ein Belegungstag oder ohne äußerst schwere CC, Alter > 15 Jahre	0,623	-
B67A	M	Morbus Parkinson mit äußerst schweren CC oder schwerster Beeinträchtigung	1,123	-
B67B	M	Morbus Parkinson ohne äußerst schwere CC, ohne schwerste Beeinträchtigung	0,784	-
B68A	M	Multiple Sklerose und zerebellare Ataxie mit äußerst schweren CC, mehr als ein Belegungstag	2,045	-
B68B	M	Multiple Sklerose und zerebellare Ataxie, ein Belegungstag oder ohne äußerst schwere CC, Alter < 16 Jahre	0,821	-
B68C	M	Multiple Sklerose und zerebellare Ataxie, ein Belegungstag oder ohne äußerst schwere CC, Alter > 15 Jahre, mit komplexer Diagnose	0,721	-
B68D	M	Multiple Sklerose und zerebellare Ataxie, ein Belegungstag oder ohne äußerst schwere CC, Alter > 15 Jahre, ohne komplexe Diagnose	0,547	-

Mittlere Verweildauer [1]	Untere Grenzverweildauer: Erster Tag mit Abschlag [2,5]	Untere Grenzverweildauer: Bewertungsrelation pro Tag	Obere Grenzverweildauer: Erster Tag mit zusätzlichem Entgelt [3,5]	Obere Grenzverweildauer: Bewertungsrelation pro Tag	Externe Verlegung Abschlag pro Tag (Bewertungsrelation)	Verlegungsfallpauschale	Ausnahme von Wiederaufnahme [4]	Pflegeerlös Bewertungsrelation pro Tag
6	7	8	9	10	11	12	13	14
22,0	6	0,897	39	0,288	-	x	x	3,3207
19,2	5	0,646	35	0,204	-	x	-	1,8611
11,2	3	0,525	24	0,132	-	x	-	1,5864
8,5	2	0,542	19	0,135	-	x	-	1,3412
23,1	-	-	35	0,093	0,127	-	-	1,5509
21,2	-	-	31	0,079	0,108	-	-	1,1633
25,1	-	-	39	0,066	0,085	-	-	1,0244
20,1	-	-	31	0,052	0,071	-	-	0,8508
18,1	-	-	26	0,051	0,068	-	-	0,6743
25,9	8	0,512	44	0,179	0,171	-	x	2,1431
16,6	-	-	20	0,058	0,074	-	x	0,4684
10,4	-	-	15	0,058	0,080	-	x	0,4775
17,7	-	-	22	0,060	0,081	-	-	0,5943
8,7	2	0,303	20	0,074	0,094	-	-	0,9094
1,0	-	-	-	-	-	-	-	1,1369
8,5	2	0,562	16	0,141	-	x	-	2,0305
6,4	1	0,379	16	0,069	0,088	-	-	0,8521
16,8	5	0,427	35	0,165	0,144	-	x	1,6084
14,9	4	0,286	29	0,074	0,091	-	x	1,2400
3,5	1	0,264	8	0,175	0,136	-	x	1,9044
5,5	1	0,379	14	0,079	0,095	-	x	1,0357
12,6	3	0,276	25	0,062	0,081	-	-	1,0671
8,4	2	0,257	18	0,065	0,083	-	-	0,7714
26,5	8	0,214	44	0,066	0,071	-	-	1,3366
4,9	1	0,570	12	0,163	0,136	-	-	1,1991
5,7	1	0,497	13	0,090	0,109	-	-	0,6278
6,6	1	0,391	16	0,060	0,074	-	-	0,6637

Anlage 1: Fallpauschalen-Katalog und Pflegeerlöskatalog   aG-DRG Version 2024

Anlage 1
Fallpauschalen-Katalog und Pflegeerlöskatalog
Teil a) Bewertungsrelationen bei Versorgung durch Hauptabteilungen

DRG	Partition	Bezeichnung[6]	Bewertungsrelation bei Hauptabteilung	Bewertungsrelation bei Hauptabteilung und Beleghebamme
1	2	3	4	5
B69A	M	Transitorische ischämische Attacke (TIA) und extrakranielle Gefäßverschlüsse mit neurologischer Komplexbehandlung des akuten Schlaganfalls und äußerst schweren CC	1,753	-
B69B	M	Transitorische ischämische Attacke (TIA) und extrakranielle Gefäßverschlüsse mit neurologischer Komplexbehandlung des akuten Schlaganfalls > 72 Stunden	0,925	-
B69C	M	Transitorische ischämische Attacke (TIA) und extrakranielle Gefäßverschlüsse mit neurologischer Komplexbehandlung des akuten Schlaganfalls ohne äußerst schwere CC oder mit anderer neurologischer Komplexbehandlung oder mit äußerst schweren CC	0,718	-
B69D	M	Transitorische ischämische Attacke (TIA) und extrakranielle Gefäßverschlüsse ohne neurologische Komplexbehandlung des akuten Schlaganfalls, ohne andere neurologische Komplexbehandlung des akuten Schlaganfalls, ohne äußerst schwere CC	0,594	-
B70A	M	Apoplexie mit neurologischer Komplexbehandlung des akuten Schlaganfalls, mehr als 72 Stunden, mit komplizierender Diagnose oder bestimmter neurologischer Komplexbehandlung > 96 Stunden	1,807	-
B70B	M	Apoplexie mit neurologischer Komplexbehandlung des akuten Schlaganfalls, mehr als 72 Stunden oder mit komplexem zerebrovaskulären Vasospasmus oder intensivmedizinischer Komplexbehandlung > 196 / 184 / - Aufwandspunkte	1,288	-
B70C	M	Apoplexie ohne komplexen zerebrovask. Vasospasmus, mit neurol. Komplexbeh. des akuten Schlaganfalls bis 72 Std., mit komplizierender Diagnose oder systemischer Thrombolyse oder mit anderer neurol. Komplexbeh. des akuten Schlaganfalls, mehr als 72 Std.	1,216	-
B70D	M	Apoplexie ohne komplexen zerebrovaskulären Vasospasmus, ohne komplizierende Diagnose oder systemische Thrombolyse, mit neurol. Komplexbeh. des akuten Schlaganfalls bis 72 Std. oder mit bestimmter neurol. Komplexbeh. des akuten Schlaganfalls bis 72 Std.	0,926	-
B70E	M	Apoplexie ohne neurologische Komplexbehandlung des akuten Schlaganfalls, ohne andere neurol. Komplexbeh. des akuten Schlaganfalls, mehr als 72 Stunden, mit komplizierender Diagnose oder systemischer Thrombolyse oder Alter < 16 Jahre	1,101	-
B70F	M	Apoplexie ohne neurologische Komplexbehandlung des akuten Schlaganfalls, ohne andere neurologische Komplexbehandlung des akuten Schlaganfalls, ohne komplizierende Diagnose, ohne systemische Thrombolyse, Alter < 15 Jahre	0,777	-
B70G	M	Apoplexie mit neurologischer Komplexbehandlung des akuten Schlaganfalls oder mit anderer neurologischer Komplexbehandlung des akuten Schlaganfalls, verstorben < 4 Tage nach Aufnahme	0,731	-
B70H	M	Apoplexie ohne neurologische Komplexbehandlung des akuten Schlaganfalls, ohne andere neurologische Komplexbehandlung des akuten Schlaganfalls, verstorben < 4 Tage nach Aufnahme	0,595	-
B70I	M	Apoplexie, ein Belegungstag	0,296	-
B71A	M	Erkrankungen an Hirnnerven und peripheren Nerven mit komplexer Diagnose oder Komplexbehandlung der Hand, mehr als ein Belegungstag, mit äußerst schweren CC oder bei Para- / Tetraplegie mit äußerst schweren oder schweren CC	5,614	-
B71B	M	Erkrankungen an Hirnnerven und peripheren Nerven mit komplexer Diagnose, mit schweren CC oder bei Para- / Tetraplegie oder mit Komplexbehandlung der Hand oder ohne komplexe Diagnose, mit äußerst schweren oder schweren CC, bei Para- / Tetraplegie	1,487	-
B71C	M	Erkrankungen an Hirnnerven und peripheren Nerven ohne Komplexbehandlung der Hand oder mit komplexer Diagnose, mit äußerst schweren oder schweren CC, außer bei Para- / Tetraplegie	1,071	-
B71D	M	Erkrankungen an Hirnnerven und peripheren Nerven ohne komplexe Diagnose, ohne Komplexbehandlung der Hand, ohne äußerst schwere oder schwere CC oder ohne Komplexbehandlung der Hand oder mit kompl. Diagnose, ohne schw. CC oder außer bei Para- / Tetraplegie	0,503	-
B72A	M	Infektion des Nervensystems, Alter < 16 Jahre oder bestimmte Enzephalitis mit Intensivmedizinischer Komplexbehandlung > 0 / 0 / 184 Aufwandspunkte	1,329	-
B72B	M	Infektion des Nervensystems, mehr als ein Belegungstag, ohne bestimmte Enzephalitis, ohne Intensivmedizinische Komplexbehandlung > 0 / 0 / 184 Aufwandspunkte	1,057	-
B73Z	M	Virusmeningitis oder Infektion des Nervensystems, Alter > 15 Jahre oder ein Belegungstag	0,659	-

Mittlere Verweildauer [1]	Untere Grenz-verweildauer: Erster Tag mit Abschlag [2] [5]	Untere Grenz-verweildauer: Bewertungsrelation pro Tag	Obere Grenz-verweildauer: Erster Tag mit zusätzlichem Entgelt [3] [5]	Obere Grenz-verweildauer: Bewertungsrelation pro Tag	Externe Verlegung Abschlag pro Tag (Bewertungsrelation)	Verlegungs-fallpauschale	Ausnahme von Wiederaufnahme [4]	Pflegeerlös Bewertungsrelation pro Tag
6	7	8	9	10	11	12	13	14
13,9	4	0,341	30	0,094	0,112	-	-	1,2828
5,9	1	0,442	12	0,114	0,140	-	-	1,5374
4,1	1	0,301	9	0,119	0,129	-	-	1,2465
3,9	1	0,302	9	0,095	0,118	-	-	0,8327
12,8	3	0,451	26	0,109	-	x	-	1,5670
8,3	2	0,423	18	0,110	-	x	-	1,4021
7,4	1	0,603	16	0,114	0,140	-	-	1,2950
6,0	1	0,455	14	0,102	0,124	-	-	1,1498
8,0	2	0,365	18	0,095	0,121	-	-	1,2176
6,5	-	-	15	0,083	0,089	-	-	0,8966
2,5	-	-	-	-	-	x	-	2,3958
2,4	-	-	-	-	-	x	-	2,3831
1,0	-	-	-	-	-	-	-	1,3438
29,9	9	0,549	48	0,130	0,178	-	-	1,5660
12,1	3	0,363	26	0,084	0,110	-	-	0,9555
11,7	3	0,249	25	0,068	0,082	-	-	0,8453
4,4	1	0,288	10	0,080	0,117	-	-	0,6598
10,3	2	0,464	23	0,127	0,117	-	-	1,2983
9,9	2	0,348	22	0,075	0,097	-	-	0,8060
6,0	1	0,433	13	0,082	0,100	-	-	0,8037

Anlage 1

Fallpauschalen-Katalog und Pflegeerlöskatalog
Teil a) Bewertungsrelationen bei Versorgung durch Hauptabteilungen

DRG	Parti-tion	Bezeichnung[6]	Bewertungsrelation bei Hauptabteilung	Bewertungsrelation bei Hauptabteilung und Beleghebamme
1	2	3	4	5
B74Z	M	Komplexbehandlung bei multiresistenten Erregern bei Krankheiten und Störungen des Nervensystems	3,089	-
B75Z	M	Fieberkrämpfe	0,440	-
B76B	M	Anfälle, ohne komplexe Diagnostik und Therapie, mehr als ein Belegungstag mit äußerst schweren CC oder Alter < 3 Jahre oder komplexer Diagnose oder EEG, Alter < 1 Jahr, mehr als ein Belegungstag, mit komplexer Diagnose	1,643	-
B76C	M	Anfälle, ohne komplexe Diagnostik und Therapie, mehr als ein Belegungstag, mit schweren CC, Alter > 2 Jahre, ohne komplexe Diagnose oder EEG, Alter < 1 Jahr, mehr als ein Belegungstag, ohne komplexe Diagnose	1,089	-
B76D	M	Anfälle, Alter < 6 Jahre oder komplizierende Diagnose oder EEG, mehr als ein Belegungstag	0,583	-
B76E	M	Anfälle, ein Belegungstag oder ohne komplexe Diagnostik und Therapie, ohne äußerst schwere oder schwere CC, ohne EEG, Alter > 5 Jahre, ohne komplexe Diagnose	0,507	-
B77Z	M	Kopfschmerzen	0,446	-
B78A	M	Intrakranielle Verletzung, Alter < 6 Jahre oder mit komplizierender Diagnose oder Intensivmedizinischer Komplexbehandlung > 196 / 184 / - Aufwandspunkte	0,859	-
B78B	M	Intrakranielle Verletzung, Alter > 5 Jahre, ohne komplizierende Diagnose, ohne Intensivmedizinische Komplexbehandlung > 196 / 184 / - Aufwandspunkte	0,669	-
B79Z	M	Schädelfrakturen, Somnolenz, Sopor oder andere Kopfverletzungen und bestimmte Fraktur	0,513	-
B80Z	M	Andere Kopfverletzungen	0,288	-
B81A	M	Andere Erkrankungen des Nervensystems mit komplexer Diagnose oder bestimmter aufwendiger / hochaufwendiger Behandlung	1,078	-
B81B	M	Andere Erkrankungen des Nervensystems ohne komplexe Diagnose, ohne bestimmte aufwendige / hochaufwendige Behandlung	0,585	-
B82Z	M	Andere Erkrankungen an peripheren Nerven	0,346	-
B84Z	M	Vaskuläre Myelopathien	1,228	-
B85A	M	Degenerative Krankheiten des Nervensystems mit hochkomplexer Diagnose oder mit äußerst schweren oder schweren CC, mehr als ein Belegungstag, mit komplexer Diagnose oder bestimmter aufwendiger / hochaufwendiger Behandlung oder Alter < 6 Jahre	2,001	-
B85B	M	Degenerative Krankheiten des Nervensystems mit äußerst schweren oder schweren CC, mehr als ein Belegungstag oder mit komplexer Diagnose, zerebrale Lähmungen oder Delirium, Alter < 2 Jahre	1,102	-
B85C	M	Degenerative Krankheiten des Nervensystems ohne hochkomplexe Diagnose, ohne äußerst schwere oder schwere CC oder ein Belegungstag, mit komplexer Diagnose, zerebrale Lähmungen oder Delirium, Alter > 1 Jahr	0,675	-
B85D	M	Degenerative Krankheiten des Nervensystems ohne hochkomplexe Diagnose, ohne äußerst schwere oder schwere CC oder ein Belegungstag, ohne komplexe Diagnose	0,510	-
B86Z	M	Rückenmarkkompression, nicht näher bezeichnet und Krankheit des Rückenmarkes, nicht näher bezeichnet	0,614	-
MDC 02 Krankheiten und Störungen des Auges				
C01A	O	Komplexer Eingriff bei penetrierenden Augenverletzungen oder bestimmte Orbitotomie	1,376	-
C01B	O	Andere Eingriffe bei penetrierenden Augenverletzungen oder Amnionmembrantransplantation oder bestimmte Biopsie	0,791	-
C02Z	O	Enukleationen und Eingriffe an Retina, Orbita und Augenlid oder Strahlentherapie bei bösartiger Neubildung	1,452	-
C03A	O	Eingriffe an Retina, Orbita und Augenlid oder Entfernung Augapfel mit komplexem Eingriff oder komplizierenden Faktoren oder mit bestimmtem Eingriff oder bei bösartiger Neubildung, Alter < 16 Jahre	1,035	-
C03B	O	Eingriffe an Retina, Orbita und Augenlid oder Entfernung Augapfel ohne komplexen Eingriff, ohne komplizierende Faktoren, mit bestimmtem Eingriff oder bei bösartiger Neubildung, Alter > 15 Jahre	0,790	-
C03C	O	Eingriffe an Retina, Orbita und Augenlid oder Entfernung Augapfel, ohne komplexen oder bestimmten Eingriff, außer bei bösartiger Neubildung	0,658	-
C04A	O	Hornhauttransplantation mit extrakapsulärer Extraktion der Linse (ECCE) oder Amnionmembrantransplantation oder komplexem Eingriff oder komplexer Diagnose oder Pars-plana-Vitrektomie oder Alter < 16 Jahre	1,429	-

aG-DRG Version 2024 — Anlage 1: Fallpauschalen-Katalog und Pflegeerlöskatalog

Mittlere Verweildauer [1]	Untere Grenzverweildauer: Erster Tag mit Abschlag [2, 5]	Untere Grenzverweildauer: Bewertungsrelation pro Tag	Obere Grenzverweildauer: Erster Tag mit zusätzlichem Entgelt [3, 5]	Obere Grenzverweildauer: Bewertungsrelation pro Tag	Externe Verlegung Abschlag pro Tag (Bewertungsrelation)	Verlegungsfallpauschale	Ausnahme von Wiederaufnahme [4]	Pflegeerlös Bewertungsrelation pro Tag
6	7	8	9	10	11	12	13	14
28,4	-	-	46	0,068	0,104	-	-	1,2787
2,7	1	0,208	6	0,112	0,117	-	-	1,2738
11,8	3	0,405	26	0,096	0,124	-	-	1,5730
8,9	2	0,357	20	0,121	0,103	-	-	1,2730
4,1	1	0,332	10	0,099	0,114	-	-	1,1874
3,8	1	0,268	8	0,091	0,105	-	-	1,0072
3,1	1	0,218	7	0,094	0,106	-	-	0,7552
6,0	1	0,518	15	0,094	0,115	-	-	1,3230
5,1	1	0,386	13	0,090	0,105	-	-	1,1514
3,5	1	0,276	8	0,098	0,109	-	-	1,3069
2,3	1	0,101	5	0,087	0,086	-	-	1,0802
9,1	2	0,357	20	0,099	0,099	-	-	1,1591
4,9	1	0,331	12	0,080	0,098	-	-	0,7639
3,3	1	0,159	7	0,076	0,081	-	-	0,6820
9,1	2	0,401	20	0,093	0,120	-	-	0,9266
17,2	5	0,325	33	0,080	0,106	-	-	1,2223
11,0	3	0,249	24	0,069	0,085	-	-	1,0745
6,7	1	0,469	16	0,074	0,093	-	-	0,9281
4,2	1	0,281	10	0,083	0,096	-	-	0,8644
5,1	1	0,302	12	0,080	0,099	-	-	0,7179
6,4	1	0,269	14	0,088	0,076	-	-	0,7594
5,1	1	0,374	12	0,060	0,082	-	-	0,7658
5,4	1	0,335	12	0,163	0,097	-	x	0,8698
5,1	1	0,197	11	0,057	0,078	-	-	0,7910
3,2	1	0,116	7	0,058	0,086	-	-	0,7166
2,9	1	0,119	6	0,060	0,063	-	-	0,7276
5,8	1	0,248	13	0,151	0,069	-	x	0,6862

Anlage 1: Fallpauschalen-Katalog und Pflegeerlöskatalog   aG-DRG Version 2024

Anlage 1

Fallpauschalen-Katalog und Pflegeerlöskatalog
Teil a) Bewertungsrelationen bei Versorgung durch Hauptabteilungen

DRG	Parti-tion	Bezeichnung[6]	Bewertungsrelation bei Hauptabteilung	Bewertungsrelation bei Hauptabteilung und Beleghebamme
1	2	3	4	5
C04B	O	Hornhauttransplantation ohne extrakapsuläre Extraktion der Linse (ECCE), ohne Amnionmembrantransplantation, ohne komplexen Eingriff, ohne komplexe Diagnose, ohne Pars-plana-Vitrektomie, Alter > 15 Jahre	1,291	-
C05Z	O	Dakryozystorhinostomie	0,656	-
C06Z	O	Komplexe Eingriffe bei Glaukom	0,748	-
C07A	O	Andere Eingriffe bei Glaukom mit extrakapsulärer Extraktion der Linse (ECCE) oder komplexem Eingriff am Auge oder bestimmten Eingriffen bei Glaukom oder Alter < 6 Jahre	0,528	-
C07B	O	Andere Eingriffe bei Glaukom ohne extrakapsuläre Extraktion der Linse (ECCE), ohne komplexen Eingriff am Auge, ohne bestimmte Eingriffe bei Glaukom, Alter > 5 Jahre	0,394	-
C08A	O	Beidseitige extrakapsuläre Extraktion der Linse (ECCE) oder extrakapsuläre Extraktion der Linse oder bestimmte andere Eingriffe am Auge bei komplexer Diagnose oder Alter < 10 Jahre	0,669	-
C08B	O	Extrakapsuläre Extraktion der Linse (ECCE) ohne komplexe Diagnose oder bestimmte Eingriffe am Auge, Alter > 9 Jahre	0,414	-
C10A	O	Eingriffe an den Augenmuskeln mit erhöhtem Aufwand	0,654	-
C10B	O	Eingriffe an den Augenmuskeln ohne erhöhten Aufwand, mit komplexem Eingriff oder Alter < 6 Jahre	0,600	-
C10C	O	Eingriffe an den Augenmuskeln ohne erhöhten Aufwand, ohne komplexen Eingriff, Alter > 5 Jahre	0,523	-
C12Z	O	Andere Rekonstruktionen der Augenlider	0,721	-
C13Z	O	Eingriffe an Tränendrüse und Tränenwegen	0,483	-
C14Z	O	Andere Eingriffe am Auge	0,419	-
C15Z	O	Andere Eingriffe an der Retina	0,658	-
C16Z	O	Aufwendige Eingriffe am Auge, Alter < 6 Jahre	0,834	-
C20A	O	Eingriffe an Kornea, Sklera und Konjunktiva, Eingriffe am Augenlid oder verschiedene Eingriffe an der Linse, Alter < 16 Jahre oder mit bestimmter Transplantation am Auge oder bei bösartiger Neubildung am Auge	0,697	-
C20B	O	Eingriffe an Kornea, Sklera und Konjunktiva, Eingriffe am Augenlid oder verschiedene Eingriffe an der Linse, Alter > 15 Jahre, ohne bestimmte Transplantation am Auge außer bei bösartiger Neubildung am Auge	0,509	-
C60Z	M	Akute und schwere Augeninfektionen	0,517	-
C61Z	M	Neuro-ophthalmologische und vaskuläre Erkrankungen des Auges	0,545	-
C62Z	M	Hyphäma und konservativ behandelte Augenverletzungen	0,299	-
C63Z	M	Andere Erkrankungen des Auges oder Augenerkrankungen bei Diabetes mellitus	0,436	-
C64Z	M	Glaukom, Katarakt und Erkrankungen des Augenlides	0,209	-
C65Z	M	Bösartige Neubildungen des Auges	0,523	-
MDC 03 Krankheiten und Störungen des Ohres, der Nase, des Mundes und des Halses				
D01B	O	Kochleaimplantation, unilateral	6,081	-
D02A	O	Komplexe Resektionen mit Rekonstruktionen an Kopf und Hals mit komplexem Eingriff oder mit Kombinationseingriff mit äußerst schweren CC	6,277	-
D02B	O	Komplexe Resektionen mit Rekonstruktionen an Kopf und Hals ohne komplexen Eingriff, ohne Kombinationseingriff mit äußerst schweren CC	4,601	-
D03A	O	Operative Korrektur einer Lippen-Kiefer-Gaumen-Spalte oder bestimmte plastische Rekonstruktion am Kopf mit Hartgaumenplastik oder bestimmte Knochentransplantation an Kiefer- und Gesichtsschädelknochen oder Alter < 2 Jahre	1,682	-
D03B	O	Operative Korrektur einer Lippen-Kiefer-Gaumen-Spalte oder bestimmte plastische Rekonstruktion am Kopf ohne Hartgaumenplastik, ohne bestimmte Knochentransplantation an Kiefer- und Gesichtsschädelknochen, Alter > 1 Jahr	1,266	-
D04A	O	Bignathe Osteotomie und komplexe Eingriffe am Kiefer oder Rekonstruktion der Trachea oder plastische Rekonstruktion der Ohrmuschel mit mikrovaskulärem Lappen, mit komplexem Eingriff	2,201	-
D04B	O	Bignathe Osteotomie und komplexe Eingriffe am Kiefer oder Rekonstruktion der Trachea oder plastische Rekonstruktion der Ohrmuschel mit mikrovaskulärem Lappen, ohne komplexen Eingriff	1,675	-
D05A	O	Komplexe Parotidektomie	1,413	-
D05B	O	Komplexe Eingriffe an den Speicheldrüsen außer komplexe Parotidektomien	1,049	-
D06A	O	Komplexe Eingriffe an Nasennebenhöhlen, Mastoid, Mittelohr, Speicheldrüsen, Rachen, Alter < 6 Jahre oder Alter > 15 Jahre mit komplexer Prozedur oder Diagnose, mit Resektion des Felsenbeins oder mit intrakraniellem Eingriff bei bösartiger Neubildung	1,401	-

Mittlere Verweildauer [1]	Untere Grenzverweildauer: Erster Tag mit Abschlag [2,5]	Untere Grenzverweildauer: Bewertungsrelation pro Tag	Obere Grenzverweildauer: Erster Tag mit zusätzlichem Entgelt [3,5]	Obere Grenzverweildauer: Bewertungsrelation pro Tag	Externe Verlegung Abschlag pro Tag (Bewertungsrelation)	Verlegungsfallpauschale	Ausnahme von Wiederaufnahme [4]	Pflegeerlös Bewertungsrelation pro Tag
6	7	8	9	10	11	12	13	14
4,9	1	0,220	10	0,149	0,082	-	x	0,7012
2,9	1	0,089	6	0,056	0,063	-	-	0,7534
3,7	1	0,161	9	0,057	0,062	-	-	0,6607
2,6	1	0,039	5	0,059	0,060	-	-	0,7419
3,1	1	0,151	7	0,058	0,059	-	-	0,7088
3,5	1	0,314	8	0,057	0,064	-	-	0,7723
2,5	1	0,077	5	0,058	0,060	-	-	0,8586
2,2	1	0,079	4	0,065	0,075	-	-	1,2277
2,2	1	0,140	4	0,091	0,073	-	-	1,2160
2,1	1	0,069	4	0,066	0,067	-	-	1,0576
3,5	1	0,328	8	0,059	0,067	-	-	0,7197
2,9	1	0,139	6	0,062	0,066	-	-	0,8674
2,9	1	0,111	6	0,060	0,064	-	-	0,7857
3,1	1	0,231	6	0,059	0,063	-	-	0,7685
2,9	1	0,133	7	0,107	0,080	-	-	1,4575
3,0	1	0,257	7	0,102	0,071	-	-	1,0046
2,9	1	0,118	6	0,059	0,063	-	-	0,7975
6,3	1	0,316	12	0,057	0,070	-	-	0,7155
4,3	1	0,278	9	0,088	0,102	-	-	0,6727
3,1	1	0,135	7	0,064	0,070	-	-	0,7706
3,9	1	0,238	9	0,076	0,087	-	-	0,7510
2,4	1	0,087	5	0,060	0,060	-	-	0,7434
3,7	1	0,229	9	0,096	0,107	-	x	1,0221
4,1	1	0,275	8	0,131	0,112	-	-	0,7493
18,8	5	0,425	34	0,221	0,123	-	-	1,3451
14,5	4	0,378	27	0,197	0,117	-	-	1,1643
5,2	1	0,293	10	0,113	0,095	-	-	1,4909
4,7	1	0,229	10	0,062	0,080	-	-	0,9355
5,3	1	0,309	9	0,255	0,110	-	-	0,9726
5,4	1	0,306	10	0,208	0,112	-	-	0,9249
4,0	1	0,211	8	0,071	0,084	-	-	0,7559
3,5	1	0,178	7	0,069	0,072	-	-	0,7778
6,0	1	0,297	13	0,072	0,085	-	-	1,2107

Anlage 1

Fallpauschalen-Katalog und Pflegeerlöskatalog
Teil a) Bewertungsrelationen bei Versorgung durch Hauptabteilungen

DRG	Parti-tion	Bezeichnung[e]	Bewertungsrelation bei Hauptabteilung	Bewertungsrelation bei Hauptabteilung und Beleghebamme
1	2	3	4	5
D06B	O	Andere Eingriffe an Nasennebenhöhlen, Mastoid, Mittelohr, Speicheldrüsen, Rachen, Alter > 5 Jahre und Alter < 16 Jahre oder Alter > 15 Jahre, mit komplexer Prozedur oder Diagnose, ohne Resektion am Felsenbein, ohne intrakraniellen Eingriff bei BNB	0,907	-
D06C	O	Bestimmte Eingriffe an Nasennebenhöhlen, Mastoid, Mittelohr, Speicheldrüsen, Rachen, Alter > 15 Jahre, ohne komplexe Prozedur, ohne komplexe Diagnose, mit bestimmter Prozedur	0,733	-
D08A	O	Eingriffe an Mundhöhle und Mund bei bösartiger Neubildung mit äußerst schweren CC	2,235	-
D08B	O	Eingriffe an Mundhöhle und Mund bei bösartiger Neubildung ohne äußerst schwere CC	0,751	-
D09Z	O	Tonsillektomie bei bösartiger Neubildung oder verschiedene Eingriffe an Ohr, Nase, Mund und Hals mit äußerst schweren CC	1,713	-
D12A	O	Andere aufwendige Eingriffe an Ohr, Nase, Mund und Hals mit komplexer Diagnose	1,333	-
D12B	O	Andere Eingriffe an Ohr, Nase, Mund und Hals ohne komplexe Diagnose	0,847	-
D13A	O	Kleine Eingriffe an Nase, Ohr, Mund und Hals mit komplizierender Diagnose oder bestimmtem Eingriff oder Alter < 16 Jahre mit äußerst schweren CC oder Alter < 1 Jahr	0,857	-
D13B	O	Kleine Eingriffe an Nase, Ohr, Mund und Hals ohne komplizierende Diagnose, ohne bestimmten Eingriff, Alter > 15 Jahre oder ohne äußerst schwere CC, Alter > 0 Jahre	0,498	-
D15A	O	Tracheostomie mit äußerst schweren CC oder mit radikaler zervikaler Lymphadenektomie oder Implantation einer Kiefergelenkendoprothese	3,549	-
D15B	O	Tracheostomie ohne äußerst schwere CC, ohne radikale zervikale Lymphadenektomie	2,102	-
D16Z	O	Materialentfernung an Kiefer und Gesicht	0,717	-
D19Z	O	Strahlentherapie bei Krankheiten und Störungen des Ohres, der Nase, des Mundes und des Halses, Bestrahlungen an mindestens 9 Tagen	2,826	-
D20A	O	Strahlentherapie bei Krankheiten und Störungen des Ohres, der Nase, des Mundes und des Halses, Bestrahlungen an mindestens 5 Tagen	1,186	-
D20B	O	Strahlentherapie bei Krankheiten und Störungen des Ohres, der Nase, des Mundes und des Halses, Bestrahlungen an weniger als 5 Tagen	0,619	-
D22A	O	Eingriffe an Mundhöhle und Mund, mit Mundboden- oder Vestibulumplastik, mit Eingriffen an Gaumen- und Rachenmandeln bei bösartiger Neubildung oder komplexe Eingriffe am Kopf	1,012	-
D22B	O	Eingriffe an Mundhöhle und Mund oder Eingriffe an Hals und Kopf, ohne Mundboden- oder Vestibulumplastik, ohne Eingriffe an Gaumen- und Rachenmandeln bei bösartiger Neubildung, ohne komplexe Eingriffe am Kopf	0,575	-
D24A	O	Komplexe Hautplastiken und große Eingriffe an Kopf und Hals mit äußerst schweren CC und mit Kombinationseingriff ohne äußerst schwere CC	4,911	-
D24B	O	Komplexe Hautplastiken und große Eingriffe an Kopf und Hals ohne äußerst schwere CC, ohne Kombinationseingriff	2,269	-
D25A	O	Mäßig komplexe Eingriffe an Kopf und Hals bei bösartiger Neubildung oder mit Eingriff an den oberen Atemwegen mit äußerst schweren CC oder Strahlentherapie mit operativem Eingriff	5,946	-
D25B	O	Mäßig komplexe Eingriffe an Kopf und Hals bei BNB oder mit Eingriff an den oberen Atemwegen, mit Laryngektomie oder Exzision von Tumorgewebe, ohne äußerst schwere CC oder außer bei bösartiger Neubildung mit äußerst schwerer CC	3,873	-
D25C	O	Mäßig komplexe Eingriffe an Kopf und Hals bei BNB oder mit Eingriff an den oberen Atemwegen, ohne Laryngektomie, ohne Exzision von Tumorgewebe, ohne äußerst schwere CC	1,687	-
D25D	O	Mäßig komplexe Eingriffe an Kopf und Hals außer bei bösartiger Neubildung ohne äußerst schwere CC	1,189	-
D28Z	O	Andere Eingriffe an Kopf und Hals mit komplexem Eingriff oder bei bösartiger Neubildung oder Rekonstruktion mit Gesichtsepithesen oder totale Auflagerungsplastik der Maxilla	1,297	-
D29Z	O	Operationen am Kiefer und andere Eingriffe an Kopf und Hals außer bei bösartiger Neubildung	1,063	-
D30A	O	Tonsillektomie außer bei BNB od. versch. Eingriffe Ohr, Nase, Mund, Hals oh. äuß. schw. CC, m. aufw. Eingr. od. Eingr. Mundh., Mund, Alter < 3 J. od. m. kompl. Diag. od. Alter < 16 J. m. äuß. schw. od. schw. CC od. m. Eingr. Ohr, Trachea m. äuß. schw. CC	0,777	-

Mittlere Verweildauer[1]	Untere Grenzverweildauer: Erster Tag mit Abschlag[2,5]	Untere Grenzverweildauer: Bewertungsrelation pro Tag	Obere Grenzverweildauer: Erster Tag mit zusätzlichem Entgelt[3,5]	Obere Grenzverweildauer: Bewertungsrelation pro Tag	Externe Verlegung Abschlag pro Tag (Bewertungsrelation)	Verlegungsfallpauschale	Ausnahme von Wiederaufnahme[4]	Pflegeerlös Bewertungsrelation pro Tag
6	7	8	9	10	11	12	13	14
4,0	1	0,177	9	0,069	0,071	-	-	0,8374
3,2	1	0,183	6	0,059	0,090	-	-	0,6837
14,8	4	0,263	29	0,143	0,096	-	-	1,2478
4,1	1	0,273	9	0,128	0,086	-	-	0,8120
10,3	2	0,354	25	0,141	0,094	-	-	1,0856
6,3	1	0,331	15	0,078	0,111	-	-	0,9020
3,8	1	0,289	9	0,067	0,077	-	-	0,7988
3,6	1	0,301	8	0,074	0,086	-	-	0,8910
2,9	1	0,113	6	0,065	0,069	-	-	0,9600
17,4	5	0,320	33	0,077	-	x	-	1,1587
13,8	4	0,266	26	0,070	-	x	-	1,0571
2,5	1	0,155	5	0,062	0,069	-	-	0,8056
21,2	6	0,388	39	0,129	0,122	-	x	0,7497
7,4	-	-	15	0,154	0,135	-	x	0,7719
3,4	1	0,295	9	0,159	0,145	-	x	0,8149
5,7	1	0,264	11	0,060	0,073	-	-	0,7460
3,1	1	0,161	7	0,070	0,075	-	-	0,8397
21,3	6	0,347	39	0,080	0,109	-	-	1,1500
8,3	2	0,309	17	0,075	0,100	-	-	0,8740
36,9	11	0,342	55	0,134	0,108	-	-	1,1276
19,2	5	0,287	35	0,069	0,084	-	-	1,1325
7,3	1	0,365	15	0,170	0,088	-	-	0,8656
4,8	1	0,515	10	0,072	0,078	-	-	0,8819
4,2	1	0,598	9	0,185	-	x	-	0,8435
4,0	1	0,394	8	0,069	0,102	-	-	0,8093
3,3	1	0,163	7	0,064	0,077	-	-	0,8342

Anlage 1: Fallpauschalen-Katalog und Pflegeerlöskatalog aG-DRG Version 2024

Anlage 1
Fallpauschalen-Katalog und Pflegeerlöskatalog
Teil a) Bewertungsrelationen bei Versorgung durch Hauptabteilungen

DRG	Parti-tion	Bezeichnung[6]	Bewertungsrelation bei Hauptabteilung	Bewertungsrelation bei Hauptabteilung und Beleghebamme
1	2	3	4	5
D30B	O	Tonsillektomie außer bei BNB oder verschiedene Eingriffe an Ohr, Nase, Mund und Hals, Alter > 15 oder ohne äußerst schwere oder schwere CC, Alter < 16 Jahre oder Alter > 11 Jahre bei BNB oder mit anderem Eingriff oder ohne Eingriff an Hals, Trachea	0,605	-
D30C	O	Kleine Eingriffe an Ohr, Nase, Mund und Hals, Alter > 11 Jahre	0,377	-
D33Z	O	Mehrzeitige komplexe OR-Prozeduren bei Krankheiten und Störungen des Ohres, der Nase, des Mundes und des Halses	3,767	-
D35Z	O	Eingriffe an Nase, Nasennebenhöhlen bei bösartiger Neubildung	1,115	-
D36Z	O	Sehr komplexe Eingriffe an den Nasennebenhöhlen	0,977	-
D37A	O	Sehr komplexe Eingriffe an der Nase, Alter < 16 Jahre oder bei Gaumenspalte oder Spaltnase oder plastische Rekonstruktion der Nase mit Rippenknorpeltransplantation	1,612	-
D37B	O	Sehr komplexe Eingriffe an der Nase, Alter > 15 Jahre, außer bei Gaumenspalte oder Spaltnase, ohne plastische Rekonstruktion der Nase mit Rippenknorpeltransplantation	1,033	-
D38Z	O	Mäßig komplexe Eingriffe an Nase, Nasennebenhöhlen, Gesichtsschädelknochen	0,784	-
D39Z	O	Andere Eingriffe an der Nase	0,480	-
D40Z	A	Zahnextraktion und -wiederherstellung	0,550	-
D60A	M	Bösartige Neubildungen an Ohr, Nase, Mund und Hals, mehr als ein Belegungstag, mit äußerst schweren oder schweren CC	1,447	-
D60B	M	Bösartige Neubildungen an Ohr, Nase, Mund und Hals, ein Belegungstag oder ohne äußerst schwere oder schwere CC	0,603	-
D61Z	M	Gleichgewichtsstörung, Hörverlust und Tinnitus	0,433	-
D63A	M	Otitis media oder Infektionen der oberen Atemwege oder Blutung aus Nase und Rachen mit äußerst schweren CC	1,036	-
D63B	M	Otitis media oder Infektionen der oberen Atemwege oder Blutung aus Nase und Rachen ohne äußerst schwere CC	0,342	-
D64Z	M	Laryngotracheitis, Laryngospasmus und Epiglottitis	0,278	-
D65Z	M	Andere Krankheiten an Ohr, Nase, Mund und Hals oder Verletzung und Deformität der Nase	0,408	-
D67Z	M	Erkrankungen von Zähnen und Mundhöhle	0,417	-
MDC 04 Krankheiten und Störungen der Atmungsorgane				
E01A	O	Revisionseingriffe, beidseitige Lobektomie, erweiterte Lungenresektionen und andere komplexe Eingriffe mit komplizierender Konstellation, hochkomplexem Eingriff oder komplizierender Diagnose	5,428	
E01B	O	Revisionseingriffe, beidseitige Lobektomie, erweiterte Lungenresektionen und andere komplexe Eingriffe ohne komplizierende Konstellation, ohne hochkomplexen Eingriff, ohne komplizierende Diagnose	3,413	
E02A	O	Andere OR-Prozeduren an den Atmungsorganen mit aufwendigem Eingriff oder schwersten CC oder IntK > 196 / 184 / 368 Punkte oder Alter < 10 Jahre	2,406	
E02B	O	Andere OR-Prozeduren an den Atmungsorganen, Alter > 9 Jahre, mit mäßig aufwendigem Eingriff bei Krankheiten und Störungen der Atmungsorgane oder mehr als ein Belegungstag mit bestimmtem Eingriff an Larynx oder Trachea oder mit äußerst schweren CC	1,689	-
E02C	O	Andere OR-Prozeduren an den Atmungsorganen, Alter > 9 J., mehr als 1 BT, ohne best. Eingr. an Larynx oder Trachea, ohne mäßig aufwend. Eingr., ohne äuß. schw. CC, mit best. endoskop. Lungenvolumenred. oder anderem mäßig kompl. Eingr. oder Alter < 18 J.	0,961	-
E02D	O	Andere OR-Prozeduren an den Atmungsorganen, Alter > 17 Jahre, mehr als 1 BT, ohne bestimmten Eingriff an Larynx oder Trachea, ohne mäßig aufwendigen Eingriff, ohne äußerst schwere CC, ohne endoskop. Lungenvolumenred., ohne anderen mäßig kompl. Eingriff	0,850	-
E02E	O	Andere OR-Prozeduren an den Atmungsorganen, Alter > 17 J., ohne best. Eingriff an Larynx oder Trachea, ohne mäßig aufwendigen Eingriff, ohne äußerst schwere CC, ohne endoskop. Lungenvolumenreduktion, ohne andere mäßig kompl. Eingriffe, ein Belegungstag	0,524	-
E03Z	O	Brachytherapie mit offenen Nukliden bei Krankheiten und Störungen der Atmungsorgane, mehr als ein Belegungstag	0,694	-
E05A	O	Andere große Eingriffe am Thorax mit bestimmten Eingriffen bei Brustkorbdeformität oder äußerst schweren CC	4,858	-
E05B	O	Andere große Eingriffe am Thorax bei bösartiger Neubildung oder Alter < 18 Jahre oder Perikarddrainage mit äußerst schweren CC	2,952	-

Mittlere Verweildauer [1]	Untere Grenz-verweildauer: Erster Tag mit Abschlag [2,5]	Untere Grenz-verweildauer: Bewertungs-relation pro Tag	Obere Grenz-verweildauer: Erster Tag mit zusätzlichem Entgelt [3,5]	Obere Grenz-verweildauer: Bewertungs-relation pro Tag	Externe Verlegung Abschlag pro Tag (Bewertungsrelation)	Verlegungs-fallpauschale	Ausnahme von Wiederaufnahme [4]	Pflegeerlös Bewertungs-relation pro Tag
6	7	8	9	10	11	12	13	14
3,5	1	0,190	7	0,057	0,064	-	-	0,8341
2,7	1	0,030	5	0,066	0,069	-	-	0,8075
21,3	6	0,308	38	0,141	0,097	-	-	0,9938
4,3	1	0,225	9	0,194	0,086	-	-	0,7554
4,2	1	0,217	9	0,072	0,083	-	-	0,7895
4,4	1	0,201	8	0,068	0,070	-	-	0,7529
3,3	1	0,108	6	0,059	0,080	-	-	0,6621
3,1	1	0,319	6	0,061	0,069	-	-	0,6931
2,9	1	0,110	7	0,065	0,069	-	-	0,8063
2,5	1	0,092	5	0,068	0,075	-	-	1,0404
13,7	4	0,269	28	0,098	0,092	-	x	1,0551
3,7	1	0,248	9	0,083	0,093	-	x	0,9086
3,6	1	0,226	8	0,077	0,091	-	-	0,6853
8,7	2	0,326	20	0,078	0,102	-	-	1,2539
3,3	1	0,157	7	0,071	0,078	-	-	1,0287
2,2	1	0,118	4	0,084	0,081	-	-	1,3908
3,4	1	0,132	7	0,068	0,077	-	-	0,8924
3,4	1	0,140	8	0,070	0,077	-	-	0,9361
26,3	8	0,349	44	0,087	0,114	-	-	1,3283
13,8	4	0,340	27	0,087	0,115	-	-	1,0554
14,7	4	0,353	30	0,082	0,111	-	-	1,0131
11,9	3	0,308	25	0,070	0,095	-	-	0,7938
5,6	1	0,288	14	0,066	0,102	-	-	0,7560
5,4	-	-	14	0,085	0,098	-	-	0,6626
1,0	-	-	-	-	-	-	-	1,3415
2,8	-	-	6	0,167	0,181	-	x	1,2104
19,4	5	0,483	37	0,101	0,142	-	-	1,3281
9,2	2	0,424	18	0,088	0,122	-	-	0,9538

Anlage 1

Fallpauschalen-Katalog und Pflegeerlöskatalog
Teil a) Bewertungsrelationen bei Versorgung durch Hauptabteilungen

DRG	Partition	Bezeichnung[6]	Bewertungsrelation bei Hauptabteilung	Bewertungsrelation bei Hauptabteilung und Beleghebamme
1	2	3	4	5
E05C	O	Andere große Eingriffe am Thorax oder bestimmte Revisionseingriffe ohne bestimmte Eingriffe bei Brustkorbdeformität, ohne äußerst schwere CC, außer bei bösartiger Neubildung, Alter > 17 Jahre	2,232	-
E06A	O	Andere Lungenresektionen, bestimmte Eingriffe an Thoraxorganen, Thoraxwand, Gefäßsystem oder Mediastinum, Alter < 10 Jahre oder bestimmte am Thorax mit äußerst schweren CC oder bestimmte Lobektomie oder Exzision intrakranielles Tumorgewebe	3,177	-
E06B	O	And. Lungenresek., best. Eingr. an Thoraxorg., Thoraxw., Gefäßsystem od. Mediast., Alter > 9 und < 16 J. od. m. offen chirurg. Pleurolyse m. Eingr. an Lunge/Pleura od. best. atyp. Lungenresek. od. best. Brustkorbkorr. od. best. chirurg. Stab. d. Thoraxw.	2,421	-
E06C	O	Andere Lungenresektionen, best. Eingriffe an Thoraxorganen, Thoraxwand, Gefäßsystem od. Mediastinum, Alter > 15 J., ohne offen chirurgische Pleurolyse mit Eingr. an Lunge/Pleura, mit komplexem Eingriff an Atmungsorganen, Mediastinum und Brustkorb	1,754	-
E06D	O	Andere Lungenresektionen, best. Eingriffe an Thoraxorganen, Thoraxwand, Gefäßsystem od. Mediastinum, Alter > 15 J., ohne offen chirurgische Pleurolyse mit Eingr. an Lunge/Pleura, mit bestimmtem Eingriff an Atmungsorganen, Mediastinum und Brustkorb	1,414	-
E07Z	O	Aufwendige Eingriffe bei Schlafapnoesyndrom	0,781	-
E08A	O	Strahlentherapie bei Krankheiten und Störungen der Atmungsorgane mit operativem Eingriff oder Beatmung > 24 Stunden	3,727	-
E08B	O	Strahlentherapie bei Krankheiten und Störungen der Atmungsorgane ohne operativen Eingriff oder Beatmung > 24 Stunden, mehr als ein Belegungstag, Bestrahlungen an mindestens 9 Tagen	3,220	-
E08C	O	Strahlentherapie bei Krankheiten und Störungen der Atmungsorgane ohne operativen Eingriff od. Beatmung > 24 Stunden, mehr als ein Belegungstag, Bestrahlungen an mindestens 5 Tagen od. mindestens 10 Bestrahlungen od. zerebrale, stereotaktische Bestrahlung	1,582	-
E08D	O	Strahlentherapie bei Krankheiten und Störungen der Atmungsorgane ohne operativen Eingr. oder Beatmung > 24 Stunden, mehr als ein Belegungstag, Bestrahlungen an weniger als 5 Tagen, weniger als 10 Bestrahlungen, ohne zerebrale, stereotaktische Bestrahlung	1,038	-
E36Z	O	Intensivmedizinische Komplexbehandlung > 588 / 552 / 552 Aufwandspunkte oder hochaufwendiges Implantat bei Krankheiten und Störungen der Atmungsorgane	5,133	-
E40A	A	Krankheiten und Störungen der Atmungsorgane mit Beatmung > 24 Stunden, mehr als 2 Belegungstage, mit komplexer Prozedur, mit komplexer int. Komplexbehandlung > 196 / 368 / - Punkte oder komplizierender Diagnose oder Alter < 16 Jahre, mit äußerst schw. CC oder ARDS	3,430	-
E40B	A	Krankheiten und Störungen der Atmungsorgane mit Beatmung > 24 Stunden, mehr als 2 Belegungstage, mit komplexer Prozedur, mit äußerst schweren CC, Alter > 15 Jahre oder bei bestimmter Para- / Tetraplegie	2,672	-
E40C	A	Krankheiten und Störungen der Atmungsorgane mit Beatmung > 24 Stunden, mehr als 2 Belegungstage, mit komplexer Prozedur, ohne äußerst schwere CC, außer bei bestimmter Para- / Tetraplegie	1,643	-
E42A	A	Geriatrische frührehabilitative Komplexbehandlung bei Krankheiten und Störungen der Atmungsorgane bei traumatischem Hämato-/Pneumothorax oder Komplexbehandlung bei isolationspflichtigen Erregern, COVID-19, Virus nachgewiesen	2,309	-
E42B	A	Geriatrische frührehabilitative Komplexbehandlung bei Krankheiten und Störungen der Atmungsorgane, außer bei traumatischem Hämato-/Pneumothorax	1,478	-
E60A	M	Zystische Fibrose (Mukoviszidose), Alter < 16 Jahre oder mit äußerst schweren CC oder Lungenembolie oder komplexe respiratorische Insuffizienz, Alter < 16 Jahre	1,289	-
E60B	M	Zystische Fibrose (Mukoviszidose), Alter > 15 Jahre, ohne äußerst schwere CC	0,809	-
E63A	M	Schlafapnoesyndrom oder Polysomnographie oder kardiorespir. Polygraphie bis 2 Belegungstage, Alter < 18 Jahre oder mit best. invasiver kardiologischer Diagnostik oder Kontrolle oder Optimierung einer bestehenden häusl. Beatmung bis 2 BT, Alter < 18 Jahre	0,350	-
E63B	M	Schlafapnoesyndrom oder Polysomnographie oder kardiorespiratorische Polygraphie bis 2 Belegungstage, Alter > 17 Jahre, ohne bestimmte invasive kardiologische Diagnostik	0,274	-

Mittlere Verweildauer [1]	Untere Grenzverweildauer: Erster Tag mit Abschlag [2],[5]	Untere Grenzverweildauer: Bewertungsrelation pro Tag	Obere Grenzverweildauer: Erster Tag mit zusätzlichem Entgelt [3],[5]	Obere Grenzverweildauer: Bewertungsrelation pro Tag	Externe Verlegung Abschlag pro Tag (Bewertungsrelation)	Verlegungsfallpauschale	Ausnahme von Wiederaufnahme [4]	Pflegeerlös Bewertungsrelation pro Tag
6	7	8	9	10	11	12	13	14
9,4	2	0,363	20	0,082	0,103	-	-	0,9755
15,9	4	0,374	31	0,083	0,111	-	-	1,1209
9,2	2	0,377	20	0,081	0,117	-	-	0,9980
8,1	2	0,306	17	0,076	0,094	-	-	0,8549
7,2	1	0,375	16	0,073	0,091	-	-	0,7675
4,3	1	0,191	8	0,061	0,073	-	-	0,6456
26,1	8	0,379	44	0,114	-	x	x	0,8134
23,3	7	0,386	41	0,131	-	x	x	0,7153
11,7	3	0,379	25	0,131	0,118	-	x	0,8056
8,6	2	0,321	21	0,119	-	x	x	0,7648
20,6	6	0,702	38	0,238	0,224	-	x	2,8780
15,9	4	0,648	30	0,142	0,185	-	x	2,3267
17,9	5	0,415	33	0,099	0,132	-	x	1,8428
9,2	2	0,545	21	0,116	0,158	-	x	2,0048
30,8	-	-	46	0,052	0,072	-	-	0,8829
20,9	-	-	32	0,049	0,068	-	-	0,7782
9,3	2	0,417	20	0,134	-	x	-	1,3147
7,1	1	0,493	17	0,109	-	x	-	0,8829
2,1	1	0,147	4	0,113	0,108	-	-	1,7049
2,2	1	0,113	4	0,088	0,087	-	-	0,7434

Anlage 1

Fallpauschalen-Katalog und Pflegeerlöskatalog
Teil a) Bewertungsrelationen bei Versorgung durch Hauptabteilungen

DRG	Parti-tion	Bezeichnung [6]	Bewertungsrelation bei Hauptabteilung	Bewertungsrelation bei Hauptabteilung und Beleghebamme
1	2	3	4	5
E64A	M	Respiratorische Insuffizienz, mehr als ein Belegungstag, mit äußerst schweren CC oder bestimmte Lungenembolie oder IntK > 196 / 184 / 184 Aufwandspunkte oder Komplexbehandlung bei isolationspflichtigen Erregern, Alter > 15 Jahre	0,983	-
E64B	M	Respiratorische Insuffizienz, mehr als ein Belegungstag, mit IntK > 0 / 0 / - Aufwandspunkten, ohne IntK > 196 / 184 / 184 Aufwandspunkten, ohne äußerst schwere CC, Alter < 16 Jahre	0,946	-
E64C	M	Respiratorische Insuffizienz, mehr als ein Belegungstag, ohne äußerst schwere CC, IntK < - / - / 185 Aufwandspunkten, Alter > 15 Jahre	0,605	-
E64D	M	Respiratorische Insuffizienz, ein Belegungstag	0,233	-
E65A	M	Chron.-obstr. Atemwegserkrankung od. best. Atemwegsinfekt. mit äuß. schw. CC od. best. hochaufw. Beh. od. kompliz. Fakt. od. Bronchitis u. Asthma bronch., > 1 BT, mit äuß. schw. od. schw. CC, Alter < 1 J., mit RS-V.-Infekt., mit IntK > 196 / 184 / - P.	1,503	-
E65B	M	Chronisch-obstruktive Atemwegserkrankung oder best. Atemwegsinfektion ohne äußerst schwere CC, mit komplizierender Diagnose oder mit FEV1 < 35% und mehr als ein Belegungstag oder Alter < 1 J. oder mit best. mäßig aufwendiger /and. aufwendiger Behandlung	0,712	-
E65C	M	Chronisch-obstruktive Atemwegserkrankung ohne äußerst schwere CC, ohne komplizierende Diagnose, ohne FEV1 < 35% oder ein Belegungstag oder Alter > 1 Jahr, ohne bestimmte mäßig aufwendige / andere aufwendige Behandlung	0,545	-
E66A	M	Schweres Thoraxtrauma mit komplizierender Diagnose	0,581	-
E66B	M	Schweres Thoraxtrauma ohne komplizierende Diagnose	0,437	-
E69A	M	Bronchitis und Asthma bronchiale, mehr als ein Belegungstag, mit äußerst schweren oder schweren CC oder bestimmte aufwendige / hochaufwendige Behandlung, Alter < 1 Jahr ohne RS-Virus-Infektion oder bei Para- / Tetraplegie	0,646	-
E69B	M	Bronchitis und Asthma bronchiale, mehr als 1 BT u. Alter > 55 J. od. mit äuß. schw. od. schw. CC, Alter > 0 J. od. 1 BT od. oh. äuß. schw. od. schw. CC, Alter < 1 J. od. flex. Bronchoskopie, Alter < 16 J. od. andere mäßig aufw. Beh., mit RS-Virus-Infekt.	0,532	-
E69C	M	Bronchitis und Asthma bronchiale, ein Belegungstag oder ohne äuß. schw. oder schw. CC oder Alter < 56 Jahre oder Beschwerden und Symptome der Atmung oder Störungen der Atmung mit Ursache in der Neonatalperiode, ohne bestimmte aufw./hochaufw. Behandlung	0,369	-
E70Z	M	Keuchhusten und akute Bronchiolitis	0,418	-
E71A	M	Neubildungen der Atmungsorgane mit intensivmedizinischer Komplexbehandlung > 196 / 184 / - Aufwandspunkten oder mehr als ein Belegungstag mit äußerst schweren CC	1,551	-
E71B	M	Neubildungen der Atmungsorgane, ein Belegungstag oder ohne äußerst schwere CC, mit Ösophagusprothese oder endoskopischer Stufenbiopsie oder endoskopischer Biopsie am Respirationstrakt mit Chemotherapie ohne int. Komplexbeh. > 196 / 184 / - Punkten	1,114	-
E71C	M	Neubildungen der Atmungsorgane, ein Belegungstag oder ohne äußerst schwere CC, ohne Ösophagusproth., ohne Stufenbiop., ohne Chemotherapie od. ohne endoskop. Biop. am Respir.-Trakt, mit Bronchoskop. mit starrem Instr. oder perkut. Biop. am Respir.-Trakt	0,718	-
E71D	M	Neubildungen der Atmungsorgane, ein Belegungstag od. ohne äußerst schwere CC, ohne Ösophagusproth., ohne Stufenbiopsie, ohne Chemoth. od. ohne endoskop. Biop. am Respir.-Trakt, ohne Bronchoskopie mit starrem Instr., ohne perkut. Biopsie am Respir.-Trakt	0,514	-
E73A	M	Pleuraerguss mit äußerst schweren CC	1,735	-
E73B	M	Pleuraerguss ohne äußerst schwere CC	0,587	-
E74Z	M	Interstitielle Lungenerkrankung	0,673	-
E75A	M	Andere Krankheiten der Atmungsorgane mit äußerst schweren CC, Alter < 76 Jahre	1,625	-
E75B	M	Andere Krankheiten der Atmungsorgane mit äußerst schweren CC, Alter > 15 Jahre oder best. andere Krankheiten der Atmungsorgane ohne intensivmed. Komplexbehandlung > 196 / 184 / 368 Aufwandspunkten od. Komplexbehandlung bei isolationspflichtigen Erregern	1,171	-
E75C	M	Andere Krankheiten der Atmungsorgane ohne äußerst schwere CC, ohne best. andere Krankheiten der Atmungsorgane, ohne IntK > 196 / 184 / 368 P., ohne Komplexbeh. bei isolationspfl. Erregern oder Beschwerden und Symptome der Atmung mit komplexer Diagnose	0,502	-

aG-DRG Version 2024 — Anlage 1: Fallpauschalen-Katalog und Pflegeerlöskatalog

Mittlere Verweildauer [1]	Untere Grenzverweildauer: Erster Tag mit Abschlag [2), 5)]	Untere Grenzverweildauer: Bewertungsrelation pro Tag	Obere Grenzverweildauer: Erster Tag mit zusätzlichem Entgelt [3), 5)]	Obere Grenzverweildauer: Bewertungsrelation pro Tag	Externe Verlegung Abschlag pro Tag (Bewertungsrelation)	Verlegungsfallpauschale	Ausnahme von Wiederaufnahme [4)]	Pflegeerlös Bewertungsrelation pro Tag
6	7	8	9	10	11	12	13	14
8,6	2	0,318	18	0,077	0,095	-	-	1,0657
6,0	-	-	14	0,154	0,131	-	-	1,5671
5,8	-	-	13	0,069	0,084	-	-	0,8065
1,0	-	-	-	-	-	-	-	1,2920
17,8	5	0,234	29	0,062	0,076	-	-	1,0485
8,1	2	0,224	17	0,062	0,074	-	-	0,7616
6,2	1	0,331	13	0,057	0,072	-	-	0,7200
5,4	1	0,270	12	0,074	0,089	-	-	0,8841
4,2	1	0,196	10	0,071	0,084	-	-	0,8030
6,0	1	0,312	13	0,072	0,088	-	-	1,4107
5,7	1	0,332	12	0,060	0,076	-	-	0,8353
3,1	1	0,177	7	0,079	0,086	-	-	1,0651
4,0	1	0,224	9	0,072	0,082	-	-	1,4763
14,7	4	0,289	30	0,068	0,093	-	x	0,9298
7,5	1	0,601	19	0,075	0,115	-	x	0,6415
5,1	1	0,335	13	0,082	0,098	-	x	0,6639
5,5	1	0,291	14	0,068	0,071	-	x	0,8600
16,1	4	0,328	33	0,066	0,097	-	-	1,0640
5,6	1	0,339	13	0,066	0,098	-	-	0,7464
6,1	1	0,370	15	0,071	0,087	-	-	0,7316
8,7	2	0,502	20	0,139	0,153	-	-	2,6576
12,3	3	0,277	21	0,068	0,079	-	-	1,0849
4,8	1	0,238	11	0,067	0,078	-	-	0,9331

Anlage 1

Fallpauschalen-Katalog und Pflegeerlöskatalog
Teil a) Bewertungsrelationen bei Versorgung durch Hauptabteilungen

DRG	Parti-tion	Bezeichnung[a]	Bewertungsrelation bei Hauptabteilung	Bewertungsrelation bei Hauptabteilung und Beleghebamme
1	2	3	4	5
E76B	M	Tuberkulose bis 14 Belegungstage oder Alter < 18 Jahre mit äußerst schweren oder schweren CC	1,048	-
E76C	M	Tuberkulose bis 14 Belegungstag, Alter > 17 Jahre oder ohne äußerst schwere oder schwere CC oder Pneumothorax	0,713	-
E77A	M	Bestimmte andere Infektionen und Entzündungen der Atmungsorgane mit intensivmedizinischer Komplexbehandlung > 392 / 368 / - Aufwandspunkte	3,648	-
E77B	M	Bestimmte andere Infektionen und Entzündungen der Atmungsorgane mit bestimmter komplizierender Konstellation oder hochkomplexer Diagnose oder intensivmedizinischer Komplexbehandlung > 196 / - / - Aufwandspunkte	2,602	-
E77C	M	Bestimmte andere Infektionen und Entzündungen der Atmungsorgane mit Komplexbehandlung bei isolationspflichtigen Erregern oder bestimmter hochaufwendiger Behandlung oder schwersten CC oder weiteren komplizierenden Faktoren	1,954	-
E77D	M	Bestimmte andere Infektionen und Entzündungen der Atmungsorgane, Alter > 9 Jahre	1,235	-
E78Z	M	Kontrolle oder Optimierung einer bestehenden häuslichen Beatmung, bis 2 Belegungstage, Alter > 17 Jahre	0,274	-
E79A	M	Infektionen und Entzündungen der Atmungsorgane mit komplexer Diagnose oder äußerst schweren CC, mehr als ein Belegungstag oder mit äußerst schweren CC mit bestimmten Infektionen oder Entzündungen	1,063	-
E79B	M	Infektionen und Entzündungen der Atmungsorgane ohne komplexe Diagnose, ohne äußerst schwere CC oder ein Belegungstag, bei Para- / Tetraplegie oder mit bestimmter mäßig aufwendiger Behandlung oder mit bestimmter Pneumonie, mehr als ein Belegungstag	0,980	-
E79C	M	Infektionen und Entzündungen der Atmungsorgane ohne komplexe Diagnose, ohne äußerst schwere CC oder ein Belegungstag, außer bei Para- / Tetraplegie, ohne bestimmte mäßig aufwendige Behandlung	0,614	-
MDC 05 Krankheiten und Störungen des Kreislaufsystems				
F01A	O	Implantation Kardioverter / Defibrillator (AICD), Dreikammer-Stim. od. Defibrillator mit subk. Elektrode od. intrak. Pulsgen. mit kompliz. Fakt. od. myokardstim. Sys. od. aufwendige Sondenentf. mit kompliz. Fakt. od. Zweikammer-Stim. mit kompliz. Fakt.	4,944	-
F01B	O	Implantation Kardioverter / Defibrillator (AICD), Zweikammer-Stimulation mit komplizierenden Faktoren oder neurologische Komplexbehandlung des akuten Schlaganfalls mehr als 24 Stunden mit komplizierenden Faktoren	4,134	-
F01C	O	Implantation Kardioverter / Defibrillator (AICD), Dreikammer-Stimulation oder Defibrillator oder intrakardialer Pulsgenerator, ohne komplizierende Faktoren oder Implantation eines Drucksensors in die Pulmonalarterie	2,903	-
F01D	O	Implantation Kardioverter / Defibrillator (AICD), Zwei- oder Einkammer-Stim. mit äußerst schweren CC oder Einkammer-Stim. mit zusätzlichem Herz- oder Gefäßeingriff oder mit IntK > 392 / 368 / - AP oder best. Sondenentfernung oder Alter < 18 Jahre	3,614	-
F01E	O	Implantation Kardioverter / Defibrillator (AICD), Zweikammer-Stimulation oder aufwendige Sondenentfernung, ohne Implantation eines Drucksensors in Pulmonalarterie, ohne Implantation eines intrakardialen Pulsgenerators, Alter > 17 Jahre	2,323	-
F01F	O	Impl. Kardioverter / Defibrillator (AICD), Einkammer-Stimulation, ohne zusätzl. Herz- od. Gefäßeingriff, ohne IntK > 392 / 368 / - P., ohne äuß. schw. CC, ohne aufw. Sondenentf., ohne Impl. Drucksens. in Pulmonalart., ohne Impl. Pulsgen., Alter > 17 J.	2,011	-
F02A	O	Aggregatwechsel eines Kardioverters / Defibrillators (AICD), Zwei- oder Dreikammer-Stimulation	1,722	-
F02B	O	Aggregatwechsel eines Kardioverters / Defibrillators (AICD), Einkammer-Stimulation	1,475	-
F03A	O	Herzklappeneingriff mit Herz-Lungen-Maschine, mit bestimmter komplizierender Konstellation	8,877	-
F03B	O	Herzklappeneingriff mit Herz-Lungen-Maschine, mit Mehrfacheingriff oder Alter < 1 Jahr oder Eingriff in tiefer Hypothermie oder IntK > 392 / 368 / - Aufwandspunkte oder bestimmter anderer komplizierender Konstellation oder pulmonale Endarteriektomie	6,891	-
F03C	O	Herzklappeneingriff mit Herz-Lungen-Maschine, Alter > 0 J., IntK > 196 / 184 / - P. und IntK < 393 / 369 / - P., mit Zweifacheingriff od. bei angeborenem Herzfehler, mit kompl. Eingr. od. best. Herzklappeneingriff oder andere komplizierende Konstellation	6,005	-

Mittlere Verweildauer [1]	Untere Grenzverweildauer: Erster Tag mit Abschlag [2, 5]	Untere Grenzverweildauer: Bewertungsrelation pro Tag	Obere Grenzverweildauer: Erster Tag mit zusätzlichem Entgelt [3, 5]	Obere Grenzverweildauer: Bewertungsrelation pro Tag	Externe Verlegung Abschlag pro Tag (Bewertungsrelation)	Verlegungsfallpauschale	Ausnahme von Wiederaufnahme [4]	Pflegeerlös Bewertungsrelation pro Tag
6	7	8	9	10	11	12	13	14
7,1	1	0,610	16	0,081	0,124	-	-	0,9167
6,3	1	0,424	14	0,074	0,091	-	-	0,9470
18,2	5	0,605	34	0,134	0,188	-	-	2,1429
25,1	7	0,309	41	0,084	0,099	-	-	1,3656
15,2	4	0,374	29	0,090	0,114	-	-	1,3687
11,4	3	0,291	23	0,073	0,095	-	-	0,9940
2,0	1	0,096	3	0,089	0,084	-	-	1,0340
11,9	3	0,259	22	0,061	0,081	-	-	0,9965
10,8	3	0,236	21	0,066	0,077	-	-	1,1084
6,7	1	0,397	14	0,063	0,078	-	-	0,9490
13,5	3	0,415	28	0,077	0,113	-	-	1,2134
13,2	3	0,386	27	0,082	0,109	-	-	1,1849
5,6	1	0,533	15	0,065	0,076	-	-	0,8869
13,3	3	0,383	27	0,076	0,107	-	-	1,1405
6,1	1	0,743	14	0,072	0,081	-	-	0,9108
5,1	1	0,561	13	0,078	0,084	-	-	0,8534
2,8	1	0,110	6	0,071	0,069	-	-	0,9379
3,0	1	0,206	7	0,064	0,068	-	-	0,8894
20,0	6	0,615	37	0,276	0,201	-	-	2,0678
16,8	5	0,579	33	0,244	0,194	-	-	1,9112
16,1	4	0,552	29	0,218	0,161	-	-	1,6055

Anlage 1: Fallpauschalen-Katalog und Pflegeerlöskatalog   aG-DRG Version 2024

Anlage 1

Fallpauschalen-Katalog und Pflegeerlöskatalog
Teil a) Bewertungsrelationen bei Versorgung durch Hauptabteilungen

DRG	Parti- tion	Bezeichnung[6]	Bewertungsrelation bei Hauptabteilung	Bewertungsrelation bei Hauptabteilung und Beleghebamme
1	2	3	4	5
F03D	O	Herzklappeneingriff mit HLM, Alter > 0 J., IntK < 197 / 185 / - P., mit Zweifacheingr. od. bei angeb. Herzfehler, oh. kompl. Eingr. oder Alter < 16 J. od. oh. Zweifacheingr., außer bei angeb. Herzfehler, Alter > 15 J. mit Impl. klappentr. Gefäßprothese	4,606	-
F03E	O	Herzklappeneingriff mit Herz-Lungen-Maschine, ohne kompliz. Konst., Alter > 15 J., ohne Eingr. in tiefer Hypoth., IntK < 197 / 185 / - P., ohne Zweifacheingr., außer bei Endokarditis, außer b. angeb. Herzfehler, ohne Impl. klappentr. Gefäßpr.	3,966	-
F05Z	O	Koronare Bypass-Operation mit invasiver kardiologischer Diagnostik oder intraoperativer Ablation, mit komplizierender Konstellation oder Karotiseingriff oder bestimmte Eingriffe mit Herz-Lungen-Maschine in tiefer Hypothermie	5,738	-
F06A	O	Koronare Bypass-Operation mit bestimmten mehrzeitigen komplexen OR-Prozeduren, mit komplizierender Konstellation oder Karotiseingriff oder intensivmedizinischer Komplexbehandlung > 392 / 368 / - Aufwandspunkte	11,287	-
F06B	O	Koronare Bypass-Operation mit anderen mehrzeitigen komplexen OR-Prozeduren, ohne komplizierende Konstellation, ohne Karotiseingriff, ohne intensivmedizinische Komplexbehandlung > 392 / 368 / - Aufwandspunkte	7,171	-
F06C	O	Koronare Bypass-Operation ohne mehrzeitige komplexe OR-Prozeduren, mit komplizierender Konstellation oder IntK > 392 / 368 / - Aufwandspunkte oder Karotiseingriff	6,066	-
F06D	O	Koronare Bypass-Operation ohne mehrzeitige komplexe OR-Prozeduren, ohne komplizierende Konstellation, mit invasiver kardiologischer Diagnostik oder mit intraoperativer Ablation oder schwersten CC oder Implantation eines herzunterstützenden Systems	4,509	-
F06E	O	Koronare Bypass-Operation ohne mehrzeitige komplexe OR-Prozeduren, ohne komplizierende Konstellation, ohne invasive kardiologische Diagnostik, ohne intraoperative Ablation, ohne schwerste CC, ohne Implantation eines herzunterstützenden Systems	3,510	-
F07A	O	Andere Eingriffe mit Herz-Lungen-Maschine, Alter < 1 Jahr oder mit best. kompliz. Konstellation od. kompl. Operation oder IntK > - / 368 /- P. oder Alter < 18 Jahre mit Reop. Herz od. Perikard oder and. kompliz. Konstellation, mit best. kompl. Eingriffen	6,714	-
F07B	O	And. Eingr. mit HLM, Alter < 1 J. od. mit best. kompl. Konst. od. IntK > -/368 /- P., oh. best. kompl. Eingr. od. Alter > 0 J., IntK < -/369/- P., m. and. kompl. Eingr. mit Reop. Herz od. Perik. od. mit best. and. kompliz. Konst. od. mit best. Aortkers.	5,415	-
F07C	O	Andere Eingr. mit HLM, Alter > 0 J., IntK < - / 369/- P. oder Alter > 17 J. od. ohne Reop. od. ohne and. kompliz. Konst., ohne and. kompl. Eingriffe od. ohne Reop. an Herz od. Perikard od. ohne best. and. kompliz. Konst. od. ohne best. Aortkers.	4,200	-
F08A	O	Rekonstruktive Gefäßeingriffe mit komplizierender Konstellation oder komplexe Vakuumbehandlung oder komplexer Aorteneingriff	8,788	-
F08B	O	Rekonstruktive Gefäßeingriffe ohne komplizierende Konstellationen, ohne komplexe Vakuumbehandlung, ohne komplexen Aorteneingriff, mit komplexem Eingriff mit Mehretagen- oder Aorteneingriff oder Re-OP oder bestimmten Bypässen, mit äußerst schweren CC	5,806	-
F08C	O	Rekonstruktive Gefäßeingriffe ohne kompl. Vakuumbeh., ohne kompl. Aorteneingriff, mit kompl. Eingriff ohne Mehretagen- od. Aorteneingriff, ohne Reop., ohne best. Bypass, mit äußerst schweren CC oder mit best. Aorteneingriff od. best. kompl. Konstellation	4,219	-
F08D	O	Rekonstruktive Gefäßeingriffe ohne kompl. Konst., ohne kompl. Aorteneingriff, mit kompl. Eingr. mit Mehretagen- oder Aorteneingriff oder Reop. oder best. Byp., ohne äuß. schw. CC, ohne best. Aorteneingriff oder bestimmter Bypass mit äußerst schweren CC	2,948	-
F08E	O	Rekonstruktive Gefäßeingriffe ohne kompl. Konst., ohne kompl. Vakuumbeh., ohne kompl. Aorteneingriff, ohne komplex. Eingriff, ohne Mehretagen- oder Aorteneingriff, ohne Reop., ohne bestimmten Bypass, ohne äußerst schwere CC, ohne bestimmten Aorteneingriff	2,457	-
F08F	O	Rekonstruktive Gefäßeingriffe ohne komplizierende Konstellation, ohne komplexe Vakuumbehandlung, ohne komplexen Aorteneingriff, ohne komplexen Eingriff, ohne bestimmten Aorteneingriff, mit bestimmtem Eingriff	1,986	-
F08G	O	Rekonstruktive Gefäßeingriffe ohne komplizierende Konstellation, ohne komplexe Vakuumbehandlung, ohne komplexen Aorteneingriff, ohne komplexen Eingriff, ohne bestimmten Aorteneingriff, ohne bestimmten Eingriff	1,771	-

Mittlere Verweildauer [1]	Untere Grenzverweildauer: Erster Tag mit Abschlag [2],[5]	Untere Grenzverweildauer: Bewertungsrelation pro Tag	Obere Grenzverweildauer: Erster Tag mit zusätzlichem Entgelt [3],[5]	Obere Grenzverweildauer: Bewertungsrelation pro Tag	Externe Verlegung Abschlag pro Tag (Bewertungsrelation)	Verlegungsfallpauschale	Ausnahme von Wiederaufnahme [4]	Pflegeerlös Bewertungsrelation pro Tag
6	7	8	9	10	11	12	13	14
13,3	3	0,463	24	0,207	0,129	-	-	1,3354
11,1	3	0,388	19	0,223	0,124	-	-	1,3169
14,5	4	0,509	27	0,231	-	x	-	1,5417
30,3	9	0,616	48	0,234	0,201	-	-	2,4275
20,4	6	0,485	38	0,206	0,156	-	-	1,4353
16,6	5	0,572	32	0,211	-	x	-	2,0215
13,6	4	0,414	25	0,206	-	x	-	1,6075
10,8	3	0,379	18	0,208	-	x	-	1,3606
14,2	4	0,635	28	0,269	0,207	-	-	2,0933
13,9	4	0,493	26	0,230	0,158	-	-	1,6232
11,4	3	0,419	20	0,224	0,137	-	-	1,4178
38,9	12	0,344	57	0,081	0,110	-	-	1,1051
23,9	7	0,359	42	0,083	0,115	-	-	1,1011
20,0	6	0,302	38	0,077	0,102	-	-	0,9975
13,2	3	0,318	26	0,068	0,090	-	-	0,8853
10,6	3	0,255	22	0,064	0,088	-	-	0,7794
9,2	2	0,262	18	0,058	0,078	-	-	0,7071
7,3	1	0,328	13	0,061	0,078	-	-	0,7103

Anlage 1

Fallpauschalen-Katalog und Pflegeerlöskatalog
Teil a) Bewertungsrelationen bei Versorgung durch Hauptabteilungen

DRG	Parti-tion	Bezeichnung [6]	Bewertungsrelation bei Hauptabteilung	Bewertungsrelation bei Hauptabteilung und Beleghebamme
1	2	3	4	5
F09A	O	Andere kardiothorakale Eingriffe, Alter < 16 Jahre, mit komplizierender Konstellation oder Exzision am Vorhof	3,422	-
F09B	O	Andere kardiothorakale Eingriffe, Alter > 15 Jahre, ohne kompl. Konst., ohne Exzision am Vorhof, mit mäßig kompl. kardiothorakalen Eingriffe. mit äußerst schweren CC oder best. kardiothorakalem Eingriff oder best. Perikardektomie bei chron. Perikarditis	3,707	-
F09C	O	Andere kardiothorakale Eingriffe, Alter > 15 Jahre, ohne kompl. Konst., ohne Exzision am Vorhof, ohne äußerst schwere CC oder ohne mäßig kompl. kardiothorakale Eingr., ohne best. kardiothorakalen Eingr., ohne best. Perikardektomie bei chron. Perikarditis	2,279	-
F12A	O	Implantation eines Herzschrittmachers, Dreikammersystem mit äuß. schw. CC oder ablativ. Maßnahmen oder PTCA oder mit aufwendiger Sondenentfernung mit kompliz. Faktoren oder mit Revision eines Herzschrittm. oder AICD ohne Aggregatw. mit kompliz. Faktoren	3,607	-
F12B	O	Implantation eines Herzschrittmachers, Dreikammersystem ohne äußerst schwere CC, ohne ablative Maßnahme, ohne PTCA oder Implantation eines Herzschrittmachers ohne aufwendige Sondenentfernung mit komplizierenden Faktoren	2,082	-
F12C	O	Implantation eines Herzschrittmachers, Zweikammersystem, mit komplexem Eingriff oder Alter < 16 Jahre	2,474	-
F12D	O	Implantation eines Herzschrittmachers, Zweikammersystem, ohne komplexen Eingriff, Alter > 15 Jahre, mit äußerst schweren CC oder isolierter offen chirurgischer Sondenimplantation oder aufwendiger Sondenentfernung oder mäßig komplexer PTCA	2,266	-
F12E	O	Implantation eines Herzschrittmachers, Einkammersystem oder Implantation eines Ereignisrekorders, Alter > 15 Jahre, mit invasiver kardiologischer Diagnostik bei bestimmten Eingriffen	1,600	-
F12F	O	Impl. HSM, Zweikammersys., oh. äuß. schwere CC, oh. isol. offen chir. Sondenimpl., oh. aufw. Sondenentf., oh. mäßig kompl. PTCA od. Impl. HSM, Einkammersys. od. Impl. Ereignisrekorder, oh. invasive kardiol. Diagnostik bei best. Eingriffen, Alter > 15 J.	1,164	-
F13A	O	Amputation bei Kreislauferkrankungen an oberer oder unterer Extremität oder Revisionseingriff mit äußerst schweren CC und mehrzeitigen Revisions- oder Rekonstruktionseingriffen	5,109	-
F13B	O	Amputation bei Kreislauferkrankungen an oberer oder unterer Extremität oder Revisionseingriff mit äußerst schweren CC, ohne mehrzeitige Revisions- oder Rekonstruktionseingriffe	2,420	-
F13C	O	Amputation bei Kreislauferkrankungen an oberer Extremität oder komplexe Amputation an unterer Extremität oder Revisionseingriff ohne äußerst schwere CC	1,676	-
F13D	O	Amputation bei Kreislauferkrankungen an unterer Extremität ohne komplexe Amputationen, ohne äußerst schwere CC	1,024	-
F14A	O	Komplexe oder mehrfache Gefäßeingriffe außer große rekonstruktive Eingriffe mit äußerst schweren CC	4,696	-
F14B	O	Komplexe oder mehrfache Gefäßeingriffe außer große rekonstruktive Eingriffe, ohne äußerst schwere CC	2,282	-
F15Z	O	Perkutane Koronarangioplastie mit komplizierender Konstellation oder komplexer Diagn. u. hochkompl. Intervention od. m. best. Rekanalisationsverf., Alt. < 16 J. od. inv. kardiolog. Diagnostik, m. kompliz. Konst. od. Endokarditis, mehr als 2 Belegungstage	3,183	-
F17A	O	Wechsel eines Herzschrittmachers, Dreikammersystem oder Alter < 16 Jahre	1,307	-
F17B	O	Wechsel eines Herzschrittmachers, Einkammer- oder Zweikammersystem, Alter > 15 Jahre	0,735	-
F18A	O	Revision eines Herzschrittmachers oder Kardioverters / Defibrillators (AICD) ohne Aggregatwechsel, Alter < 16 Jahre oder mit äußerst schweren CC, mit komplexem Eingriff oder mit aufwendiger Sondenentfernung	2,995	-
F18B	O	Revision Herzschrittmacher od. Kardioverter / Defibrillator (AICD) oh. Aggregatw., Alt. < 16 J. od. äuß. schw. CC, oh. kompl. Eingr., oh. aufwend. Sondenentf. od. Alt. > 15 J., oh. äuß. schw. CC mit kompl. Eingr., mit intralum. exp. Extraktionshilfe	2,080	-
F18C	O	Revision eines Herzschrittmachers oder Kardioverters / Defibrillators (AICD) ohne Aggregatwechsel, Alter > 15 Jahre, ohne äußerst schwere CC, ohne aufwendige Sondenentfernung, mit komplexem Eingriff, ohne intraluminale expandierende Extraktionshilfe	1,151	-

Mittlere Verweildauer [1]	Untere Grenzverweildauer: Erster Tag mit Abschlag [2,5]	Untere Grenzverweildauer: Bewertungsrelation pro Tag	Obere Grenzverweildauer: Erster Tag mit zusätzlichem Entgelt [3,5]	Obere Grenzverweildauer: Bewertungsrelation pro Tag	Externe Verlegung Abschlag pro Tag (Bewertungsrelation)	Verlegungsfallpauschale	Ausnahme von Wiederaufnahme [4]	Pflegeerlös Bewertungsrelation pro Tag
6	7	8	9	10	11	12	13	14
9,4	2	0,527	19	0,170	0,163	-	-	1,7433
11,6	3	0,389	23	0,096	0,122	-	-	1,3972
8,0	2	0,357	18	0,091	0,120	-	-	1,2402
13,9	4	0,276	29	0,073	0,095	-	-	1,0086
5,4	1	0,353	13	0,066	0,096	-	-	0,8385
8,4	2	0,298	17	0,076	0,104	-	-	1,0860
12,0	3	0,328	26	0,079	0,101	-	-	1,1719
8,6	2	0,270	18	0,066	0,082	-	-	0,8327
5,2	1	0,397	12	0,072	0,086	-	-	0,8967
35,5	11	0,276	53	0,061	0,092	-	-	0,9311
21,8	6	0,269	40	0,061	0,083	-	-	0,9798
13,6	4	0,243	27	0,062	0,085	-	-	0,6812
9,7	2	0,243	20	0,053	0,068	-	-	0,7057
24,7	7	0,325	43	0,074	0,100	-	-	1,0027
11,8	3	0,263	25	0,062	0,082	-	-	0,7367
20,0	6	0,343	38	0,084	0,113	-	-	1,2421
2,8	1	0,122	6	0,078	0,074	-	-	1,0628
2,9	1	0,137	7	0,068	0,072	-	-	0,8812
10,6	3	0,287	24	0,109	0,099	-	-	1,0670
9,0	2	0,320	21	0,070	0,101	-	-	1,0073
4,7	1	0,356	12	0,069	0,082	-	-	0,8986

Anlage 1: Fallpauschalen-Katalog und Pflegeerlöskatalog aG-DRG Version 2024

Anlage 1
Fallpauschalen-Katalog und Pflegeerlöskatalog
Teil a) Bewertungsrelationen bei Versorgung durch Hauptabteilungen

DRG	Partition	Bezeichnung[6]	Bewertungsrelation bei Hauptabteilung	Bewertungsrelation bei Hauptabteilung und Beleghebamme
1	2	3	4	5
F18D	O	Revision eines Herzschrittmachers oder Kardioverters / Defibrillators (AICD) ohne Aggregatwechsel, Alter > 15 Jahre, ohne äußerst schwere CC, ohne aufwendige Sondenentfernung, ohne komplexen Eingriff	0,661	-
F19A	O	Andere transluminale Intervention an Herz, Aorta und Lungengefäßen mit äußerst schweren CC	3,094	-
F19B	O	Andere transluminale Intervention an Herz, Aorta und Lungengefäßen ohne äußerst schwere CC oder Ablation über A. renalis oder komplexe koronare Lithoplastie	1,586	-
F20Z	O	Beidseitige Unterbindung und Stripping von Venen mit bestimmter Diagnose oder äußerst schweren oder schweren CC	1,030	-
F21A	O	Andere OR-Prozeduren bei Kreislauferkrankungen mit hochkomplexem Eingriff oder komplizierender Konstellation	5,232	-
F21B	O	Andere OR-Prozeduren bei Kreislauferkrankungen ohne hochkomplexen Eingriff, mit komplexem Eingriff oder bestimmter komplizierender Konstellation	3,732	-
F21C	O	Andere OR-Prozeduren bei Kreislauferkrankungen ohne komplexen Eingriff, mit mäßig komplexem Eingriff oder anderer komplizierender Konstellation oder IntK > 196 / 184 / 368 Punkte	2,027	-
F21D	O	Andere OR-Prozeduren bei Kreislauferkrankungen ohne komplexen Eingriff, ohne komplizierende Konstellationen, ohne IntK > 196 / 184 / 368 Punkte, ohne mäßig komplexen Eingriff, mit bestimmtem anderen Eingriff	1,366	-
F21E	O	Andere OR-Prozeduren bei Kreislauferkrankungen ohne komplexen Eingriff, ohne komplizierende Konstellationen, ohne IntK > 196 / 184 / 368 Punkte, ohne mäßig komplexen Eingriff, ohne bestimmten anderen Eingriff	0,869	-
F24A	O	Perkutane Koronarangioplastie mit komplexer Diagnose und hochkomplexer Intervention oder mit bestimmten Rekanalisationsverfahren, Alter > 15 Jahre, mit äußerst schweren CC	2,908	-
F24B	O	Perkutane Koronarangioplastie mit komplexer Diagnose und hochkomplexer Intervention oder mit bestimmten Rekanalisationsverfahren, Alter > 15 Jahre, ohne äußerst schwere CC	1,364	-
F27A	O	Verschiedene Eingriffe bei Diabetes mellitus mit Komplikationen, mit äußerst schweren CC oder Gefäßeingriff oder bestimmter Amputation oder komplexer Arthrodese des Fußes oder komplexem Hauteingriff oder Ringfixateur	2,407	-
F27B	O	Verschiedene Eingriffe bei Diabetes mellitus mit Komplikationen, ohne äußerst schwere CC, ohne Gefäßeingriff, ohne bestimmte Amputation, ohne komplexe Arthrodese des Fußes, ohne komplexen Hauteingriff, ohne Ringfixateur, mit mäßig komplexem Eingriff	1,815	-
F27C	O	Verschiedene Eingriffe bei Diabetes mellitus mit Komplikationen, ohne äußerst schwere CC, ohne Gefäßeingriff, ohne best. Amputation, ohne komplexe Arthrodese des Fußes, ohne Ringfixateur, ohne mäßig komplexen Eingriff, mit bestimmtem aufwendigen Eingriff	1,066	-
F28A	O	Bestimmte Amputation bei Kreislauferkrankungen an unterer Extremität mit zusätzlichem Gefäßeingriff oder mit Hauttransplantation mit äußerst schweren oder schweren CC	3,759	-
F28B	O	Bestimmte Amputation bei Kreislauferkrankungen an unterer Extremität ohne zusätzlichen Gefäßeingriff, ohne Hauttransplantation, mit äußerst schweren oder schweren CC	2,176	-
F28C	O	Bestimmte Amputation bei Kreislauferkrankungen an unterer Extremität, ohne zusätzlichen Gefäßeingriff, ohne äußerst schwere oder schwere CC	1,761	-
F30Z	O	Operation bei komplex angeborenen Herzfehler oder Hybridchirurgie bei Kindern	5,251	-
F36A	O	Intensivmedizinische Komplexbehandlung bei Krankheiten und Störungen des Kreislaufsystems mit komplizierenden Faktoren, > 1176 / 1380 / - Aufwandspunkte oder > 588 / 828 / 1104 Aufwandspunkte mit aufwendigem Eingriff	14,525	-
F36B	O	Intensivmed. Komplexbeh. bei Krankh. und Störungen d. Kreislaufsyst. m. kompliz. Fakt., > 588 / 828 / - P. od. > - / - / 1104 P. m. best. OR-Proz., ohne aufwend. Eingr. od. > - / 552 / 552 P. m. best. Aortenstent od. minimalinv. Eingr. an mehrer. Herzkl.	10,517	-
F36C	O	Intensivmedizinische Komplexbehandlung bei Krankheiten und Störungen des Kreislaufsystems mit komplizierenden Faktoren, > - / 552 / 552 Aufwandspunkte ohne bestimmte OR-Prozedur, ohne bestimmten Aortenstent oder bestimmter mehrzeitiger komplexer Eingriff	8,154	-
F39A	O	Unterbindung und Stripping von Venen mit beidseitigem Eingriff oder bestimmter Diagnose oder äußerst schweren oder schweren CC	0,645	-

Mittlere Verweildauer [1]	Untere Grenzverweildauer: Erster Tag mit Abschlag [2,5]	Untere Grenzverweildauer: Bewertungsrelation pro Tag	Obere Grenzverweildauer: Erster Tag mit zusätzlichem Entgelt [3,5]	Obere Grenzverweildauer: Bewertungsrelation pro Tag	Externe Verlegung Abschlag pro Tag (Bewertungsrelation)	Verlegungsfallpauschale	Ausnahme von Wiederaufnahme [4]	Pflegeerlös Bewertungsrelation pro Tag
6	7	8	9	10	11	12	13	14
3,5	1	0,354	8	0,065	0,075	-	-	0,8293
12,1	3	0,385	26	0,088	0,114	-	-	1,3442
4,0	1	0,386	10	0,085	0,085	-	-	1,0825
7,2	1	0,221	17	0,047	0,061	-	-	0,6110
28,7	9	0,279	47	0,071	0,096	-	-	0,9980
20,9	6	0,319	39	0,065	0,107	-	-	0,9210
17,3	5	0,223	34	0,050	0,078	-	-	0,7496
12,6	3	0,252	27	0,053	0,073	-	-	0,7610
9,9	2	0,249	21	0,055	0,068	-	-	0,6996
15,1	4	0,381	29	0,091	0,118	-	-	1,4449
5,4	1	0,448	11	0,079	0,096	-	-	1,0458
20,2	6	0,225	38	0,055	0,074	-	-	0,7823
15,8	4	0,261	31	0,057	0,078	-	-	0,6641
10,6	3	0,199	21	0,053	0,069	-	-	0,6734
24,0	7	0,270	42	0,063	0,087	-	-	0,8153
19,4	5	0,257	37	0,056	0,076	-	-	0,8306
15,2	4	0,249	30	0,055	0,077	-	-	0,8477
12,8	3	0,671	24	0,272	0,194	-	-	2,3331
34,6	11	0,836	53	0,290	-	x	x	3,0969
25,6	8	0,769	44	0,271	-	x	x	2,7932
23,4	7	0,703	41	0,233	-	x	x	2,4503
4,1	1	0,073	11	0,064	0,058	-	-	0,7693

Anlage 1: Fallpauschalen-Katalog und Pflegeerlöskatalog   aG-DRG Version 2024

Anlage 1

Fallpauschalen-Katalog und Pflegeerlöskatalog
Teil a) Bewertungsrelationen bei Versorgung durch Hauptabteilungen

DRG	Parti-tion	Bezeichnung[6]	Bewertungsrelation bei Hauptabteilung	Bewertungsrelation bei Hauptabteilung und Beleghebamme
1	2	3	4	5
F39B	O	Unterbindung und Stripping von Venen ohne beidseitigen Eingriff, ohne bestimmte Diagnose, ohne äußerst schwere oder schwere CC	0,575	-
F41A	A	Invasive kardiologische Diagnostik bei akutem Myokardinfarkt mit äußerst schweren CC	3,065	-
F41B	A	Invasive kardiologische Diagnostik bei akutem Myokardinfarkt ohne äußerst schwere CC	0,766	-
F42Z	O	Operation b. kompl. angeb. Herzfehler, Hybridchirurgie, best. Herzklappeneingriffe od. and. Eingriffe m. Herz-Lungen-Maschine m. invas. kardiolog. Diagnostik bei Kindern od. best. rekonstruktive Gefäßeingriffe oh. Herz-Lungen-Maschine m. kompl. Eingriff	6,508	-
F43A	A	Beatmung > 24 Stunden bei Krankheiten und Störungen des Kreislaufsystems, Alter < 6 Jahre oder intensivmedizinische Komplexbehandlung > 392 / 552 / 552 Aufwandspunkte oder best. Impl. herzunterst. System	5,026	-
F43B	A	Beatmung > 24 Stunden bei Krankheiten und Störungen des Kreislaufsystems oh. IntK > 392 / 552 / 552 Pkte, Alter > 5 J. und Alter < 16 J. od. mit kompl. Konstell. od. best. OR-Prozedur od. IntK > - / 368 / - Punkte, ohne best. Impl. herzunterst. System	4,340	-
F43C	A	Beatmung > 24 Stunden bei Krankheiten und Störungen des Kreislaufsystems, Alter > 15 J., ohne intensivmed. Komplexbehandlung > 392 / 368 / 552 Aufwandspunkte, ohne komplizierende Konstellation, ohne best. OR-Prozedur, ohne best. Impl. herzunterst. System	2,002	-
F48Z	A	Geriatrische frührehabilitative Komplexbehandlung bei Krankheiten und Störungen des Kreislaufsystems	1,460	-
F49A	A	Invasive kardiologische Diagnostik außer bei akutem Myokardinfarkt, mit äußerst schweren CC oder IntK > 196 / 184 / 368 Aufwandspunkten, mit komplexem Eingriff oder Alter < 10 Jahre	3,175	-
F49B	A	Invasive kardiologische Diagnostik außer bei akutem Myokardinfarkt, mit äußerst schweren CC oder IntK > 196 / 184 / 368 Aufwandspunkten, ohne komplexen Eingriff, Alter > 9 Jahre	2,547	-
F49C	A	Invasive kardiologische Diagnostik außer bei akutem Myokardinfarkt, ohne äußerst schwere CC, ohne IntK > 196 / 184 / 368 Aufwandspunkte, Alter < 18 Jahre	1,040	-
F49D	A	Invasive kardiologische Diagnostik außer bei akutem Myokardinfarkt, ohne äußerst schwere CC, ohne IntK > 196 / 184 / 368 Aufwandspunkte, Alter > 17 Jahre, mit schweren CC, mehr als ein Belegungstag	1,538	-
F49E	A	Invasive kardiologische Diagnostik außer bei akutem Myokardinfarkt, ohne IntK > 196 / 184 / 368 Aufwandspunkte, Alter > 17 Jahre, ohne schwere CC bei BT > 1, mit kardialem Mapping oder best. andere kardiologische Diagnostik oder best. komplexer Diagnose	1,011	-
F49F	A	Invasive kardiolog. Diagnostik außer bei akutem Myokardinfarkt, o. äußerst schwere CC, ohne IntK > 196 / 184 / 368 P., Alter > 17 J., o. kard. Mapping, o. best. and. kard. Diagnostik, o. schwere CC bei BT > 1, o. best. kompl. Diagnose, mit best. Eingr.	0,816	-
F49G	A	Invasive kardiolog. Diagnostik außer bei akutem Myokardinfarkt, o. äußerst schwere CC, ohne IntK > 196 / 184 / 368 P., Alter > 17 J., o. kard. Mapping, o. best. and. kard. Diagnostik, o. schwere CC bei BT > 1, o. best. kompl. Diagnose, ohne best. Eingr.	0,545	-
F50A	O	Ablative Maßnahmen bei Herzrhythmusstörungen mit hochkomplexer Ablation im linken Vorhof, Ventrikel oder Pulmonalvenen oder Implantation eines Ereignisrekorders oder Alter < 16 Jahre oder best. angeb. Herzfehler oder mit kompl. Ablation, Alter < 18 Jahre	1,993	-
F50B	O	Ablative Maßnahmen bei Herzrhythmusstörungen ohne hochkomplexe Ablation im linken Vorhof, Ventrikel oder Pulmonalvenen, ohne Implantation eines Ereignisrekorders, ohne best. angeb. Herzfehler, mit komplexer Ablation, Alter > 17 Jahre	1,564	-
F50C	O	Ablative Maßnahmen bei Herzrhythmusstörungen ohne hochkomplexe Ablation im linken Vorhof, Ventrikel oder Pulmonalvenen, ohne Implantation eines Ereignisrekorders, ohne angeb. Herzfehler, ohne komplexe Ablation, Alter > 15 Jahre	1,013	-
F51A	O	Endovaskuläre Implantation von Stent-Prothesen an der Aorta, thorakal oder mit bestimmter Aortenprothesenkombination	4,639	-
F51B	O	Endovaskuläre Implantation von Stent-Prothesen an der Aorta, nicht thorakal, ohne bestimmte Aortenprothesenkombination	3,279	-
F52A	O	Perkutane Koronarangioplastie mit komplexer Diagnose, mit äußerst schweren CC	2,705	-

Anlage 1: Fallpauschalen-Katalog und Pflegeerlöskatalog

Mittlere Verweildauer [1]	Untere Grenzverweildauer: Erster Tag mit Abschlag [2,5]	Untere Grenzverweildauer: Bewertungsrelation pro Tag	Obere Grenzverweildauer: Erster Tag mit zusätzlichem Entgelt [3,5]	Obere Grenzverweildauer: Bewertungsrelation pro Tag	Externe Verlegung Abschlag pro Tag (Bewertungsrelation)	Verlegungsfallpauschale	Ausnahme von Wiederaufnahme [4]	Pflegeerlös Bewertungsrelation pro Tag
6	7	8	9	10	11	12	13	14
2,4	1	0,058	5	0,077	0,087	-	-	0,9875
17,2	5	0,459	33	0,096	0,147	-	-	1,2957
4,9	1	0,318	11	0,077	0,085	-	-	0,9372
15,5	4	0,496	32	0,166	0,150	-	-	1,4332
22,0	6	0,653	40	0,199	0,193	-	x	2,2193
15,6	4	0,563	30	0,119	0,168	-	x	1,9061
10,6	3	0,455	24	0,121	0,155	-	x	2,0378
20,5	-	-	32	0,049	0,067	-	-	0,7265
18,1	5	0,453	36	0,106	0,140	-	-	1,3508
17,8	5	0,373	35	0,085	0,119	-	-	1,3763
2,4	1	0,128	5	0,170	0,120	-	-	1,7749
12,7	3	0,309	26	0,066	0,093	-	-	0,8829
7,1	1	0,371	16	0,060	0,078	-	-	0,6976
5,6	1	0,298	13	0,066	0,080	-	-	0,7392
3,5	1	0,199	8	0,063	0,071	-	-	0,7211
3,2	1	0,214	8	0,078	0,088	-	-	0,9247
3,5	1	0,200	8	0,074	0,082	-	-	0,9337
3,4	1	0,120	8	0,064	0,069	-	-	0,9223
8,1	2	0,390	17	0,132	0,132	-	-	1,1917
6,3	1	0,387	12	0,079	0,116	-	-	0,8715
17,2	5	0,337	32	0,081	0,107	-	-	1,2895

Anlage 1: Fallpauschalen-Katalog und Pflegeerlöskatalog aG-DRG Version 2024

Anlage 1
Fallpauschalen-Katalog und Pflegeerlöskatalog
Teil a) Bewertungsrelationen bei Versorgung durch Hauptabteilungen

DRG	Parti- tion	Bezeichnung[6]	Bewertungsrelation bei Hauptabteilung	Bewertungsrelation bei Hauptabteilung und Beleghebamme
1	2	3	4	5
F52B	O	Perkutane Koronarangioplastie mit komplexer Diagnose, ohne äußerst schwere CC oder mit intrakoronarer Brachytherapie oder bestimmte Intervention	1,052	-
F56A	O	Perkutane Koronarangioplastie mit bestimmter hochkomplexer Intervention, mit äußerst schweren CC	2,426	-
F56B	O	Perkutane Koronarangioplastie mit hochkomplexer Intervention, ohne bestimmte hochkomplexe Intervention oder ohne äußerst schwere CC oder Kryoplastie oder koronare Lithoplastie	1,018	-
F58A	O	Perkutane Koronarangioplastie oder bestimmte kardiologische Diagnostik mit Gefäßeingriff, mit äußerst schweren CC	1,841	-
F58B	O	Perkutane Koronarangioplastie oder bestimmte kardiologische Diagnostik mit Gefäßeingriff, ohne äußerst schwere CC	0,780	-
F59A	O	Mäßig komplexe Gefäßeingriffe mit äußerst schweren CC	3,034	-
F59B	O	Mäßig komplexe Gefäßeingriffe mit aufwendiger Gefäßintervention, ohne äußerst schwere CC	1,737	-
F59C	O	Mäßig komplexe Gefäßeingriffe ohne äußerst schwere CC, ohne aufwendige Gefäßintervention, mit aufwendigem Eingriff oder Mehrfacheingriff oder bestimmter Diagnose oder Alter < 16 Jahre, mehr als ein Belegungstag	1,567	-
F59D	O	Mäßig komplexe Gefäßeingriffe ohne äußerst schwere CC, ohne aufwendige Gefäßintervention, mit bestimmtem Eingriff oder anderem Mehrfacheingriff, Alter > 15 Jahre oder ein Belegungstag oder mit pAVK mit Gangrän, mehr als ein Belegungstag	1,175	-
F59E	O	Mäßig komplexe Gefäßeingriffe ohne äußerst schwere CC, ohne aufwend. Gefäßinterv., mit best. anderen Eingriff oder best. Mehrfacheingriff oder PTA, mehr als ein Belegungstag, ohne aufwendigen oder bestimmten Eingr., Alter > 15 Jahre oder ein Belegungstag	0,919	-
F59F	O	Mäßig komplexe Gefäßeingriffe ohne äußerst schwere CC, ohne aufwendige Gefäßintervention, ohne aufwendigen, bestimmten oder bestimmten anderen Eingriff, ohne Mehrfacheingriff, Alter > 15 Jahre oder ein Belegungstag	0,676	-
F60A	M	Akuter Myokardinfarkt ohne invasive kardiologische Diagnostik mit äußerst schweren CC	1,446	-
F60B	M	Akuter Myokardinfarkt ohne invasive kardiologische Diagnostik ohne äußerst schwere CC	0,531	-
F61A	M	Infektiöse Endokarditis mit komplizierender Diagnose oder mit komplizierender Konstellation	2,980	-
F61B	M	Infektiöse Endokarditis ohne komplizierende Diagnose, ohne komplizierende Konstellation	2,255	-
F62A	M	Herzinsuffizienz und Schock mit äußerst schweren CC, mit Dialyse oder komplizierender Diagnose oder mit bestimmter hochaufwendiger Behandlung mit intensivmedizinischer Komplexbehandlung > 196 / 184 / 368 Punkte oder komplizierender Konstellation	2,808	-
F62B	M	Herzinsuff. und Schock mit äuß. schw. CC, mit Dialyse od. kompliz. Diag. od. mit best. hochaufw. Beh. od. ohne kompliz. Konst., ohne best. hochaufw. Beh., mehr als 1 BT bei best. akuten Nierenvers. mit äuß. schw. CC od. Komplexbeh. des akut. Schlaganf.	1,811	-
F62C	M	Herzinsuffizienz und Schock ohne äuß. schw. CC od. ohne Dialyse, ohne kompliz. Diagnose, ohne kompliz. Konst., ohne best. hochaufw. Beh., mehr als 1 Belegungstag, ohne best. akut. Nierenvers. od. ohne äuß. schw. CC. ohne Komplexbeh. des akut. Schlaganf.	0,672	-
F62D	M	Herzinsuffizienz und Schock ohne äußerst schwere CC oder ohne Dialyse, ohne komplizierende Diagnose, ohne komplizierende Konstellation, ohne bestimmte hochaufwendige Behandlung, ein Belegungstag	0,200	-
F63A	M	Venenthrombose mit äußerst schweren CC	1,433	-
F63B	M	Venenthrombose ohne äußerst schwere CC	0,427	-
F64Z	M	Hautulkus bei Kreislauferkrankungen	0,635	-
F65A	M	Periphere Gefäßkrankheiten mit komplexer Diagnose und äußerst schweren CC oder intensivmedizinische Komplexbehandlung > 196 / 184 / 184 Aufwandspunkte	2,018	-
F65B	M	Periphere Gefäßkrankheiten ohne komplexe Diagnose oder ohne äußerst schwere CC, ohne intensivmedizinische Komplexbehandlung > 196 / 184 / 184 Aufwandspunkte	0,535	-
F66A	M	Koronararteriosklerose mit äußerst schweren CC	1,158	-
F66B	M	Koronararteriosklerose ohne äußerst schwere CC	0,415	-
F67A	M	Hypertonie mit komplizierender Diagnose oder äußerst schweren oder schweren CC oder bestimmter hochaufwendiger / mäßig aufwendiger / aufwendiger Behandlung	0,880	-

Mittlere Verweildauer [1]	Untere Grenzverweildauer: Erster Tag mit Abschlag [2),5)]	Untere Grenzverweildauer: Bewertungsrelation pro Tag	Obere Grenzverweildauer: Erster Tag mit zusätzlichem Entgelt [3),5)]	Obere Grenzverweildauer: Bewertungsrelation pro Tag	Externe Verlegung Abschlag pro Tag (Bewertungsrelation)	Verlegungsfallpauschale	Ausnahme von Wiederaufnahme [4)]	Pflegeerlös Bewertungsrelation pro Tag
6	7	8	9	10	11	12	13	14
5,0	1	0,334	10	0,079	0,091	-	-	1,0172
12,6	3	0,361	26	0,080	0,106	-	-	1,1953
3,5	1	0,302	8	0,069	0,077	-	-	0,8454
10,9	3	0,295	22	0,076	0,100	-	-	1,0690
3,3	1	0,228	7	0,066	0,073	-	-	0,8262
18,9	5	0,344	36	0,077	0,103	-	-	0,9702
4,0	1	0,567	10	0,172	0,214	-	-	0,9092
6,2	1	0,401	14	0,091	0,112	-	-	0,8135
5,5	1	0,257	14	0,085	0,103	-	-	0,7788
4,0	1	0,233	10	0,100	0,115	-	-	0,7747
2,8	1	0,131	6	0,111	0,117	-	-	0,8325
13,6	4	0,271	26	0,069	0,099	-	-	1,0559
5,2	1	0,365	12	0,065	0,092	-	-	0,9053
30,5	9	0,277	48	0,064	0,088	-	-	0,9185
25,8	8	0,237	44	0,059	0,079	-	-	0,7769
19,8	6	0,382	36	0,095	0,127	-	-	1,4579
16,6	5	0,280	32	0,070	0,098	-	-	1,0798
8,1	2	0,218	17	0,057	0,072	-	-	0,7838
1,0	-	-	-	-	-	-	-	1,2349
14,9	4	0,263	30	0,060	0,084	-	-	0,8639
4,6	1	0,242	10	0,062	0,072	-	-	0,7100
8,2	2	0,206	17	0,054	0,069	-	-	0,7092
17,5	5	0,325	32	0,078	0,105	-	-	1,1749
5,8	1	0,268	14	0,062	0,075	-	-	0,7628
14,9	4	0,221	26	0,054	0,070	-	-	0,8212
4,2	1	0,219	10	0,067	0,078	-	-	0,6552
9,9	2	0,281	21	0,062	0,080	-	-	0,8094

Anlage 1: Fallpauschalen-Katalog und Pflegeerlöskatalog　　　　aG-DRG Version 2024

Anlage 1

Fallpauschalen-Katalog und Pflegeerlöskatalog
Teil a) Bewertungsrelationen bei Versorgung durch Hauptabteilungen

DRG	Parti-tion	Bezeichnung[6]	Bewertungsrelation bei Hauptabteilung	Bewertungsrelation bei Hauptabteilung und Beleghebamme
1	2	3	4	5
F67B	M	Hypertonie ohne komplizierende Diagnose, ohne äußerst schwere oder schwere CC, ohne bestimmte hochaufwendige / mäßig aufwendige / aufwendige Behandlung, Alter < 18 Jahre	0,393	-
F67C	M	Hypertonie ohne komplizierende Diagnose, ohne äußerst schwere oder schwere CC, ohne bestimmte hochaufwendige / mäßig aufwendige / aufwendige Behandlung, Alter > 17 Jahre	0,368	-
F68A	M	Angeborene Herzkrankheit, Alter < 6 Jahre oder intensivmedizinische Komplexbehandlung > 196 / - / - Aufwandspunkte oder Alter < 16 Jahre mit äußerst schweren oder schweren CC	0,704	-
F68B	M	Angeborene Herzkrankheit ohne intensivmedizinische Komplexbehandlung > 196 / - / - Aufwandspunkte, Alter > 5 Jahre und Alter < 16 Jahre, ohne äußerst schwere oder schwere CC oder Alter > 15 Jahre	0,436	-
F69A	M	Herzklappenerkrankungen mit äußerst schweren oder schweren CC	1,302	-
F69B	M	Herzklappenerkrankungen ohne äußerst schwere oder schwere CC	0,475	-
F70A	M	Schwere Arrhythmie und Herzstillstand mit äußerst schweren CC	1,268	-
F70B	M	Schwere Arrhythmie und Herzstillstand ohne äußerst schwere CC	0,541	-
F71A	M	Nicht schwere kardiale Arrhythmie und Erregungsleitungsstörungen mit äußerst schweren CC, mehr als ein Belegungstag oder mit kathetergestützter elektrophysiologischer Untersuchung des Herzens oder bestimmter hochaufwendiger Behandlung	1,175	-
F71B	M	Nicht schwere kardiale Arrhythmie und Erregungsleitungsstörungen ohne äußerst schwere CC oder ein Belegungstag, ohne kathetergestützte elektrophysiologische Untersuchung des Herzens, ohne bestimmte hochaufwendige Behandlung	0,376	-
F72A	M	Angina pectoris mit äußerst schweren CC	1,318	-
F72B	M	Angina pectoris ohne äußerst schwere CC	0,367	-
F73A	M	Synkope und Kollaps, Alter < 14 Jahre, ein Belegungstag	0,209	-
F73B	M	Synkope und Kollaps, Alter > 13 Jahre oder mehr als ein Belegungstag	0,429	-
F74Z	M	Thoraxschmerz und sonstige und nicht näher bezeichnete Krankheiten des Kreislaufsystems	0,318	-
F75A	M	Andere Krankheiten des Kreislaufsystems mit äußerst schweren CC, mehr als ein Belegungstag	1,917	-
F75B	M	Andere Krankheiten des Kreislaufsystems ohne äußerst schwere CC oder ein Belegungstag, Alter < 10 Jahre oder Alter < 16 Jahre mit schweren CC	0,975	-
F75C	M	Andere Krankheiten des Kreislaufsystems ohne äußerst schwere CC oder ein Belegungstag, Alter > 9 Jahre und Alter < 16 Jahre, ohne schwere CC oder Alter > 15	0,694	-
F77A	M	Komplexbehandlung bei isolationspflichtigen Erregern bei Krankheiten und Störungen des Kreislaufsystems, COVID-19, Virus nachgewiesen	2,140	-
F77B	M	Komplexbehandlung bei isolationspflichtigen Erregern bei Krankheiten und Störungen des Kreislaufsystems	2,067	-
F95A	O	Interventioneller Septumverschluss oder Verschluss einer paravalvulären Leckage mit einem kardialen Okkluder, Alter < 18 Jahre oder Vorhofohrverschluss	2,093	-
F95B	O	Interventioneller Septumverschluss oder Verschluss einer paravalvulären Leckage mit einem kardialen Okkluder, Alter > 17 Jahre, ohne Vorhofohrverschluss	1,491	-
F98A	O	Komplexe minimalinvasive Operationen an Herzklappen ohne minimalinvasiven Eingriff an mehreren Herzklappen, mit hochkomplexem Eingriff oder komplexer Diagnose oder Alter < 30 Jahre oder Implantation eines Wachstumsstents	6,969	-
F98B	O	Komplexe minimalinvasive Operationen an Herzklappen ohne minimalinvasiven Eingriff an mehreren Herzklappen, ohne hochkomplexen Eingriff, ohne komplexe Diagnose, Alter > 29 Jahre, ohne Implantation eines Wachstumsstents, mit sehr komplexem Eingriff	5,258	-
F98C	O	Komplexe minimalinvasive Operationen an Herzklappen ohne minimalinvasiven Eingriff an mehreren Herzklappen, ohne hochkomplexen Eingriff, ohne komplexe Diagnose, Alter > 29 Jahre, ohne Implantation eines Wachstumsstents, ohne sehr komplexen Eingriff	7,323	-
MDC 06 Krankheiten und Störungen der Verdauungsorgane				
G01Z	O	Eviszeration des kleinen Beckens	5,481	-
G02A	O	Bestimmte Eingriffe an den Verdauungsorganen bei angeb. Fehlbildung, Alter < 2 Jahre oder sehr komplexe Eingriffe an Dünn- und Dickdarm, Alter < 10 Jahre oder best. Eingriffe an Dünn- und Dickdarm mit kompliz. Diagnose, mit bestimmten kompliz. Faktoren	3,995	-

Mittlere Verweil-dauer [1]	Untere Grenz-verweildauer: Erster Tag mit Abschlag [2] [5]	Untere Grenz-verweildauer: Bewertungs-relation pro Tag	Obere Grenz-verweildauer: Erster Tag mit zusätzlichem Entgelt [3] [5]	Obere Grenz-verweildauer: Bewertungs-relation pro Tag	Externe Verlegung Abschlag pro Tag (Bewertungsrelation)	Verlegungs-fallpauschale	Ausnahme von Wiederaufnahme [4]	Pflegeerlös Bewertungs-relation pro Tag
6	7	8	9	10	11	12	13	14
3,2	1	0,143	7	0,082	0,097	-	-	1,0363
3,8	1	0,203	8	0,064	0,076	-	-	0,6287
5,3	1	0,408	12	0,130	0,107	-	-	1,7327
3,3	1	0,187	8	0,093	0,099	-	-	1,0711
14,4	4	0,237	27	0,058	0,078	-	-	0,8410
5,4	1	0,272	13	0,059	0,072	-	-	0,6929
11,3	3	0,280	24	0,077	0,092	-	-	1,3628
5,0	1	0,378	11	0,073	0,088	-	-	0,9640
12,4	3	0,277	25	0,063	0,085	-	-	0,9803
3,7	1	0,197	8	0,070	0,076	-	-	0,7747
12,1	3	0,290	25	0,067	0,089	-	-	0,7958
3,3	1	0,189	7	0,069	0,115	-	-	0,6860
1,0	-	-	-	-	-	-	-	1,5435
4,0	1	0,247	9	0,074	0,086	-	-	0,7462
2,8	1	0,154	6	0,078	0,082	-	-	0,7239
16,7	5	0,290	32	0,073	0,099	-	-	0,9935
6,4	1	0,646	16	0,139	0,117	-	-	1,7979
5,8	1	0,437	14	0,066	0,087	-	-	0,7842
26,8	-	-	44	0,052	0,072	-	-	0,9075
23,4	-	-	40	0,057	0,078	-	-	0,9427
3,9	1	0,294	10	0,076	0,081	-	-	0,9296
2,4	1	0,207	5	0,083	0,083	-	-	0,9681
13,8	4	0,354	28	0,089	0,119	-	-	1,4531
9,1	2	0,463	18	0,080	0,126	-	-	1,1601
8,4	2	0,327	19	0,067	0,107	-	-	1,0150
20,4	6	0,385	36	0,132	0,125	-	-	1,0915
19,4	5	0,374	37	0,081	0,111	-	-	1,1582

Anlage 1: Fallpauschalen-Katalog und Pflegeerlöskatalog   aG-DRG Version 2024

Anlage 1

Fallpauschalen-Katalog und Pflegeerlöskatalog
Teil a) Bewertungsrelationen bei Versorgung durch Hauptabteilungen

DRG	Parti-tion	Bezeichnung [6]	Bewertungsrelation bei Hauptabteilung	Bewertungsrelation bei Hauptabteilung und Beleghebamme
1	2	3	4	5
G02B	O	Bestimmte komplexe Eingriffe an Dünn- und Dickdarm oder andere Eingriffe an den Verdauungsorganen bei angeb. Fehlbildung, Alter < 2 Jahre oder bestimmte Eingriffe an Dünn- und Dickdarm mit komplizierender Diagnose, ohne bestimmte komplizierende Faktoren	2,815	-
G02C	O	Andere komplexe Eingriffe an Dünn- und Dickdarm oder andere Eingriffe an Dünn- und Dickdarm mit komplizierender Diagnose, ohne Eingriffe an den Verdauungsorganen bei angeborener Fehlbildung, Alter < 2 Jahre	2,332	-
G03A	O	Große Eingriffe an Magen, Ösophagus und Duodenum oder bestimmte Eingriffe an Dünn- und Dickdarm oder an Magen, Ösophagus und Duodenum mit komplexer Prozedur mit hochkomplexem Eingriff oder intensivmedizinischer Komplexbehandlung > - / 368 / - Aufwandsp.	5,669	-
G03B	O	Große Eingriffe an Magen, Ösophagus und Duodenum oder bestimmte Eingriffe an Magen, Ösophagus und Duodenum mit komplexer Prozedur ohne hochkomplexen Eingriff, ohne intensivmedizinische Komplexbehandlung > - / 368 / - Aufwandspkt., mit komplexem Eingriff	4,606	-
G03C	O	Große Eingriffe an Magen, Ösophagus und Duodenum oder bestimmte Eingriffe an Magen, Ösophagus und Duodenum mit komplexer Prozedur ohne hochkomplexen Eingriff, ohne intensivmedizinische Komplexbehandlung > - / 368 / - Aufwandspkt., ohne komplexen Eingriff	3,748	-
G04Z	O	Adhäsiolyse am Peritoneum, Alter < 4 Jahre od. mit äuß. schw. od. schw. CC oder kleine Eingriffe an Dünn- und Dickdarm oder best. Eingriffe an abd. Gefäßen mit äuß. schw. CC oder Implantation eines Antireflux-Stimulationssystems od. best. Gastrektomie	3,758	-
G07A	O	Appendektomie oder laparoskopische Adhäsiolyse bei Peritonitis mit äuß. schw. od. schw. CC od. kl. Eingr. an Dünn- / Dickdarm od. an abdom. Gefäßen, oh. äuß. schw. CC od. best. Anorektoplastik, Alter < 10 Jahre od. mit best. Eingr. an abdominalen Gefäßen	1,900	-
G07B	O	Appendekt. od. laparoskop. Adhäsiolyse bei Peritonitis mit äuß. schw. od. schw. CC od. kl. Eingr. an Dünn-/Dickdarm, oh. äuß. schw. CC od. best. Anorektopl., Alt. > 9 J. u. Alt. < 16 J. od. mit laparoskop. Adhäsiolyse od. Rektopexie od. best. Magenex.	1,771	-
G07C	O	Appendektomie bei Peritonitis mit äußerst schweren oder schweren CC oder kleine Eingriffe an Dünn- und Dickdarm ohne äußerst schwere CC oder bestimmte Anorektoplastik, Alter > 15 Jahre, ohne laparoskopische Adhäsiolyse, ohne Rektopexie	1,246	-
G08A	O	Komplexe Rekonstruktion der Bauchwand, Alter > 0 Jahre, mit äußerst schweren CC	3,299	-
G08B	O	Komplexe Rekonstruktion der Bauchwand, Alter > 0 Jahre, ohne äußerst schwere CC	1,089	-
G09Z	O	Beidseitige Eingriffe bei Leisten- und Schenkelhernien, Alter > 55 Jahre oder komplexe Herniotomien oder Operation einer Hydrocele testis oder andere kleine Eingriffe an Dünn- und Dickdarm	0,870	-
G10Z	O	Bestimmte Eingriffe an hepatobiliärem System, Pankreas, Niere und Milz	2,923	-
G11A	O	Pyloromyotomie oder Anoproktoplastik und Rekonstruktion von Anus und Sphinkter außer bei Analfissuren und Hämorrhoiden, Alter < 6 Jahre	1,062	-
G11B	O	Pyloromyotomie oder Anoproktoplastik und Rekonstruktion von Anus und Sphinkter außer bei Analfissuren und Hämorrhoiden, Alter > 5 Jahre	0,662	-
G12A	O	Andere OR-Prozeduren an den Verdauungsorganen mit komplexer OR-Prozedur oder mit mäßig komplexer OR-Prozedur, mehr als ein Belegungstag, Alter < 16 Jahre	2,540	-
G12B	O	Andere OR-Prozeduren an den Verdauungsorganen mit mäßig komplexer OR-Prozedur, mehr als ein Belegungstag, Alter > 15 Jahre	1,803	-
G12C	O	Andere OR-Prozeduren an den Verdauungsorganen mit wenig komplexer OR-Prozedur, mehr als ein Belegungstag	1,491	-
G12D	O	Andere OR-Prozeduren an den Verdauungsorganen ohne komplexe OR-Prozedur, ein Belegungstag oder ohne mäßig komplexe OR-Prozedur, mit bestimmtem Eingriff oder Alter < 14 Jahre oder bei bösartiger Neubildung der Verdauungsorgane	1,200	-
G12E	O	Andere OR-Prozeduren an den Verdauungsorganen ohne komplexe OR-Prozedur, ein Belegungstag oder ohne mäßig komplexe OR-Prozedur, ohne bestimmten Eingriff, Alter > 13 Jahre, außer bei bösartiger Neubildung der Verdauungsorgane	0,769	-
G13A	O	Implantation und Wechsel von Neurostimulatoren und Neurostimulationselektroden bei Krankheiten und Störungen der Verdauungsorgane ohne Implantation oder Wechsel eines permanenten Elektrodensystems	1,022	-

Mittlere Verweil-dauer [1]	Untere Grenz-verweildauer: Erster Tag mit Abschlag [2),5)]	Untere Grenz-verweildauer: Bewertungs-relation pro Tag	Obere Grenz-verweildauer: Erster Tag mit zusätzlichem Entgelt [3),5)]	Obere Grenz-verweildauer: Bewertungs-relation pro Tag	Externe Verlegung Abschlag pro Tag (Bewertungsrelation)	Verlegungs-fallpauschale	Ausnahme von Wiederaufnahme [4)]	Pflegeerlös Bewertungs-relation pro Tag
6	7	8	9	10	11	12	13	14
13,9	4	0,292	27	0,073	0,096	-	-	0,9107
11,8	3	0,298	23	0,072	0,088	-	-	0,9395
18,9	5	0,468	35	0,141	0,139	-	-	1,4484
17,6	5	0,377	32	0,089	0,122	-	-	1,1145
15,2	4	0,365	28	0,083	0,112	-	-	1,1162
19,8	6	0,328	37	0,076	0,110	-	-	1,1302
8,4	2	0,370	18	0,097	0,110	-	-	1,4163
8,4	2	0,281	18	0,071	0,090	-	-	0,9343
7,4	1	0,293	15	0,061	0,077	-	-	0,7516
17,7	5	0,310	34	0,074	0,100	-	-	1,0327
4,5	1	0,456	10	0,060	0,070	-	-	0,7422
2,7	1	0,166	6	0,067	0,066	-	-	0,9112
13,0	3	0,355	25	0,076	0,100	-	-	0,9662
5,3	1	0,273	11	0,073	0,088	-	-	1,6386
4,1	1	0,262	10	0,059	0,068	-	-	0,7830
13,1	3	0,333	28	0,077	0,092	-	-	1,1455
13,1	3	0,287	28	0,061	0,081	-	-	0,8619
11,5	3	0,105	24	0,067	0,080	-	-	0,7997
9,1	2	0,294	20	0,069	0,089	-	-	0,7980
4,6	1	0,249	11	0,063	0,076	-	-	0,8434
2,3	1	0,113	4	0,075	0,080	-	-	0,8381

Anlage 1

Fallpauschalen-Katalog und Pflegeerlöskatalog
Teil a) Bewertungsrelationen bei Versorgung durch Hauptabteilungen

DRG	Parti-tion	Bezeichnung[6]	Bewertungsrelation bei Hauptabteilung	Bewertungsrelation bei Hauptabteilung und Beleghebamme
1	2	3	4	5
G13B	O	Implantation und Wechsel von Neurostimulatoren und Neurostimulationselektroden bei Krankheiten und Störungen der Verdauungsorgane mit Implantation oder Wechsel eines permanenten Elektrodensystems	1,331	-
G14Z	O	Geriatrische frührehabilitative Komplexbehandlung mit bestimmter OR-Prozedur bei Krankheiten und Störungen der Verdauungsorgane	3,503	-
G15Z	O	Strahlentherapie mit großem abdominellen Eingriff	3,879	-
G16A	O	Komplexe Rektumresektion od. and. Rektumres. m. best. Eingr. od. kompl. Diagnose od. mehrz. Enterostomaanlage und -rückverlagerung, m. kompliz. Konstell. od. plast. Rekonstruktion m. myokut. Lappen od. IntK > 196/ 368/ - P. od. endorektale Vakuumtherapie	6,403	-
G16B	O	Komplexe Rektumresektion od. andere Rektumres. mit best. Eingr. od. kompl. Diag. od. mehrz. Enterostomaanlage u. -rückverlagerung, ohne kompliz. Konstell. od. plast. Rekonstruktion m. myokut. Lappen od. IntK > 196/ 368/ - P. ohne endorekt. Vakuumtherapie	3,479	-
G17A	O	Andere Rektumresektion ohne bestimmten Eingriff oder Implantation eines künstlichen Analsphinkters, bei bösartiger Neubildung oder Alter < 16 Jahre	3,016	-
G17B	O	Andere Rektumresektion ohne bestimmten Eingriff oder Implantation eines künstlichen Analsphinkters, außer bei bösartiger Neubildung, Alter > 15 Jahre	2,513	-
G18A	O	Bestimmte Eingriffe an Dünn- und Dickdarm oder Anlegen eines Enterostomas oder andere Eingriffe am Darm oder an abdominalen Gefäßen mit bestimmtem hochkomplexem Eingriff oder Diagnose oder mit endorektaler Vakuumtherapie	3,970	-
G18B	O	Bestimmte Eingriffe an Dünn- und Dickdarm oder Anlegen eines Enterostomas oder andere Eingriffe am Darm oder an abdominalen Gefäßen mit bestimmter sehr komplexer Prozedur oder Diagnose	2,444	-
G18C	O	Bestimmte Eingriffe an Dünn- und Dickdarm oder Anlegen eines Enterostomas oder andere Eingriffe am Darm mit äußerst schweren CC, mit komplexem Eingriff	1,979	-
G18D	O	Bestimmte Eingriffe an Dünn- und Dickdarm oder Anlegen eines Enterostomas oder andere Eingriffe am Darm mit äußerst schweren CC, ohne komplexen Eingriff	1,543	-
G19A	O	Andere Eingriffe an Magen, Ösophagus und Duodenum außer bei angeborener Fehlbildung oder Alter > 1 Jahr, mit komplizierender Konstellation oder bei bösartiger Neubildung oder Alter < 16 Jahre ohne bestimmte Operationen an Pharynx oder Magenband	3,151	-
G19B	O	Andere Eingriffe an Magen, Ösophagus und Duodenum außer bei angeborener Fehlbildung oder Alter > 1 Jahr, ohne komplizierende Konstellation, außer bei bösartiger Neubildung, Alter > 15 Jahre, mit komplexem Eingriff	2,005	-
G19C	O	Andere Eingriffe an Magen, Ösophagus und Duodenum außer bei angeborener Fehlbildung oder Alter > 1 Jahr, ohne komplizierende Konstellation, außer bei bösartiger Neubildung, Alter > 15 Jahre, ohne komplexen Eingriff	1,414	-
G21A	O	Komplexe Adhäsiolyse am Peritoneum, Alter > 3 J., ohne äußerst schw. oder schw. CC od. andere Eingriffe an Darm u. Enterostoma od. best. Eingriffe am Pharynx od. Verschluss Darmfistel m. äußerst schw. CC od. aufw. Eingriff am Darm oder Alter < 16 Jahre	1,598	-
G21B	O	Andere Eingriffe an Darm und Enterostoma oder bestimmte Eingriffe am Pharynx oder Verschluss Darmfistel ohne äußerst schwere CC, ohne aufwendigen Eingriff am Darm, Alter > 15 Jahre	0,911	-
G22A	O	Appendektomie oder laparoskopische Adhäsiolyse bei Peritonitis oder mit äußerst schweren oder schweren CC, Alter < 6 Jahre oder bei bösartiger Neubildung	1,527	-
G22B	O	Appendektomie oder laparoskopische Adhäsiolyse bei Peritonitis oder mit äußerst schweren oder schweren CC, Alter > 5 Jahre, außer bei bösartiger Neubildung, mit laparoskopischer Adhäsiolyse oder sekundärer Appendektomie oder Alter < 16 Jahre	1,317	-
G22C	O	Appendektomie oder laparoskopische Adhäsiolyse bei Peritonitis oder mit äußerst schweren oder schweren CC, Alter > 15 Jahre, außer bei bösartiger Neubildung, ohne laparoskopische Adhäsiolyse, ohne sekundäre Appendektomie	1,014	-

Mittlere Verweildauer [1]	Untere Grenzverweildauer: Erster Tag mit Abschlag [2, 5]	Untere Grenzverweildauer: Bewertungsrelation pro Tag	Obere Grenzverweildauer: Erster Tag mit zusätzlichem Entgelt [3, 5]	Obere Grenzverweildauer: Bewertungsrelation pro Tag	Externe Verlegung Abschlag pro Tag (Bewertungsrelation)	Verlegungsfallpauschale	Ausnahme von Wiederaufnahme [4]	Pflegeerlös Bewertungsrelation pro Tag
6	7	8	9	10	11	12	13	14
2,3	1	0,117	4	0,072	0,075	-	-	0,7839
28,8	-	-	46	0,060	0,082	-	-	0,8614
21,8	6	0,387	40	0,110	0,119	-	-	0,8342
27,1	8	0,359	45	0,084	0,115	-	-	1,1572
15,3	4	0,308	30	0,070	0,094	-	-	0,9306
11,6	3	0,301	23	0,072	0,096	-	-	0,8616
10,7	3	0,249	21	0,065	0,084	-	-	0,8867
20,3	6	0,305	38	0,072	0,100	-	-	1,0056
12,3	3	0,308	25	0,070	0,093	-	-	0,9093
10,0	2	0,284	20	0,062	0,076	-	-	0,8259
8,1	2	0,265	18	0,068	0,087	-	-	0,8839
14,5	4	0,329	29	0,077	0,107	-	-	1,0476
10,1	2	0,318	22	0,067	0,087	-	-	0,9722
5,6	1	0,254	12	0,063	0,083	-	-	0,8052
8,6	2	0,270	17	0,065	0,085	-	-	0,8783
5,4	1	0,449	13	0,060	0,072	-	-	0,7507
7,7	2	0,275	16	0,074	0,090	-	-	1,0857
6,8	1	0,334	14	0,066	0,087	-	-	1,0343
5,0	1	0,240	10	0,067	0,078	-	-	0,7340

Anlage 1: Fallpauschalen-Katalog und Pflegeerlöskatalog aG-DRG Version 2024

Anlage 1

Fallpauschalen-Katalog und Pflegeerlöskatalog
Teil a) Bewertungsrelationen bei Versorgung durch Hauptabteilungen

DRG	Parti-tion	Bezeichnung [6]	Bewertungsrelation bei Hauptabteilung	Bewertungsrelation bei Hauptabteilung und Beleghebamme
1	2	3	4	5
G23A	O	Appendektomie oder laparoskopische Adhäsiolyse außer bei Peritonitis oder Exzision erkranktes Gewebe Dickdarm ohne äußerst schwere oder schwere CC, Alter < 10 Jahre oder bei bösartiger Neubildung oder Endometriose am Darm	0,893	-
G23B	O	Appendektomie oder laparoskopische Adhäsiolyse außer bei Peritonitis oder Exzision erkranktes Gewebe Dickdarm ohne äußerst schwere oder schwere CC, Alter > 9 Jahre, außer bei bösartiger Neubildung oder Endometriose am Darm	0,781	-
G24A	O	Eingriffe bei Hernien mit plastischer Rekonstruktion der Bauchwand oder bestimmte partielle Resektion des Dickdarmes	1,179	-
G24B	O	Eingriffe bei Hernien ohne plastische Rekonstruktion der Bauchwand, mit beidseitigem oder komplexem Eingriff oder Alter < 14 Jahre mit äußerst schweren oder schweren CC	0,860	-
G24C	O	Eingriffe bei Hernien ohne plastische Rekonstruktion der Bauchwand, ohne beidseitigen Eingriff, ohne komplexen Eingriff, Alter > 13 Jahre oder ohne äußerst schwere oder schwere CC	0,742	-
G26A	O	Andere Eingriffe am Anus oder Anoproktoplastik und Rekonstruktion von Anus und Sphinkter bei Analfissuren und Hämorrhoiden, Alter < 18 Jahre oder mit komplexer Diagnose oder mit kleinem Eingriff am Rektum	0,664	-
G26B	O	Andere Eingriffe am Anus oder Anoproktoplastik und Rekonstruktion von Anus und Sphinkter bei Analfissuren und Hämorrhoiden, Alter > 17 Jahre, ohne komplexe Diagnose, ohne kleinen Eingriff am Rektum	0,494	-
G27A	O	Strahlentherapie bei Krankheiten und Störungen der Verdauungsorgane, Bestrahlungen an mindestens 8 Tagen, mit äußerst schweren CC	5,388	-
G27B	O	Strahlentherapie bei Krankheiten und Störungen der Verdauungsorgane, Bestrahlungen an mindestens 8 Tagen, ohne äußerst schwere CC	2,469	-
G29A	O	Strahlentherapie bei Krankheiten und Störungen der Verdauungsorgane, mehr als ein Belegungstag, Bestrahlungen an mindestens 5 Tagen	0,986	-
G29B	O	Strahlentherapie bei Krankheiten und Störungen der Verdauungsorgane, mehr als ein Belegungstag, Bestrahlungen an weniger als 5 Tagen	0,686	-
G33Z	O	Mehrzeitige komplexe OR-Prozeduren oder hochaufwendiges Implantat bei Krankheiten und Störungen der Verdauungsorgane	7,109	-
G35Z	O	Komplexe Vakuumbehandlung bei Krankheiten und Störungen der Verdauungsorgane	10,071	-
G36A	O	Intensivmedizinische Komplexbehandlung bei Krankheiten und Störungen der Verdauungsorgane > 1470 / 1380 / - Aufwandspunkte oder > 1176 / 1104 / 1104 und < 1471 / 1381 / - Aufwandspunkte oder mit endoösophagealer Vakuumtherapie, mit aufwendigem Eingriff	12,980	-
G36B	O	Intensivmedizinische Komplexbehandlung bei Krankheiten und Störungen der Verdauungsorgane > 1176 / 1104 / 1104 Aufwandspunkte und < 1471 / 1381 / - Aufwandspunkte oder mit endoösophagealer Vakuumtherapie, ohne aufwendigen Eingriff	10,516	-
G36C	O	Intensivmedizinische Komplexbehandlung > 392 / 552 / - Aufwandspunkte und < 1177 / 1105 / - Aufwandspunkte bei Krankheiten und Störungen der Verdauungsorgane	7,509	-
G37Z	O	Multiviszeraleingriff bei Krankheiten und Störungen der Verdauungsorgane	4,841	-
G38Z	O	Komplizierende Konstellation mit bestimmtem operativen Eingriff bei Krankheiten und Störungen der Verdauungsorgane oder mehrzeitiger komplexer Eingriff am Gastrointestinaltrakt und anderem Organsystem	6,306	-
G40A	A	Bestimmte komplizierende Konstellation mit bestimmtem endoskopischen Eingriff bei Krankheiten und Störungen der Verdauungsorgane	3,806	-
G40B	A	Andere komplizierende Konstellation mit bestimmtem endoskopischen Eingriff bei Krankheiten und Störungen der Verdauungsorgane	2,849	-
G46A	A	Komplexe therapeutische Gastroskopie bei schweren Krankheiten der Verdauungsorgane, mit äußerst schweren CC oder mit schweren CC oder andere Gastroskopie bei schw. Krankh. der Verd.organe, mit äußerst schweren CC, Alter < 15 Jahre, mehr als ein BT	2,389	-
G46B	A	Komplexe therapeutische Gastroskopie mit schw. CC od. and. Gastroskopie mit äuß. schw. CC bei schw. Krankh. der Verd.organe, Alter > 14 J., mehr als 1 BT od. best. Gastroskopie, Alter < 15 J. od. mit kompliz. Faktoren od. ERCP mit and. endoskop. Eingr.	1,713	-
G46C	A	Verschiedenartige komplexe und andere Gastroskopie, ohne komplexe therapeutische Gastroskopie bei schw. Krankheiten der Verdauungsorgane und äuß. schw. oder schw. CC, ohne bestimmte Gastroskopie mit kompliz. Faktoren, mit anderem aufwendigen Eingriff	1,089	-

Mittlere Verweildauer [1]	Untere Grenzverweildauer: Erster Tag mit Abschlag [2,5]	Untere Grenzverweildauer: Bewertungsrelation pro Tag	Obere Grenzverweildauer: Erster Tag mit zusätzlichem Entgelt [3,5]	Obere Grenzverweildauer: Bewertungsrelation pro Tag	Externe Verlegung Abschlag pro Tag (Bewertungsrelation)	Verlegungsfallpauschale	Ausnahme von Wiederaufnahme [4]	Pflegeerlös Bewertungsrelation pro Tag
6	7	8	9	10	11	12	13	14
3,6	1	0,195	7	0,078	0,079	-	-	1,0726
3,1	1	0,163	7	0,071	0,081	-	-	0,7752
4,8	1	0,220	10	0,065	0,076	-	-	0,7978
3,0	1	0,244	7	0,064	0,069	-	-	0,7139
2,8	1	0,176	6	0,066	0,069	-	-	0,8394
3,8	1	0,273	9	0,069	0,078	-	-	0,8633
2,9	1	0,132	6	0,062	0,065	-	-	0,8304
39,6	12	0,386	58	0,130	0,124	-	x	1,0220
19,2	5	0,399	36	0,121	0,119	-	x	0,7242
6,6	-	-	14	0,146	0,127	-	x	0,7624
4,2	-	-	11	0,154	0,126	-	x	0,8615
27,0	8	0,402	45	0,182	0,128	-	-	1,2881
46,2	14	0,363	64	0,114	0,114	-	-	1,2438
39,5	12	0,776	58	0,256	-	x	x	2,8293
37,8	12	0,664	56	0,228	-	x	x	2,6241
26,0	8	0,646	44	0,218	-	x	x	2,3789
17,0	5	0,370	31	0,093	0,122	-	-	1,1424
26,8	8	0,445	45	0,155	0,142	-	-	1,3397
24,9	7	0,395	43	0,092	0,120	-	-	1,2839
16,3	4	0,470	32	0,103	0,135	-	-	1,3279
18,6	5	0,327	35	0,074	0,099	-	-	1,1225
13,7	4	0,276	28	0,071	0,094	-	-	0,9695
6,8	1	0,529	15	0,065	0,080	-	-	0,6615

Anlage 1: Fallpauschalen-Katalog und Pflegeerlöskatalog   aG-DRG Version 2024

Anlage 1
Fallpauschalen-Katalog und Pflegeerlöskatalog
Teil a) Bewertungsrelationen bei Versorgung durch Hauptabteilungen

DRG	Partition	Bezeichnung[6]	Bewertungsrelation bei Hauptabteilung	Bewertungsrelation bei Hauptabteilung und Beleghebamme
1	2	3	4	5
G46D	A	Verschiedenartige komplexe und andere Gastroskopie, ohne komplexe therapeutische Gastroskopie bei schw. Krankheiten der Verdauungsorgane und äuß. schw. oder schw. CC, ohne bestimmte Gastroskopie mit kompliz. Faktoren, ohne anderen aufwendigen Eingriff	0,861	-
G47A	A	Andere Gastroskopie oder bestimmte koloskopische Eingriffe, mit bestimmter endoskopischer Maßnahme am Dickdarm, ein Belegungstag	0,476	-
G47B	A	Andere Gastroskopie oder bestimmte koloskopische Eingriffe, ohne bestimmte endoskopische Maßnahme am Dickdarm oder mehr als ein Belegungstag	0,728	-
G48A	A	Koloskopie mit äußerst schweren oder schweren CC, komplizierendem Eingriff oder Alter < 15 Jahre oder mehrzeitige endoskopische Blutstillung, mit schwerer Darminfektion oder bei bösartiger Neubildung oder bestimmter Darminfektion mit äußerst schweren CC	1,789	-
G48B	A	Koloskopie mit äußerst schweren oder schweren CC, komplizierendem Eingriff oder Alter < 15 Jahre oder mehrzeitige endoskopische Blutstillung, ohne schwere Darminfektion, außer bei bösartiger Neubildung od. best. Darminfektion od. ohne äußerst schwere CC	1,245	-
G50Z	A	Komplexe therapeutische Gastroskopie und bestimmte andere Gastroskopie bei nicht schweren Krankheiten der Verdauungsorgane, mit äußerst schweren oder schweren CC, mehr als ein Belegungstag, Alter > 14 Jahre	1,457	-
G52Z	A	Geriatrische frührehabilitative Komplexbehandlung bei Krankheiten und Störungen der Verdauungsorgane	1,491	-
G60A	M	Bösartige Neubildung der Verdauungsorgane, mehr als ein Belegungstag mit äußerst schweren CC oder bestimmte hochaufwendige Behandlung	1,301	-
G60B	M	Bösartige Neubildung der Verdauungsorgane, ein Belegungstag oder ohne äußerst schwere CC, ohne bestimmte hochaufwendige Behandlung	0,418	-
G64A	M	Entzündliche Darmerkrankung oder andere schwere Erkrankungen der Verdauungsorgane, mit äußerst schweren CC oder Alter < 16 Jahre mit schweren CC	1,933	-
G64B	M	Entzündliche Darmerkrankung oder andere schwere Erkrankungen der Verdauungsorgane, ohne äußerst schwere CC, Alter > 15 Jahre oder ohne schwere CC	0,543	-
G66Z	M	Abdominalschmerz oder mesenteriale Lymphadenitis, Alter > 55 Jahre und mit CC	0,583	-
G67A	M	Ösophagitis, Gastroenteritis, gastrointestinale Blutung, Ulkuserkrankung und verschiedene Erkrankungen der Verdauungsorgane oder Obstruktion des Verdauungstraktes mit bestimmten komplizierenden Faktoren	0,635	-
G67B	M	Ösophagitis, Gastroenteritis, gastrointestinale Blutung, Ulkuserkrankung und verschiedene Erkrankungen der Verdauungsorgane oder Obstruktion des Verdauungstraktes mit anderen komplizierenden Faktoren oder mit äußerst schweren CC	0,492	-
G67C	M	Ösophagitis, Gastroenteritis, gastrointestinale Blutung, Ulkuserkrankung und verschiedene Erkrankungen der Verdauungsorgane ohne bestimmte oder andere komplizierende Faktoren, ohne äußerst schwere CC	0,377	-
G70A	M	Andere schwere Erkrankungen der Verdauungsorgane ohne äußerst schwere CC, Alter < 18 Jahre oder mit komplexer Diagnose	0,701	-
G70B	M	Andere schwere Erkrankungen der Verdauungsorgane ohne äußerst schwere CC, Alter > 17 Jahre, ohne komplexe Diagnose	0,637	-
G71Z	M	Andere mäßig schwere Erkrankungen der Verdauungsorgane	0,461	-
G72A	M	Andere leichte bis moderate Erkrankungen der Verdauungsorgane oder Abdominalschmerz oder mesenteriale Lymphadenitis, Alter < 3 Jahre	0,351	-
G72B	M	Andere leichte bis moderate Erkrankungen der Verdauungsorgane, Alter > 2 Jahre oder Abdominalschmerz oder mesenteriale Lymphadenitis, Alter > 2 Jahre und Alter < 56 Jahre oder ohne CC	0,312	-
G73Z	M	Gastrointestinale Blutung oder Ulkuserkrankung mit äußerst schweren CC, mehr als ein Belegungstag	0,678	-
G74Z	M	Hämorrhoiden oder andere wenig schwere Erkrankungen der Verdauungsorgane	0,390	-
G77A	M	Bestimmte Komplexbehandlung bei isolationspflichtigen Erregern bei Krankheiten und Störungen der Verdauungsorgane	1,688	-
G77B	M	Andere Komplexbehandlung bei isolationspflichtigen Erregern bei Krankheiten und Störungen der Verdauungsorgane	1,083	-
MDC 07 Krankheiten und Störungen an hepatobiliärem System und Pankreas				

Mittlere Verweildauer [1]	Untere Grenzverweildauer: Erster Tag mit Abschlag [2,5]	Untere Grenzverweildauer: Bewertungsrelation pro Tag	Obere Grenzverweildauer: Erster Tag mit zusätzlichem Entgelt [3,5]	Obere Grenzverweildauer: Bewertungsrelation pro Tag	Externe Verlegung Abschlag pro Tag (Bewertungsrelation)	Verlegungsfallpauschale	Ausnahme von Wiederaufnahme [4]	Pflegeerlös Bewertungsrelation pro Tag
6	7	8	9	10	11	12	13	14
5,8	1	0,424	14	0,066	0,081	-	-	0,7956
1,0	-	-	-	-	-	-	-	1,0774
5,2	1	0,363	12	0,070	0,084	-	-	0,7234
17,4	5	0,265	34	0,064	0,087	-	-	0,8864
9,4	2	0,308	20	0,070	0,088	-	-	0,9008
12,4	3	0,296	26	0,067	0,089	-	-	0,9816
21,0	-	-	33	0,049	0,065	-	-	0,7486
13,0	3	0,299	26	0,065	0,086	-	x	0,9793
4,1	1	0,166	11	0,069	0,079	-	x	0,8510
16,8	5	0,305	35	0,073	0,101	-	-	1,0109
5,4	1	0,335	12	0,062	0,077	-	-	0,6577
5,9	1	0,359	14	0,061	0,084	-	-	0,7660
5,8	1	0,299	13	0,062	0,075	-	-	0,8508
4,4	1	0,237	10	0,063	0,075	-	-	0,7253
3,4	1	0,185	8	0,068	0,076	-	-	0,8325
6,7	1	0,336	15	0,104	0,083	-	-	0,9697
5,8	1	0,366	13	0,065	0,079	-	-	0,7582
3,4	1	0,149	8	0,065	0,071	-	-	0,7634
2,4	1	0,075	5	0,113	0,081	-	-	1,4346
2,6	1	0,132	5	0,075	0,078	-	-	0,8049
5,5	-	-	13	0,069	0,083	-	-	0,8541
3,3	1	0,180	7	0,066	0,071	-	-	0,7458
21,5	6	0,229	37	0,056	0,072	-	-	1,0820
13,2	-	-	22	0,056	0,073	-	-	0,9947

Anlage 1

Fallpauschalen-Katalog und Pflegeerlöskatalog
Teil a) Bewertungsrelationen bei Versorgung durch Hauptabteilungen

DRG	Partition	Bezeichnung[6]	Bewertungsrelation bei Hauptabteilung	Bewertungsrelation bei Hauptabteilung und Beleghebamme
1	2	3	4	5
H01A	O	Eingriffe an Pankreas und Leber und portosystemische Shuntoperationen mit großem Eingriff oder Strahlentherapie oder komplexer Eingriff an Gallenblase und Gallenwegen, Alter < 14 J., mit kompl. Eingriff oder intensivmed. Komplexbeh. > 392 / 368 / - P.	5,716	-
H01B	O	Eingriffe an Pankreas und Leber und portosystemische Shuntoperationen mit großem Eingriff oder Strahlentherapie oder komplexer Eingriff an Gallenblase und Gallenwegen, Alter < 14 J., ohne kompl. Eingriff, ohne intensivmed. Komplexbeh. > 392 / 368 / - P.	4,369	-
H02A	O	Komplexe Eingriffe an Gallenblase und Gallenwegen, Alter > 13 Jahre, bei bösartiger Neubildung oder mit bestimmter biliodigestiver Anastomose	3,926	-
H02B	O	Komplexe Eingriffe an Gallenblase und Gallenwegen, Alter > 13 Jahre, außer bei bösartiger Neubildung, ohne bestimmte biliodigestive Anastomose	3,604	-
H05Z	O	Laparotomie und mäßig komplexe Eingriffe an Gallenblase und Gallenwegen	2,213	-
H06A	O	Andere OR-Prozeduren an hepatobiliärem System und Pankreas mit aufwendigem Eingriff und bestimmtem komplizierenden Faktoren	3,227	-
H06B	O	Andere OR-Prozeduren an hepatobiliärem System und Pankreas mit bestimmtem Eingriff und komplexer Diagnose, Dialyse, komplexer OR-Prozedur oder komplizierender Konstellation	1,666	-
H06C	O	Andere OR-Prozeduren an hepatobiliärem System und Pankreas ohne bestimmten Eingriff und komplexe Diagnose, Dialyse, komplexe OR-Prozedur oder komplizierende Konstellation	0,938	-
H07A	O	Cholezystektomie und wenig komplexe Eingriffe an Gallenblase, Gallenwegen, Leber mit sehr komplexer Diagnose oder komplizierender Konstellation	2,655	-
H07B	O	Cholezystektomie und wenig komplexe Eingriffe an Gallenblase, Gallenwegen, Leber ohne sehr komplexer Diagnose, ohne komplizierende Konstellation	1,641	-
H08A	O	Laparoskopische Cholezystektomie oder bestimmte Eingriffe an Leber und Bauchwand mit komplexer Diagnose oder komplizierender Konstellation	1,836	-
H08B	O	Laparoskopische Cholezystektomie oder bestimmte Eingriffe an Leber und Bauchwand, Alter < 12 Jahre oder mit endoskopischer Steinentfernung oder mit bestimmter Diagnose	1,542	-
H08C	O	Laparoskopische Cholezystektomie oder bestimmte Eingriffe an Leber und Bauchwand, Alter > 11 Jahre	0,832	-
H09A	O	Eingriffe an Pankreas und Leber und portosystemische Shuntoperationen, ohne großen Eingriff, ohne Strahlentherapie, mit bestimmtem Eingriff mit äußerst schweren CC oder aufwendiger Eingriff am Dünndarm mit bestimmten komplizierenden Faktoren	5,753	-
H09B	O	Eingriffe an Pankreas und Leber und portosystemische Shuntoperationen, ohne großen Eingriff, ohne Strahlentherapie, ohne bestimmten Eingriff oder ohne äußerst schwere CC, ohne aufwendigen Eingriff am Dünndarm ohne bestimmten komplizierenden Faktoren	2,503	-
H12A	O	Verschiedene Eingriffe am hepatobiliären System oder Eingriffe an abdominalen oder pelvinen Gefäßen mit äußerst schweren CC	4,364	-
H12B	O	Verschiedene Eingriffe am hepatobiliären System oder Eingriffe an abdominalen oder pelvinen Gefäßen ohne äußerst schwere CC, mit komplexem Eingriff	2,956	-
H12C	O	Verschiedene Eingriffe am hepatobiliären System oder Eingriffe an abdominalen oder pelvinen Gefäßen ohne äußerst schwere CC, ohne komplexen Eingriff	1,489	-
H15Z	O	Strahlentherapie bei Krankheiten und Störungen an hepatobiliärem System und Pankreas, Bestrahlungen an mindestens 8 Tagen	3,052	-
H16A	O	Strahlentherapie bei Krankheiten und Störungen an hepatobiliärem System und Pankreas, mehr als ein Belegungstag, Bestrahlungen an mindestens 5 Tagen	1,274	-
H16B	O	Strahlentherapie bei Krankheiten und Störungen an hepatobiliärem System und Pankreas, mehr als ein Belegungstag, Bestrahlungen an weniger als 5 Tagen	0,706	-
H29Z	O	Bestimmte selektive Embolisation oder SIRT	1,184	-
H33Z	O	Mehrzeitige komplexe OR-Prozeduren bei Krankheiten und Störungen an hepatobiliärem System und Pankreas	7,487	-
H36A	O	Intensivmedizinische Komplexbehandlung > 980 / 828 / - Aufwandspunkte bei Krankheiten und Störungen an hepatobiliärem System und Pankreas	8,220	-
H36B	O	Intensivmedizinische Komplexbehandlung > 588 / 552 / 552 und < 981 / 829 / - Aufwandspunkte bei Krankheiten und Störungen an hepatobiliärem System und Pankreas	5,786	-

Mittlere Verweildauer [1]	Untere Grenzverweildauer: Erster Tag mit Abschlag [2,5]	Untere Grenzverweildauer: Bewertungsrelation pro Tag	Obere Grenzverweildauer: Erster Tag mit zusätzlichem Entgelt [3,5]	Obere Grenzverweildauer: Bewertungsrelation pro Tag	Externe Verlegung Abschlag pro Tag (Bewertungsrelation)	Verlegungsfallpauschale	Ausnahme von Wiederaufnahme [4]	Pflegeerlös Bewertungsrelation pro Tag
6	7	8	9	10	11	12	13	14
21,0	6	0,431	39	0,188	0,139	-	-	1,2521
17,2	5	0,355	33	0,155	0,115	-	-	1,0914
17,6	5	0,317	34	0,072	0,100	-	-	0,8623
17,0	5	0,299	33	0,068	0,099	-	-	0,9271
11,2	3	0,279	24	0,070	0,092	-	-	0,8673
14,9	4	0,339	30	0,080	0,106	-	-	1,0122
14,6	4	0,297	29	0,074	0,094	-	-	0,9336
6,5	1	0,292	17	0,086	0,099	-	-	0,7537
11,8	3	0,320	24	0,076	0,097	-	-	0,9225
9,1	2	0,284	20	0,065	0,085	-	-	0,8544
9,4	2	0,303	19	0,068	0,088	-	-	0,8787
8,2	2	0,234	16	0,060	0,080	-	-	0,6807
3,5	1	0,226	8	0,067	0,075	-	-	0,7593
26,0	8	0,365	44	0,160	0,121	-	-	1,1291
9,6	2	0,389	20	0,081	0,111	-	-	0,9119
26,6	8	0,339	45	0,080	0,113	-	-	1,0053
18,4	5	0,276	35	0,063	0,086	-	-	0,8022
10,2	2	0,330	24	0,068	0,089	-	-	0,7390
22,2	6	0,423	40	0,133	0,128	-	x	0,8031
9,1	2	0,404	21	0,130	0,119	-	x	0,7254
2,9	1	0,351	7	0,241	0,179	-	x	0,8604
3,8	1	0,231	10	0,212	0,225	-	-	0,9605
31,2	9	0,401	49	0,192	0,125	-	-	1,3146
30,3	9	0,721	48	0,243	-	x	x	2,5638
24,0	7	0,631	42	0,211	-	x	x	2,2231

Anlage 1: Fallpauschalen-Katalog und Pflegeerlöskatalog   aG-DRG Version 2024

Anlage 1

Fallpauschalen-Katalog und Pflegeerlöskatalog
Teil a) Bewertungsrelationen bei Versorgung durch Hauptabteilungen

DRG	Parti- tion	Bezeichnung[6]	Bewertungsrelation bei Hauptabteilung	Bewertungsrelation bei Hauptabteilung und Beleghebamme
1	2	3	4	5
H38A	O	Bestimmte komplizierende Konstellation mit bestimmtem operativen Eingriff bei Krankheiten und Störungen an hepatobiliärem System und Pankreas	9,982	-
H38B	O	Andere komplizierende Konstellation mit bestimmtem operativen Eingriff bei Krankheiten und Störungen an hepatobiliärem System und Pankreas	7,340	-
H40A	A	Endoskopische Eingriffe bei Ösophagusvarizenblutung mit äußerst schweren CC	2,489	-
H40B	A	Endoskopische Eingriffe bei Ösophagusvarizenblutung ohne äußerst schwere CC	1,073	-
H41A	A	Bestimmte ERCP mit äußerst schweren CC oder mit schweren CC oder komplexer Eingriff oder Alter < 16 Jahre, mit komplexer Prozedur, mit Zugang durch retrograde Endoskopie	3,559	-
H41B	A	Bestimmte ERCP mit schweren CC oder komplexer Eingriff oder Alter < 16 Jahre, mit komplexer Prozedur, ohne Zugang durch retrograde Endoskopie	2,448	-
H41C	A	Bestimmte ERCP mit schweren CC oder komplexem Eingriff oder Alter < 16 J. oder andere ERCP mit Radiofrequenzablation und endoskopischer Stentimplantation oder andere aufwendige ERCP oder bestimmter endoskopischer Eingriff mit bestimmter BNB	1,427	-
H41D	A	Andere aufwendige ERCP oder bestimmter endoskopischer Eingriff oder andere ERCP mit bestimmter BNB oder bestimmter Pankreatitis	0,873	-
H41E	A	Andere ERCP ohne bestimmte oder andere aufwendige ERCP, Alter > 15 Jahre	0,605	-
H44Z	A	Geriatrische frührehabilitative Komplexbehandlung bei Krankheiten und Störungen an hepatobiliärem System und Pankreas	1,561	-
H60Z	M	Leberzirrhose und nichtinfektiöse Hepatitiden mit äußerst schweren CC oder komplizierende Konstellation bei bestimmten Krankheiten und Störungen an hepatobiliärem System und Pankreas	1,796	-
H61A	M	Bösartige Neubildung an hepatobiliärem System und Pankreas, mehr als ein Belegungstag, mit komplexer Diagnose, mit äußerst schweren CC	1,248	-
H61B	M	Bösartige Neubildung an hepatobiliärem System und Pankreas, Alter < 18 Jahre oder mehr als ein Belegungstag, mit komplexer Diagnose, mit Pfortaderthrombose	0,739	-
H61C	M	Bösartige Neubildung an hepatobiliärem System und Pankreas, Alter > 17 Jahre	0,484	-
H62A	M	Erkrankungen des Pankreas außer bösartige Neubildung oder Leberzirrhose und bestimmte nichtinfektiöse Hepatitiden mit äußerst schwere CC, Alter < 16 Jahre oder Erkrankungen von Gallenblase und Gallenwegen, Alter < 10 Jahre	0,630	-
H62B	M	Erkrankungen des Pankreas außer bösartige Neubildung, ohne akuter Pankreatitis mit Organkomplikation oder Leberzirrhose oder bestimmter nichtinfektiöser Hepatitis, Alter > 15 Jahre	0,670	-
H62C	M	Erkrankungen des Pankreas außer bösartige Neubildung, ohne akute Pankreatitis mit Organkomplikation, ohne Leberzirrhose, ohne bestimmte nichtinfektiöse Hepatitis, Alter > 15 Jahre	0,494	-
H63A	M	Erkrankungen der Leber auß. bösart. Neubild., Leberzirr. u. best. nichtinfekt. Hepatitiden u. best. Erkrank. der Gallenwege, mehr als ein Belegungstag, mit kompl. Diag. u. äuß. schw. o. schw. CC od. kompl. Diag. od. äuß. schw. od. schw. CC, Alter < 1 J.	1,582	-
H63B	M	Erkrankungen der Leber außer bösartige Neubildung, Leberzirrhose und bestimmte nichtinfektiöse Hepatitiden und best. Erkrankungen der Gallenwege, mehr als ein Belegungstag, mit kompl. Diagnose oder äuß. schw. o. schw. CC oder Leberbiopsie, Alter < 18 J.	0,986	-
H63C	M	Erkrankungen der Leber außer bösartige Neubildung, Leberzirrhose und bestimmte nichtinfektiöse Hepatitiden und bestimmte Erkrankungen der Gallenwege, ein Belegungstag oder ohne komplexe Diagnose und ohne äußerst schwere oder schwere CC	0,540	-
H64Z	M	Erkrankungen von Gallenblase und Gallenwegen	0,426	-
H77Z	M	Komplexbehandlung bei isolationspflichtigen Erregern bei Krankheiten und Störungen an hepatobiliärem System und Pankreas	1,919	-
H78Z	M	Bestimmte komplizierende Konstellation bei bestimmten Krankheiten und Störungen an hepatobiliärem System und Pankreas	5,043	-

Mittlere Verweildauer [1]	Untere Grenzverweildauer: Erster Tag mit Abschlag [2,5]	Untere Grenzverweildauer: Bewertungsrelation pro Tag	Obere Grenzverweildauer: Erster Tag mit zusätzlichem Entgelt [3,5]	Obere Grenzverweildauer: Bewertungsrelation pro Tag	Externe Verlegung Abschlag pro Tag (Bewertungsrelation)	Verlegungsfallpauschale	Ausnahme von Wiederaufnahme [4]	Pflegeerlös Bewertungsrelation pro Tag
6	7	8	9	10	11	12	13	14
30,5	9	0,572	48	0,222	0,182	-	-	1,9337
26,1	8	0,479	44	0,116	0,158	-	-	1,2526
16,4	4	0,433	31	0,090	0,124	-	-	1,1794
7,6	2	0,288	16	0,080	0,094	-	-	1,0092
23,7	7	0,308	42	0,076	0,097	-	-	1,0063
16,1	4	0,338	32	0,064	0,093	-	-	0,7529
10,3	2	0,307	22	0,063	0,080	-	-	0,7481
5,9	1	0,455	13	0,061	0,075	-	-	0,6840
4,5	1	0,251	10	0,064	0,075	-	-	0,6964
21,3	-	-	34	0,048	0,065	-	-	0,7412
14,8	4	0,334	30	0,079	0,106	-	-	1,0934
12,7	3	0,290	26	0,064	0,085	-	x	0,9671
5,7	1	0,339	14	0,135	0,090	-	x	0,9050
4,4	1	0,235	11	0,071	0,098	-	x	0,8233
4,1	1	0,271	10	0,129	0,124	-	-	1,3319
6,8	1	0,437	16	0,062	0,077	-	-	0,7397
5,4	1	0,269	12	0,062	0,077	-	-	0,6929
12,8	3	0,363	27	0,081	0,108	-	-	1,0245
8,5	2	0,291	18	0,072	0,092	-	-	0,7990
5,1	1	0,303	11	0,068	0,082	-	-	0,6940
4,6	1	0,237	10	0,059	0,070	-	-	0,7315
19,8	-	-	38	0,063	0,080	-	-	1,0006
29,4	9	0,437	47	0,143	0,143	-	-	1,3307

Anlage 1

Fallpauschalen-Katalog und Pflegeerlöskatalog
Teil a) Bewertungsrelationen bei Versorgung durch Hauptabteilungen

DRG	Parti-tion	Bezeichnung[6]	Bewertungsrelation bei Hauptabteilung	Bewertungsrelation bei Hauptabteilung und Beleghebamme
1	2	3	4	5
MDC 08 Krankheiten und Störungen an Muskel-Skelett-System und Bindegewebe				
I01Z	O	Beidseitige Eingriffe oder mehrere große Eingriffe an Gelenken der unteren Extremität mit komplexer Diagnose	4,416	-
I02A	O	Großflächige Gewebe- / Hauttransplantation außer an der Hand, mit komplizierender Konstellation, Eingriff an mehreren Lokalisationen oder mit schwerem Weichteilschaden, mit äußerst schweren CC und komplexer OR-Prozedur	12,818	-
I02B	O	Großfl. Gewebe- / Hauttransplantation m. kompliz. Konst., Eingr. an mehr. Lokal. od. schw. Weichteilsch., m. äuß. schw. CC od. kompl. OR-Proz. od. mit hochkompl. Gewebe-Tx od. Vakuumbeh. od. BNB u. kompl. OR-Proz. od. kompl. Gewebe-Tx m. äuß. schw. CC	8,799	-
I02C	O	Großfl. Gewebe- / Hauttransplantation außer an der Hand, mit kompliz. Konst., Eingriff an mehreren Lokalisationen oder schw. Weichteilschaden, bei BNB und kompl. OR-Proz. m. äußerst schweren oder schweren CC od. komplexer Gewebe-Tx m. äußerst schweren CC	5,796	-
I02D	O	Kleinflächige oder großflächige Gewebe- / Hauttransplantation außer an der Hand, mit äußerst schweren CC	4,611	-
I03A	O	Revision oder Ersatz des Hüftgelenkes mit kompl. Diagnose od. Arthrodese od. Alter < 16 Jahre oder beidseitige od. mehrere gr. Eingr. an Gelenken der unt. Extr. mit kompl. Eingriff, mit äuß. schw. CC oder mehrzeitigem Wechsel oder Eingr. an mehr. Lok.	6,225	-
I03B	O	Revision oder Ersatz des Hüftgelenkes mit kompl. Diagnose od. Arthrodese od. Alter < 16 Jahre oder beidseitige od. mehrere gr. Eingr. an Gelenken der unt. Extr. mit kompl. Eingriff, ohne äuß. schw. CC, ohne mehrzeit. Wechsel, ohne Eingr. an mehr. Lok.	2,826	-
I04Z	O	Implantation, Wechsel oder Entfernung einer Endoprothese am Kniegelenk mit komplizierender Diagnose oder Arthrodese oder Implantation einer Endoprothese nach vorheriger Explantation oder periprothetische Fraktur an der Schulter oder am Knie	3,116	-
I05A	O	Revision oder Ersatz des Hüftgelenkes ohne komplizierende Diagnose, ohne Arthrodese, ohne komplexen Eingriff, mit äußerst schweren CC	3,512	-
I05B	O	Implantation oder Wechsel einer inversen Endoprothese am Schultergelenk oder Implantation einer Sprunggelenkendoprothese	2,149	-
I05C	O	Anderer großer Gelenkersatz ohne Implantation oder Wechsel einer inversen Endoprothese am Schultergelenk, ohne Implantation einer Sprunggelenkendoprothese	1,795	-
I06A	O	Komplexe Eingriffe an der Wirbelsäule mit hochkomplexem Korrektureingriff oder bestimmten mehrzeitigen Eingriff oder mit Eingriff an mehreren Lokalisationen oder mit komplizierender Konstellation oder bei Para- / Tetraplegie mit äußerst schweren CC	6,946	-
I06B	O	Komplexe Eingriffe an Wirbelsäule, Kopf und Hals mit sehr komplexem Eingriff bei schwerer entzündlicher Erkrankung oder bestimmte bösartige Neubildung am Knochen oder Alter < 19 Jahre	4,631	-
I06C	O	Komplexe Eingriffe an Wirbelsäule, Kopf und Hals, Alter > 18 Jahre, ohne Para- / Tetraplegie oder ohne äußerst schwere CC, ohne bösartige Neubildung am Knochen, mit bestimmtem Eingriff ohne schwere entzündliche Erkrankung oder ohne bestimmten Eingriff	4,322	-
I07A	O	Amputation bei Krankheiten und Störungen an Muskel-Skelett-System und Bindegewebe	2,206	-
I07B	O	Bestimmte Amputation am Fuß	1,633	-
I08A	O	Andere Eingriffe an Hüftgelenk und Femur mit hochkomplexem Eingriff bei Beckenfraktur, mit bösartiger Neubildung, mit äußerst schweren CC oder mit weiteren komplizierenden Faktoren	4,765	-
I08B	O	Andere Eingriffe an Hüftgelenk und Femur mit sehr komplexem Eingriff oder äußerst schweren CC oder bei komplexer Diagnose oder Ersatz des Hüftgelenkes mit Eingriff an oberer Extremität oder Wirbelsäule mit bestimmten komplizierenden Faktoren	4,250	-
I08C	O	Andere Eingriffe an Hüftgelenk und Femur mit Einbringen von Abstandshaltern od. and. komplexen Eingriffen od. äuß. schw. CC od. bei kompl. Diagnose od. Ersatz des Hüftgelenks mit Eingriff an oberer Extremität od. Wirbelsäule ohne best. kompliz. Faktoren	3,126	-
I08D	O	Andere Eingriffe an Hüftgelenk und Femur mit komplexer Diagnose oder Prozedur oder äußerst schweren CC	2,604	-
I08E	O	Andere Eingriffe an Hüftgelenk und Femur ohne komplexe Diagnose oder Prozedur, ohne äußerst schwere CC, mit bestimmten Eingriffen an Becken und Femur oder mit bestimmten komplizierenden Diagnosen	2,163	-

Mittlere Verweildauer [1]	Untere Grenzverweildauer: Erster Tag mit Abschlag [2],[5]	Untere Grenzverweildauer: Bewertungsrelation pro Tag	Obere Grenzverweildauer: Erster Tag mit zusätzlichem Entgelt [3],[5]	Obere Grenzverweildauer: Bewertungsrelation pro Tag	Externe Verlegung Abschlag pro Tag (Bewertungsrelation)	Verlegungsfallpauschale	Ausnahme von Wiederaufnahme [4]	Pflegeerlös Bewertungsrelation pro Tag
6	7	8	9	10	11	12	13	14
28,4	8	0,252	46	0,058	0,077	-	-	0,8132
54,0	17	0,363	72	0,164	0,117	-	-	1,3296
42,5	13	0,313	61	0,071	0,101	-	-	1,0489
32,5	10	0,279	50	0,066	0,094	-	-	0,9523
28,7	9	0,279	47	0,066	0,094	-	-	0,9916
36,8	11	0,292	55	0,063	0,094	-	-	1,0388
17,4	5	0,241	33	0,058	0,079	-	-	0,7746
16,4	4	0,294	30	0,059	0,085	-	-	0,8252
24,8	7	0,273	43	0,069	0,085	-	-	1,1573
8,0	2	0,242	16	0,060	0,083	-	-	0,7932
6,4	1	0,285	13	0,062	0,068	-	-	0,7668
22,2	6	0,436	40	0,082	0,129	-	-	1,1524
12,5	3	0,379	25	0,108	0,106	-	-	1,1102
14,2	4	0,271	28	0,067	0,090	-	-	0,9129
16,9	5	0,247	33	0,062	0,083	-	-	0,9487
15,3	4	0,194	31	0,057	0,064	-	-	0,7349
24,3	7	0,324	42	0,078	0,105	-	-	1,1942
25,9	8	0,283	44	0,068	0,096	-	-	1,0862
18,6	5	0,250	35	0,066	0,079	-	-	0,9799
14,5	4	0,269	29	0,066	0,092	-	-	0,9554
11,2	3	0,253	21	0,063	0,088	-	-	0,9082

Anlage 1: Fallpauschalen-Katalog und Pflegeerlöskatalog   aG-DRG Version 2024

Anlage 1
Fallpauschalen-Katalog und Pflegeerlöskatalog
Teil a) Bewertungsrelationen bei Versorgung durch Hauptabteilungen

DRG	Parti-tion	Bezeichnung [6]	Bewertungsrelation bei Hauptabteilung	Bewertungsrelation bei Hauptabteilung und Beleghebamme
1	2	3	4	5
I08F	O	Andere Eingriffe an Hüftgelenk und Femur ohne komplexe Diagnose oder Prozedur, ohne äußerst schwere CC, mehr als ein Belegungstag, mit bestimmten anderen Eingriffen an Hüftgelenk und Femur	1,503	-
I08G	O	Andere Eingriffe an Hüftgelenk und Femur ohne komplexe Diagnose oder Prozedur, ohne äußerst schwere CC, mehr als ein Belegungstag, mit mäßig komplexem Eingriff	1,090	-
I08H	O	Andere Eingriffe an Hüftgelenk und Femur, ein Belegungstag oder ohne mäßig komplexen Eingriff, mit bestimmtem anderen Eingriff oder Alter < 12 Jahre oder Eingriff an der unteren Extremität	0,921	-
I08I	O	Andere Eingriffe an Hüftgelenk und Femur, ein Belegungstag oder ohne mäßig komplexen Eingriff, ohne bestimmten anderen Eingriff, Alter > 11 Jahre, ohne Eingriff an der unteren Extremität	0,773	-
I09A	O	Bestimmte Eingriffe an der Wirbelsäule mit sehr komplexer Osteosynthese und äußerst schweren CC oder bestimmter Spondylodese ab 10 Segmenten oder aufwendiger intensivmedizinischer Komplexbehandlung ab 369 Punkten	6,259	-
I09B	O	Bestimmte Eingriffe an der Wirbelsäule mit bestimmten expandierbaren Implantaten oder mehrzeitigen komplexen Eingriffen	5,278	-
I09C	O	Bestimmte Eingriffe an der Wirbelsäule mit kompl. Faktoren, mit Wirbelkörperersatz oder komplexer Spondylodese oder andere mehrzeitige komplexe Eingriffe an der Wirbelsäule mit aufwendiger intensmed. Komplexbehandlung ab 185 Aufwandspunkten	4,647	-
I09D	O	Bestimmte Eingriffe an der Wirbelsäule mit best. kompl. Faktoren, bei Frakturen der Halswirbelsäule oder sek. bösartiger Neub. des Knochens oder mit anderen mehrz. kompl. Eingriffen ohne aufwendige intensmed. Komplexbehandlung ab 185 Aufwandspunkten	4,213	-
I09E	O	Bestimmte Eingriffe an der Wirbelsäule und best. komplizierende Faktoren oder best. Eingriffe an der WS mit best. anderen kompl. Faktoren und Eingriffe ZNS oder transpleuraler Zugang BWS oder best. langstreckige Spondylodese/Osteosynthese oder Diszitis	3,377	-
I09F	O	Best. Eingriffe an der Wirbelsäule, best. kompliz. Faktoren od. Alter < 16 Jahre oder knöcherne Dekompression Spinalkanal / best. Osteosynthese > 3 Segm. oder Impl. eines Schrauben-Band-Systems oder Schrauben-Stab-Systems, 1 Segment bei Diszitis	2,668	-
I09G	O	Bestimmte Eingriffe an der Wirbelsäule mit bestimmten anderen kompliz. Faktoren oder mit anderen kompl. Faktoren und Frakturen Halswirbelsäule oder BNB der Wirbelsäule mit Kyphoplastie, mit Radiofrequenzablation oder komplexer Eingriff an der Wirbelsäule	2,351	-
I09H	O	Bestimmte Eingriffe an der Wirbelsäule mit bestimmten anderen kompliz. Faktoren oder mit anderen kompliz. Faktoren, ohne Frakturen HWS, ohne BNB der Wirbelsäule oder ohne Kyphoplastie od. ohne Radiofrequenzabl., ohne komplexen Eingriff an der Wirbelsäule	1,701	-
I09I	O	Bestimmte Eingriffe an der Wirbelsäule ohne komplizierende Faktoren	1,323	-
I10A	O	Andere Eingriffe an der Wirbelsäule mit bestimmtem Eingriff an Rückenmark, Spinalkanal, Wirbelsäule, Rumpf mit äußerst schweren CC	4,122	-
I10B	O	Andere Eingriffe WS m. best. kompl. Eingriffen od. Para- / Tetrapl. od. Wirbelfraktur m. best. Eingriffen oh. äuß. schw. CC od. best. andere Operationen WS m. äuß. schw. CC u. > 1 BT od. mäßig kompl. Eingriffe u. Diszitis od. Exzision spin. Tumorgewebe	2,284	-
I10C	O	Andere Eingriffe an der Wirbelsäule bei Bandscheibeninfektion oder mit bestimmtem Eingriff an der Wirbelsäule	1,559	-
I10D	O	Andere Eingriffe an der Wirbelsäule mit komplexem Eingriff an der Wirbelsäule oder mit äußerst schweren oder schweren CC ohne Bandscheibeninfektion, ohne Diszitis, ohne bestimmten anderen Eingriff an der Wirbelsäule	1,162	-
I10E	O	Andere Eingriffe an der Wirbelsäule mit mäßig komplexem Eingriff, mit bestimmtem kleinen Eingriff oder wenig komplexer Eingriff, mehr als 1 Belegungstag, Alter < 18 Jahre oder mit bestimmtem anderen kleinen Eingriff ohne äußerst schwere oder schwere CC	0,996	-
I10F	O	Andere Eingriffe an der Wirbelsäule ohne mäßig komplexen Eingriff an der Wirbelsäule mit bestimmtem kleinen Eingriff oder wenig komplexer Eingriff, mehr als ein Belegungstag oder ohne bestimmten anderen kleinen Eingriff, Alter > 17 Jahre	0,817	-
I10G	O	Andere Eingriffe an der Wirbelsäule ohne mäßig komplexen Eingriff an der Wirbelsäule, ohne bestimmten kleinen Eingriff, ohne wenig komplexen Eingriff oder ein Belegungstag, mit anderem kleinen Eingriff	0,630	-

Mittlere Verweildauer [1]	Untere Grenz-verweildauer: Erster Tag mit Abschlag [2,5]	Untere Grenz-verweildauer: Bewertungs-relation pro Tag	Obere Grenz-verweildauer: Erster Tag mit zusätzlichem Entgelt [3,5]	Obere Grenz-verweildauer: Bewertungs-relation pro Tag	Externe Verlegung Abschlag pro Tag (Bewertungsrelation)	Verlegungs-fallpauschale	Ausnahme von Wiederaufnahme [4]	Pflegeerlös Bewertungs-relation pro Tag
6	7	8	9	10	11	12	13	14
9,2	2	0,264	18	0,062	0,082	-	-	0,8869
4,9	1	0,223	12	0,063	0,076	-	-	0,8026
3,2	1	0,146	8	0,075	0,082	-	-	0,9182
2,6	1	0,152	5	0,081	0,076	-	-	0,9609
26,9	8	0,347	45	0,082	0,110	-	-	1,2939
20,2	6	0,279	36	0,066	0,092	-	-	0,9167
17,8	5	0,306	32	0,076	0,096	-	-	1,0607
21,4	6	0,308	39	0,071	0,096	-	-	0,9969
13,8	4	0,236	27	0,061	0,075	-	-	0,8249
11,1	3	0,240	22	0,060	0,083	-	-	0,7519
8,2	2	0,238	16	0,060	0,082	-	-	0,7497
7,4	1	0,420	17	0,061	0,087	-	-	0,6987
8,1	2	0,230	17	0,060	0,077	-	-	0,6905
21,8	6	0,312	40	0,072	0,099	-	-	1,0323
11,4	3	0,266	25	0,064	0,089	-	-	0,8031
6,0	1	0,268	13	0,061	0,071	-	-	0,7319
5,3	1	0,221	12	0,059	0,070	-	-	0,7072
5,1	1	0,330	11	0,058	0,069	-	-	0,6568
4,8	1	0,221	10	0,058	0,067	-	-	0,6697
5,4	1	0,182	14	0,064	0,072	-	-	0,6797

Anlage 1

Fallpauschalen-Katalog und Pflegeerlöskatalog
Teil a) Bewertungsrelationen bei Versorgung durch Hauptabteilungen

DRG	Parti-tion	Bezeichnung[6]	Bewertungsrelation bei Hauptabteilung	Bewertungsrelation bei Hauptabteilung und Beleghebamme
1	2	3	4	5
I10H	O	Andere Eingriffe an der Wirbelsäule ohne mäßig komplexen Eingriff, ohne bestimmten kleinen Eingriff, ohne anderen kleinen Eingriff	0,534	-
I11Z	O	Eingriffe zur Verlängerung einer Extremität	2,237	-
I12A	O	Knochen- und Gelenkinfektion / -entzündung mit verschiedenen Eingriffen am Muskel-Skelett-System und Bindegewebe mit äußerst schweren CC	4,078	-
I12B	O	Knochen- und Gelenkinfektion / -entzündung mit verschiedenen Eingriffen am Muskel-Skelett-System und Bindegewebe mit schweren CC, mit Revision des Kniegelenkes, mit Einbringen oder Wechsel von Abstandshaltern oder Osteomyelitis, Alter < 16 Jahre	2,376	-
I12C	O	Knochen- und Gelenkinfektion / -entzündung mit verschiedenen Eingriffen am Muskel-Skelett-System und Bindegewebe mit schweren CC, ohne Revision des Kniegelenkes, ohne Einbringen oder Wechsel von Abstandshaltern, ohne Osteomyelitis, Alter > 15 Jahre	1,459	-
I13A	O	Bestimmte Eingriffe an den Extremitäten mit komplexem Mehrfacheingriff, mit komplizierendem Eingriff an der unteren Extremität oder aufwendiger Osteosynthese	2,895	-
I13B	O	Bestimmte Eingriffe an den Extremitäten mit best. Mehrfacheingriff oder kompliz. Diagnose oder Endoprothese der oberen Extremität oder mit Fixateur ext., mit best. BNB od. mit Einbringen von Abstandshalt. Alter < 18 J. mit äuß. schw. od. schw. CC	2,548	-
I13C	O	Bestimmte Eingriffe an den Extremitäten mit best. Mehrfacheingr. od. kompliz Diag. od. bei Endopr. der oberen Extrem. od. m. Fix. ext., m. kompl. Eingr. od. schw. Weichteilsch., m. best. kompl. Osteot. od. BNB od. Alter < 18 J. m. äuß. od. schw. CC	1,927	-
I13D	O	Bestimmte Eingriffe an den Extremitäten mit bestimmtem anderen Mehrfacheingriff od. komplizierender Diagnose oder bei endoprothetischem Eingriff an der oberen Extremität od. mit Fixateur externe oder mit and. kompl. Eingr. od. bei sek. BNB Knochen/-mark	1,630	-
I13E	O	Bestimmte Eingriffe an den Extremitäten od. bei Endoproth. am Knie m. kompl. Eingr. od. schw. Weichteilsch. od. Pseudarthrose od. best. Osteotom. od. best. Eingr. Knieproth. od. Epiphyseodese od. bei BNB od. Alter > 17 J. od. ohne äuß. schw. od. schw. CC	1,335	-
I13F	O	Bestimmte Eingriffe an den Extremitäten mit bestimmtem anderen Eingriff an den Extremitäten oder bei bösartiger Neubildung oder kleiner Eingriff bei Knochen- und Gelenkinfektion oder Alter < 18 Jahre mit äußerst schweren oder schweren CC	1,022	-
I13G	O	Bestimmte Eingriffe an den Extremitäten ohne bestimmten anderen Eingriff an den Extremitäten, außer bei bösartiger Neubildung, ohne kleinen Eingriff bei Knochen- und Gelenkinfektion oder Alter > 17 Jahre oder ohne äußerst schwere oder schwere CC	0,913	-
I14Z	O	Revision eines Amputationsstumpfes	1,107	-
I15A	O	Operationen am Hirn- und Gesichtsschädel, mit bestimmtem intrakraniellen Eingriff oder komplexem Eingriff an der Mandibula, Alter < 16 Jahre	2,356	-
I15B	O	Operationen am Hirn- und Gesichtsschädel, ohne bestimmten intrakraniellen Eingriff, ohne bestimmten Eingriff an der Mandibula oder Alter > 15 Jahre	1,526	-
I16A	O	Andere Eingriffe an der Schulter und bestimmte Eingriffe an der oberen Extremität mit bestimmtem Eingriff an Schulter, Oberarm und Ellenbogen	0,839	-
I16B	O	Andere Eingriffe an der Schulter und bestimmte Eingriffe an der oberen Extremität ohne bestimmten Eingriff an Schulter, Oberarm und Ellenbogen, mit bestimmtem anderen Eingriff an Klavikula, Schulter und Ellenbogen	0,770	-
I16C	O	Andere Eingriffe an der Schulter und bestimmte Eingriffe an der oberen Extremität ohne bestimmten Eingriff an Schulter, Oberarm und Ellenbogen, ohne bestimmten anderen Eingriff an Klavikula, Schulter und Oberarm	0,623	-
I17A	O	Aufwendige Operationen am Gesichtsschädel oder Alter < 16 Jahre	1,833	-
I17B	O	Operationen am Gesichtsschädel ohne aufwendige Operationen, Alter > 15 Jahre	0,973	-
I18A	O	Wenig komplexe Eingriffe an Kniegelenk, Ellenbogengelenk und Unterarm, Alter < 16 Jahre oder mit mäßig komplexem Eingriff oder mit beidseitigem Eingriff am Kniegelenk	0,798	-
I18B	O	Wenig komplexe Eingriffe an Kniegelenk, Ellenbogengelenk und Unterarm, Alter > 15 Jahre, ohne mäßig komplexen Eingriff, ohne beidseitigen Eingriff am Kniegelenk	0,678	-
I19A	O	Implantation und Wechsel von Neurostimulatoren und Neurostimulationselektroden bei Krankheiten und Störungen an Muskel-Skelett-System und Bindegewebe ohne Implantation oder Wechsel eines permanenten Elektrodensystems	1,257	-

Mittlere Verweildauer [1]	Untere Grenzverweildauer: Erster Tag mit Abschlag [2,5]	Untere Grenzverweildauer: Bewertungsrelation pro Tag	Obere Grenzverweildauer: Erster Tag mit zusätzlichem Entgelt [3,5]	Obere Grenzverweildauer: Bewertungsrelation pro Tag	Externe Verlegung Abschlag pro Tag (Bewertungsrelation)	Verlegungsfallpauschale	Ausnahme von Wiederaufnahme [4]	Pflegeerlös Bewertungsrelation pro Tag
6	7	8	9	10	11	12	13	14
2,6	1	0,147	5	0,049	0,071	-	-	0,8643
7,0	1	0,368	14	0,056	0,092	-	-	0,7837
25,4	7	0,308	43	0,072	0,091	-	-	1,0065
16,7	5	0,244	31	0,060	0,081	-	-	0,8301
11,1	3	0,216	23	0,054	0,071	-	-	0,6908
15,2	4	0,241	28	0,054	0,076	-	-	0,7256
12,6	3	0,275	24	0,054	0,081	-	-	0,7255
8,5	2	0,249	18	0,059	0,081	-	-	0,7429
7,5	2	0,234	16	0,058	0,081	-	-	0,7165
5,7	1	0,530	13	0,060	0,069	-	-	0,7356
4,4	1	0,276	10	0,059	0,071	-	-	0,7489
4,0	1	0,246	10	0,063	0,068	-	-	0,7590
9,6	2	0,229	21	0,050	0,061	-	-	0,6948
6,5	1	0,518	14	0,157	0,136	-	-	1,6378
5,9	1	0,325	14	0,071	0,086	-	-	1,0392
2,5	1	0,122	5	0,073	0,071	-	-	0,8409
2,8	1	0,129	6	0,068	0,077	-	-	0,7921
2,5	1	0,098	5	0,075	0,076	-	-	0,8507
6,5	1	0,469	14	0,068	0,094	-	-	0,8063
4,3	1	0,239	9	0,076	0,091	-	-	0,7939
3,3	1	0,187	8	0,062	0,076	-	-	0,7984
3,1	1	0,156	7	0,068	0,052	-	-	0,8112
3,1	1	0,446	7	0,060	0,086	-	-	0,6969

Anlage 1

Fallpauschalen-Katalog und Pflegeerlöskatalog
Teil a) Bewertungsrelationen bei Versorgung durch Hauptabteilungen

DRG	Parti- tion	Bezeichnung[6]	Bewertungsrelation bei Hauptabteilung	Bewertungsrelation bei Hauptabteilung und Beleghebamme
1	2	3	4	5
I19B	O	Implantation und Wechsel von Neurostimulatoren und Neurostimulationselektroden bei Krankheiten und Störungen an Muskel-Skelett-System und Bindegewebe mit Implantation oder Wechsel eines permanenten Elektrodensystems	1,438	-
I20A	O	Eingriffe am Fuß mit mehreren hochkomplexen Eingriffen oder Teilwechsel Endoprothese des unteren Sprunggelenks, mit hochkomplexem Eingriff und komplexer Diagnose oder bestimmter Arthrodese	2,044	-
I20B	O	Eingriffe am Fuß mit mehreren komplexen Eingriffen od. hochkompl. Eingriff od. Teilwechsel Endoprothese d. unteren Sprunggelenks od. bei Zerebralparese od. mit kompl. Eingriff und kompl. Diagnose od. mit Eingriff an Sehnen des Rückfußes, Alter < 12 Jahre	1,649	-
I20C	O	Eingriffe am Fuß ohne mehrere komplexe Eingriffe, ohne hochkomplexen Eingriff, mit bestimmten komplizierenden Faktoren oder Alter > 11 Jahre	1,168	-
I20D	O	Eingriffe am Fuß ohne bestimmte komplizierende Faktoren, mit Knochentransplantation oder schwerem Weichteilschaden oder bestimmtem Eingriff am Fuß oder Kalkaneusfraktur	0,958	-
I20E	O	Andere Eingriffe am Fuß oder chronische Polyarthritis oder Diabetes Mellitus mit Komplikationen oder Alter < 16 Jahre	0,817	-
I20F	O	Eingriffe am Fuß ohne komplexe Eingriffe oder komplizierende Faktoren, Alter > 15 Jahre	0,647	-
I21Z	O	Lokale Exzision und Entfernung von Osteosynthesematerial an Hüftgelenk, Femur und Wirbelsäule oder komplexe Eingriffe an Ellenbogengelenk und Unterarm oder bestimmte Eingriffe an der Klavikula	0,837	-
I22A	O	Gewebe- / Hauttransplantation, außer an der Hand, mit großfläch. Gewebetransplantation, mit komplizierender Konstellation, Eingriff an mehreren Lokalisationen, schwerem Weichteilschaden oder komplexer Gewebetransplantation mit schwerem CC	3,978	-
I22B	O	Gewebe- / Hauttransplantation, außer an der Hand, mit kleinflächiger Gewebetransplantation od. mit großflächiger Gewebetransplantation ohne kompliz. Konst., oh. Eingr. an mehreren Lokal., oh. schw. Weichteilschaden, oh. kompl. Gewebetranspl. m. schw. CC	3,142	-
I23A	O	Andere kleine Eingriffe an Knochen und Weichteilen mit bestimmten kleinen Eingriffen am Knochen oder Revision mit Osteosynthese an der oberen Extremität oder Alter < 18 Jahre mit äußerst schweren oder schweren CC	0,826	-
I23B	O	Andere kleine Eingriffe an Knochen und Weichteilen mit bestimmten kleinen Eigriffen an Knochen und Weichteilen, Alter > 17 Jahre oder ohne äußerst schwere oder schwere CC	0,691	-
I23C	O	Andere kleine Eingriffe an Knochen und Weichteilen ohne bestimmte kleine Eingriffe an Knochen und Weichteilen, Alter > 17 Jahre oder ohne äußerst schwere oder schwere CC	0,539	-
I24A	O	Arthroskopie oder andere Eingriffe an den Extremitäten oder Eingriffe am Weichteilgewebe oder Alter < 18 Jahre	0,633	-
I24B	O	Arthroskopie oder andere Eingriffe an den Extremitäten oder Eingriffe am Weichteilgewebe ohne komplexen Eingriff, Alter > 17 Jahre	0,542	-
I26A	O	Intensivmedizinische Komplexbehandlung > 785 / 829 / - Aufwandspunkte bei Krankheiten und Störungen an Muskel-Skelett-System und Bindegewebe	9,931	-
I26B	O	Intensivmedizinische Komplexbehandlung > 588 / 552 / 552 Aufwandspunkte bei Krankheiten und Störungen an Muskel-Skelett-System und Bindegewebe oder bestimmte hochaufwendige Implantate	7,583	-
I27A	O	Eingriffe am Weichteilgew. od. kleinfl. Gewebe-Tx m. best. Diagn. u. best. Eingr. od. m. äuß. schw. CC od. b. BNB m. schw. CC, m. best. Diagn. u. kompl. Eingr. od. Nephrekt. od. best. BNB m. best. Eingr. Abdomen od. Thorax od. Tx e. Zehe als Fingerersatz	3,471	-
I27B	O	Eingriffe am Weichteilgewebe oder kleinflächige Gewebe-Tx mit äußerst schweren CC oder bei BNB mit schweren CC oder mit kompliz. Faktoren, mit schweren CC oder bei BNB oder mit best. Eingr. am Weichteilgewebe, > 1 Belegungstag oder best. Eingriff	3,098	-
I27C	O	Eingriffe am Weichteilgewebe oder kleinflächige Gewebetransplantationen mit schweren CC oder bei BNB oder mit bestimmtem Eingriff am Weichteilgewebe, mehr als ein Belegungstag oder bestimmter Eingriff ohne komplizierende Faktoren	1,363	-
I27D	O	Bestimmte andere Eingriffe am Weichteilgewebe oder ein Belegungstag	1,008	-
I27E	O	Bestimmte kleine Eingriffe am Weichteilgewebe oder ein Belegungstag	0,715	-

Mittlere Verweildauer [1]	Untere Grenzverweildauer: Erster Tag mit Abschlag [2, 5]	Untere Grenzverweildauer: Bewertungsrelation pro Tag	Obere Grenzverweildauer: Erster Tag mit zusätzlichem Entgelt [3, 5]	Obere Grenzverweildauer: Bewertungsrelation pro Tag	Externe Verlegung Abschlag pro Tag (Bewertungsrelation)	Verlegungsfallpauschale	Ausnahme von Wiederaufnahme [4]	Pflegeerlös Bewertungsrelation pro Tag
6	7	8	9	10	11	12	13	14
3,0	1	0,104	7	0,057	0,094	-	-	0,7385
10,3	2	0,259	22	0,051	0,069	-	-	0,7130
8,3	2	0,213	18	0,057	0,076	-	-	0,7088
6,1	1	0,559	15	0,058	0,073	-	-	0,7094
3,1	1	0,238	7	0,060	0,074	-	-	0,7677
3,1	1	0,192	7	0,059	0,073	-	-	0,7992
2,7	1	0,121	6	0,065	0,069	-	-	0,7772
2,8	1	0,155	6	0,069	0,067	-	-	0,8386
24,2	7	0,239	42	0,055	0,076	-	-	0,7777
22,9	7	0,229	41	0,056	0,076	-	-	0,7953
3,5	1	0,130	8	0,058	0,065	-	-	0,8657
2,7	1	0,147	6	0,065	0,067	-	-	0,8769
2,6	1	0,093	5	0,061	0,048	-	-	0,8784
2,8	1	0,146	7	0,069	0,079	-	-	0,9945
2,4	1	0,108	5	0,065	0,066	-	-	0,9938
32,1	10	0,704	50	0,241	-	x	x	2,6207
29,4	9	0,584	47	0,198	-	x	x	2,2762
12,1	3	0,441	25	0,127	0,130	-	-	1,2308
17,9	5	0,296	36	0,072	0,095	-	-	0,9862
7,8	2	0,247	18	0,067	0,085	-	-	0,8110
4,0	1	0,342	9	0,067	0,094	-	-	0,7460
3,4	1	0,180	8	0,064	0,097	-	-	0,7845

Anlage 1
Fallpauschalen-Katalog und Pflegeerlöskatalog
Teil a) Bewertungsrelationen bei Versorgung durch Hauptabteilungen

DRG	Parti-tion	Bezeichnung [6]	Bewertungsrelation bei Hauptabteilung	Bewertungsrelation bei Hauptabteilung und Beleghebamme
1	2	3	4	5
I28A	O	Andere Eingriffe an Muskel-Skelett-System und Bindegewebe mit bestimmter offen chirurgischer Stabilisierung der Thoraxwand oder bestimmtem Eingriff am Zwerchfell oder Alter < 18 Jahre bei bösartiger Neubildung	2,063	-
I28B	O	Andere Eingriffe an Muskel-Skelett-System und Bindegewebe mit komplexem Eingriff an Thorax und Abdomen oder Implantation/Wechsel best. Medikamentenpumpen oder Eingriff bei bösartiger Neubildung an Knochen und Gelenken, mehr als ein Belegungstag	1,454	-
I28C	O	Andere Eingriffe an Muskel-Skelett-System und Bindegewebe mit bestimmtem Eingriff an Knochen, Weichteilen oder Bindegewebe, mehr als ein Belegungstag oder Alter < 10 Jahre	1,554	-
I28D	O	Andere Eingriffe an Muskel-Skelett-System und Bindegewebe mit mäßig komplexem Eingriff, mehr als ein Belegungstag, Alter > 9 Jahre	1,068	-
I28E	O	Andere Eingriffe an Muskel-Skelett-System und Bindegewebe, ohne bestimmte, mäßig komplexe und komplexe Eingriffe, Alter > 9 Jahre oder ein Belegungstag	0,851	-
I29A	O	Komplexe Eingriffe am Schultergelenk oder bestimmte Osteosynthesen an der Klavikula, bei komplizierender Diagnose oder Eingriff an mehreren Lokalisationen	1,293	-
I29B	O	Komplexe Eingriffe am Schultergelenk oder best. Osteosynthesen an der Klavikula ohne kompliz. Diagnose, ohne Eingriff an mehreren Lokalisationen oder sonst. arthroskopische Rekonstruktion der Rotatorenmanschette mit bestimmten Eingriffen an der Schulter	1,005	-
I29C	O	Sonstige arthroskopische Rekonstruktion der Rotatorenmanschette ohne bestimmte Eingriffe an der Schulter	0,822	-
I30A	O	Arthroskopischer Eingriff am Hüftgelenk, Alter < 16 Jahre oder komplexe Eingriffe am Kniegelenk mit sehr komplexem Eingriff oder bestimmte komplexe Eingriffe am Kniegelenk, Alter < 18 Jahre, mit äußerst schweren oder schweren CC	1,410	-
I30B	O	Arthroskopischer Eingriff am Hüftgelenk, Alter > 15 Jahre oder bestimmte komplexe Eingriffe am Kniegelenk, Alter > 17 Jahre oder ohne äußerst schwere oder schwere CC	0,948	-
I30C	O	Komplexe Eingriffe am Kniegelenk ohne bestimmte komplexe Eingriffe am Kniegelenk, Alter > 17 Jahre oder ohne äußerst schwere oder schwere CC oder bestimmte arthroskopische Eingriffe am Hüftgelenk, Alter > 15 Jahre	0,732	-
I31A	O	Mehrere komplexe Eingriffe an Ellenbogengelenk und Unterarm oder gelenkübergreifende Weichteildistraktion bei angeborenen Anomalien der Hand, mit aufwendigen Eingriffen am Unterarm	2,120	-
I31B	O	Mehrere komplexe Eingriffe an Ellenbogengelenk und Unterarm oder gelenkübergreifende Weichteildistraktion bei angeborenen Anomalien der Hand oder bestimmte Eingriffe bei Mehrfragmentfraktur der Patella, mit bestimmten komplexen Eingriffen am Unterarm	1,415	-
I31C	O	Mehrere komplexe Eingriffe an Ellenbogengelenk und Unterarm ohne gelenkübergreifende Weichteildistraktion bei angeborenen Anomalien der Hand, ohne bestimmte Eingriffe bei Mehrfragmentfraktur der Patella, ohne bestimmte komplexe Eingriffe am Unterarm	1,093	-
I32A	O	Eingr. an Handgelenk u. Hand mit mehrzeitigem kompl. od. mäßig kompl. Eingr. od. mit Komplexbehandl. Hand od. mit aufwendigem rekonstruktivem Eingr. bei angeborener Fehlbildung der Hand oder mit best. gefäßgestielten Knochentx. bei Pseudarthrose der Hand	1,725	-
I32B	O	Eingriffe an Handgelenk und Hand mit komplexem Eingriff oder bei angeborener Anomalie der Hand oder Pseudarthrose, Alter < 6 Jahre oder bei schweren Weichteilschäden oder mit komplexen Eingriffen bei angeborener Fehlbildung der Hand, Alter < 16 Jahre	1,168	-
I32C	O	Eingriffe an Handgelenk und Hand mit komplexem Eingriff oder bei angeborener Anomalie der Hand oder Pseudarthrose, Alter > 5 Jahre oder mit hochkomplexem Eingriff bei angeb. Fehlbildung der Hand, Alter < 16 Jahre oder mit best. Eingr. od. kompl. Diagnose	1,481	-
I32D	O	Eingriffe an Handgelenk und Hand mit komplexem Eingriff, ohne komplexe Diagnose oder ohne sehr komplexen Eingriff oder mit komplexer Diagnose oder mit bestimmtem oder beidseitigem Eingriff	1,001	-
I32E	O	Bestimmte mäßig komplexe Eingriffe an Handgelenk und Hand, mehr als ein Belegungstag oder Alter < 6 Jahre	0,767	-
I32F	O	Eingriffe an Handgelenk und Hand ohne komplexe oder mäßig komplexe Eingriffe oder ohne bestimmtem mäßig komplexen Eingriff, Alter > 5 Jahre, ein Belegungstag	0,611	-

Mittlere Verweildauer [1]	Untere Grenzverweildauer: Erster Tag mit Abschlag [2), 5)]	Untere Grenzverweildauer: Bewertungsrelation pro Tag	Obere Grenzverweildauer: Erster Tag mit zusätzlichem Entgelt [3), 5)]	Obere Grenzverweildauer: Bewertungsrelation pro Tag	Externe Verlegung Abschlag pro Tag (Bewertungsrelation)	Verlegungsfallpauschale	Ausnahme von Wiederaufnahme [4)]	Pflegeerlös Bewertungsrelation pro Tag
6	7	8	9	10	11	12	13	14
7,1	1	0,613	14	0,121	0,123	-	-	1,3925
7,4	1	0,360	16	0,068	0,086	-	-	0,8002
10,2	2	0,366	23	0,072	0,097	-	-	0,7896
8,0	2	0,261	18	0,064	0,090	-	-	0,6609
4,6	1	0,274	13	0,066	0,077	-	-	0,8191
4,2	1	0,406	10	0,065	0,075	-	-	0,7685
2,7	1	0,176	6	0,071	0,070	-	-	0,8920
2,6	1	0,142	5	0,066	0,069	-	-	0,8452
4,9	1	0,238	12	0,063	0,073	-	-	0,6386
2,8	1	0,154	6	0,070	0,074	-	-	0,8008
3,3	1	0,160	8	0,063	0,067	-	-	0,7966
8,5	2	0,248	17	0,058	0,074	-	-	0,7139
5,3	1	0,507	13	0,061	0,089	-	-	0,7475
3,8	1	0,266	9	0,067	0,081	-	-	0,7396
10,2	2	0,255	21	0,128	0,069	-	-	0,6338
3,9	1	0,469	8	0,086	0,091	-	-	0,5161
6,6	1	0,284	17	0,061	0,070	-	-	0,6795
3,2	1	0,184	7	0,069	0,075	-	-	0,7831
3,0	1	0,215	7	0,064	0,069	-	-	0,7530
2,6	1	0,068	5	0,065	0,071	-	-	0,9209

Anlage 1

Fallpauschalen-Katalog und Pflegeerlöskatalog
Teil a) Bewertungsrelationen bei Versorgung durch Hauptabteilungen

DRG	Partition	Bezeichnung [6]	Bewertungsrelation bei Hauptabteilung	Bewertungsrelation bei Hauptabteilung und Beleghebamme
1	2	3	4	5
I33Z	O	Rekonstruktion von Extremitätenfehlbildungen	1,339	-
I34Z	O	Geriatrische frührehabilitative Komplexbehandlung mit bestimmter OR-Prozedur bei Krankheiten und Störungen an Muskel-Skelett-System und Bindegewebe	2,606	-
I36Z	O	Beidseitige oder kombinierte Implantation oder Wechsel einer Endoprothese an Hüft-, Kniegelenk und/oder an der oberen Extremität	2,515	-
I39Z	O	Strahlentherapie bei Krankheiten und Störungen an Muskel-Skelett-System und Bindegewebe, Bestrahlungen an mindestens 8 Tagen	2,517	-
I41Z	A	Geriatrische frührehabilitative Komplexbehandlung bei Krankheiten und Störungen an Muskel-Skelett-System und Bindegewebe	1,402	-
I42A	A	Multimodale Schmerztherapie bei Krankheiten und Störungen an Muskel-Skelett-System und Bindegewebe, mindestens 14 Tage	1,174	-
I42B	A	Multimodale Schmerztherapie bei Krankheiten und Störungen an Muskel-Skelett-System und Bindegewebe, weniger als 14 Tage	0,867	-
I43A	O	Implantation oder Wechsel bestimmter Endoprothesen am Knie- oder am Ellenbogengelenk oder Prothesenwechsel am Schulter- oder am Sprunggelenk oder Entfernung bestimmter Endoprothesen am Kniegelenk, mit äußerst schweren CC	5,353	-
I43B	O	Implantation oder Wechsel bestimmter Endoprothesen am Knie- oder am Ellenbogengelenk oder Prothesenwechsel am Schulter- oder am Sprunggelenk oder Entfernung bestimmter Endoprothesen am Kniegelenk, ohne äußerst schwere CC	2,549	-
I44A	O	Bestimmte Endoprotheseneingriffe am Kniegelenk mit äußerst schweren CC oder Implantation bestimmter schaftverankerten Prothese am Knie oder Korrektur einer Brustkorbdeformität	2,319	-
I44B	O	Bestimmte Endoprotheseneingriffe am Kniegelenk ohne äußerst schwere CC, mit bestimmtem Wechsel von Endoprothesen oder Implantation einer patientenindividuell angefertigten Endoprothese am Kniegelenk oder Einbringen oder Wechsel von Abstandshaltern	2,147	-
I44C	O	Bestimmte Endoprotheseneingriffe am Kniegelenk ohne äußerst schwere CC, ohne bestimmten Wechsel von Endoprothesen oder Prothesenkomponenten, ohne Impl. e. patientenindiv. angefertigten Endoprothese am Knie, ohne Einbringen od. Wechsel von Abstandshaltern	1,681	-
I44D	O	Bestimmte Endoprotheseneingriffe am Kniegelenk oder Einbringen einer Entlastungsfeder am Kniegelenk	1,511	-
I44E	O	Andere Endoprotheseneingriffe am Kniegelenk	1,270	-
I45A	O	Implantation und Ersatz einer Bandscheibenendoprothese, mehr als ein Segment	2,195	-
I45B	O	Implantation und Ersatz einer Bandscheibenendoprothese, weniger als 2 Segmente	1,517	-
I46A	O	Prothesenwechsel am Hüftgelenk mit äußerst schweren CC oder Eingriff an mehreren Lokalisationen	4,407	-
I46B	O	Prothesenwechsel am Hüftgelenk ohne äußerst schwere CC, ohne Eingriff an mehreren Lokalisationen, mit periprothetischer Fraktur	3,183	-
I46C	O	Prothesenwechsel am Hüftgelenk ohne äußerst schwere CC, ohne Eingriff an mehreren Lokalisationen, ohne periprothetische Fraktur	2,429	-
I47A	O	Revision oder Ersatz des Hüftgelenkes ohne komplizierende Diagnose, ohne Arthrodese, ohne äußerst schwere CC, Alter > 15 Jahre, mit komplizierendem Eingriff	2,216	-
I47B	O	Revision oder Ersatz des Hüftgelenkes ohne best. kompliz. Faktoren, mit kompl. Diagnose an Becken/Oberschenkel, mit best. endoproth. oder gelenkplast. Eingr. od. m. Impl. od. Wechsel Radiuskopfproth. od. m. kompl. Erstimpl. od. m. Entf. Osteosynthesemat.	1,808	-
I47C	O	Revision oder Ersatz des Hüftgelenkes ohne best. kompliz. Faktoren, ohne komplexe Diagnose an Becken/OS, ohne best. endoproth. Eingriff, ohne gelenkpl. Eingriff am Hüftgelenk, ohne Impl. oder Wechsel einer Radiuskopfprothese, ohne Entf. Osteosynthesemat.	1,408	-
I50A	O	Gewebe- / Haut-Transplantation außer an der Hand, ohne bestimmte komplizierende Faktoren, mit bestimmtem Eingriff oder bestimmter Vakuumbehandlung mit kontinuierlicher Sogbehandlung ab 8 Tagen	2,317	-
I50B	O	Gewebe- / Haut-Transplantation außer an der Hand, ohne bestimmte komplizierende Faktoren, ohne bestimmten Eingriff, mit bestimmter Vakuumbehandlung oder Alter < 16 Jahre	1,516	-
I50C	O	Gewebe- / Haut-Transplantation außer an der Hand, ohne bestimmte komplizierende Faktoren, ohne bestimmten Eingriff, ohne bestimmte Vakuumbehandlung, Alter > 15 Jahre	0,656	-

Mittlere Verweildauer [1]	Untere Grenzverweildauer: Erster Tag mit Abschlag [2,5]	Untere Grenzverweildauer: Bewertungsrelation pro Tag	Obere Grenzverweildauer: Erster Tag mit zusätzlichem Entgelt [3,5]	Obere Grenzverweildauer: Bewertungsrelation pro Tag	Externe Verlegung Abschlag pro Tag (Bewertungsrelation)	Verlegungsfallpauschale	Ausnahme von Wiederaufnahme [4]	Pflegeerlös Bewertungsrelation pro Tag
6	7	8	9	10	11	12	13	14
3,0	1	0,194	6	0,066	0,098	-	-	0,8970
23,6	-	-	36	0,054	0,071	-	-	0,8113
9,1	2	0,316	18	0,059	0,091	-	-	0,7984
19,2	5	0,415	34	0,122	-	x	x	0,7722
19,7	-	-	29	0,050	0,068	-	-	0,7033
16,0	-	-	19	0,057	0,069	-	x	0,4215
10,1	-	-	15	0,056	0,079	-	x	0,4310
29,1	9	0,254	47	0,064	0,084	-	-	0,9171
9,9	2	0,283	19	0,058	0,079	-	-	0,7497
10,1	2	0,315	18	0,055	0,078	-	-	0,7078
11,1	3	0,226	21	0,061	0,071	-	-	0,7700
7,4	1	0,441	12	0,061	0,097	-	-	0,7192
6,0	1	0,297	10	0,064	0,090	-	-	0,7286
6,7	1	0,408	12	0,063	0,086	-	-	0,6941
4,1	1	0,212	8	0,064	0,084	-	-	0,6410
3,7	1	0,170	7	0,065	0,073	-	-	0,6422
22,9	7	0,307	39	0,070	0,103	-	-	1,0773
17,6	5	0,256	33	0,064	0,080	-	-	0,9856
11,9	3	0,261	23	0,059	0,081	-	-	0,8052
11,7	3	0,240	23	0,060	0,074	-	-	0,8346
10,1	2	0,316	19	0,062	0,084	-	-	0,8872
7,0	1	0,310	12	0,056	0,076	-	-	0,7246
15,7	4	0,239	30	0,053	0,072	-	-	0,6638
10,0	2	0,294	20	0,052	0,071	-	-	0,6491
4,4	1	0,205	10	0,065	0,076	-	-	0,6307

Anlage 1

Fallpauschalen-Katalog und Pflegeerlöskatalog
Teil a) Bewertungsrelationen bei Versorgung durch Hauptabteilungen

DRG	Parti-tion	Bezeichnung[6]	Bewertungsrelation bei Hauptabteilung	Bewertungsrelation bei Hauptabteilung und Beleghebamme
1	2	3	4	5
I54A	O	Strahlentherapie bei Krankheiten und Störungen an Muskel-Skelett-System und Bindegewebe, bei bösartiger Neubildung, Bestrahlungen an mindestens 5 Tagen oder Alter < 18 Jahre	1,198	-
I54B	O	Strahlentherapie bei Krankheiten und Störungen an Muskel-Skelett-System und Bindegewebe, bei bösartiger Neubildung, Bestrahlungen an weniger als 5 Tagen, Alter > 17 Jahre	0,820	-
I59Z	O	Andere Eingriffe an den Extremitäten oder am Gesichtsschädel	0,709	-
I64A	M	Osteomyelitis, Alter < 16 Jahre	1,215	-
I64B	M	Osteomyelitis, Alter > 15 Jahre, mit äußerst schweren oder schweren CC oder Tuberkulose der Knochen und Gelenke	1,436	-
I64C	M	Osteomyelitis, Alter > 15 Jahre, ohne äußerst schwere oder schwere CC	0,611	-
I65A	M	Bösartige Neubildung des Bindegewebes einschließlich pathologischer Fraktur, Alter < 17 Jahre oder mit äußerst schweren CC oder Alter < 16 Jahre mit äußerst schweren oder schweren CC	1,344	-
I65B	M	Bösartige Neubildung des Bindegewebes einschließlich pathologischer Fraktur, Alter < 17 Jahre oder mit äußerst schweren CC, Alter > 15 Jahre oder ohne äußerst schwere oder schwere CC	0,841	-
I65C	M	Bösartige Neubildung des Bindegewebes einschließlich pathologischer Fraktur, Alter > 16 Jahre, ohne äußerst schwere CC	0,601	-
I66A	M	Andere Erkrankungen des Bindegewebes oder Frakturen an Becken und Schenkelhals, mit komplizierender Konstellation oder intensivmedizinischer Komplexbehandlung > 392 / 368 / 368 Aufwandspunkte	3,339	-
I66B	M	Andere Erkrankungen des Bindegewebes, mit äußerst schweren CC oder intensivmedizinischer Komplexbehandlung > 196 / 184 / - Aufwandspunkte oder anderen komplizierenden Konstellationen	2,058	-
I66C	M	Frakturen an Becken und Schenkelhals, mit äußerst schweren CC oder bestimmte kinder-/jugendrheumatologische Behandlung, Alter < 1 Jahr oder multisystemisches Entzündungssyndrom bei COVID-19 mit intensivmedizinischer Komplexbehandlung im Kindesalter	1,526	-
I66D	M	Kinder-/jugendrheum. Komplexbeh. 7 bis 13 Behandlungstage, Alter > 0 Jahre od. Amyloidose, adulte Form des Morbus Still, best. Vaskulitiden od. syst. rheum. Erkrankungen, Alter < 16 Jahre od. m. multisystem. Entzündungssyndrom bei COVID-19, mehr als 1 BT	0,850	-
I66E	M	Amyloidose, bestimmte Vaskulitiden oder adulte Form des Morbus Still, Alter > 15 Jahre	0,736	-
I66F	M	Frakturen an Becken und Schenkelhals oder bestimmte Systemkrankheiten des Bindegewebes	0,609	-
I66G	M	Andere Erkrankungen des Bindegewebes, mehr als ein Belegungstag, ohne bestimmte Erkrankungen, ohne äußerst schwere CC, ohne intensivmed. Komplexbeh. > 196 / 184 / - Aufwandsp. od. multisystemisches Entzündungssyndrom bei COVID-19 od. Alter < 6 J., 1 BT	0,532	-
I66H	M	Andere Erkrankungen des Bindegewebes oder Frakturen an Becken und Schenkelhals, Alter > 5 Jahre, ein Belegungstag	0,179	-
I68A	M	Nicht operativ behandelte Erkrankungen und Verletzungen im Wirbelsäulenbereich, mehr als 1 BT, mit äußerst schw. oder schw. CC od. intensivmed. Komplexbeh. > 196 / 184 / - P. od. bei Para- / Tetraplegie, bei Diszitis od. infektiöser Spondylopathie	2,426	-
I68B	M	Nicht operativ behandelte Erkrankungen und Verletzungen im Wirbelsäulenbereich, mehr als 1 BT, mit äuß. schw. oder schw. CC od. bei Para- / Tetraplegie, mit kompl. Diagn. oder ohne äuß. schw. oder schw. CC, ohne Para- / Tetraplegie bei Diszitis	1,293	-
I68C	M	Nicht operativ behandelte Erkrankungen und Verletzungen WS, > 1 BT od. and. Femurfraktur, bei Para- / Tetraplegie od. mit äuß. schw. CC od. schw. CC od. Alter > 65 J., oh. kompl. Diagn. od. Kreuzbeinfraktur od. best. mäßig aufw., aufw. od. hochaufw. Beh.	0,784	-
I68D	M	Nicht operativ behandelte Erkrankungen und Verletzungen WS, > 1 Belegungstag oder andere Femurfraktur, außer bei Diszitis oder infektiöser Spondylopathie, ohne Kreuzbeinfraktur, ohne best. mäßig aufw., aufw. od. hochaufw. Beh., mit Wirbelsäulenfraktur	0,564	-
I68E	M	Nicht operativ behandelte Erkrankungen und Verletzungen WS, > 1 Belegungstag oder andere Femurfraktur, außer bei Diszitis oder infektiöser Spondylopathie, ohne Kreuzbeinfraktur, ohne best. mäßig aufw., aufw. od. hochaufw. Beh., oh. Wirbelsäulenfraktur	0,432	-
I68F	M	Nicht operativ behandelte Erkrankungen und Verletzungen im Wirbelsäulenbereich, ein Belegungstag oder Prellung am Oberschenkel	0,197	-

Mittlere Verweildauer[1]	Untere Grenzverweildauer: Erster Tag mit Abschlag [2,5]	Untere Grenzverweildauer: Bewertungsrelation pro Tag	Obere Grenzverweildauer: Erster Tag mit zusätzlichem Entgelt [3,5]	Obere Grenzverweildauer: Bewertungsrelation pro Tag	Externe Verlegung Abschlag pro Tag (Bewertungsrelation)	Verlegungsfallpauschale	Ausnahme von Wiederaufnahme [4]	Pflegeerlös Bewertungsrelation pro Tag
6	7	8	9	10	11	12	13	14
11,0	3	0,267	24	0,093	0,096	-	x	0,8348
5,9	1	0,402	16	0,139	0,118	-	x	0,8255
2,6	1	0,155	5	0,076	0,073	-	-	0,9882
7,1	1	0,870	18	0,116	0,164	-	-	1,1169
13,6	4	0,267	28	0,074	0,094	-	-	0,9377
8,1	2	0,195	17	0,057	0,071	-	-	0,6892
8,9	2	0,440	20	0,151	0,133	-	x	1,8074
5,0	1	0,452	12	0,158	0,135	-	x	1,5506
5,0	1	0,314	12	0,080	0,096	-	x	0,8052
22,7	7	0,396	41	0,099	0,135	-	-	1,2125
17,4	5	0,324	33	0,078	0,106	-	-	0,9284
13,9	4	0,302	27	0,072	0,101	-	-	1,1178
7,0	1	0,420	14	0,084	0,105	-	-	1,0985
6,4	1	0,203	15	0,076	0,094	-	-	0,6132
6,6	1	0,300	15	0,066	0,074	-	-	0,7356
5,9	1	0,291	13	0,062	0,075	-	-	0,5830
1,0	-	-	-	-	-	-	-	1,1268
24,4	7	0,292	42	0,069	0,093	-	-	1,0343
14,2	4	0,253	28	0,061	0,084	-	-	0,8573
8,9	2	0,254	19	0,061	0,078	-	-	0,7853
5,5	1	0,278	13	0,071	0,086	-	-	0,7464
4,7	1	0,220	11	0,066	0,071	-	-	0,6146
1,0	-	-	-	-	-	-	-	1,0068

Anlage 1: Fallpauschalen-Katalog und Pflegeerlöskatalog   aG-DRG Version 2024

Anlage 1

Fallpauschalen-Katalog und Pflegeerlöskatalog
Teil a) Bewertungsrelationen bei Versorgung durch Hauptabteilungen

DRG	Parti-tion	Bezeichnung[6]	Bewertungsrelation bei Hauptabteilung	Bewertungsrelation bei Hauptabteilung und Beleghebamme
1	2	3	4	5
I69A	M	Knochenkrankheiten und spezifische Arthropathie mit bestimmter Arthropathie oder Muskel- / Sehnenerkrankung bei Para- /Tetraplegie	0,591	-
I69B	M	Knochenkrankheiten und spezifische Arthropathie ohne bestimmte Arthropathie, ohne Muskel- / Sehnenerkrankung bei Para- /Tetraplegie	0,486	-
I71A	M	Muskel- und Sehnenerkrankungen außer bei Para- / Tetraplegie oder Verstauchung, Zerrung, Luxation an Hüftgelenk, Becken und Oberschenkel, mit Zerebralparese oder Kontraktur	0,630	-
I71B	M	Muskel- und Sehnenerkrankungen außer bei Para- / Tetraplegie oder Verstauchung, Zerrung, Luxation an Hüftgelenk, Becken und Oberschenkel, ohne Zerebralparese, ohne Kontraktur	0,431	-
I72Z	M	Entzündung von Sehnen, Muskeln und Schleimbeuteln mit äußerst schweren oder schweren CC oder Frakturen am Femurschaft	1,025	-
I73Z	M	Nachbehandlung bei Erkrankungen des Bindegewebes	0,590	-
I74A	M	Verletzungen an Unterarm, Handgelenk, Hand oder Fuß oder leichte bis moderate Verletzungen von Schulter, Arm, Ellenbogen, Knie, Bein und Sprunggelenk mit unspezifischen Arthropathien, mit äußerst schweren oder schweren CC	1,019	-
I74B	M	Verletzungen an Unterarm, Handgelenk, Hand oder Fuß oder leichte bis moderate Verletzungen von Schulter, Arm, Ellenbogen, Knie, Bein und Sprunggelenk mit unspezifischen Arthropathien ohne äußerst schwere oder schwere CC	0,494	-
I74C	M	Verletzungen an Unterarm, Handgelenk, Hand oder Fuß oder leichte bis moderate Verletzungen von Schulter, Arm, Ellenbogen, Knie, Bein und Sprunggelenk ohne äußerst schwere oder schwere CC, Alter < 10 Jahre	0,444	-
I74D	M	Verletzungen an Unterarm, Handgelenk, Hand oder Fuß oder leichte bis moderate Verletzungen von Schulter, Arm, Ellenbogen, Knie, Bein und Sprunggelenk ohne äußerst schwere oder schwere CC, Alter > 9 Jahre	0,376	-
I75A	M	Schwere Verletzungen von Schulter, Arm, Ellenbogen, Knie, Bein und Sprunggelenk mit CC	1,126	-
I75B	M	Schwere Verletzungen von Schulter, Arm, Ellenbogen, Knie, Bein und Sprunggelenk ohne CC oder Entzündungen von Sehnen, Muskeln und Schleimbeuteln ohne äußerst schwere oder schwere CC	0,466	-
I76A	M	Andere Erkrankungen des Bindegewebes mit komplizierender Diagnose oder äußerst schweren CC oder Alter < 16 Jahre mit septischer Arthritis	1,196	-
I76B	M	Andere Erkrankungen des Bindegewebes ohne komplizierende Diagnose, ohne äußerst schwere CC, ohne septische Arthritis oder Alter > 15 Jahre	0,491	-
I77Z	M	Mäßig schwere Verletzungen von Schulter, Arm, Ellenbogen, Knie, Bein und Sprunggelenk	0,423	-
I79Z	M	Fibromyalgie	0,656	-
I87A	M	Komplexbehandlung bei isolationspflichtigen Erregern bei Krankheiten und Störungen an Muskel-Skelett-System und Bindegewebe, COVID-19, Virus nachgewiesen	1,877	-
I87B	M	Komplexbehandlung bei isolationspflichtigen Erregern bei Krankheiten und Störungen an Muskel-Skelett-System und Bindegewebe	1,345	-
I95A	O	Implantation einer Tumorendoprothese mit Implantation oder Wechsel einer bestimmten Endoprothese oder Knochentotalersatz am Femur oder resezierende Eingriffe am Becken bei bösartiger Neubildung oder Alter < 18 Jahre	4,627	-
I95B	O	Implantation einer Tumorendoprothese ohne Implantation oder Wechsel einer bestimmten Endoprothese, ohne Knochentotalersatz am Femur, ohne resezierende Eingriffe am Becken bei bösartiger Neubildung, Alter > 17 Jahre	3,671	-
I97Z	A	Rheumatologische Komplexbehandlung bei Krankheiten und Störungen an Muskel-Skelett-System und Bindegewebe	1,057	-
I98Z	O	Komplexe Vakuumbehandlung bei Krankheiten und Störungen an Muskel-Skelett-System und Bindegewebe	6,536	-
MDC 09 Krankheiten und Störungen an Haut, Unterhaut und Mamma				
J01Z	O	Gewebetransplantation mit mikrovaskulärer Anastomosierung bei bösartiger Neubildung an Haut, Unterhaut und Mamma	3,329	-
J02A	O	Hauttransplantation oder bestimmte Lappenplastik an der unteren Extremität bei Ulkus oder Infektion oder ausgedehnte Lymphadenektomie oder Gewebetransplantation mit mikrovaskulärer Anastomose, mit äußerst schweren CC, mit komplexem Eingriff	4,686	-

aG-DRG Version 2024 — Anlage 1: Fallpauschalen-Katalog und Pflegeerlöskatalog

Mittlere Verweildauer [1]	Untere Grenz-verweildauer: Erster Tag mit Abschlag [2,5]	Untere Grenz-verweildauer: Bewertungs-relation pro Tag	Obere Grenz-verweildauer: Erster Tag mit zusätzlichem Entgelt [3,5]	Obere Grenz-verweildauer: Bewertungs-relation pro Tag	Externe Verlegung Abschlag pro Tag (Bewertungsrelation)	Verlegungs-fallpauschale	Ausnahme von Wiederaufnahme [4]	Pflegeerlös Bewertungs-relation pro Tag
6	7	8	9	10	11	12	13	14
7,2	1	0,402	16	0,058	0,073	-	-	0,5764
5,8	1	0,314	13	0,058	0,071	-	-	0,6520
7,2	1	0,293	15	0,065	0,061	-	-	0,9445
4,4	1	0,235	10	0,067	0,077	-	-	0,7096
10,2	2	0,317	23	0,065	0,085	-	-	0,9580
7,2	1	0,382	17	0,058	0,073	-	-	0,7620
11,0	3	0,249	24	0,063	0,082	-	-	0,8298
5,3	1	0,299	12	0,065	0,078	-	-	0,6704
2,1	1	0,113	4	0,085	0,085	-	-	1,3276
3,5	1	0,157	8	0,072	0,076	-	-	0,8045
11,8	3	0,261	25	0,065	0,086	-	-	1,0356
5,0	1	0,269	12	0,064	0,077	-	-	0,7476
8,5	2	0,361	22	0,075	0,116	-	-	1,0824
5,5	1	0,245	13	0,063	0,077	-	-	0,8213
4,4	1	0,226	11	0,066	0,077	-	-	0,7825
9,3	2	0,216	17	0,049	0,064	-	-	0,4351
25,6	-	-	40	0,051	0,070	-	-	0,8792
16,1	-	-	31	0,063	0,078	-	-	0,8958
16,5	5	0,306	31	0,174	0,105	-	-	0,9291
13,7	4	0,320	28	0,182	0,109	-	-	0,8551
15,2	4	0,210	18	0,069	0,065	-	-	0,4104
40,2	12	0,257	58	0,081	0,081	-	-	0,8185
8,2	2	0,284	13	0,068	0,099	-	-	0,9182
28,3	8	0,295	46	0,062	0,092	-	-	1,0686

Anlage 1

Fallpauschalen-Katalog und Pflegeerlöskatalog
Teil a) Bewertungsrelationen bei Versorgung durch Hauptabteilungen

DRG	Parti-tion	Bezeichnung [6]	Bewertungsrelation bei Hauptabteilung	Bewertungsrelation bei Hauptabteilung und Beleghebamme
1	2	3	4	5
J02B	O	Hauttransplantation oder bestimmte Lappenplastik an der unteren Extr. bei Ulkus od. Infektion od. ausgedehnte Lymphadenekt. oder Gewebetransplant. mit mikrovask. Anastomose, mit äuß. schw. CC, oh. kompl. Eingr. od. oh. äuß. schw. CC, m. kompl. Eingr.	3,310	-
J02C	O	Hauttransplantation oder bestimmte Lappenplastik an der unteren Extremität bei Ulkus oder Infektion oder ausgedehnte Lymphadenektomie, ohne äußerst schwere CC, ohne komplexen Eingriff	1,735	-
J03Z	O	Eingriffe an der Haut der unteren Extremität bei Ulkus oder Infektion / Entzündung	0,923	-
J04Z	O	Eingriffe an der Haut der unteren Extremität außer bei Ulkus oder Infektion / Entzündung	0,598	-
J06Z	O	Mastektomie mit Prothesenimplantation und plastischer Operation bei bösartiger Neubildung oder komplexe Prothesenimplantation	1,695	-
J07A	O	Best. Eingr. an der Mamma mit Lymphknotenex. oder PCCL >2 oder Impl. Hautexpander oder best. Eingr. an Ovar/Plexus brachialis oder Lymphknotenex. mit Hauttransplantation oder Debridement, mit beidseitigem Eingr. oder best. Eingr. Ovar/Plexus brachialis	1,407	-
J07B	O	Best. Eingr. an der Mamma mit Lymphknotenex. oder PCCL >2 oder Impl. Hautexpander oder best. Eingr. an Ovar/Plexus brachialis oder Lymphknotenex. mit Hauttransplantation oder Debridement, ohne beidseitigen Eingr., ohne best. Eingr. Ovar/Plexus brachialis	1,085	-
J08A	O	Bestimmte Hauttransplantation oder Debridement mit Eingriff an Kopf und Hals oder mit bestimmtem Eingriff an Haut und Unterhaut oder Eingriffe an der Haut der unteren Extremität bei Ulkus oder Infektion / Entzündung, mit äußerst schweren CC	3,045	-
J08B	O	Bestimmte Hauttransplantation oder Debridement ohne Eingriff an Kopf und Hals, ohne bestimmten Eingriff an Haut und Unterhaut oder ohne äußerst schwere CC	1,120	-
J09A	O	Eingriffe bei Sinus pilonidalis und perianal, Alter < 16 Jahre	0,619	-
J09B	O	Eingriffe bei Sinus pilonidalis und perianal, Alter > 15 Jahre	0,511	-
J10A	O	Plastische Operationen an Haut, Unterhaut und Mamma mit äußerst schweren oder schweren CC oder mit komplexem Eingriff	0,979	-
J10B	O	Plastische Operationen an Haut, Unterhaut und Mamma ohne äußerst schwere oder schwere CC, ohne komplexen Eingriff	0,625	-
J11A	O	Andere Eingriffe an Haut, Unterhaut und Mamma mit komplexem Eingriff bei komplizierender Diagnose oder bei Para- / Tetraplegie oder selektive Embolisation bei Hämangiom	1,256	-
J11B	O	Andere Eingriffe an Haut, Unterhaut und Mamma mit komplizierender Diagnose oder mit mäßig komplexer Prozedur oder Diagnose oder Alter < 18 Jahre mit äußerst schweren oder schweren CC oder mit bestimmtem Eingriff bei bösartiger Neubildung oder Pemphigoid	0,820	-
J11C	O	And. Eingr. an Haut, Unterhaut u. Mamma oh. kompliz. Diag., oh. mäßig kompl. Proz. od. Diagn., Alter > 17 J. od. oh. äuß. schw. oder schw. CC, m. best. Eingr. od. m. Hidradenitis suppurativa od. bei BNB/Pemphigoid od. mit kl. Eingr. an d. Haut u. Weicht.	0,551	-
J11D	O	And. Eingr. an Haut, Unterhaut u. Mamma oh. kompliz. Diag., oh. mäßig kompl. Proz. od. Diag., Alter > 17 J. od. oh. äuß. schw. od. schw. CC, oh. best. Eingr., oh. Hidradenitis suppurativa, auß. b. BNB od. Pemphigoid, oh. kl. Eingr. an d. Haut od. Weicht.	0,467	-
J12Z	O	Komplexe beidseitige plastische Rekonstruktion der Mamma	4,405	-
J14Z	O	Plastische Rekonstruktion der Mamma bei BNB mit aufwend. Rekonstr. oder beidseit. Mastektomie bei BNB oder Strahlenther. mit operat. Proz. bei Krankh. und Störungen an Haut, Unterhaut und Mamma, mit beidseit. Prothesenimpl. oder Impl. eines Hautexpanders	2,146	-
J16A	O	Beidseitige Mastektomie bei bösartiger Neubildung	1,605	-
J16B	O	Strahlentherapie mit operativer Prozedur bei Krankheiten und Störungen an Haut, Unterhaut und Mamma	1,454	-
J17Z	O	Strahlentherapie bei Krankheiten und Störungen an Haut, Unterhaut und Mamma, Bestrahlungen an mindestens 9 Tagen	3,375	-
J18A	O	Strahlentherapie bei Krankheiten und Störungen an Haut, Unterhaut und Mamma, mehr als ein Belegungstag, Bestrahlungen an mindestens 5 Tagen	1,919	-
J18B	O	Strahlentherapie bei Krankheiten und Störungen an Haut, Unterhaut und Mamma, mehr als ein Belegungstag, Bestrahlungen an weniger als 5 Tagen	1,225	-
J21Z	O	Andere Hauttransplantation oder Debridement mit Lymphknotenexzision oder schweren CC	1,518	-

Mittlere Verweildauer [1]	Untere Grenzverweildauer: Erster Tag mit Abschlag [2,5]	Untere Grenzverweildauer: Bewertungsrelation pro Tag	Obere Grenzverweildauer: Erster Tag mit zusätzlichem Entgelt [3,5]	Obere Grenzverweildauer: Bewertungsrelation pro Tag	Externe Verlegung Abschlag pro Tag (Bewertungsrelation)	Verlegungsfallpauschale	Ausnahme von Wiederaufnahme [4]	Pflegerlös Bewertungsrelation pro Tag
6	7	8	9	10	11	12	13	14
22,5	7	0,232	41	0,058	0,079	-	-	0,9422
15,5	4	0,223	30	0,051	0,068	-	-	0,8320
8,9	2	0,227	19	0,054	0,069	-	-	0,7715
3,5	1	0,207	8	0,071	0,077	-	-	0,6706
6,0	1	0,353	12	0,084	0,096	-	-	0,7424
4,1	1	0,343	8	0,110	0,154	-	-	0,7296
3,6	1	0,282	7	0,105	0,120	-	-	0,8082
22,9	7	0,254	41	0,061	0,089	-	-	1,0119
7,6	2	0,226	17	0,059	0,074	-	-	0,6811
2,7	1	0,219	6	0,080	0,084	-	-	1,1534
2,8	1	0,050	6	0,065	0,069	-	-	0,7785
5,9	1	0,259	13	0,061	0,072	-	-	0,6979
3,8	1	0,115	8	0,061	0,064	-	-	0,6896
10,2	2	0,311	23	0,064	0,083	-	-	0,8368
5,0	1	0,310	13	0,066	0,081	-	-	0,7999
3,4	1	0,171	7	0,063	0,071	-	-	0,7189
3,0	1	0,142	7	0,063	0,069	-	-	0,7729
9,1	2	0,317	15	0,068	0,099	-	-	0,8989
6,3	1	0,393	12	0,083	0,127	-	-	0,7833
6,3	1	0,412	12	0,089	0,124	-	-	0,7946
4,6	1	0,739	11	0,168	0,137	-	-	0,8302
24,5	7	0,409	43	0,133	0,128	-	x	0,8357
14,4	4	0,370	29	0,132	0,122	-	x	0,8916
9,3	2	0,389	21	0,125	0,114	-	x	0,8971
10,6	3	0,226	24	0,061	0,088	-	-	0,7413

Anlage 1

Fallpauschalen-Katalog und Pflegeerlöskatalog
Teil a) Bewertungsrelationen bei Versorgung durch Hauptabteilungen

DRG	Parti-tion	Bezeichnung [6]	Bewertungsrelation bei Hauptabteilung	Bewertungsrelation bei Hauptabteilung und Beleghebamme
1	2	3	4	5
J22Z	O	Andere Hauttransplantation oder Debridement ohne komplexen Eingriff, ohne komplexe Diagnose, ohne äußerst schwere oder schwere CC oder mit Weichteildeckung oder Mehrfachtumoren der Haut oder Erysipel	0,805	-
J23Z	O	Große Eingriffe an der Mamma bei bösartiger Neubildung ohne komplexen Eingriff, ohne bestimmten Eingriff an den weiblichen Geschlechtsorganen bei bösartiger Neubildung	1,240	-
J24A	O	Eingriffe an der Mamma außer bei bösartiger Neubildung mit ausgedehntem Eingriff, mit Prothesenimplantation oder bestimmter Mammareduktionsplastik oder beidseitiger Mastopexie	1,254	-
J24B	O	Eingriffe an der Mamma außer bei bösartiger Neubildung mit ausgedehntem Eingriff, mit Prothesenimplantation, ohne bestimmte Mammareduktionsplastik, ohne beidseitige Mastopexie	1,163	-
J24C	O	Eingriffe an der Mamma außer bei bösartiger Neubildung ohne ausgedehnten Eingriff, mit komplexem Eingriff	0,920	-
J24D	O	Eingriffe an der Mamma außer bei bösartiger Neubildung ohne ausgedehnten Eingriff, ohne komplexen Eingriff	0,642	-
J25Z	O	Kleine Eingriffe an der Mamma bei bösartiger Neubildung ohne äußerst schwere oder schwere CC	0,752	-
J26Z	O	Plastische Rekonstruktion der Mamma mit komplexer Hauttransplantation oder große Eingriffe an der Mamma bei bösartiger Neubildung mit komplexem Eingriff oder bestimmtem Eingriff an den weiblichen Geschlechtsorganen bei bösartiger Neubildung	3,391	-
J35Z	O	Komplexe Vakuumbehandlung bei Krankheiten und Störungen an Haut, Unterhaut und Mamma	5,363	-
J44Z	A	Geriatrische frührehabilitative Komplexbehandlung bei Krankheiten und Störungen an Haut, Unterhaut und Mamma	1,446	-
J61A	M	Schwere Erkrankungen der Haut, mehr als ein BT, Alter > 17 Jahre oder mit kompl. Diagn., mit äuß. schw. CC od. Hautulkus bei Para-/Tetraplegie od. hochkompl. Diagn. od. Epid. bullosa, Alter < 10 Jahre oder mit schwerer Erkr. der Haut, mit aufw. Behandl.	1,165	-
J61B	M	Schwere Erkrankungen der Haut, mehr als ein Belegungstag, Alter > 17 Jahre, ohne äußerst schwere CC, ohne hochkomplexe Diagnose, mit schwerer Erkrankung der Haut, ohne aufwendige Behandlung	0,758	-
J61C	M	Schwere Erkrankungen der Haut, mehr als ein Belegungstag, Alter < 18 Jahre, ohne hochkomplexe Diagnose oder mäßig schwere Hauterkrankungen, mehr als ein Belegungstag	0,484	-
J62A	M	Bösartige Neubildungen der Mamma, mehr als ein Belegungstag, mit äußerst schweren CC	1,509	-
J62B	M	Bösartige Neubildungen der Mamma, ein Belegungstag oder ohne äußerst schwere CC	0,627	-
J64A	M	Infektion / Entzündung der Haut und Unterhaut oder Hautulkus mit äußerst schweren CC	1,630	-
J64B	M	Bestimmte Infektion / Entzündung der Haut und Unterhaut oder Hautulkus ohne äußerst schwere CC oder Alter < 6 Jahre mit komplexer Diagnose	0,512	-
J64C	M	Andere Infektion / Entzündung der Haut und Unterhaut oder Alter > 5 Jahre oder ohne komplexe Diagnose	0,414	-
J65A	M	Verletzung der Haut, Unterhaut und Mamma, mehr als 1 Belegungstag	0,350	-
J65B	M	Verletzung der Haut, Unterhaut und Mamma, ein Belegungstag	0,198	-
J67A	M	Bestimmte Erkrankungen der Mamma außer bösartige Neubildung oder moderate Hauterkrankungen	0,452	-
J67B	M	Andere Erkrankungen der Mamma außer bösartige Neubildung oder leichte Hauterkrankungen	0,327	-
J68A	M	Erkrankungen der Haut, ein Belegungstag, mit komplexer Diagnose oder Alter < 16 Jahre mit anderer komplexer Diagnose	0,221	-
J68B	M	Erkrankungen der Haut, ein Belegungstag, ohne komplexe Diagnose, Alter > 15 Jahre	0,165	-
J77Z	M	Komplexbehandlung bei isolationspflichtigen Erregern bei Krankheiten und Störungen an Haut, Unterhaut und Mamma	1,417	-
MDC 10 Endokrine, Ernährungs- und Stoffwechselkrankheiten				
K03A	O	Eingriffe an der Nebenniere bei bösartiger Neubildung oder Eingriff an der Hypophyse, Alter < 18 Jahre oder bestimmte zweizeitige Eingriffe an der Hypophyse	3,716	-
K03B	O	Eingriffe an der Nebenniere bei bösartiger Neubildung oder Eingriff an der Hypophyse, Alter > 17 Jahre, ohne bestimmte zweizeitige Eingriffe an der Hypophyse	2,036	-
K04Z	O	Große Eingriffe bei Adipositas	1,503	-

Mittlere Verweildauer [1]	Untere Grenzverweildauer: Erster Tag mit Abschlag [2,5]	Untere Grenzverweildauer: Bewertungsrelation pro Tag	Obere Grenzverweildauer: Erster Tag mit zusätzlichem Entgelt [3,5]	Obere Grenzverweildauer: Bewertungsrelation pro Tag	Externe Verlegung Abschlag pro Tag (Bewertungsrelation)	Verlegungsfallpauschale	Ausnahme von Wiederaufnahme [4]	Pflegeerlös Bewertungsrelation pro Tag
6	7	8	9	10	11	12	13	14
5,6	1	0,348	13	0,055	0,073	-	-	0,6586
5,0	1	0,491	10	0,082	0,118	-	-	0,7811
3,6	1	0,343	8	0,069	0,089	-	-	0,8623
3,7	1	0,371	7	0,077	0,085	-	-	0,7292
3,5	1	0,274	8	0,070	0,079	-	-	0,8237
2,4	1	0,152	5	0,085	0,170	-	-	0,9749
2,8	1	0,204	6	0,093	0,102	-	-	0,8296
9,0	2	0,334	16	0,070	0,100	-	-	0,9302
37,5	12	0,225	56	0,078	0,076	-	-	0,8112
20,7	-	-	31	0,048	0,066	-	-	0,7462
12,7	3	0,286	26	0,090	0,084	-	-	1,1354
9,0	2	0,250	18	0,058	0,075	-	-	0,6056
6,0	-	-	13	0,058	0,071	-	-	0,6873
14,5	4	0,287	29	0,070	0,094	-	x	1,0186
6,5	1	0,406	16	0,069	0,077	-	x	0,9440
15,3	4	0,308	29	0,070	0,097	-	-	1,0960
6,8	1	0,330	14	0,053	0,064	-	-	0,7105
4,6	1	0,152	10	0,057	0,069	-	-	0,7694
3,5	-	-	9	0,071	0,069	-	-	0,8375
1,0	-	-	-	-	-	-	-	1,2371
4,9	1	0,206	11	0,059	0,070	-	-	0,7335
3,7	1	0,041	9	0,062	0,068	-	-	0,8130
1,0	-	-	-	-	-	-	x	1,2422
1,0	-	-	-	-	-	-	-	1,0680
17,5	-	-	33	0,057	0,072	-	-	1,0110
12,6	3	0,398	25	0,128	0,113	-	-	1,1351
8,6	2	0,363	16	0,167	0,116	-	-	0,9543
3,7	1	0,225	7	0,078	0,085	-	-	0,8911

Anlage 1

Fallpauschalen-Katalog und Pflegeerlöskatalog
Teil a) Bewertungsrelationen bei Versorgung durch Hauptabteilungen

DRG	Parti-tion	Bezeichnung[6]	Bewertungsrelation bei Hauptabteilung	Bewertungsrelation bei Hauptabteilung und Beleghebamme
1	2	3	4	5
K06A	O	Eingriffe an Schilddrüse, Nebenschilddrüse und Ductus thyreoglossus mit IntK > 392 / 368 / - Punkte oder bei BNB, mit äußerst schweren CC oder Parathyreoidektomie oder äußerst schwere oder schwere CC, mit Thyreoidektomie durch Sternotomie	3,582	-
K06B	O	Eingriffe an Schilddrüse, Nebenschilddrüse und Ductus thyreoglossus ohne IntK > 392 / 368 / - Punkte, bei BNB oder mit äuß. schw. oder schw. CC oder Eingr. an der Schilddrüse außer kl. Eingr., mit Thyreoidektomie durch Sternotomie oder Alter < 16 Jahre	1,251	-
K06C	O	Eingriffe an Schilddrüse, Nebenschilddrüse u. Ductus thyreogl. ohne IntK > 392 / 368 / - P., auß. bei BNB, oh. äuß. schw. od. schw. CC, mit Eingr. an d. Schilddrüse auß. kl. Eingr., ohne Thyreoidektomie durch Sternotomie, Alter > 15 J. od. Alter < 18 J.	1,046	-
K06D	O	Andere Eingriffe an Schilddrüse, Nebenschilddrüse und Ductus thyreoglossus ohne IntK > 392 / 368 / - Punkte, außer bei bösartiger Neubildung, ohne äußerst schwere oder schwere CC oder bestimmte Reduktionseingriffe an Haut und Unterhaut	0,877	-
K06E	O	Kleine Eingriffe an Schilddrüse, Nebenschilddrüse und Ductus thyreoglossus ohne IntK > 392 / 368 / - Punkte, außer bei bösartiger Neubildung, ohne äußerst schwere oder schwere CC, ohne bestimmte Reduktionseingriffe an Haut und Unterhaut	0,796	-
K07A	O	Andere Eingriffe bei Adipositas mit bestimmten größeren Eingriffen am Magen oder Darm	1,413	-
K07B	O	Andere Eingriffe bei Adipositas ohne bestimmte größere Eingriffe am Magen oder Darm	1,101	-
K09A	O	Andere Prozeduren bei endokrinen, Ernährungs- und Stoffwechselkrankheiten mit hochkomplexem Eingriff oder mit bestimmtem Eingriff, mit äußerst schweren CC oder Alter < 7 Jahre	3,678	-
K09B	O	Andere Prozeduren bei endokrinen, Ernährungs- und Stoffwechselkrankheiten mit bestimmtem Eingriff, mit äußerst schweren CC oder Alter < 7 Jahre oder mit mäßig komplexem Eingriff, Alter < 16 Jahre	2,210	-
K09C	O	Andere Prozeduren bei endokrinen, Ernährungs- und Stoffwechselkrankheiten mit mäßig komplexem Eingriff, Alter > 15 Jahre	1,556	-
K09D	O	Andere Prozeduren bei endokrinen, Ernährungs- und Stoffwechselkrankheiten ohne mäßig komplexen Eingriff	0,882	-
K14Z	O	Andere Eingriffe an der Nebenniere oder ausgedehnte Lymphadenektomie	1,591	-
K15A	O	Strahlentherapie bei endokrinen, Ernährungs- und Stoffwechselkrankheiten, mehr als ein Belegungstag, mit hochkomplexer Radiojodtherapie	0,936	-
K15B	O	Strahlentherapie bei endokrinen, Ernährungs- und Stoffwechselkrankheiten, mehr als ein Belegungstag, ohne hochkomplexe Radiojodtherapie	1,542	-
K15C	O	Strahlentherapie bei endokrinen, Ernährungs- und Stoffwechselkrankheiten, mehr als ein Belegungstag, mit mäßig komplexer Radiojodtherapie bei bösartiger Neubildung oder mit bestimmter nuklearmedizinischer Therapie	0,739	-
K15D	O	Strahlentherapie bei endokrinen, Ernährungs- und Stoffwechselkrankheiten, mehr als ein Belegungstag, mit mäßig komplexer Radiojodtherapie, außer bei bösartiger Neubildung, ohne bestimmte nuklearmedizinische Therapie	0,757	-
K15E	O	Strahlentherapie bei endokrinen, Ernährungs- und Stoffwechselkrankheiten, mehr als ein Belegungstag, mit anderer Radiojodtherapie	0,453	-
K25Z	O	Komplexbehandlung bei multiresistenten Erregern mit bestimmter OR-Prozedur bei endokrinen, Ernährungs- und Stoffwechselkrankheiten	2,744	-
K33Z	O	Mehrzeitige komplexe OR-Prozeduren bei endokrinen, Ernährungs- und Stoffwechselkrankheiten	7,229	-
K38Z	O	Hämophagozytäre Erkrankungen	2,576	-
K44Z	A	Geriatrische frührehabilitative Komplexbehandlung bei endokrinen, Ernährungs- und Stoffwechselkrankheiten	1,486	-
K60A	M	Diabetes mellitus und schwere Ernährungsstörungen, Alter < 6 Jahre, mit multimodaler Komplexbehandlung bei Diabetes mellitus oder intensivmedizinischer Komplexbehandlung > 196 / 184 / - Aufwandspunkte	1,805	-
K60B	M	Diabetes mellitus und schwere Ernährungsstörungen, Alter > 5 Jahre und Alter < 18 Jahre und multimodale Komplexbehandlung bei Diabetes mellitus, ohne intensivmedizinische Komplexbehandlung > 196 / 184 / - Aufwandspunkte	1,171	-
K60C	M	Diabetes mellitus und schwere Ernährungsstörungen, Alter > 17 Jahre oder ohne multimodale Komplexbehandlung bei Diabetes mellitus oder schwerste Ernährungsstörungen oder äußerst schwere CC, mehr als ein Belegungstag	1,559	-

Mittlere Verweildauer [1]	Untere Grenz-verweildauer: Erster Tag mit Abschlag [2,5]	Untere Grenz-verweildauer: Bewertungs-relation pro Tag	Obere Grenz-verweildauer: Erster Tag mit zusätzlichem Entgelt [3,6]	Obere Grenz-verweildauer: Bewertungs-relation pro Tag	Externe Verlegung Abschlag pro Tag (Bewertungsrelation)	Verlegungs-fallpauschale	Ausnahme von Wiederaufnahme [4]	Pflegeerlös Bewertungs-relation pro Tag
6	7	8	9	10	11	12	13	14
13,2	3	0,489	28	0,093	0,137	-	-	1,3301
3,5	1	0,196	8	0,079	0,088	-	-	0,8976
2,8	1	0,132	6	0,073	0,079	-	-	0,8190
2,5	1	0,103	5	0,079	0,081	-	-	0,8080
2,6	1	0,187	5	0,080	0,082	-	-	0,7902
4,2	1	0,203	8	0,065	0,091	-	-	0,8525
3,1	1	0,145	6	0,069	0,096	-	-	0,9287
22,5	7	0,327	41	0,082	0,108	-	-	1,1809
18,5	5	0,265	33	0,071	0,083	-	-	1,0391
9,4	2	0,297	23	0,067	0,086	-	-	0,8843
4,4	1	0,290	13	0,064	0,074	-	-	0,8116
4,7	1	0,274	11	0,081	0,102	-	-	0,8907
3,3	-	-	6	0,198	0,216	-	x	0,9742
12,9	3	0,365	28	0,141	0,106	-	x	0,8538
3,2	-	-	6	0,221	0,174	-	x	0,9862
6,3	-	-	13	0,121	0,104	-	x	0,7836
3,1	-	-	7	0,143	0,107	-	x	0,9031
29,1	-	-	47	0,054	0,067	-	-	0,9123
31,9	10	0,397	50	0,172	0,130	-	-	1,3386
16,0	4	0,494	33	0,163	0,144	-	-	1,3149
20,5	-	-	31	0,051	0,068	-	-	0,7894
12,4	3	0,441	23	0,099	0,134	-	-	1,7085
9,6	2	0,384	16	0,118	0,108	-	-	1,2663
14,5	4	0,288	29	0,073	0,094	-	-	1,0656

Anlage 1

Fallpauschalen-Katalog und Pflegeerlöskatalog
Teil a) Bewertungsrelationen bei Versorgung durch Hauptabteilungen

DRG	Parti-tion	Bezeichnung[6]	Bewertungsrelation bei Hauptabteilung	Bewertungsrelation bei Hauptabteilung und Beleghebamme
1	2	3	4	5
K60D	M	Diabetes mellitus ohne äußerst schwere CC, Alter < 11 Jahre oder Alter < 16 Jahre mit schweren CC oder multiplen Komplikationen oder Ketoazidose oder Koma, ohne multimodale Komplexbehandlung bei Diabetes mellitus	0,511	-
K60E	M	Diabetes mellitus mit schweren CC oder mit komplexer Diagnose, Alter > 15 Jahre, mehr als ein Belegungstag	0,782	-
K60F	M	Diabetes mellitus, Alter > 10 Jahre, ein Belegungstag oder ohne äußerst schwere oder schwere CC oder ohne komplexe Diagnose	0,574	-
K62A	M	Verschiedene Stoffwechselerkrankungen bei Para- / Tetrapleg. oder mit kompliz. Diagnose oder endoskopischer Einlage eines Magenballons oder Alter < 16 Jahre, mit äußerst schweren CC oder best. aufwendiger / hochaufw. Behandlung, mehr als ein Belegungstag	1,399	-
K62B	M	Verschiedene Stoffwechselerkrankungen bei Para- / Tetrapleg. oder mit kompliz. Diagnose oder endoskop. Einlage eines Magenballons oder Alter < 16 Jahre, ein Belegungstag od. ohne äußerst schwere CC od. ohne best. aufwendige / hochaufwendige Behandlung	0,577	-
K62C	M	Verschiedene Stoffwechselerkrankungen außer bei Para- / Tetraplegie, ohne kompliz. Diagnose, ohne endoskopische Einlage eines Magenballons, ohne äußerst schwere CC oder ein Belegungstag, ohne best. aufwendige / hochaufwendige Behandlung, Alter > 15 Jahre	0,516	-
K63A	M	Angeborene Stoffwechselstörungen, mehr als ein Belegungstag, Alter < 6 Jahre oder mit komplexer Diagnose oder intensivmedizinischer Komplexbehandlung > 196 / 184 / - Aufwandpunkte	0,718	-
K63B	M	Angeborene Stoffwechselstörungen, mehr als ein Belegungstag, Alter > 5 Jahre, ohne komplexe Diagnose, ohne intensivmedizinische Komplexbehandlung > 196 / 184 / - Aufwandspunkte	0,578	-
K63C	M	Angeborene Stoffwechselstörungen, ein Belegungstag	0,206	-
K64A	M	Endokrinopathien mit komplexer Diagnose und äußerst schweren CC oder intensivmedizinischer Komplexbehandlung > 196 / 184 / - Aufwandspunkte	2,559	-
K64B	M	Endokrinopathien mit komplexer Diagnose oder äußerst schweren CC, Alter < 6 Jahre, ohne intensivmedizinische Komplexbehandlung > 196 / 184 / - Aufwandspunkte	1,380	-
K64C	M	Endokrinopathien mit komplexer Diagnose oder äußerst schweren CC, Alter > 5 Jahre oder mit bestimmter komplexer Diagnose oder mit invasiver endokrinologischer Diagnostik oder Alter < 18 Jahre bei bösartiger Neubildung oder Alter < 1 Jahr	0,749	-
K64D	M	Endokrinopathien ohne komplexe Diagnose, ohne bestimmte Diagnose, ohne äußerst schwere CC, ohne invasive endokrinologische Diagnostik, Alter > 17 Jahre oder außer bei bösartiger Neubildung, Alter > 0 Jahre	0,476	-
K77Z	M	Komplexbehandlung bei isolationspflichtigen Erregern bei endokrinen, Ernährungs- und Stoffwechselkrankheiten	1,905	-
MDC 11 Krankheiten und Störungen der Harnorgane				
L02A	O	Operatives Einbringen eines Peritonealkatheters, Alter < 10 Jahre oder Blasenrekonstruktion und kontinenter Pouch bei Neubildung mit Multiviszeraleingriff oder Verschluss einer Blasenekstrophie	4,418	-
L02B	O	Operatives Einbringen eines Peritonealkatheters, Alter > 9 Jahre mit akuter Niereninsuffizienz oder mit chronischer Niereninsuffizienz mit Dialyse	1,456	-
L02C	O	Operatives Einbringen eines Peritonealkatheters, Alter > 9 Jahre mit akuter Niereninsuffizienz oder mit chronischer Niereninsuffizienz mit Dialyse oder transurethrale Injektion bei Ostiuminsuffizienz	0,759	-
L03Z	O	Bestimmte Nieren-, Ureter- und große Harnblaseneingriffe bei Neubildung, Alter < 19 Jahre oder mit äußerst schweren CC oder bestimmter Kombinationseingriff, ohne großen Eingriff am Darm	3,877	-
L04A	O	Bestimmte Nieren-, Ureter- und große Harnblaseneingriffe außer bei Neubildung, ohne äußerst schwere CC, ohne Kombinationseingriff oder bestimmte Harnblaseneingriffe oder Alter < 16 Jahre	1,920	-
L04B	O	Andere Nieren-, Ureter- und große Harnblaseneingriffe außer bei Neubildung, ohne äußerst schwere CC, ohne Kombinationseingriff, ohne bestimmte Harnblaseneingriffe oder Exzision und Resektion von retroperitonealem Gewebe, Alter > 15 Jahre	1,469	-
L06A	O	Bestimmte kleine Eingriffe an den Harnorganen mit äußerst schweren CC	2,611	-
L06B	O	Kleine Eingriffe an den Harnorganen ohne äußerst schwere CC oder ohne bestimmte Prozeduren oder Alter < 16 Jahre	0,964	-
L06C	O	Andere kleine Eingriffe an den Harnorganen, Alter > 15 Jahre	0,603	-

Mittlere Verweildauer[1]	Untere Grenzverweildauer: Erster Tag mit Abschlag [2,5]	Untere Grenzverweildauer: Bewertungsrelation pro Tag	Obere Grenzverweildauer: Erster Tag mit zusätzlichem Entgelt [3,5]	Obere Grenzverweildauer: Bewertungsrelation pro Tag	Externe Verlegung Abschlag pro Tag (Bewertungsrelation)	Verlegungsfallpauschale	Ausnahme von Wiederaufnahme [4]	Pflegeerlös Bewertungsrelation pro Tag
6	7	8	9	10	11	12	13	14
4,8	1	0,306	12	0,079	0,086	-	-	1,3682
8,5	2	0,254	16	0,060	0,080	-	-	0,6417
6,4	1	0,401	13	0,060	0,088	-	-	0,6334
14,7	4	0,266	28	0,067	0,081	-	-	1,1364
5,6	1	0,346	14	0,070	0,084	-	-	1,0657
5,5	1	0,319	13	0,063	0,065	-	-	0,8810
4,6	-	-	13	0,147	0,114	-	-	1,5759
5,1	-	-	13	0,074	0,086	-	-	0,8098
1,0	-	-	-	-	-	-	-	1,2047
15,8	4	0,501	31	0,157	0,147	-	x	1,4257
7,1	1	0,655	15	0,183	0,161	-	x	1,9265
6,8	1	0,494	16	0,075	0,094	-	x	0,9667
4,8	1	0,260	11	0,068	0,079	-	x	0,7222
23,0	-	-	37	0,064	0,077	-	-	1,0621
17,8	5	0,416	28	0,085	0,133	-	-	1,6500
13,0	3	0,235	26	0,051	0,068	-	-	0,6784
3,9	1	0,178	9	0,063	0,071	-	-	0,8656
16,9	5	0,310	31	0,165	0,104	-	-	1,0535
7,5	2	0,231	15	0,064	0,076	-	-	0,8646
6,4	1	0,260	13	0,056	0,072	-	-	0,7357
17,8	5	0,303	35	0,073	0,096	-	-	1,0491
5,8	1	0,449	13	0,062	0,075	-	-	0,7853
2,9	1	0,148	7	0,068	0,071	-	-	0,8935

Anlage 1

Fallpauschalen-Katalog und Pflegeerlöskatalog
Teil a) Bewertungsrelationen bei Versorgung durch Hauptabteilungen

DRG	Parti-tion	Bezeichnung[6]	Bewertungsrelation bei Hauptabteilung	Bewertungsrelation bei Hauptabteilung und Beleghebamme
1	2	3	4	5
L07Z	O	Andere Nieren-, Ureter-, Prostata- und große Harnblaseneingriffe bei Neubildung, Alter < 19 Jahre oder mit äußerst schweren CC oder anderer Kombinationseingriff oder bestimmte Zystektomien, ohne großen Eingriff am Darm oder komplexe Harnblasenplastik	3,429	-
L08Z	O	Komplexe Eingriffe an der Urethra oder Ureter	1,229	-
L09A	O	And. Eingr. bei Erkr. der Harnorg. mit Anl. Dialyseshunt bei akut. Nierenins. od. bei chron. Nierenins. mit Dialyse od. auß. Anl. Dialyseshunt, m. Kalziphylaxie od. best. Laparotomie od. m. kompl. OR-Proz. od. kompl. Eingr., Alt. < 2 J. od. äuß. schw. CC	3,900	-
L09B	O	Andere Eingriffe bei Erkrankungen der Harnorgane mit Anlage Dialyseshunt bei akuter Niereninsuffizienz od. bei chronischer Niereninsuff. mit Dialyse od. außer Anlage Dialyseshunt, m. Kalziphylaxie od. best. Laparotomie, Alter > 1 Jahr, ohne äuß. schw. CC	1,817	-
L09C	O	Andere Eingriffe bei Erkrankungen der Harnorgane auß. Anlage Dialyseshunt, ohne Kalziphylaxie, ohne best. Laparotomie, ohne best. Eingriff an Präputium od. Nebenschilddrüse, Alter < 2 J. od. mit äuß. schw. CC, ohne kompl. OR-Proz., ohne kompl. Eingriff	2,640	-
L09D	O	Andere Eingriffe bei Erkrankungen der Harnorgane ohne Anlage eines Dialyseshunts bei akuter Niereninsuffizienz od. bei chronischer Niereninsuffizienz mit Dialyse, ohne Kalziphylaxie, ohne best. Laparotomie, mit best. anderen Eingriff od. Alter < 18 Jahre	1,440	-
L09E	O	Andere Eingriffe bei Erkrankungen der Harnorgane ohne Anlage eines Dialyseshunts bei akuter Niereninsuffizienz oder bei chron. Nierenins. mit Dialyse, ohne Kalziphylaxie, ohne best. Laparotomie, ohne bestimmten anderen Eingriff, Alter > 17 Jahre	0,779	-
L10Z	O	Blasenrekonstruktion und kontinenter Pouch bei Neubildung ohne Multiviszeraleingriff oder Nieren-, Ureter- und große Harnblaseneingriffe bei Neubildung, Alter < 19 Jahre oder mit äußerst schweren CC oder Kombinationseingriff, mit großem Eingriff am Darm	4,498	-
L11Z	O	Komplexe transurethrale, perkutan-transrenale und andere retroperitoneale Eingriffe mit extrakorporaler Stoßwellenlithotripsie (ESWL), ohne äußerst schwere CC	1,498	-
L12A	O	Strahlentherapie bei Krankheiten und Störungen der Harnorgane, mehr als ein Belegungstag, Bestrahlungen an mindestens 9 Tagen	3,317	-
L12B	O	Strahlentherapie bei Krankheiten und Störungen der Harnorgane, mehr als ein Belegungstag, Bestrahlungen an weniger als 9 Tagen	1,202	-
L13A	O	Nieren-, Ureter- und große Harnblaseneingriffe bei Neubildung, Alter > 18 Jahre, ohne Kombinationseingriff, mit bestimmtem Eingriff mit CC oder mit komplexem Eingriff	2,324	-
L13B	O	Nieren-, Ureter- und große Harnblaseneingriffe bei Neubildung, Alter > 18 Jahre, ohne Kombinationseingriff, ohne CC, ohne komplexen Eingriff, mit anderem Eingriff	1,875	-
L13C	O	Nieren-, Ureter- und große Harnblaseneingriffe bei Neubildung, Alter > 18 Jahre, ohne Kombinationseingriff, ohne äußerst schwere CC, ohne bestimmten Eingriff oder ohne CC, ohne komplexen Eingriff, ohne anderen Eingriff	0,813	-
L16A	O	Implantation und Wechsel von Neurostimulatoren und Neurostimulationselektroden bei Krankheiten und Störungen der Harnorgane mit Implantation oder Wechsel eines Neurostimulators	1,187	-
L16B	O	Implantation und Wechsel von Neurostimulatoren und Neurostimulationselektroden bei Krankheiten und Störungen der Harnorgane mit Implantation oder Wechsel eines permanenten Elektrodensystems	1,522	-
L16C	O	Implantation und Wechsel von Neurostimulatoren und Neurostimulationselektroden bei Krankheiten und Störungen der Harnorgane mit Implantation oder Wechsel eines temporären Elektrodensystems	0,658	-
L17A	O	Andere Eingriffe an der Urethra außer bei Para- / Tetraplegie, kleine Eingriffe an den Harnorganen, mit bestimmten Eingriffen an der Urethra oder Alter < 16 Jahre	0,767	-
L17B	O	Andere Eingriffe an der Urethra außer bei Para- / Tetraplegie, kleine Eingriffe an den Harnorganen, ohne bestimmte Eingriffe an der Urethra, Alter > 15 Jahre	0,504	-
L18A	O	Komplexe transurethrale, perkutan-transrenale und andere retroperitoneale Eingriffe mit äußerst schweren CC	2,749	-

Mittlere Verweildauer [1]	Untere Grenzverweildauer: Erster Tag mit Abschlag [2), 5)]	Untere Grenzverweildauer: Bewertungsrelation pro Tag	Obere Grenzverweildauer: Erster Tag mit zusätzlichem Entgelt [3), 5)]	Obere Grenzverweildauer: Bewertungsrelation pro Tag	Externe Verlegung Abschlag pro Tag (Bewertungsrelation)	Verlegungsfallpauschale	Ausnahme von Wiederaufnahme [4)]	Pflegeerlös Bewertungsrelation pro Tag
6	7	8	9	10	11	12	13	14
16,0	4	0,361	31	0,077	0,106	-	-	1,0483
5,2	1	0,202	11	0,063	0,099	-	-	0,9136
22,2	6	0,366	40	0,075	0,111	-	-	1,0532
12,9	3	0,266	28	0,058	0,077	-	-	0,7738
21,6	6	0,313	40	0,073	0,098	-	-	1,0228
8,1	2	0,269	19	0,073	0,084	-	-	0,7968
3,6	1	0,191	10	0,063	0,071	-	-	0,7776
20,4	6	0,324	35	0,075	0,106	-	-	0,9407
6,0	1	0,442	12	0,073	0,123	-	-	0,7254
24,6	7	0,399	43	0,129	0,124	-	x	0,8592
10,9	3	0,271	25	0,122	0,095	-	x	0,9110
9,5	2	0,316	18	0,067	0,091	-	-	0,8056
6,5	1	0,336	12	0,068	0,080	-	-	0,7965
2,9	1	0,228	6	0,073	0,106	-	-	0,7295
3,0	1	0,134	7	0,063	0,067	-	-	0,7997
2,9	1	0,135	6	0,068	0,072	-	-	0,7058
2,4	1	0,127	5	0,081	0,079	-	-	0,6927
3,8	1	0,274	9	0,091	0,072	-	-	1,2204
3,0	1	0,080	7	0,064	0,073	-	-	0,7191
17,3	5	0,325	34	0,075	0,104	-	-	1,0490

Anlage 1

Fallpauschalen-Katalog und Pflegeerlöskatalog
Teil a) Bewertungsrelationen bei Versorgung durch Hauptabteilungen

DRG	Parti-tion	Bezeichnung[6]	Bewertungsrelation bei Hauptabteilung	Bewertungsrelation bei Hauptabteilung und Beleghebamme
1	2	3	4	5
L18B	O	Komplexe transurethrale, perkutan-transrenale / andere retroperitoneale Eingriffe oh. ESWL, oh. äußerst schwere CC od. best. Eingriffe Niere od. transurethrale Eingriffe auß. Prostatares. u. kompl. Ureterorenoskop., b. Para-/Tetrapl., m. äuß. schw. CC	1,140	-
L19Z	O	Transurethrale Eingriffe außer Prostataresektion und komplexe Ureterorenoskopien mit extrakorporaler Stoßwellenlithotripsie (ESWL), ohne äußerst schwere CC oder perkutane Thermo- oder Kryoablation der Niere	1,047	-
L20A	O	Transurethrale Eingriffe außer Prostataresektion und komplexe Ureterorenoskopien oder bestimmte Eingriffe an den Harnorganen, mit äußerst schweren CC	2,122	-
L20B	O	Transurethrale Eingriffe außer Prostataresektion und komplexe Ureterorenoskopien oder bestimmte Eingriffe an den Harnorganen, ohne äußerst schwere CC oder Alter < 16 Jahre oder Alter > 89 Jahre	0,758	-
L20C	O	Transurethrale Eingriffe außer Prostataresektion und komplexe Ureterorenoskopien oder bestimmte Eingriffe an den Harnorganen, ohne äußerst schwere CC oder Alter > 15 Jahre oder Alter < 90 Jahre	0,581	-
L33Z	O	Mehrzeitige komplexe OR-Prozeduren oder hochaufwendiges Implantat bei Krankheiten und Störungen der Harnorgane	6,955	-
L36A	O	Intensivmedizinische Komplexbehandlung > 588 / 552 / 828 Aufwandspunkte bei Krankheiten und Störungen der Harnorgane	5,662	-
L36B	O	Intensivmedizinische Komplexbehandlung > - / - / 552 Aufwandspunkte bei Krankheiten und Störungen der Harnorgane	4,988	-
L37Z	O	Multiviszeraleingriff bei Krankheiten und Störungen der Harnorgane	4,077	-
L38Z	O	Komplizierende Konstellation mit bestimmtem operativen Eingriff bei Krankheiten und Störungen der Harnorgane	5,659	-
L40Z	A	Diagnostische Ureterorenoskopie	0,569	-
L42A	A	Extrakorporale Stoßwellenlithotripsie (ESWL) bei Harnsteinen mit auxiliären Maßnahmen oder bei Para-/ Tetraplegie	0,676	-
L42B	A	Extrakorporale Stoßwellenlithotripsie (ESWL) bei Harnsteinen ohne auxiliäre Maßnahmen, außer bei Para- / Tetraplegie	0,548	-
L44Z	A	Geriatrische frührehabilitative Komplexbehandlung bei Krankheiten und Störungen der Harnorgane	1,514	-
L60A	M	Niereninsuffizienz, mehr als ein Belegungstag, mit intensivmedizinischer Komplexbehandlung > 392 / 368 / - Aufwandspunkte oder mit Dialyse und akutem Nierenversagen und äußerst schweren CC oder mit Dialyse und komplizierenden Faktoren, Alter < 16 Jahre	2,777	-
L60B	M	Niereninsuffizienz, mehr als ein Belegungstag, mit Dialyse und komplizierenden Faktoren oder äußerst schweren CC oder mit intensivmedizinischer Komplexbehandlung > 196 / 184 / - Aufwandspunkte, Alter > 15 Jahre	1,691	-
L60C	M	Niereninsuffizienz, mehr als ein Belegungstag, mit Dialyse oder äußerst schweren CC oder Alter < 18 Jahre mit schweren CC, ohne intensivmedizinische Komplexbehandlung > 196 / 184 / - Aufwandspunkte	1,096	-
L60D	M	Niereninsuffizienz, mehr als ein Belegungstag, mit Dialyse, ohne äußerst schwere CC, Alter > 17 Jahre oder ohne schwere CC, ohne intensivmedizinische Komplexbehandlung > 196 / 184 / - Aufwandspunkte	0,630	-
L62A	M	Neubildungen der Harnorgane mit äußerst schweren CC oder Alter < 16 Jahre mit schweren CC	1,618	-
L62B	M	Neubildungen der Harnorgane ohne äußerst schwere CC oder Alter < 16 Jahre ohne schwere CC	0,773	-
L62C	M	Neubildungen der Harnorgane ohne äußerst schwere CC, Alter > 15 Jahre	0,466	-
L63A	M	Infektionen der Harnorgane mit bestimmter hochaufwendiger Behandlung oder mit äußerst schweren CC, mit Komplexbehandlung bei isolationspflichtigen Erregern	1,873	-
L63B	M	Infektionen der Harnorgane ohne best. hochaufw. Beh., mit best. aufwendiger Beh. od. mit äußerst schw. CC, ohne Komplexbeh. bei isolationspfl. Erregern od. mit Komplexbeh. bei isolationspfl. Erregern od. bei TBC des Urogenitalsyst., ohne äußerst schw. CC	1,237	-
L63C	M	Infektionen der Harnorgane ohne äußerst schwere CC, ohne Komplexbeh. bei isolationspflichtigen Erregern, ohne best. aufw. / hochaufw. Behandl., außer bei TBC des Urogenitalsyst., Alter < 3 Jahre oder best. schwere Infektionen oder best. mäßig aufw. Beh.	0,502	-
L63D	M	Infektionen der Harnorgane oh. äuß. schwere CC, oh. best. mäßig aufwendige / aufwendige / hochaufw. Behandl., oh. Komplexbeh. b. isolationspfl. Erregern, oh. best. schw. Infektionen, Alter > 2 J. u. < 6 J. od. Alter < 18 J. mit schw. CC od. Alter > 89 J.	0,550	-

Mittlere Verweildauer [1]	Untere Grenzverweildauer: Erster Tag mit Abschlag [2),5)]	Untere Grenzverweildauer: Bewertungsrelation pro Tag	Obere Grenzverweildauer: Erster Tag mit zusätzlichem Entgelt [3),5)]	Obere Grenzverweildauer: Bewertungsrelation pro Tag	Externe Verlegung Abschlag pro Tag (Bewertungsrelation)	Verlegungsfallpauschale	Ausnahme von Wiederaufnahme [4)]	Pflegeerlös Bewertungsrelation pro Tag
6	7	8	9	10	11	12	13	14
5,8	1	0,591	13	0,062	0,075	-	-	0,7476
3,9	1	0,324	9	0,111	0,127	-	-	0,7054
15,0	4	0,294	31	0,069	0,091	-	-	0,9766
3,0	1	0,183	7	0,076	0,082	-	-	0,7931
3,2	1	0,135	7	0,067	0,073	-	-	0,7361
32,1	10	0,319	50	0,191	0,107	-	-	1,2182
25,9	8	0,560	44	0,194	-	x	x	2,2665
22,4	6	0,624	38	0,136	-	x	x	2,1972
17,6	5	0,318	30	0,076	0,103	-	-	1,0436
26,1	8	0,427	44	0,145	0,141	-	-	1,2898
3,0	1	0,140	7	0,067	0,072	-	-	0,7645
3,3	1	0,211	7	0,092	0,151	-	-	0,6541
2,9	1	0,198	6	0,109	0,116	-	-	0,7612
21,3	-	-	33	0,051	0,066	-	-	0,8144
21,9	6	0,366	40	0,092	0,114	-	x	1,4342
13,9	4	0,318	27	0,080	0,107	-	x	1,1528
9,7	2	0,338	22	0,073	0,095	-	x	1,0618
6,7	1	0,300	15	0,062	0,078	-	x	0,8367
15,0	4	0,300	30	0,071	0,090	-	x	1,0480
3,7	1	0,411	8	0,202	0,134	-	x	2,0661
4,9	1	0,242	13	0,062	0,074	-	x	0,8973
20,8	6	0,243	39	0,073	0,082	-	-	1,2193
13,8	4	0,237	27	0,061	0,076	-	-	1,0811
5,0	1	0,285	10	0,070	0,084	-	-	1,1943
6,6	1	0,327	14	0,057	0,064	-	-	0,9751

Anlage 1: Fallpauschalen-Katalog und Pflegeerlöskatalog   aG-DRG Version 2024

Anlage 1

Fallpauschalen-Katalog und Pflegeerlöskatalog
Teil a) Bewertungsrelationen bei Versorgung durch Hauptabteilungen

DRG	Parti-tion	Bezeichnung[6]	Bewertungsrelation bei Hauptabteilung	Bewertungsrelation bei Hauptabteilung und Beleghebamme
1	2	3	4	5
L63E	M	Infektionen der Harnorgane ohne äußerst schwere CC, ohne best. mäßig aufw. / aufw. / hochaufw. Behandlung, ohne Komplexbeh. b. isolationspfl. Erregern, ohne best. schw. Infektionen, Alter > 5 und < 18 Jahre, ohne schwere CC od. Alter > 17 und < 90 Jahre	0,520	-
L64A	M	Andere Erkrankungen der Harnorgane mit äußerst schweren oder schweren CC oder bestimmter Diagnose, mehr als ein Belegungstag oder Urethrozystoskopie, bei angeborener Fehlbildung oder BNB der Harnorgane oder Alter < 3 Jahre	0,748	-
L64B	M	Andere Erkrankungen der Harnorgane mit äußerst schweren oder schweren CC oder bestimmter Diagnose, mehr als ein Belegungstag oder Urethrozystoskopie, außer bei angeborener Fehlbildung, außer bei BNB der Harnorgane, Alter > 2 Jahre	0,448	-
L64C	M	Andere Erkrankungen der Harnorgane ohne äußerst schwere oder schwere CC, ohne bestimmte Diagnose oder ein Belegungstag, bestimmte Eingriffe am Ureter oder Retroperitonealfibrose oder Alter < 16 Jahre	0,371	-
L64D	M	Andere Erkrankungen der Harnorgane ohne äußerst schwere oder schwere CC, ohne bestimmte Diagnose oder ein Belegungstag, ohne bestimmte Eingriffe am Ureter, Alter > 15 Jahre	0,282	-
L68A	M	Andere mäßig schwere Erkrankungen der Harnorgane, Alter < 18 Jahre	0,509	-
L68B	M	Andere mäßig schwere Erkrankungen der Harnorgane, Alter > 17 Jahre	0,391	-
L69A	M	Andere schwere Erkrankungen der Harnorgane, mehr als ein Belegungstag, Alter < 16 Jahre	0,728	-
L69B	M	Andere schwere Erkrankungen der Harnorgane, mehr als ein Belegungstag, Alter > 15 Jahre	0,773	-
L70A	M	Krankheiten und Störungen der Harnorgane, ein Belegungstag, Alter < 6 Jahre	0,246	-
L70B	M	Krankheiten und Störungen der Harnorgane, ein Belegungstag, Alter > 5 Jahre	0,211	-
L71Z	M	Niereninsuffizienz, ein Belegungstag mit Dialyse	0,313	-
L72Z	M	Thrombotische Mikroangiopathie oder hämolytisch-urämisches Syndrom	1,999	-
L73Z	M	Harnblasenlähmung, mehr als ein Belegungstag	0,744	-
L74Z	M	Bestimmte Krankheiten und Störungen der Harnorgane bei Para- / Tetraplegie	0,615	-
MDC 12 Krankheiten und Störungen der männlichen Geschlechtsorgane				
M01A	O	Große Eingriffe an den Beckenorganen beim Mann mit äußerst schwerem CC	4,254	-
M01B	O	Große Eingriffe an den Beckenorganen beim Mann ohne äußerst schwere CC oder bestimmte Eingriffe an den Beckenorganen beim Mann mit äußerst schweren CC	2,289	-
M02A	O	Transurethrale Prostataresektion oder bestimmte andere Operationen an der Prostata mit äußerst schwere CC	2,284	-
M02B	O	Transurethrale Prostataresektion oder bestimmte andere Operationen an der Prostata ohne äußerst schwere CC	0,773	-
M03A	O	Komplexe Eingriffe am Penis, Alter < 6 Jahre oder aufwendige plastische Rekonstruktion des Penis, Alter < 18 Jahre oder totale Amputation des Penis oder partielle Amputation des Penis mit bestimmter Lymphadenektomie	1,539	-
M03B	O	Mäßig komplexe Eingriffe am Penis, Alter < 18 Jahre, ohne aufwendige plastische Rekonstruktion des Penis, ohne totale Amputation des Penis, ohne partielle Amputation des Penis mit bestimmter Lymphadenektomie	1,170	-
M03C	O	Eingriffe am Penis, Alter > 17 Jahre oder kleine Eingriffe an Urethra und Penis, Alter < 18 Jahre, ohne aufwendige plastische Rekonstruktion, ohne totale Amputation des Penis, ohne partielle Amputation mit bestimmter Lymphadenektomie	0,964	-
M04A	O	Eingriffe am Hoden oder bestimmte Eingriffe an Urethra und Prostata bei bösartiger Neubildung mit äußerst schweren CC oder bei Fournier-Gangrän oder bestimmte radikale Prostatovesikulektomien oder bestimmte Lymphadenektomie	2,150	-
M04B	O	Eingriffe am Hoden mit bestimmtem Eingriff bei Orchitis mit Abszess oder bösartiger Neubildung oder bestimmte Eingriffe am Hoden oder bestimmte Eingriffe an Urethra und Prostata bei bösartiger Neubildung	0,891	-
M04C	O	Eingriffe am Hoden mit mäßig komplexem Eingriff, Alter < 3 Jahre oder mit schweren CC oder beidseitigem Hodenhochstand, Alter < 14 Jahre	0,768	-
M04D	O	Eingriffe am Hoden ohne äußerst schwere CC, ohne bestimmten Eingriff, ohne mäßig komplexen Eingriff oder Alter > 2 Jahre, ohne schwere CC oder ohne beidseitigen Hodenhochstand oder Alter > 13 Jahre	0,633	-

Mittlere Verweildauer [1]	Untere Grenzverweildauer: Erster Tag mit Abschlag [2,5]	Untere Grenzverweildauer: Bewertungsrelation pro Tag	Obere Grenzverweildauer: Erster Tag mit zusätzlichem Entgelt [3,5]	Obere Grenzverweildauer: Bewertungsrelation pro Tag	Externe Verlegung Abschlag pro Tag (Bewertungsrelation)	Verlegungsfallpauschale	Ausnahme von Wiederaufnahme [4]	Pflegeerlös Bewertungsrelation pro Tag
6	7	8	9	10	11	12	13	14
5,7	1	0,306	12	0,060	0,065	-	-	0,8018
6,1	1	0,340	15	0,083	0,072	-	-	1,2981
3,3	1	0,091	7	0,068	0,075	-	-	0,8089
2,5	1	0,100	5	0,075	0,076	-	-	0,8496
2,6	1	0,095	5	0,074	0,077	-	-	0,7558
4,1	1	0,253	10	0,081	0,091	-	-	1,1595
4,5	1	0,188	11	0,065	0,061	-	-	0,7825
6,2	-	-	15	0,109	0,100	-	-	1,1851
7,9	2	0,245	17	0,065	0,081	-	-	0,6698
1,0	-	-	-	-	-	-	-	1,7547
1,0	-	-	-	-	-	-	-	1,1569
1,0	-	-	-	-	-	-	x	1,9618
11,4	3	0,489	24	0,170	0,159	-	-	1,2442
6,3	-	-	15	0,075	0,093	-	-	1,0471
6,0	1	0,333	13	0,066	0,081	-	-	1,1312
18,7	5	0,369	36	0,083	0,112	-	-	1,0759
7,4	1	0,443	12	0,075	0,099	-	-	0,7498
16,5	4	0,306	32	0,065	0,088	-	-	0,9614
4,3	1	0,262	9	0,060	0,072	-	-	0,7034
7,0	1	0,330	15	0,094	0,082	-	-	1,2393
4,6	1	0,250	10	0,098	0,081	-	-	1,3323
4,0	1	0,172	9	0,055	0,068	-	-	0,7207
8,5	2	0,267	17	0,066	0,085	-	-	0,8098
3,7	1	0,199	9	0,079	0,084	-	-	0,8001
2,2	1	0,161	4	0,073	0,072	-	-	1,4576
2,7	1	0,136	6	0,062	0,065	-	-	0,8900

Anlage 1

Fallpauschalen-Katalog und Pflegeerlöskatalog
Teil a) Bewertungsrelationen bei Versorgung durch Hauptabteilungen

DRG	Partition	Bezeichnung [6]	Bewertungsrelation bei Hauptabteilung	Bewertungsrelation bei Hauptabteilung und Beleghebamme
1	2	3	4	5
M05Z	O	Zirkumzision, andere Eingriffe am Penis oder großflächige Ablationen der Haut	0,532	-
M06Z	O	Andere OR-Prozeduren an den männlichen Geschlechtsorganen oder Stanzbiopsie an der Prostata, ein Belegungstag	0,750	-
M07Z	O	Brachytherapie bei Krankheiten und Störungen der männlichen Geschlechtsorgane, Implantation von > 10 Seeds	1,642	-
M09A	O	OR-Prozeduren an den männlichen Geschlechtsorganen bei bösartiger Neubildung mit äußerst schweren CC oder bestimmte Eingriffe an den Beckenorganen beim Mann ohne äußerst schwere CC oder BNB des Penis	1,448	-
M09B	O	OR-Prozeduren an den männlichen Geschlechtsorganen bei bösartiger Neubildung, ohne äußerst schwere CC, ohne BNB des Penis	0,947	-
M10A	O	Strahlentherapie bei Krankheiten und Störungen der männlichen Geschlechtsorgane, mehr als ein Belegungstag, Bestrahlungen an mindestens 8 Tagen	3,268	-
M10B	O	Radioligandentherapie mit Lutetium-177-PSMA-Liganden	1,577	-
M10C	O	Strahlentherapie bei Krankheiten und Störungen der männlichen Geschlechtsorgane, mehr als ein Belegungstag, Bestrahlungen an weniger als 8 Tagen oder interstitielle Brachytherapie	0,978	-
M11Z	O	Transurethrale Laserdestruktion und -resektion der Prostata	0,900	-
M37Z	O	Große Eingriffe an Darm oder Harnblase bei Erkrankungen und Störungen der männlichen Geschlechtsorgane oder Eingriffe am Hoden bei Fournier-Gangrän mit äußerst schweren CC	3,492	-
M38Z	O	Komplizierende Konstellation mit operativem Eingriff bei Krankheiten und Störungen der männlichen Geschlechtsorgane	4,424	-
M60A	M	Bösartige Neubildungen der männlichen Geschlechtsorgane, mehr als ein Belegungstag, Alter < 11 Jahre oder mit äußerst schweren CC	1,543	-
M60B	M	Bösartige Neubildungen der männlichen Geschlechtsorgane, ein Belegungstag oder Alter > 10 Jahre, ohne äußerst schwere CC	0,594	-
M61Z	M	Benigne Prostatahyperplasie	0,440	-
M62Z	M	Infektion / Entzündung der männlichen Geschlechtsorgane	0,404	-
M64Z	M	Andere Krankheiten der männlichen Geschlechtsorgane und Sterilisation beim Mann	0,356	-
MDC 13 Krankheiten und Störungen der weiblichen Geschlechtsorgane				
N01A	O	Beckenevisceration bei der Frau und komplexe Vulvektomie oder bestimmte Lymphadenektomie mit äußerst schweren CC, ohne komplexen Eingriff, ohne komplizierende Konstellation, mit Multiviszeraleingriff	5,971	-
N01B	O	Beckenevisceration bei der Frau und komplexe Vulvektomie oder bestimmte Lymphadenektomie mit äußerst schweren CC, ohne komplexen Eingriff, ohne komplizierende Konstellation, ohne Multiviszeraleingriff	4,966	-
N01C	O	Beckenevisceration bei der Frau und komplexe Vulvektomie oder bestimmte Lymphadenektomie mit schweren CC	3,456	-
N01D	O	Beckenevisceration bei der Frau und komplexe Vulvektomie oder bestimmte Lymphadenektomie ohne äußerst schwere oder schwere CC	2,605	-
N02A	O	Eingriffe an Uterus und Adnexen oder bestimmten Hernien und große operative Eingriffe an Vagina, Zervix und Vulva bei bösartiger Neubildung oder bestimmte Eingriffe am Darm oder Rekonstruktion von Vagina und Vulva, mit äußerst schweren CC	4,194	-
N02B	O	Eingriffe an Uterus und Adnexen oder bestimmten Hernien und große operative Eingriffe an Vagina, Zervix und Vulva bei BNB oder bestimmte Eingriffe am Darm oder Rekonstruktion von Vagina und Vulva, ohne äußerst schwere CC, mit komplexem Eingriff	2,659	-
N02C	O	Eingriffe an Uterus und Adnexen od. best. Hernien und große operative Eingriffe an Vagina, Zervix und Vulva bei BNB od. best. Eingriffe am Darm od. Rekonstruktion von Vagina und Vulva, ohne äuß. schw. CC, ohne kompl. Eingriff, mit mäßig kompl. Eingriff	1,970	-
N02D	O	Eingriffe an Uterus und Adnexen oder bestimmten Hernien und große operative Eingriffe an Vagina, Zervix und Vulva bei bösartiger Neubildung, ohne äußerst schwere CC, ohne komplexen Eingriff, ohne mäßig komplexen Eingriff	1,290	-
N04Z	O	Hysterektomie außer bei bösartiger Neubildung, mit äußerst schweren oder schweren CC oder mit komplexem Eingriff	1,967	-
N05A	O	Ovariektomien und komplexe Eingriffe an den Tubae uterinae außer bei bösartiger Neubildung, mit äußerst schweren oder schweren CC oder bestimmter Eingriff an der Harnblase	2,107	-

Mittlere Verweildauer [1]	Untere Grenzverweildauer: Erster Tag mit Abschlag [2, 5]	Untere Grenzverweildauer: Bewertungsrelation pro Tag	Obere Grenzverweildauer: Erster Tag mit zusätzlichem Entgelt [3, 5]	Obere Grenzverweildauer: Bewertungsrelation pro Tag	Externe Verlegung Abschlag pro Tag (Bewertungsrelation)	Verlegungsfallpauschale	Ausnahme von Wiederaufnahme [4]	Pflegeerlös Bewertungsrelation pro Tag
6	7	8	9	10	11	12	13	14
3,3	1	0,129	8	0,063	0,034	-	-	0,9168
3,4	1	0,359	8	0,122	0,137	-	-	0,8959
2,0	1	0,310	3	0,203	0,193	-	x	1,0512
8,7	2	0,243	16	0,058	0,076	-	-	0,7176
4,4	1	0,613	10	0,066	0,100	-	-	0,7324
23,9	7	0,389	42	0,130	0,124	-	x	0,7944
2,4	1	0,787	5	0,469	0,469	-	-	1,3905
4,9	1	0,062	15	0,091	0,109	-	x	0,8967
3,7	1	0,168	8	0,063	0,067	-	-	0,7885
19,6	6	0,259	38	0,067	0,087	-	-	1,0609
16,9	5	0,520	35	0,159	0,171	-	-	1,2226
14,9	4	0,284	30	0,070	0,091	-	x	1,0287
5,5	1	0,241	12	0,069	0,083	-	x	0,8641
3,6	1	0,042	8	0,069	0,057	-	-	0,7964
4,5	1	0,129	9	0,057	0,069	-	-	0,6903
3,1	1	0,160	7	0,069	0,074	-	-	0,8512
19,8	6	0,430	36	0,275	0,143	-	-	1,2857
17,7	5	0,445	33	0,099	0,142	-	-	1,1301
13,3	3	0,439	24	0,092	0,123	-	-	1,0191
8,4	2	0,354	16	0,088	0,121	-	-	0,9409
20,4	6	0,361	38	0,081	0,118	-	-	1,1645
11,0	3	0,287	22	0,076	0,097	-	-	0,9727
8,2	2	0,154	17	0,076	0,106	-	-	0,9170
4,6	1	0,563	10	0,079	0,093	-	-	0,8377
8,8	2	0,291	20	0,065	0,090	-	-	0,9548
10,6	3	0,269	22	0,071	0,093	-	-	1,0562

Anlage 1

Fallpauschalen-Katalog und Pflegeerlöskatalog
Teil a) Bewertungsrelationen bei Versorgung durch Hauptabteilungen

DRG	Partition	Bezeichnung [6)]	Bewertungsrelation bei Hauptabteilung	Bewertungsrelation bei Hauptabteilung und Beleghebamme
1	2	3	4	5
N05B	O	Ovariektomien und komplexe Eingriffe an den Tubae uterinae außer bei bösartiger Neubildung, ohne äußerst schwere oder schwere CC oder anderer Eingriff an der Harnblase oder Adhäsiolyse, Alter > 15 Jahre	0,785	-
N06Z	O	Komplexe rekonstruktive Eingriffe an den weiblichen Geschlechtsorganen oder bestimmte Embolisation an viszeralen u. anderen abdominalen Gefäßen auß. bei bösartiger Neubildung oder andere Hysterektomie auß. bei bösartiger Neubildung mit Beckenbodenplastik	1,099	-
N07A	O	Andere Eingriffe an Uterus und Adnexen oder bestimmten Hernien außer bei bösartiger Neubildung, mit komplexer Diagnose oder bestimmte Eingriffe am Uterus oder kleine rekonstruktive Eingriffe an den weiblichen Geschlechtsorganen, mit bestimmtem Eingriff	0,861	-
N07B	O	Andere Eingriffe an Uterus und Adnexen oder bestimmten Hernien außer bei bösartiger Neubildung, mit komplexer Diagnose oder bestimmte Eingriffe am Uterus oder kleine rekonstruktive Eingriffe an den weiblichen Geschlechtsorganen, ohne bestimmten Eingriff	0,659	-
N08Z	O	Endoskopische Eingriffe an den weiblichen Geschlechtsorg. oder andere Eingriffe an Uterus und Adnexen oder best. Hernien auß. bei bösartiger Neubildung, ohne kompl. Diagnose oder andere kleine Eingriffe an den weiblichen Geschlechtsorg., Alter < 14 Jahre	0,961	-
N09A	O	Brachytherapie bei Krankheiten und Störungen der weiblichen Geschlechtsorgane, ein Belegungstag	0,425	-
N09B	O	Andere Eingriffe an Vagina, Zervix und Vulva, kleine Eingriffe an Blase, Uterus, Bauchwand und Peritoneum	0,585	-
N10Z	O	Diagnostische Kürettage, Hysteroskopie, Sterilisation, Pertubation und kleine Eingriffe an Vagina und Vulva	0,521	-
N11A	O	Andere OR-Prozeduren an den weiblichen Geschlechtsorganen mit bestimmtem Eingriff oder komplexer Diagnose mit äußerst schweren CC	2,734	-
N11B	O	Andere OR-Prozeduren an den weiblichen Geschlechtsorganen, ohne bestimmten Eingriff, ohne komplexe Diagnose oder äußerst schwere CC	1,170	-
N13A	O	Große Eingriffe an Vagina, Zervix und Vulva auß. bei BNB od. kl. Eingriff an Vagina/Douglasr. od. best. Eingr. an der Harnblase, Alter > 80 J. od. äuß. schw. od. schw. CC od. best. Fistelverschl. od. best. Embolis. an visz. und and. abd. Gefäßen bei BNB	1,534	-
N13B	O	Große Eingriffe an Vagina, Zervix und Vulva außer bei BNB oder kleine Eingriffe an Vagina und Douglasraum oder best. Eingriff an der Harnblase, Alt. < 81 Jahre, oh. äußerst schwere oder schwere CC, oh. best. Fistelverschluss, mit aufwendigem Eingriff	0,840	-
N13C	O	Große Eingriffe an Vagina, Zervix und Vulva außer bei BNB oder kleine Eingriffe an Vagina und Douglasraum oder bestimmter Eingriff an der Harnblase, Alter < 81 Jahre, ohne äuß. schw. od. schw. CC, oh. best. Fistelverschluss, ohne aufwendigen Eingriff	0,680	-
N14Z	O	Best. Hysterektomie auß. bei BNB m. Beckenbodenpl. od. Brachytherapie b. Krankh./Stör. weibl. Geschlechtsorg., > 1 BT, m. äuß. schw. CC od. Ovariektomie u. kompl. Eingriffe an den Tubae uterinae auß. bei BNB, ohne äuß. schw. od. schw. CC, Alter < 16 J.	1,499	-
N15Z	O	Strahlentherapie bei Krankheiten und Störungen der weiblichen Geschlechtsorgane, Bestrahlungen an mindestens 9 Tagen	3,325	-
N16A	O	Strahlentherapie bei Krankheiten und Störungen der weiblichen Geschlechtsorgane, mehr als ein Belegungstag, Bestrahlungen an mindestens 5 Tagen	1,247	-
N16B	O	Strahlentherapie bei Krankheiten und Störungen der weiblichen Geschlechtsorgane, mehr als ein Belegungstag, Bestrahlungen an weniger als 5 Tagen oder Brachytherapie	0,651	-
N21A	O	Hysterektomie außer bei bösartiger Neubildung, ohne äuß. schw. oder schw. CC, ohne komplexen Eingriff, ohne Beckenbodenplastik oder subtotale und andere Hysterektomie bei bösartiger Neubildung oder komplexe Myomenukleation, mit aufwendigem Eingriff	1,174	-
N21B	O	Hysterektomie außer bei bösartiger Neubildung, ohne äuß. schw. oder schw. CC, ohne komplexen Eingriff, ohne Beckenbodenplastik oder subtotale und andere Hysterektomie bei bösartiger Neubildung oder komplexe Myomenukleation, ohne aufwendigen Eingriff	1,025	-
N23Z	O	Andere rekonstruktive Eingriffe an den weiblichen Geschlechtsorganen oder andere Myomenukleation	1,054	-
N25Z	O	Andere Eingriffe an Uterus und Adnexen oder bestimmten Hernien außer bei bösartiger Neubildung, ohne komplexe Diagnose oder andere kleine Eingriffe an den weiblichen Geschlechtsorganen, Alter > 13 Jahre	0,730	-

Mittlere Verweildauer [1]	Untere Grenzverweildauer: Erster Tag mit Abschlag [2), 5)]	Untere Grenzverweildauer: Bewertungsrelation pro Tag	Obere Grenzverweildauer: Erster Tag mit zusätzlichem Entgelt [3), 5)]	Obere Grenzverweildauer: Bewertungsrelation pro Tag	Externe Verlegung Abschlag pro Tag (Bewertungsrelation)	Verlegungsfallpauschale	Ausnahme von Wiederaufnahme [4)]	Pflegeerlös Bewertungsrelation pro Tag
6	7	8	9	10	11	12	13	14
2,8	1	0,130	6	0,074	0,078	-	-	0,8354
4,2	1	0,103	8	0,069	0,085	-	-	0,8117
3,3	1	0,177	7	0,068	0,075	-	-	0,8194
3,4	1	0,158	7	0,063	0,070	-	-	0,7930
4,0	1	0,366	9	0,068	0,077	-	-	0,8063
1,0	-	-	-	-	-	-	x	1,1278
3,1	1	0,161	7	0,074	0,080	-	-	1,0016
2,8	1	0,157	6	0,079	0,080	-	-	1,0598
18,3	5	0,335	36	0,077	0,104	-	-	1,0146
9,7	2	0,292	22	0,066	0,086	-	-	0,8356
9,2	2	0,303	22	0,069	0,089	-	-	0,9186
3,6	1	0,289	8	0,071	0,080	-	-	0,8258
3,2	1	0,174	7	0,074	0,078	-	-	0,9461
4,2	1	0,211	8	0,064	0,087	-	-	0,7908
23,8	7	0,401	42	0,142	0,129	-	x	0,7769
8,2	2	0,400	17	0,145	0,129	-	x	0,7510
3,3	1	0,276	8	0,168	0,129	-	x	0,8500
3,9	1	0,205	8	0,070	0,073	-	-	0,8172
3,2	1	0,276	6	0,072	0,078	-	-	0,8482
3,6	1	0,223	7	0,068	0,075	-	-	0,8664
2,7	1	0,197	6	0,075	0,078	-	-	0,9080

Anlage 1

Fallpauschalen-Katalog und Pflegeerlöskatalog
Teil a) Bewertungsrelationen bei Versorgung durch Hauptabteilungen

DRG	Parti-tion	Bezeichnung [6]	Bewertungsrelation bei Hauptabteilung	Bewertungsrelation bei Hauptabteilung und Beleghebamme
1	2	3	4	5
N33Z	O	Mehrzeitige komplexe OR-Prozeduren bei Krankheiten und Störungen der weiblichen Geschlechtsorgane	7,884	-
N34Z	O	Große Eingriffe an Damm oder Harnblase bei Krankheiten und Störungen der weiblichen Geschlechtsorgane	4,262	-
N38Z	O	Komplizierende Konstellation mit best. op. Eingriff bei Krankheiten u. Störungen der weibl. Geschlechtsorg. od. Beckenevisz. bei der Frau u. radikale Vulvektomie od. best. Lymphadenekt. mit äuß. schw. CC, mit kompl. Eingriff od. kompliz. Konstellation	6,978	-
N60A	M	Bösartige Neubildung der weiblichen Geschlechtsorgane, mehr als ein Belegungstag, Alter < 19 Jahre oder äußerst schwere CC	1,529	-
N60B	M	Bösartige Neubildung der weiblichen Geschlechtsorgane, ein Belegungstag oder Alter > 18 Jahre, ohne äußerst schwere CC	0,564	-
N61Z	M	Infektion und Entzündung der weiblichen Geschlechtsorgane	0,359	-
N62A	M	Menstruationsstörungen und andere Erkrankungen der weiblichen Geschlechtsorgane mit komplexer Diagnose oder Alter < 16 Jahre	0,368	-
N62B	M	Menstruationsstörungen und andere Erkrankungen der weiblichen Geschlechtsorgane ohne komplexe Diagnose, Alter > 15 Jahre	0,269	-
MDC 14 Schwangerschaft, Geburt und Wochenbett				
O01A	O	Sekundäre Sectio caesarea mit mehreren komplizierenden Diagnosen, mit intrauteriner Therapie oder komplizierender Konstellation oder Sectio caesarea mit IntK > 196 / 184 / 184 Punkte	4,935	4,675
O01B	O	Sectio caesarea, Schwangerschaftsd. bis 25 vollend. W. (SSW), m. mehr. kompliz. Diag., m. intraut. Ther. od. kompliz. Konstell. od. Mehrlingsschw. od. bis 33 SSW od. m. kompl. Diag., m. od. oh. kompliz. Diag. m. best. Eingriff b. Sectio od. äuß. schw. CC	2,423	2,166
O01C	O	Sectio caesarea mit mehreren kompliz. Diag., Schwangerschaftsdauer 26 bis 33 SSW, oh. kompliz. Faktoren od. mit kompliz. Diag., bis 25 SSW od. mit Tamponade einer Blutung od. Thromboembolie in Gestationsperiode m. OR-Proz., oh. äuß. schw. CC	1,414	1,235
O01D	O	Sekundäre Sectio caesarea m. mehrer. kompliz. Diagn., Schwangerschaftsdauer > 33 vollendete Wochen (SSW), oh. intraut. Ther., oh. kompliz. Konst., ohne Mehrlingsschw. od. bis 33 SSW od. m. kompl. Diag., mit od. ohne kompliz. Diag., oh. äuß. schw. CC	1,162	0,985
O01E	O	Primäre Sectio caesarea ohne äuß. schwere CC, mit komplizierender oder komplexer Diagnose oder Schwangerschaftsdauer bis 33 vollendete Wochen (SSW) oder sekundäre Sectio caesarea, ohne komplexe Diagnose, Schwangerschaftsdauer > 33 vollendete Wochen	0,979	0,805
O01F	O	Primäre Sectio caesarea ohne komplexe Diagnose, Schwangerschaftsdauer mehr als 33 vollendete Wochen (SSW)	0,781	0,685
O02A	O	Vaginale Entbindung mit komplizierender OR-Prozedur, Schwangerschaftsdauer bis 33 vollendete Wochen oder mit intrauteriner Therapie oder komplizierende Konstellation oder bestimmtem Eingriff oder komplizierender Diagnose oder mit äußerst schweren CC	1,218	1,019
O02B	O	Vaginale Entbindung mit komplizierender OR-Prozedur, Schwangerschaftsdauer mehr als 33 vollendete Wochen, ohne intrauterine Therapie, ohne komplizierende Konstellation, ohne bestimmten Eingriff, ohne komplizierender Diagnose, ohne äußerst schwere CC	0,839	0,645
O03Z	O	Eingriffe bei Extrauteringravidität	0,701	0,700
O04A	O	Stationäre Aufnahme nach Entbindung oder Abort mit OR-Prozedur oder bestimmtem Eingriff an der Mamma mit komplexem Eingriff	1,458	1,451
O04B	O	Stationäre Aufnahme nach Entbindung oder Abort mit OR-Prozedur oder bestimmtem Eingriff an der Mamma, ohne komplexen Eingriff	0,629	0,617
O04C	O	Stationäre Aufnahme nach Entbindung mit kleinem Eingriff an Uterus, Vagina, Perianalregion und Bauchwand oder Abort mit Dilatation und Kürettage, Aspirationskürettage oder Hysterotomie oder bestimmte Amnionpunktion	0,478	0,473
O05A	O	Bestimmte OR-Prozeduren in der Schwangerschaft mit intrauterinem operativen Verschluss des offenen Rückens	2,536	2,499
O05B	O	Cerclage und Muttermundverschluss oder komplexe OR-Prozedur oder bestimmte intrauterine Operation am Feten, mehr als ein Belegungstag	0,789	0,764
O05C	O	Bestimmte OR-Prozeduren in der Schwangerschaft, ein Belegungstag oder ohne Cerclage, ohne Muttermundverschluss, ohne komplexe OR-Prozedur, ohne bestimmte intrauterine Operation am Feten, mit fetoskopischer Hochfrequenzablation von Gefäßen	0,731	0,707

Mittlere Verweildauer [1]	Untere Grenzverweildauer: Erster Tag mit Abschlag [2,5]	Untere Grenzverweildauer: Bewertungsrelation pro Tag	Obere Grenzverweildauer: Erster Tag mit zusätzlichem Entgelt [3,5]	Obere Grenzverweildauer: Bewertungsrelation pro Tag	Externe Verlegung Abschlag pro Tag (Bewertungsrelation)	Verlegungsfallpauschale	Ausnahme von Wiederaufnahme [4]	Pflegeerlös Bewertungsrelation pro Tag
6	7	8	9	10	11	12	13	14
30,7	9	0,399	49	0,169	0,125	-	-	1,2538
15,7	4	0,385	29	0,089	0,114	-	-	1,1582
26,6	8	0,426	45	0,175	0,140	-	-	1,2366
14,3	4	0,282	29	0,070	0,092	-	x	1,0360
5,8	1	0,325	15	0,068	0,072	-	x	0,9592
4,0	1	0,114	8	0,059	0,068	-	-	0,7380
3,2	1	0,153	7	0,071	0,079	-	-	0,9195
2,5	1	0,111	5	0,076	0,072	-	-	0,8589
15,8	4	0,616	34	0,161	-	x	x	1,2151
16,3	4	0,271	34	0,083	0,079	-	x	0,7320
10,3	2	0,229	23	0,084	0,061	-	x	0,7000
6,1	1	0,215	12	0,047	0,058	-	x	0,6806
4,4	1	0,179	9	0,049	0,057	-	x	0,7111
3,3	1	0,137	6	0,053	0,058	-	x	0,7824
5,9	1	0,623	15	0,062	0,073	-	x	0,8517
3,6	1	0,247	7	0,053	0,059	-	x	0,7271
2,6	1	0,145	5	0,076	0,078	-	x	0,8766
6,5	1	0,354	16	0,076	0,094	-	x	1,0365
4,0	1	0,233	9	0,065	0,074	-	x	0,8277
2,6	1	0,142	5	0,069	0,075	-	x	0,9101
7,3	1	0,338	13	0,065	0,082	-	x	0,7194
5,9	1	0,207	16	0,048	0,061	-	x	0,6625
4,3	1	0,272	10	0,062	0,051	-	x	0,7807

Anlage 1

Fallpauschalen-Katalog und Pflegeerlöskatalog
Teil a) Bewertungsrelationen bei Versorgung durch Hauptabteilungen

DRG	Parti-tion	Bezeichnung[6]	Bewertungsrelation bei Hauptabteilung	Bewertungsrelation bei Hauptabteilung und Beleghebamme
1	2	3	4	5
O05D	O	Bestimmte OR-Prozeduren in der Schwangerschaft, ein Belegungstag oder ohne Cerclage, Muttermundverschluss, komplexe OR-Prozedur und bestimmte intrauterine Operation am Feten, mit wenig aufwendigem Eingriff oder intrauterine Therapie des Feten	0,569	0,552
O60A	M	Vaginale Entbindung mit mehreren komplizierenden Diagnosen, mindestens eine schwer oder Maßnahmen bei postpart. Blutung, bis 19 vollendete SSW oder mit komplizierender Prozedur oder schwere oder mäßig schwere kompliz. Diagnose bis 33 vollendete SSW	1,866	1,645
O60B	M	Vaginale Entbindung mit mehr. kompliz. Diag., mind. eine schwer od. Maßn. bei postpart. Blutung, > 19 vollend. SSW, oh. kompliz. Proz. od. Thromboemb. während der Gestationsp. oh. OR-Proz. od. schwere od. mäßig schwere kompliz. Diag. bis 33 vollend. SSW	0,728	0,564
O60C	M	Vaginale Entbindung mit schwerer oder mäßig schwerer komplizierender Diagnose oder Schwangerschaftsdauer bis 33 vollendete Wochen oder Alter < 18 Jahre	0,645	0,465
O60D	M	Vaginale Entbindung ohne komplizierende Diagnose, Schwangerschaftsdauer mehr als 33 vollendete Wochen, Alter > 17 Jahre	0,542	0,389
O61Z	M	Stationäre Aufnahme nach Entbindung oder Abort ohne OR-Prozedur, ohne bestimmten Eingriff an der Mamma	0,303	0,296
O63Z	M	Abort ohne Dilatation und Kürettage, Aspirationskürettage oder Hysterotomie	0,275	0,266
O65A	M	Andere vorgeburtliche stationäre Aufnahme mit Komplexbehandlung bei isolationspflichtigen Erregern, COVID-19, Virus nachgewiesen	0,580	0,568
O65B	M	Andere vorgeburtliche stationäre Aufnahme mit äußerst schweren oder schweren CC oder komplexer Diagnose oder komplizierendem Eingriff oder ein Belegungstag	0,389	0,354
O65C	M	Andere vorgeburtliche stationäre Aufnahme ohne äußerst schwere oder schwere CC, ohne komplexe Diagnose, ohne komplizierenden Eingriff, mehr als ein Belegungstag	0,329	0,303
MDC 15 Neugeborene				
P01Z	O	Neugeborenes, verstorben < 5 Tage nach Aufnahme mit signifikanter OR-Prozedur	2,199	-
P02A	O	Kardiothorakale oder Gefäßeingriffe mit Beatmung > 480 Stunden oder bestimmte Eingriffe bei angeborenen Fehlbildungen mit Beatmung > 899 Stunden	21,503	-
P02B	O	Kardiothorakale oder Gefäßeingriffe bei Neugeborenen, Beatmung > 180 und < 481 Stunden oder bestimmte Eingriffe bei angeborenen Fehlbildungen, Beatmung > 180 und < 900 Stunden oder Eingriff bei univentrikulärem Herzen, Beatmung < 481 Stunden	11,153	-
P02C	O	Kardiothorakale oder Gefäßeingriffe bei Neugeborenen ohne Eingriff bei univentrikulärem Herzen oder bestimmte Eingriffe bei angeborenen Fehlbildungen, ohne Beatmung > 180 Stunden	7,040	-
P03A	O	Aufnahmegewicht 1000 - 1499 g, mehrere schwere Probleme mit signifikanter OR-Prozedur oder mehrzeitige komplexe OR-Prozeduren, mit Beatmung > 479 Stunden oder mehrere schwere Probleme ohne signifikante OR-Prozedur mit Beatmung > 599 Stunden	12,670	-
P03B	O	Aufnahmegewicht 1000 - 1499 g mit sig. OR-Prozedur oder Beat. > 120 Std., oh. Beat. > 599 Std. oder oh. mehrere schwere Probleme, oh. Beat. > 479 Std. oder oh. mehrere schwere Probleme oder oh. sig. OR-Prozedur oder oh. mehrzeitige komplexe OR-Prozedur	8,094	-
P04A	O	Aufnahmegewicht 1500 - 1999 g, mehrere schwere Probleme mit sig. OR-Prozedur oder mehrz. kompl. OR-Prozeduren, mit Beatmung > 240 Std. oder mehrere schwere Probleme mit Beatmung > 320 Std. oder temporärer Verschluss eines Bauchwanddefektes	12,039	-
P04B	O	Aufnahmegew. 1500 - 1999 g, sig. OR-Proz. od. Beat. > 120 Std., oh. meh. schw. Probl. od. oh. Beat. > 320 Std., oh. mehrz. kompl. OR-Proz. od. oh. Beat. > 240 Std., od. sig. OR-Proz. od. oh. Beat. > 240 Std., oh. temp. Verschluss BW-Defekt	5,342	-
P05A	O	Aufnahmegewicht 2000 - 2499 g mit sig. OR-Prozedur oder Beatmung > 95 Stunden, mit mehreren Problemen oder temporärem Verschluss eines Bauchwanddefektes, mit Beatmung > 275 Stunden oder mit mehrzeitigen komplexen OR-Prozeduren	12,306	-
P05B	O	Aufnahmegewicht 2000 - 2499 g mit signifikanter OR-Prozedur oder Beatmung > 95 Stunden, mit mehreren schweren Problemen oder temporärem Verschluss eines Bauchwanddefektes, ohne Beatmung > 275 Stunden, ohne mehrzeitige komplexe OR-Prozeduren	4,819	-

Mittlere Verweildauer [1]	Untere Grenzverweildauer: Erster Tag mit Abschlag [2], [5]	Untere Grenzverweildauer: Bewertungsrelation pro Tag	Obere Grenzverweildauer: Erster Tag mit zusätzlichem Entgelt [3], [5]	Obere Grenzverweildauer: Bewertungsrelation pro Tag	Externe Verlegung Abschlag pro Tag (Bewertungsrelation)	Verlegungsfallpauschale	Ausnahme von Wiederaufnahme [4]	Pflegeerlös Bewertungsrelation pro Tag
6	7	8	9	10	11	12	13	14
3,3	1	0,239	7	0,070	0,077	-	x	0,7503
24,7	7	0,174	42	0,061	0,054	-	x	0,5800
4,6	1	0,263	10	0,047	0,055	-	x	0,6664
3,7	1	0,190	7	0,047	0,053	-	x	0,6479
3,0	1	0,181	6	0,051	0,055	-	x	0,6808
3,4	1	0,123	7	0,055	0,093	-	x	0,7280
2,5	1	0,111	5	0,070	0,049	-	x	0,8326
7,4	1	0,263	16	0,045	0,058	-	x	0,7235
3,5	1	0,220	8	0,053	0,060	-	x	0,7603
3,6	-	-	9	0,050	0,058	-	x	0,6490
2,9	-	-	-	-	-	x	x	5,5243
56,1	18	0,852	74	0,338	-	x	x	4,0656
29,9	9	0,766	48	0,269	-	x	x	3,3639
17,8	5	0,719	30	0,273	0,229	-	x	2,8760
60,4	19	0,623	78	0,216	-	x	x	3,5909
46,1	14	0,534	64	0,169	-	x	x	2,9399
46,8	15	0,715	65	0,230	-	x	x	3,4349
30,8	9	0,526	49	0,173	-	x	x	2,7559
42,0	13	0,818	60	0,235	-	x	x	3,4496
21,8	6	0,617	39	0,199	-	x	x	2,7660

Anlage 1
Fallpauschalen-Katalog und Pflegeerlöskatalog
Teil a) Bewertungsrelationen bei Versorgung durch Hauptabteilungen

DRG	Parti-tion	Bezeichnung [6]	Bewertungsrelation bei Hauptabteilung	Bewertungsrelation bei Hauptabteilung und Beleghebamme
1	2	3	4	5
P05C	O	Aufnahmegewicht 2000 - 2499 g mit signifikanter OR-Prozedur oder Beatmung > 95 Stunden, ohne mehrere schwere Probleme, ohne mehrzeitige komplexe OR-Prozeduren, ohne temporären Verschluss eines Bauchwanddefektes	3,298	-
P06A	O	Neugeborenes, Aufnahmegewicht > 2499 g, sig. OR-Proz. oder Beatmung > 95 Std., best. mehrere schwere Probleme mit sig. OR-Proz. oder mit Beatmung > 120 Std. oder best. aufwendige OR-Proz., mit Beatmung > 240 Std. oder mehrz. kompl. OR-Proz. oder Dialyse	8,648	-
P06B	O	Neugeborenes, Aufnahmegewicht > 2499 g, sig. OR-Proz. oder Beatmung > 95 Std., mehrere schwere Probleme mit sig. OR-Proz. od. mit Beatmung > 120 Std. od. best. aufwendige OR-Proz., oder mit Beatmung > 240 Std. oder mehrz. kompl. OR-Proz. oder Dialyse	4,175	-
P06C	O	Neugeborenes, Aufnahmegewicht > 2499 g mit signifikanter OR-Prozedur oder Beatmung > 95 Stunden, ohne mehrere schwere Probleme oder ohne sig. OR-Prozedur oder ohne Beatmung > 120 Std., ohne bestimmte aufwendige OR-Prozeduren	2,590	-
P60A	M	Neugeborenes, verstorben < 5 Tage nach Aufnahme ohne signifikante OR-Prozedur	0,435	-
P60B	M	Neugeborenes, verlegt < 5 Tage nach Aufnahme ohne signifikante OR-Prozedur, zuverlegt oder Beatmung > 24 Stunden	0,405	-
P60C	M	Neugeborenes, verlegt < 5 Tage nach Aufnahme ohne signifikante OR-Prozedur, nicht zuverlegt, ohne Beatmung > 24 Stunden (Mindestverweildauer 24 Stunden für das Krankenhaus, in dem die Geburt stattfindet)	0,196	-
P61A	M	Neugeborenes, Aufnahmegewicht < 600 g mit signifikanter OR-Prozedur	32,963	-
P61B	M	Neugeborenes, Aufnahmegewicht < 600 g ohne signifikante OR-Prozedur	21,239	-
P61C	M	Neugeborenes, Aufnahmegewicht 600 - 749 g mit signifikanter OR-Prozedur	25,053	-
P61D	M	Neugeborenes, Aufnahmegewicht 600 - 749 g ohne signifikante OR-Prozedur	18,476	-
P61E	M	Neugeborenes, Aufnahmegewicht < 750 g, verstorben < 29 Tage nach Aufnahme	3,978	-
P62A	M	Aufnahmegewicht 750 - 999 g mit signifikanter OR-Prozedur	17,793	-
P62B	M	Aufnahmegewicht 750 - 874 g ohne signifikante OR-Prozedur	14,224	-
P62C	M	Aufnahmegewicht 875 - 999 g ohne signifikante OR-Prozedur	11,835	-
P62D	M	Aufnahmegewicht 750 - 999 g, verstorben < 29 Tage nach Aufnahme	8,719	-
P63Z	M	Aufnahmegewicht 1000 - 1249 g ohne signifikante OR-Prozedur, ohne Beatmung > 120 Stunden	5,442	-
P64Z	M	Aufnahmegewicht 1250 - 1499 g ohne signifikante OR-Prozedur, ohne Beatmung > 120 Stunden	3,962	-
P65A	M	Aufnahmegewicht 1500 - 1999 g ohne signifikante OR-Prozedur, ohne Beatmung > 120 Stunden, mit mehreren schweren Problemen oder Beatmung > 95 Stunden	3,963	-
P65B	M	Aufnahmegewicht 1500 - 1999 g ohne signifikante OR-Prozedur, ohne Beatmung > 95 Stunden, mit schwerem Problem	3,040	-
P65C	M	Aufnahmegewicht 1500 - 1999 g ohne signifikante OR-Prozedur, ohne Beatmung > 120 Stunden, mit anderem Problem	1,902	-
P65D	M	Aufnahmegewicht 1500 - 1999 g ohne signifikante OR-Prozedur, ohne Beatmung > 120 Stunden, ohne Problem	0,944	-
P66A	M	Neugeborenes ohne sign. OR-Prozedur, ohne Beatmung > 95 Std., Aufnahmegew. 2000 - 2499 g mit mehr. schw. Probl. oder Krampfanfall mit best. diag. Maßnahmen oder Beatmung > 48 Std. od. Aufnahmegew. > 2499 g. m. mehr. schw. Probl. m. Hypothermiebehandlung	2,630	-
P66B	M	Aufnahmegewicht 2000 - 2499 g ohne signifikante OR-Prozedur, ohne Beatmung > 95 Stunden, mit schwerem Problem, ohne Krampfanfall mit bestimmten diagnostischen Maßnahmen, ohne Beatmung > 48 Stunden	1,727	-
P66C	M	Aufnahmegewicht 2000 - 2499 g ohne signifikante OR-Prozedur, ohne Beatmung > 95 Stunden, mit anderem Problem	1,051	-
P66D	M	Aufnahmegewicht 2000 - 2499 g ohne signifikante OR-Prozedur, ohne Beatmung > 95 Stunden, ohne Problem	0,233	-
P67A	M	Neugeborenes, Aufnahmegewicht > 2499 g ohne signifikante OR-Prozedur, ohne Beatmung > 95 Stunden, mit mehreren schweren Problemen oder mit Hypothermiebehandlung oder Krampfanfall mit bestimmten diagnostischen Maßnahmen oder Beatmung > 24 Stunden	1,484	-
P67B	M	Neugeborenes, Aufnahmegew. > 2499 g mit schw. Prob., oh. Hypothermiebeh., oh. Krampfanfall mit best. diag. Maßnah., oh. Beatmung > 24 Std. od. mit anderem Prob., mehr als ein Belegungstag, neugeb. Mehrling od. mit bestimmter aufwendiger Prozedur	0,686	-

Mittlere Verweildauer [1]	Untere Grenzverweildauer: Erster Tag mit Abschlag [2,5]	Untere Grenzverweildauer: Bewertungsrelation pro Tag	Obere Grenzverweildauer: Erster Tag mit zusätzlichem Entgelt [3,5]	Obere Grenzverweildauer: Bewertungsrelation pro Tag	Externe Verlegung Abschlag pro Tag (Bewertungsrelation)	Verlegungsfallpauschale	Ausnahme von Wiederaufnahme [4]	Pflegeerlös Bewertungsrelation pro Tag
6	7	8	9	10	11	12	13	14
19,6	6	0,444	35	0,173	0,147	-	x	2,7780
31,6	10	0,696	50	0,271	-	x	x	3,5193
17,0	5	0,580	33	0,205	-	x	x	2,8073
11,7	3	0,572	23	0,191	-	x	x	2,8779
1,4	-	-	-	-	-	x	x	3,1557
1,8	-	-	-	-	-	x	x	2,9071
1,9	-	-	-	-	-	x	x	1,0124
128,3	42	0,723	146	0,275	0,240	-	x	4,0778
90,6	29	0,704	109	0,242	0,228	-	x	3,9490
103,4	33	0,703	121	0,236	0,228	-	x	3,8735
85,7	28	0,631	104	0,219	0,210	-	x	3,8899
11,6	-	-	24	0,329	-	x	x	5,4838
76,4	24	0,672	94	0,250	0,216	-	x	3,4905
70,9	23	0,588	89	0,215	0,195	-	x	3,3999
62,2	20	0,563	80	0,189	0,186	-	x	3,0915
25,0	-	-	32	0,327	-	x	x	6,2323
37,2	11	0,453	55	0,151	0,141	-	x	2,2101
28,5	9	0,395	46	0,132	0,133	-	x	2,0957
27,6	8	0,441	43	0,150	0,138	-	x	2,2410
22,7	7	0,379	38	0,132	0,127	-	x	2,0521
16,0	4	0,383	29	0,117	0,114	-	x	1,9163
8,8	2	0,309	19	0,070	0,099	-	x	1,7049
16,3	4	0,533	31	0,150	0,152	-	x	2,3103
12,8	3	0,433	26	0,132	0,122	-	x	2,0073
9,2	2	0,350	20	0,111	0,104	-	x	1,7797
3,4	1	0,107	7	0,049	0,053	-	x	0,8268
7,9	2	0,487	18	0,163	-	x	x	2,4565
5,3	1	0,419	11	0,124	0,110	-	x	1,8026

Anlage 1

Fallpauschalen-Katalog und Pflegeerlöskatalog
Teil a) Bewertungsrelationen bei Versorgung durch Hauptabteilungen

DRG	Partition	Bezeichnung[6]	Bewertungsrelation bei Hauptabteilung	Bewertungsrelation bei Hauptabteilung und Beleghebamme
1	2	3	4	5
P67C	M	Neugeborenes, Aufnahmegew. > 2499 g oh. sig. OR-Proz., oh. Beatmung > 95 Std., ohne schw. Prob., anderes Problem und mehr als ein Belegungstag oder nicht signifikante OR-Prozedur, ohne Mehrling, ohne bestimmte aufwendige Prozeduren	0,440	-
P67D	M	Neugeborenes, Aufnahmegewicht > 1999 g ohne OR-Prozedur, ohne Beatmung > 95 Stunden, ohne schweres Problem, ohne anderes Problem oder ein Belegungstag, mit bestimmter Prozedur oder best. Diagnose beim Neugeborenen oder neugeborener Mehrling	0,245	-
P67E	M	Neugeborener Einling, Aufnahmegewicht > 2499 g ohne OR-Prozedur, ohne Beatmung > 95 Stunden, ohne schweres Problem, ohne anderes Problem oder ein Belegungstag, ohne bestimmte Prozedur ohne bestimmte Diagnosen beim Neugeborenen	0,169	-
MDC 16 Krankheiten des Blutes, der blutbildenden Organe und des Immunsystems				
Q01Z	O	Eingriffe an der Milz	2,149	-
Q02A	O	Verschiedene OR-Prozeduren bei Krankheiten des Blutes, der blutbildenden Organe und des Immunsystems mit äußerst schweren CC oder bestimmter hochaufwendiger Behandlung	3,545	-
Q02B	O	Verschiedene OR-Prozeduren bei Krankheiten des Blutes, der blutbildenden Organe u. des Immunsystems oh. äußerst schwere CC, Alter < 6 J. od. best. Exzisionen u. Resektionen Mediastinum od. Thymus od. mit best. mäßig aufwendiger / aufwendiger Behandlung	1,574	-
Q02C	O	Verschiedene OR-Prozeduren bei Krankheiten des Blutes, der blutbildenden Organe u. des Immunsystems oh. äußerst schwere CC, Alter > 5 Jahre, oh. bestimmte Exzisionen u. Resektionen Mediastinum od. Thymus, oh. bestimmte aufwendige / hochaufwendige Behandlung	1,242	-
Q03A	O	Kleine Eingriffe bei Krankheiten des Blutes, der blutbildenden Organe und des Immunsystems, Alter < 10 Jahre	0,980	-
Q03B	O	Kleine Eingriffe bei Krankheiten des Blutes, der blutbildenden Organe und des Immunsystems, Alter > 9 Jahre	0,728	-
Q60A	M	Erkrankungen des retikuloendothelialen Systems, des Immunsystems und Gerinnungsstörungen mit komplexer Diagnose oder äußerst schweren oder schweren CC, mit bestimmter Milzverletzung oder Granulozytenstörung, Alter < 16 Jahre	1,163	-
Q60B	M	Erkrankungen des retikuloendothelialen Systems, des Immunsystems und Gerinnungsstörungen mit kompl. Diagnose oder äußerst schweren oder schweren CC, oh. Granulozytenstörung, Alter < 1 Jahr oder Alter < 16 Jahre mit äußerst schweren CC	0,726	-
Q60C	M	Erkrankungen des retikuloendothelialen Systems, des Immunsystems und Gerinnungsstörungen mit komplexer Diagnose oder äußerst schweren oder schweren CC, ohne Granulozytenstörung oder Alter > 15 Jahre oder ohne äußerst schwere CC	0,631	-
Q60D	M	Erkrankungen des retikuloendothelialen Systems, des Immunsystems und Gerinnungsstörungen ohne komplexe Diagnose, ohne äußerst schwere oder schweren CC	0,446	-
Q61A	M	Andere Erkrankungen der Erythrozyten mit äußerst schweren CC	1,505	-
Q61B	M	Andere Erkrankungen der Erythrozyten, ohne äußerst schwere CC	0,617	-
Q62Z	M	Andere Anämie	0,842	-
Q63A	M	Aplastische Anämie, Alter < 16 Jahre oder bestimmte Anämie	1,336	-
Q63B	M	Aplastische Anämie, Alter > 15 Jahre, ohne bestimmte Anämie	0,780	-
MDC 17 Hämatologische und solide Neubildungen				
R01A	O	Lymphom und Leukämie mit großen OR-Prozeduren, mit äußerst schweren CC, mit komplexer OR-Prozedur	3,967	-
R01B	O	Lymphom und Leukämie mit großen OR-Prozeduren, mit äußerst schweren CC, ohne komplexe OR-Prozedur oder ohne äußerst schwere CC, mit aufwendigem Eingriff an Wirbelsäule oder Gehirn	3,548	-
R01C	O	Lymphom und Leukämie mit großen OR-Prozeduren, ohne äußerst schwere CC, mit komplexer OR-Prozedur, ohne aufwendigen Eingriff an Wirbelsäule oder Gehirn	2,496	-
R01D	O	Lymphom und Leukämie mit großen OR-Prozeduren, ohne äußerst schwere CC, ohne komplexe OR-Prozedur	1,602	-
R02Z	O	Große OR-Prozeduren mit äußerst schweren CC, mit komplexer OR-Prozedur bei hämatologischen und soliden Neubildungen	5,594	-
R03Z	O	Lymphom und Leukämie mit bestimmter OR-Prozedur, mit äußerst schweren CC oder mit bestimmter OR-Prozedur mit schweren CC oder mit anderen OR-Prozeduren mit äußerst schweren CC, Alter < 16 Jahre	3,882	-

Mittlere Verweildauer [1]	Untere Grenzverweildauer: Erster Tag mit Abschlag [2), 5)]	Untere Grenzverweildauer: Bewertungsrelation pro Tag	Obere Grenzverweildauer: Erster Tag mit zusätzlichem Entgelt [3), 5)]	Obere Grenzverweildauer: Bewertungsrelation pro Tag	Externe Verlegung Abschlag pro Tag (Bewertungsrelation)	Verlegungsfallpauschale	Ausnahme von Wiederaufnahme [4)]	Pflegeerlös Bewertungsrelation pro Tag
6	7	8	9	10	11	12	13	14
4,2	1	0,219	9	0,074	0,082	-	x	1,4454
3,6	1	0,052	7	0,045	0,049	-	x	0,7419
2,8	1	0,080	5	0,043	0,043	-	x	0,6036
9,1	2	0,392	19	0,094	0,121	-	-	1,1826
23,8	7	0,328	42	0,077	0,105	-	-	1,0448
5,7	1	0,348	13	0,120	0,103	-	-	1,2158
7,9	2	0,164	18	0,062	0,083	-	-	0,7364
4,2	1	0,282	9	0,118	0,125	-	-	1,2235
3,4	1	0,255	8	0,086	0,095	-	-	0,7117
6,9	1	0,556	15	0,160	0,140	-	-	1,5875
4,7	1	0,336	12	0,142	0,109	-	-	1,7996
6,1	1	0,408	15	0,070	0,086	-	-	0,8033
4,0	1	0,236	9	0,072	0,081	-	-	0,8853
15,1	4	0,271	30	0,063	0,083	-	-	0,9276
5,1	1	0,367	11	0,067	0,080	-	-	0,7521
6,8	1	0,619	16	0,081	0,102	-	-	0,9905
9,0	2	0,417	20	0,154	0,126	-	-	1,4744
6,8	1	0,544	17	0,077	0,096	-	-	0,8586
19,8	6	0,360	37	0,148	0,121	-	-	1,1841
14,8	4	0,345	29	0,128	0,109	-	-	0,8183
11,0	3	0,368	25	0,122	0,123	-	-	0,9386
7,9	2	0,300	18	0,077	0,102	-	-	0,7387
28,1	8	0,431	46	0,152	0,132	-	-	1,1791
23,0	7	0,377	41	0,131	0,124	-	-	1,0386

Anlage 1

Fallpauschalen-Katalog und Pflegeerlöskatalog
Teil a) Bewertungsrelationen bei Versorgung durch Hauptabteilungen

DRG	Partition	Bezeichnung[6]	Bewertungsrelation bei Hauptabteilung	Bewertungsrelation bei Hauptabteilung und Belegheamme
1	2	3	4	5
R04A	O	Andere hämatologische und solide Neubildungen mit bestimmter OR-Prozedur, mit äußerst schweren oder schweren CC	2,465	-
R04B	O	Andere hämatologische und solide Neubildungen mit anderer OR-Prozedur, mit äußerst schweren oder schweren CC	1,451	-
R05Z	O	Strahlentherapie bei hämatologischen und soliden Neubildungen, Bestrahlungen an mindestens 9 Tagen oder bei akuter myeloischer Leukämie, Alter < 19 Jahre oder mit äußerst schweren CC	4,860	-
R06Z	O	Strahlentherapie bei hämatologischen und soliden Neubildungen, Bestrahlungen an mindestens 9 Tagen oder bei akuter myeloischer Leukämie, Alter > 18 Jahre, ohne äußerst schwere CC	2,893	-
R07A	O	Strahlentherapie bei hämatologischen und soliden Neubildungen, außer bei akuter myeloischer Leukämie, Alter < 19 Jahre oder mit äußerst schweren CC oder Bestrahlungen an mindestens 7 Tagen	1,971	-
R07B	O	Strahlentherapie bei hämatologischen und soliden Neubildungen, außer bei akuter myeloischer Leukämie, Alter > 18 Jahre, ohne äußerst schwere CC, Bestrahlungen an weniger als 7 Tagen	0,815	-
R11A	O	Lymphom und Leukämie mit bestimmter OR-Prozedur, mit schweren CC oder mit anderen OR-Prozeduren, mit äußerst schweren CC, Alter > 15 Jahre	2,715	-
R11B	O	Lymphom und Leukämie mit bestimmter OR-Prozedur, ohne äußerst schwere oder schwere CC oder mit anderen OR-Prozeduren, mit schweren CC	1,274	-
R11C	O	Lymphom und Leukämie mit anderen OR-Prozeduren ohne äußerst schwere oder schwere CC	0,809	-
R12A	O	Andere hämatologische und solide Neubildungen mit großen OR-Prozeduren, mit äußerst schweren CC oder komplexem Eingriff, ohne komplexe OR-Prozedur	3,492	-
R12B	O	Andere hämatologische und solide Neubildungen mit großen OR-Prozeduren ohne äußerst schwere CC, ohne komplexen Eingriff, mit komplexer OR-Prozedur	1,949	-
R12C	O	Andere hämatologische und solide Neubildungen mit großen OR-Prozeduren ohne äußerst schwere CC, ohne komplexen Eingriff, ohne komplexe OR-Prozedur	1,360	-
R13A	O	Andere hämatologische und solide Neubildungen mit bestimmter OR-Prozedur, ohne äußerst schwere oder schwere CC, mit komplexer OR-Prozedur oder komplizierender Konstellation	1,215	-
R13B	O	Andere hämatologische und solide Neubildungen mit bestimmter OR-Prozedur, ohne äußerst schwere oder schwere CC, ohne komplexe OR-Prozedur, ohne komplizierende Konstellation	1,000	-
R14Z	O	Andere hämatologische und solide Neubildungen mit anderen OR-Prozeduren ohne äußerst schwere oder schwere CC oder Therapie mit offenen Nukliden bei hämatologischen und soliden Neubildungen, mehr als ein Belegungstag	0,741	-
R16Z	O	Hochkomplexe Chemotherapie mit operativem Eingriff bei hämatologischen und soliden Neubildungen	4,364	-
R60A	M	Akute myeloische Leukämie m. hochkomplexer Chemoth., Alter > 17 J. od. m. int. Chemoth. m. kompliz. Diagnose od. Dialyse od. Portimpl. od. intensivmed. Komplexbeh. > 392 / 368 / - P. od. schwerste CC od. best. kompl. Diagnostik bei Leuk., Alter < 16 J.	7,503	-
R60B	M	Akute myeloische Leukämie mit intensiver Chemotherapie mit komplizierender Diagnose od. Dialyse od. Portimplantation od. intensivmed. Komplexbehandlung > 392 / 368 / - Aufwandspunkte od. schwerste CC od. best. kompl. Diagnostik bei Leuk., Alter > 15 J.	5,441	-
R60C	M	Akute myel. Leukämie m. int. Chemo, äuß. schw. CC od. kompl. Diagnostik b. Leuk. od. Port od. m. mäß. kompl. Chemo m. best. kompliz. Fakt. od. m. äuß. schw. CC m. kompl. Diagnost. od. KompIBeh. isolat.pfl. Erreg. m. Dial. od. äuß. schw. od. schwerste CC	3,496	-
R60D	M	Akute myeloische Leukämie mit intensiver Chemoth., ohne Diagnose, ohne Dialyse, ohne Portimpl., oh. intensivmed. Komplexbeh. > 392 / 368 / - AufwP., oh. äuß. schwere CC, oh. kompl. Diagnostik b. Leukämie od. mit Dialyse od. äußerst schweren CC	1,835	-
R60E	M	Akute myeloische Leukämie mit mäßig komplexer Chemoth., ohne komplizierende Diagnose, ohne Dialyse, ohne Portimpl., ohne äußerst schwere CC od. mit lokaler Chemoth. od. mit Komplexbeh. bei multiresistenten Erregern od. mit kompl. Diagnostik bei Leukämie	0,993	-

Mittlere Verweildauer [1]	Untere Grenzverweildauer: Erster Tag mit Abschlag [2),5)]	Untere Grenzverweildauer: Bewertungsrelation pro Tag	Obere Grenzverweildauer: Erster Tag mit zusätzlichem Entgelt [3),5)]	Obere Grenzverweildauer: Bewertungsrelation pro Tag	Externe Verlegung Abschlag pro Tag (Bewertungsrelation)	Verlegungsfallpauschale	Ausnahme von Wiederaufnahme [4)]	Pflegeerlös Bewertungsrelation pro Tag
6	7	8	9	10	11	12	13	14
15,5	4	0,355	32	0,079	0,107	-	-	0,8498
11,1	3	0,263	25	0,080	0,096	-	-	0,7309
31,9	10	0,421	50	0,143	0,141	-	x	0,9047
23,8	7	0,344	42	0,127	0,114	-	x	0,7701
13,7	4	0,383	27	0,140	0,131	-	x	0,8641
6,0	1	0,401	16	0,140	0,120	-	x	0,7834
17,8	5	0,362	33	0,086	0,115	-	-	0,8787
5,9	1	0,636	16	0,085	0,117	-	-	0,7032
3,9	1	0,306	9	0,099	0,111	-	-	0,7448
15,2	4	0,366	30	0,146	0,112	-	-	1,1466
7,1	1	0,451	15	0,162	0,103	-	-	0,8497
5,2	1	0,292	12	0,131	0,103	-	-	0,7916
5,0	1	0,293	11	0,145	0,094	-	-	0,7735
4,4	1	0,450	10	0,123	0,088	-	-	0,7566
3,2	1	0,294	7	0,101	0,109	-	x	0,7947
23,3	7	0,449	41	0,185	0,148	-	-	1,1768
51,6	16	0,430	70	0,146	0,137	-	x	1,0022
36,8	11	0,442	55	0,152	0,139	-	x	1,0588
25,4	7	0,426	43	0,135	0,127	-	x	0,9826
12,4	3	0,448	28	0,139	0,135	-	x	1,0441
7,8	2	0,324	17	0,126	0,113	-	x	0,8117

Anlage 1: Fallpauschalen-Katalog und Pflegeerlöskatalog aG-DRG Version 2024

Anlage 1

Fallpauschalen-Katalog und Pflegeerlöskatalog
Teil a) Bewertungsrelationen bei Versorgung durch Hauptabteilungen

DRG	Partition	Bezeichnung[6]	Bewertungsrelation bei Hauptabteilung	Bewertungsrelation bei Hauptabteilung und Beleghebamme
1	2	3	4	5
R60F	M	Akute myeloische Leukämie ohne Chemotherapie, ohne Dialyse, ohne äußerst schwere CC, ohne Komplexbehandlung bei multiresistenten Erregern, ohne komplexe Diagnostik bei Leukämie	0,972	-
R61A	M	Lymphom und nicht akute Leukämie mit Sepsis oder bestimmter komplizierender Konstellation oder mit Agranulozytose, intrakranieller Metastase oder Portimplantation, mit äuß. schw. CC, Alter > 15 Jahre, mit hochkompl. Chemotherapie oder schwersten CC	5,679	-
R61B	M	Lymphom und nicht akute Leukämie mit Sepsis oder anderer kompliz. Konstell. oder mit kompl. Diagnose oder Portimpl., mit äuß. schw. CC, Alter > 15 Jahre od. mit äuß. schw. CC od. Tumorlyse-Syndrom, mit kompl. Diagnostik bei Leukämie od. mit schwersten CC	3,027	-
R61C	M	Lymphom und nicht akute Leukämie ohne Sepsis, ohne komplizierende Konstellation, mit Agranulozytose oder Portimplantation oder Komplexbehandlung bei isolationspflichtigen Erregern oder komplexer Diagnostik bei Leukämie, Alter < 16 Jahre	2,732	-
R61D	M	Lymphom u. nicht akute Leukämie m. Agranuloz., Portimpl., Komplbeh. bei isolationspfl. Erregern od. kompl. Diag. bei Leukämie, > 15 J., mit intens. Chemo od. < 18 J. od. m. äuß. schw. CC od. Blastenkrise, oh. kompl. Diag. bei Leukämie, oh. schwerste CC	1,874	-
R61E	M	Lymph. u. nicht akute Leukämie mit best. kompliz. Faktoren, oh. äuß. schw. CC, Alt. > 17 J., oh. intensive Chemoth. od. kompl. Diag., kompliz. Proz., Alt. < 16 J. od. best. Lymph. mit best. Chemo. od. kompl. Diag., and. Komplbeh. b. isolat.pfl. Erregern	1,336	-
R61F	M	Lymphom und nicht akute Leukämie ohne bestimmte kompliz. Faktoren, oh. äuß. schw. CC, mit kompl. Diagnose od. kompliz. Prozedur, Alter < 16 J. od. best. Lymphom mit best. Chemotherapie od. kompl. Diagnose od. andere Komplexbeh. b. isolationspfl. Erregern	1,093	-
R61G	M	Lymphom und nicht akute Leukämie oh. best. kompliz. Faktoren, oh. äuß. schw. CC, Alter < 16 J. od. mit kompl. Diag. od. kompliz. Prozedur, Alter > 15 J., oh. best. Lymphom m. best. Chemoth., oh. kompl. Diagnose, oh. and. Komplbeh. b. isolat.pfl. Erregern	1,005	-
R61H	M	Lymphom und nicht akute Leukämie ohne bestimmte komplizierende Faktoren, ohne äußerst schwere CC, ohne komplexe Diagnose, ohne komplizierende Prozedur, Alter > 15 Jahre	0,552	-
R62A	M	Andere hämatologische und solide Neubildungen mit kompliz. Diagnose oder Portimplantation oder mit Knochenaffektionen oder best. Metastasen oder äußerst schweren CC oder Dialyse oder Alter < 1 Jahr, mit komplexer Diagnose oder kompliz. Konstellation	1,702	-
R62B	M	Andere hämatologische und solide Neubildungen ohne kompliz. Diagnose, ohne Portimplantation, mit Knochenaffektionen oder bestimmten Metastasen oder äußerst schweren CC oder Dialyse oder Alter < 1 Jahr, ohne komplexe Diagnose, ohne kompliz. Konstellation	0,999	-
R62C	M	Andere hämatologische und solide Neubildungen ohne komplizierende Diagnose, ohne Portimplantation, ohne Knochenaffektionen, ohne bestimmte Metastasen, ohne äußerst schwere CC, ohne Dialyse, Alter > 0 Jahre	0,590	-
R63A	M	Andere akute Leukämie oder bestimmtes Lymphom mit hochkomplexer Chemotherapie, Alter > 17 Jahre	7,957	-
R63B	M	Andere akute Leukämie oder bestimmtes Lymphom mit Chemotherapie, mit Dialyse oder Sepsis oder mit Agranulozytose oder Portimplantation, Alter < 16 Jahre oder schwerste CC	5,870	-
R63C	M	Andere akute Leukämie mit intensiver Chemotherapie, mit Dialyse oder Sepsis oder mit Agranulozytose oder Portimplantation, mit äußerst schweren CC oder mit komplizierender Konstellation oder Alter < 16 Jahre	6,508	-
R63D	M	Andere akute Leukämie mit intens. Chemoth. mit Dialyse od. Sepsis od. mit Agranuloz. od. Portimpl. od. mit äuß. schw. CC od. mit kompliz. Konstell. od. mit mäßig komplexer Chemoth., mit Dialyse od. Sepsis od. mit Agranuloz. od. Portimpl., Alter < 16 J.	3,193	-
R63E	M	Andere akute Leukämie mit mäßig komplexer Chemoth., mit Dialyse oder Sepsis oder Agranulozytose oder Portimplantat. oder mit lokaler Chemoth. oder best. Agranulozytose mit äuß. schw. CC, mit Dialyse oder Sepsis oder Portimplant. oder äuß. schw. CC	2,745	-
R63F	M	Andere akute Leukämie ohne Dialyse, ohne Sepsis, ohne Agranulozytose, ohne Portimplantation, mit mäßig komplexer od. lokaler Chemoth., mit äußerst schweren CC oder ohne Chemoth. mit Dialyse od. Sepsis od. and. Agranulozyt. od. Portimpl. od. äuß. schw. CC	1,812	-

Mittlere Verweildauer [1]	Untere Grenzverweildauer: Erster Tag mit Abschlag [2,5]	Untere Grenzverweildauer: Bewertungsrelation pro Tag	Obere Grenzverweildauer: Erster Tag mit zusätzlichem Entgelt [3,5]	Obere Grenzverweildauer: Bewertungsrelation pro Tag	Externe Verlegung Abschlag pro Tag (Bewertungsrelation)	Verlegungsfallpauschale	Ausnahme von Wiederaufnahme [4]	Pflegeerlös Bewertungsrelation pro Tag
6	7	8	9	10	11	12	13	14
7,8	2	0,313	16	0,086	0,107	-	x	0,9401
32,5	10	0,479	51	0,162	-	x	x	1,2400
21,8	6	0,413	38	0,134	-	x	x	1,0156
12,2	3	0,580	25	0,190	0,176	-	x	1,8920
14,4	4	0,353	29	0,123	0,114	-	x	0,9710
9,5	2	0,384	22	0,122	0,110	-	x	0,7658
8,2	2	0,354	18	0,129	0,115	-	x	1,0448
7,6	2	0,317	17	0,130	0,111	-	x	0,7749
4,9	1	0,264	12	0,077	0,092	-	x	0,8343
12,4	3	0,338	28	0,111	0,096	-	x	0,9050
9,3	2	0,310	22	0,072	0,093	-	x	0,8949
5,3	1	0,257	14	0,071	0,085	-	x	0,7995
57,7	18	0,410	76	0,143	0,131	-	x	0,8957
26,3	8	0,586	44	0,203	0,191	-	x	1,7994
38,7	12	0,479	57	0,163	0,157	-	x	1,2122
17,1	5	0,476	33	0,155	0,158	-	x	1,5093
16,7	5	0,423	32	0,154	0,143	-	x	1,2604
11,1	3	0,432	22	0,148	0,144	-	x	1,4744

Anlage 1

Fallpauschalen-Katalog und Pflegeerlöskatalog
Teil a) Bewertungsrelationen bei Versorgung durch Hauptabteilungen

DRG	Parti-tion	Bezeichnung[6]	Bewertungsrelation bei Hauptabteilung	Bewertungsrelation bei Hauptabteilung und Beleghebamme
1	2	3	4	5
R63G	M	Andere akute Leukämie mit intensiver Chemotherapie, ohne Dialyse, ohne Sepsis, ohne Agranulozytose, ohne Portimplantation, ohne äußerst schwere CC	1,122	-
R63H	M	Andere akute Leukämie ohne Dialyse, ohne Sepsis, ohne Agranulozytose, ohne Portimplantation, ohne äußerst schwere CC	0,742	-
R65Z	M	Hämatologische und solide Neubildungen, ein Belegungstag	0,255	-
R66Z	M	Akute myeloische Leukämie oder andere akute Leukämie oder bestimmtes Lymphom mit hochkomplexer Chemotherapie, Alter < 18 Jahre	8,653	-
R77Z	M	Komplexbehandlung bei isolationspflichtigen Erregern bei bestimmten hämatologischen und soliden Neubildungen	4,391	-
MDC 18A HIV				
S01Z	O	HIV-Krankheit mit OR-Prozedur	2,182	-
S60Z	M	HIV-Krankheit, ein Belegungstag	0,257	-
S62Z	M	Bösartige Neubildung bei HIV-Krankheit	1,227	-
S63A	M	Infektion bei HIV-Krankheit mit komplexer Diagnose und äußerst schweren CC oder mit komplizierender Konstellation	3,594	-
S63B	M	Infektion bei HIV-Krankheit ohne komplexe Diagnose oder ohne äußerst schwere CC, ohne komplizierende Konstellation	1,277	-
S65A	M	Andere Erkrankungen bei HIV-Krankheit oder andere HIV-Krankheit, mit äußerst schweren CC	2,966	-
S65B	M	Andere Erkrankungen bei HIV-Krankheit oder andere HIV-Krankheit, ohne äußerst schwere CC	0,782	-
MDC 18B Infektiöse und parasitäre Krankheiten				
T01A	O	OR-Prozedur bei infektiösen und parasitären Krankheiten mit bestimmter komplexer Prozedur oder komplizierender Konstellation, außer bei sonstiger Sepsis	4,950	-
T01B	O	OR-Prozedur bei infektiösen und parasitären Krankheiten mit bestimmter komplexer Prozedur oder komplizierender Konstellation bei sonstiger Sepsis oder mit bestimmtem komplexen Eingriff oder mit äußerst schweren CC	4,009	-
T01C	O	OR-Prozedur bei infektiösen und parasitären Krankheiten mit bestimmter komplexer Prozedur oder komplizierender Konstellation, ohne bestimmten komplexen Eingriff, ohne äußerst schwere CC	2,504	-
T01D	O	OR-Prozedur bei infektiösen und parasitären Krankheiten ohne bestimmte komplexe Prozedur, ohne komplizierende Konstellation, ohne bestimmten komplexen Eingriff, ohne äußerst schwere CC mit bestimmtem anderen Eingriff	1,788	-
T01E	O	OR-Prozedur bei infektiösen und parasitären Krankheiten ohne bestimmte komplexe Prozedur, ohne komplizierende Konstellation, ohne bestimmten komplexen Eingriff, ohne äußerst schwere CC, ohne bestimmten anderen Eingriff	0,863	-
T36Z	O	Intensivmedizinische Komplexbeh. > 588 / 552 / 552 Aufwandsp. bei infektiösen und parasitären Krankheiten oder OR-Prozedur bei inf. u. parasitären Krankh. mit best. komplexer Prozedur oder kompliz. Konstellation mit IntK > 392 / 368 / - Aufwandspunkte	5,223	-
T44Z	A	Geriatrische frührehabilitative Komplexbehandlung bei infektiösen und parasitären Krankheiten	1,726	-
T60A	M	Sepsis mit komplizierender Konstellation oder bei Zustand nach Organtransplantation, mit äußerst schweren CC oder intensivmedizinische Komplexbehandlung > 392 / 368 / - Aufwandspunkte	3,570	-
T60B	M	Sepsis mit komplizierender Konstellation oder bei Z. n. Organtransplantation oder mit komplexer Diagnose oder äuß. schw. CC, Alter < 18 J. oder bei best. Para- / Tetraplegie oder mit best. ERCP od. mit schwersten CC oder mit IntK > 196 / 184 / 368 Punkte	2,939	-
T60C	M	Sepsis mit komplizierender Konstellation oder bei Z. n. Organtransplantation oder mit kompl. Diagnose oder äuß. schweren CC, Alter > 17 Jahre, außer bei best. Para-/ Tetraplegie, ohne best. ERCP, ohne schwerste CC oder mit IntK > 196 / 184 / 368 Punkte	1,903	-
T60D	M	Sepsis mit anderer komplizierender Konstellation, außer bei Z. n. Organtransplantation, ohne komplexe Diagnose, ohne äußerst schwere CC, ohne intensivmedizinische Komplexbehandlung > 196 / 184 / 368 Aufwandspunkte oder Alter < 10 Jahre	1,144	-
T60E	M	Sepsis ohne komplizierende Konstellation, außer bei Zustand nach Organtransplantation, ohne komplexe Diagnose, ohne äußerst schwere CC, Alter > 9 Jahre, ohne intensivmedizinische Komplexbehandlung > 196 / 184 / - Aufwandspunkte, mehr als ein Belegungstag	0,824	-

Mittlere Verweildauer [1]	Untere Grenzverweildauer: Erster Tag mit Abschlag [2,5]	Untere Grenzverweildauer: Bewertungsrelation pro Tag	Obere Grenzverweildauer: Erster Tag mit zusätzlichem Entgelt [3,5]	Obere Grenzverweildauer: Bewertungsrelation pro Tag	Externe Verlegung Abschlag pro Tag (Bewertungsrelation)	Verlegungsfallpauschale	Ausnahme von Wiederaufnahme [4]	Pflegeerlös Bewertungsrelation pro Tag
6	7	8	9	10	11	12	13	14
6,4	1	0,652	15	0,140	0,162	-	x	1,2519
4,9	1	0,366	11	0,150	0,123	-	x	1,4702
1,0	-	-	-	-	-	-	x	1,3235
42,4	13	0,575	60	0,185	0,186	-	x	1,7295
29,5	9	0,422	47	0,102	0,137	-	-	1,1820
12,4	3	0,444	28	0,142	0,131	-	x	0,8533
1,0	-	-	-	-	-	-	x	1,1253
8,5	2	0,394	21	0,145	0,126	-	x	0,9312
29,2	9	0,337	46	0,183	0,111	-	x	1,0835
11,8	3	0,303	26	0,107	0,092	-	x	0,8184
25,9	8	0,312	44	0,118	0,106	-	x	0,9111
7,6	2	0,230	17	0,101	0,085	-	x	0,7089
26,7	8	0,370	45	0,156	-	x	-	1,2318
26,4	8	0,319	44	0,077	0,105	-	-	1,1849
19,8	6	0,280	37	0,074	-	x	-	1,0233
14,1	4	0,226	29	0,056	0,076	-	-	0,7781
6,9	1	0,416	17	0,058	0,073	-	-	0,7473
21,1	6	0,688	39	0,229	-	x	x	2,6996
22,9	-	-	37	0,051	0,071	-	-	0,8296
18,4	5	0,568	36	0,184	0,174	-	-	1,8313
17,2	5	0,457	34	0,160	0,151	-	-	1,6259
14,2	4	0,356	29	0,091	0,117	-	-	1,3880
10,6	3	0,286	22	0,086	0,090	-	-	1,3787
9,8	2	0,261	19	0,062	0,070	-	-	0,9354

Anlage 1

Fallpauschalen-Katalog und Pflegeerlöskatalog
Teil a) Bewertungsrelationen bei Versorgung durch Hauptabteilungen

DRG	Parti- tion	Bezeichnung[6]	Bewertungsrelation bei Hauptabteilung	Bewertungsrelation bei Hauptabteilung und Beleghebamme
1	2	3	4	5
T60F	M	Sepsis, verstorben < 5 Tage nach Aufnahme, ohne intensivmedizinische Komplexbehandlung > 196/ 184 / - Aufwandspunkte	0,464	-
T60G	M	Sepsis ohne komplizierende Konstellation, außer bei Zustand nach Organtransplantation, ohne komplexe Diagnose, ohne äußerst schwere CC, Alter > 9 Jahre, ohne intensivmedizinische Komplexbehandlung > 196 / 184 / - Aufwandspunkte, ein Belegungstag	0,252	-
T61Z	M	Postoperative und posttraumatische Infektionen	0,480	-
T62A	M	Fieber unbekannter Ursache mit äußerst schweren oder schweren CC, Alter > 5 Jahre	0,901	-
T62B	M	Fieber unbekannter Ursache ohne äußerst schwere oder schwere CC oder Alter < 6 Jahre	0,429	-
T63A	M	Virale Erkrankung bei Zustand nach Organtransplantation oder mit intensivmedizinischer Komplexbehandlung > 196 / 184 / - Aufwandspunkte oder Alter < 14 Jahre mit komplexer Diagnose	1,482	-
T63B	M	Schwere virale Erkrankung, außer bei Zustand nach Organtransplantation, ohne intensivmedizinische Komplexbehandlung > 196 / 184 / - Aufwandspunkte, Alter > 13 Jahre oder ohne komplexe Diagnose	0,958	-
T63C	M	Mäßig schwere virale Erkrankung, außer bei Zustand nach Organtransplantation, ohne intensivmedizinische Komplexbehandlung > 196 / 184 / - Aufwandspunkte, Alter > 13 Jahre oder ohne komplexe Diagnose	0,467	-
T63D	M	Andere virale Erkrankung, außer bei Zustand nach Organtransplantation ohne intensivmedizinische Komplexbehandlung > 196 / 184 / - Aufwandspunkte, Alter > 13 Jahre oder ohne komplexe Diagnose	0,364	-
T64A	M	Andere infektiöse und parasitäre Krankheiten mit bestimmter komplexer Diagnose, Alter < 16 Jahre oder mit intensivmedizinischer Komplexbehandlung > 196 / 184 / - Aufwandspunkte	1,353	-
T64B	M	Andere infektiöse und parasitäre Krankheiten mit komplexer Diagnose, Alter > 15 Jahre, mehr als ein Belegungstag, ohne intensivmedizinische Komplexbehandlung > 196 / 184 / - Aufwandspunkte	0,889	-
T64C	M	Andere infektiöse und parasitäre Krankheiten mit komplexer Diagnose, Alter > 15 Jahre, ein Belegungstag oder ohne komplexe Diagnose, ohne intensivmedizinische Komplexbehandlung > 196 / 184 / - Aufwandspunkte	0,635	-
T77Z	M	Komplexbehandlung bei isolationspflichtigen Erregern bei infektiösen und parasitären Krankheiten	1,385	-
MDC 19 Psychische Krankheiten und Störungen				
U40Z	A	Geriatrische frührehabilitative Komplexbehandlung bei psychischen Krankheiten und Störungen	1,248	-
U42B	A	Multimodale Schmerztherapie bei psychischen Krankheiten und Störungen, Alter > 18 Jahre, mindestens 14 Behandlungstage	1,262	-
U42C	A	Multimodale Schmerztherapie bei psychischen Krankheiten und Störungen, Alter > 18 Jahre, weniger als 14 Behandlungstage	0,886	-
U60A	M	Psychiatrische Behandlung, ein Belegungstag, Alter < 16 Jahre	0,266	-
U60B	M	Psychiatrische Behandlung, ein Belegungstag, Alter > 15 Jahre	0,188	-
U61Z	M	Schizophrene, wahnhafte und akut psychotische Störungen	0,518	-
U63Z	M	Schwere affektive Störungen	0,494	-
U64Z	M	Angststörungen oder andere affektive und somatoforme Störungen	0,496	-
U66Z	M	Ess-, Zwangs- und Persönlichkeitsstörungen und akute psychische Reaktionen oder psychische Störungen in der Kindheit	0,506	-
MDC 20 Alkohol- und Drogengebrauch und alkohol- und drogeninduzierte psychische Störungen				
V40Z	A	Qualifizierter Entzug	0,766	-
V60A	M	Alkoholintoxikation und Alkoholentzug oder Störungen durch Alkoholmissbrauch und Alkoholabhängigkeit mit bestimmten psychischen und Verhaltensstörungen durch Alkohol oder HIV-Krankheit	0,740	-
V60B	M	Alkoholintoxikation und Alkoholentzug oder Störungen durch Alkoholmissbrauch und Alkoholabhängigkeit ohne bestimmte psychische und Verhaltensstörungen durch Alkohol, ohne HIV-Krankheit	0,360	-
V61Z	M	Drogenintoxikation und -entzug	0,433	-
V63Z	M	Störungen durch Opioidgebrauch und Opioidabhängigkeit	0,436	-
V64Z	M	Störungen durch anderen Drogengebrauch und Medikamentenmissbrauch und andere Drogen- und Medikamentenabhängigkeit	0,415	-

Mittlere Verweildauer [1]	Untere Grenzverweildauer: Erster Tag mit Abschlag [2],[5]	Untere Grenzverweildauer: Bewertungsrelation pro Tag	Obere Grenzverweildauer: Erster Tag mit zusätzlichem Entgelt [3],[5]	Obere Grenzverweildauer: Bewertungsrelation pro Tag	Externe Verlegung Abschlag pro Tag (Bewertungsrelation)	Verlegungsfallpauschale	Ausnahme von Wiederaufnahme [4]	Pflegeerlös Bewertungsrelation pro Tag
6	7	8	9	10	11	12	13	14
1,6	-	-	-	-	-	x	-	2,0973
1,0	-	-	-	-	-	-	-	1,3094
5,7	1	0,274	13	0,058	0,067	-	-	0,7161
7,1	1	0,527	16	0,071	0,113	-	-	0,9318
3,5	1	0,231	8	0,072	0,100	-	-	1,0282
8,6	2	0,455	21	0,135	0,159	-	-	1,2683
8,3	2	0,314	17	0,065	0,098	-	-	0,8516
4,3	1	0,243	9	0,069	0,077	-	-	0,8648
3,1	1	0,170	7	0,075	0,085	-	-	0,9574
8,5	2	0,447	19	0,166	0,140	-	-	1,7929
8,8	2	0,291	19	0,070	0,086	-	-	0,7995
6,9	1	0,420	15	0,063	0,078	-	-	0,8433
15,7	-	-	29	0,067	0,077	-	-	1,1859
18,9	-	-	29	0,048	0,061	-	-	0,6681
20,2	-	-	32	0,054	0,059	-	x	0,3259
9,9	-	-	15	0,062	0,081	-	x	0,5098
1,0	-	-	-	-	-	-	-	1,6122
1,0	-	-	-	-	-	-	-	1,0898
6,5	1	0,252	15	0,075	0,062	-	-	1,0217
5,2	1	0,236	13	0,062	0,091	-	-	0,7218
4,2	1	0,242	10	0,078	0,094	-	-	0,7005
5,5	1	0,245	16	0,073	0,068	-	-	1,1037
11,3	3	0,190	16	0,047	0,066	-	-	0,5025
8,5	2	0,271	19	0,072	0,073	-	-	1,0886
4,2	1	0,222	9	0,063	0,071	-	-	0,7907
5,3	1	0,262	12	0,061	0,072	-	-	0,8293
3,5	1	0,274	8	0,076	0,090	-	-	1,0451
2,6	1	0,253	5	0,105	0,109	-	-	1,3113

Anlage 1

Fallpauschalen-Katalog und Pflegeerlöskatalog
Teil a) Bewertungsrelationen bei Versorgung durch Hauptabteilungen

DRG	Parti-tion	Bezeichnung [6]	Bewertungsrelation bei Hauptabteilung	Bewertungsrelation bei Hauptabteilung und Beleghebamme
1	2	3	4	5
MDC 21A Polytrauma				
W01B	O	Polytrauma mit Beatmung > 72 Stunden oder komplexen Eingriffen oder IntK > 392 / 368 / 552 Aufwandspunkte, ohne Frührehabilitation, mit Beatmung > 263 Stunden oder mit komplexer Vakuumbehandlung oder mit IntK > 588 / 552 / - Aufwandspunkte	9,429	-
W01C	O	Polytrauma mit Beatmung > 72 Stunden oder komplexen Eingriffen oder IntK > 392 / 368 / 552 Aufwandspunkte, ohne Frührehabilitation, ohne Beatmung > 263 Stunden, ohne komplexe Vakuumbehandlung, ohne IntK > 588 / 552 / - Aufwandspunkte	4,319	-
W02A	O	Polytrauma mit anderen komplexen Eingriffen mit komplizierender Konstellation oder Eingriffen an mehreren Lokalisationen oder mit intensivmedizinische Komplexbehandlung > 392 / 368 / - Aufwandspunkte	7,920	-
W02B	O	Polytrauma mit anderen komplexen Eingriffen ohne komplizierende Konstellation, ohne Eingriffe an mehreren Lokalisationen, ohne intensivmedizinische Komplexbehandlung > 392 / 368 / - Aufwandspunkte	4,422	-
W04A	O	Polytrauma mit anderen Eingriffen oder Beatmung > 24 Stunden, mit komplizierender Konstellation oder Eingriffen an mehreren Lokalisationen oder Alter < 6 Jahre	5,414	-
W04B	O	Polytrauma mit anderen Eingriffen oder Beatmung > 24 Stunden, ohne komplizierende Konstellation, ohne Eingriffe an mehreren Lokalisationen, mit bestimmten anderen Eingriffen oder Beatmung mehr als 24 Stunden, Alter > 5 Jahre	3,156	-
W04C	O	Polytrauma mit anderen Eingriffen oder Beatmung > 24 Stunden, ohne komplizierende Konstellation, ohne Eingriffe an mehreren Lokalisationen, ohne bestimmte andere Eingriffe, ohne Beatmung > 24 Stunden, Alter > 5 Jahre	2,352	-
W36Z	O	Intensivmedizinische Komplexbehandlung > 784 / 828 / 828 Aufwandspunkte bei Polytrauma oder Polytrauma mit Beatmung oder Kraniotomie mit endovaskulärer Implantation von Stent-Prothesen an der Aorta	12,398	-
W60Z	M	Polytrauma, verstorben < 5 Tage nach Aufnahme, ohne komplizierende Konstellationen, ohne Beatmung > 24 Stunden, ohne komplexe oder bestimmte andere Eingriffe	0,583	-
W61A	M	Polytrauma ohne signifikante Eingriffe mit komplizierender Diagnose oder mit intensivmedizinischer Komplexbehandlung > 196 / 184 / - Aufwandspunkte oder Alter < 12 Jahre	1,766	-
W61B	M	Polytrauma ohne signifikante Eingriffe, ohne komplizierende Diagnose, ohne intensivmedizinische Komplexbehandlung > 196 / 184 / - Aufwandspunkte, Alter > 11 Jahre	1,223	-
MDC 21B Verletzungen, Vergiftungen und toxische Wirkungen von Drogen und Medikamenten				
X01A	O	Rekonstruktive Operation bei Verletzungen mit komplizierender Konstellation oder freier Lappenplastik mit mikrovaskulärer Anastomosierung oder mit schweren Weichteilschäden oder komplexer OR-Prozedur oder best. komplexem Eingriff, mit äuß. schweren CC	4,504	-
X01B	O	Rekonstruktive Operation bei Verletzungen ohne kompliz. Konstellation, ohne freie Lappenplastik mit mikrovask. Anastomosierung, mit schweren Weichteilschäden oder komplex. OR-Prozedur oder best. mäßig kompl. Eingriff oder äußerst schw. CC, mehr als 1 BT	1,857	-
X01C	O	Rekonstr. Operation bei Verletzungen ohne kompliz. Konst., ohne freie Lappenplastik mit mikrovask. Anastomosierung, ohne schw. Weichteilschäden, ohne kompl. OR-Prozedur, ohne äuß. schw. CC, mit best. Nervennaht od. Hautplastik, > 1 BT od. Alter < 18 J.	1,041	-
X01D	O	Rekonstr. Operation bei Verletzungen ohne kompliz. Konst., ohne freie Lappenplastik mit mikrovask. Anastomosierung, ohne schw. Weichteilschäden, ohne kompl. OR-Prozedur, ohne äuß. schw. CC, ohne best. Nervennaht oder Hautplastik oder 1 BT, Alter > 17 J.	0,770	-
X04Z	O	Andere Eingriffe bei Verletzungen der unteren Extremität	1,047	-
X05A	O	Andere Eingriffe bei Verletzungen der Hand, mit komplexem Eingriff	0,772	-
X05B	O	Andere Eingriffe bei Verletzungen der Hand, ohne komplexen Eingriff	0,569	-
X06A	O	Andere Eingriffe bei anderen Verletzungen mit äußerst schweren CC	2,855	-
X06B	O	Andere Eingriffe bei anderen Verletzungen ohne äußerst schwere CC, mit komplexer OR-Prozedur oder Alter > 65 Jahre mit bestimmtem Eingriff oder mit schweren CC	1,291	-
X06C	O	Andere Eingriffe bei anderen Verletzungen ohne äußerst schwere oder schwere CC, ohne komplexe OR-Prozedur, Alter < 66 Jahre oder ohne bestimmten Eingriff	0,720	-

Mittlere Verweildauer [1]	Untere Grenz-verweildauer: Erster Tag mit Abschlag [2, 5]	Untere Grenz-verweildauer: Bewertungs-relation pro Tag	Obere Grenz-verweildauer: Erster Tag mit zusätzlichem Entgelt [3, 5]	Obere Grenz-verweildauer: Bewertungs-relation pro Tag	Externe Verlegung Abschlag pro Tag (Bewertungsrelation)	Verlegungs-fallpauschale	Ausnahme von Wiederaufnahme [4]	Pflegeerlös Bewertungs-relation pro Tag
6	7	8	9	10	11	12	13	14
25,4	7	0,832	43	0,266	-	x	-	2,7129
11,8	3	0,845	26	0,240	-	x	-	2,5596
22,9	7	0,480	39	0,112	-	x	-	1,5900
16,5	5	0,377	34	0,096	0,128	-	-	1,3665
18,1	5	0,485	34	0,109	0,151	-	-	1,5198
14,2	4	0,382	28	0,093	0,125	-	-	1,2847
14,0	4	0,319	28	0,079	0,106	-	-	1,1342
28,7	9	0,880	47	0,307	-	x	x	3,4609
1,4	-	-	-	-	-	x	-	1,7292
9,1	2	0,561	20	0,118	0,167	-	-	1,6395
9,1	2	0,378	21	0,091	0,104	-	-	1,0390
27,7	8	0,284	46	0,065	-	x	-	0,9347
14,0	4	0,207	28	0,053	-	x	-	0,6829
4,6	1	0,200	12	0,061	0,071	-	-	0,7491
4,0	1	0,183	10	0,058	0,071	-	-	0,7070
6,6	1	0,270	17	0,059	0,077	-	-	0,7447
3,5	1	0,239	8	0,062	0,074	-	-	0,7165
3,1	1	0,159	7	0,064	0,072	-	-	0,7629
15,0	4	0,384	30	0,092	0,119	-	-	1,3100
7,8	2	0,240	17	0,065	0,082	-	-	0,8580
4,3	1	0,265	10	0,059	0,074	-	-	0,7808

Anlage 1

Fallpauschalen-Katalog und Pflegeerlöskatalog
Teil a) Bewertungsrelationen bei Versorgung durch Hauptabteilungen

DRG	Parti-tion	Bezeichnung[6]	Bewertungsrelation bei Hauptabteilung	Bewertungsrelation bei Hauptabteilung und Beleghebamme
1	2	3	4	5
X07A	O	Replantation bei traumatischer Amputation, mit Replantation mehr als einer Zehe oder mehr als eines Fingers	5,725	-
X07B	O	Replantation bei traumatischer Amputation, mit Replantation eines Fingers oder einer Zehe	2,446	-
X33Z	O	Mehrzeitige komplexe OR-Prozeduren bei Verletzungen, Vergiftungen und toxischen Wirkungen von Drogen und Medikamenten	5,482	-
X60A	M	Bestimmte Verletzungen	0,402	-
X60B	M	Verletzungen und allergische Reaktionen ohne bestimmte Verletzungen	0,309	-
X62Z	M	Vergiftungen / Toxische Wirkungen von Drogen, Medikamenten und anderen Substanzen oder Folgen einer medizinischen Behandlung oder bestimmte Erfrierungen und andere Traumata	0,429	-
X64Z	M	Andere Krankheit verursacht durch Verletzung, Vergiftung oder toxische Wirkung	0,298	-
MDC 22 Verbrennungen				
Y02A	O	Andere Verbrennungen mit Hauttransplantation oder anderen Eingriffen bei Sepsis oder mit kompliz. Konst., hochkomplexem Eingriff, vierzeitigen bestimmten OR-Prozeduren oder intensivmedizinischer Komplexbehandlung > 588 / 552 / 552 Aufwandspunkte	10,693	-
Y02B	O	Andere Verbrenn. m. Haut-Tx. od. and. Eingr. auß. b. Sep., oh. kompliz. Konst., oh. hochkompl. Eingr., oh. vierz. best. OR-Proz., oh. IntK > 588 / 552 / 552 Aufwandsp., m. äuß. schw. CC, kompliz. Diagn., kompl. Proz., Dialyse od. Beatm. > 24 Std.	5,919	-
Y02C	O	Andere Verbrenn. m. Haut-Tx. od. and. Eingr. oh. äuß. schw. CC, oh. kompliz. Diagn., oh. komplexe Proz., oh. Dialyse, oh. Beat. > 24 Std., oh. kompliz. Konst., oh. IntK > 588 / 552 / 552 Aufwandsp., oh. best. Spalthauttranspl., Alter < 18 J.	2,469	-
Y02D	O	Andere Verbrenn. m. Hauttr. od. and. Eingr. oh. äuß. schw. CC, oh. kompliz. Diagn., oh. komplexe Proz., oh. Dialyse, oh. Beat. > 24 Std., oh. kompliz. Konst., oh. IntK > 588 / 552 / 552 Aufwandsp., oh. best. Spalthauttranspl., Alter > 17 J.	1,968	-
Y03Z	O	Andere Verbrennungen mit anderen Eingriffen	0,871	-
Y62Z	M	Andere Verbrennungen	0,410	-
Y63Z	M	Verbrennungen, ein Belegungstag	0,183	-
MDC 23 Faktoren, die den Gesundheitszustand beeinflussen, und andere Inanspruchnahme des Gesundheitswesens				
Z01A	O	OR-Prozeduren bei anderen Zuständen, die zur Inanspruchnahme des Gesundheitswesens führen mit komplexem Eingriff oder komplizierender Konstellation	2,160	-
Z01B	O	OR-Prozeduren bei anderen Zuständen, die zur Inanspruchnahme des Gesundheitswesens führen ohne komplexen Eingriff, ohne komplizierende Konstellation, mit bestimmtem Eingriff	0,932	-
Z01C	O	OR-Prozeduren bei anderen Zuständen, die zur Inanspruchnahme des Gesundheitswesens führen ohne komplexen Eingriff, ohne komplizierende Konstellation, ohne bestimmten Eingriff	0,492	-
Z03Z	O	Nierenspende (Lebendspende)	2,413	-
Z64A	M	Andere Faktoren, die den Gesundheitszustand beeinflussen, Nachbehandlung nach abgeschlossener Behandlung mit komplexer Radiojoddiagnostik	0,795	-
Z64B	M	Andere Faktoren, die den Gesundheitszustand beeinflussen, Nachbehandlung nach abgeschlossener Behandlung mit bestimmter Radiojoddiagnostik, mit bestimmtem Kontaktanlass	0,526	-
Z64C	M	Andere Faktoren, die den Gesundheitszustand beeinflussen, Nachbehandlung nach abgeschlossener Behandlung ohne Radiojoddiagnostik, ohne bestimmten Kontaktanlass oder allergologische Provokationstestung bis 2 Belegungstage	0,290	-
Z65Z	M	Beschwerden, Symptome, andere Anomalien und Nachbehandlung	0,459	-
Z66Z	M	Vorbereitung zur Lebendspende	0,766	-
MDC 24 Sonstige DRGs				
801A	O	Ausgedehnte OR-Proz. oh. Bezug zur Hauptdiagnose mit bestimmter kompl. Konst. oder Strahlenth. oder endovaskulärer Impl. von Stent-Proth. an der Aorta oder intensivmediz. Komplexbehandlung > 392 / 368 / - Aufwandsp. od. Alter < 18 J. mit kompl. Faktoren	4,883	-
801B	O	Ausgedehnte OR-Prozedur ohne Bezug zur Hauptdiagnose mit hochkomplexer OR-Prozedur oder mit komplizierender Konstellation, Alter > 17 Jahre oder ohne komplizierende Faktoren oder mit komplexer OR-Prozedur oder schweren CC, Alter < 16 Jahre	3,440	-

Mittlere Verweildauer [1]	Untere Grenzverweildauer: Erster Tag mit Abschlag [2,5]	Untere Grenzverweildauer: Bewertungsrelation pro Tag	Obere Grenzverweildauer: Erster Tag mit zusätzlichem Entgelt [3,5]	Obere Grenzverweildauer: Bewertungsrelation pro Tag	Externe Verlegung Abschlag pro Tag (Bewertungsrelation)	Verlegungsfallpauschale	Ausnahme von Wiederaufnahme [4]	Pflegeerlös Bewertungsrelation pro Tag
6	7	8	9	10	11	12	13	14
15,8	4	0,302	34	0,095	0,089	-	-	0,7213
8,3	2	0,246	17	0,063	0,083	-	-	0,7978
27,2	8	0,342	45	0,180	0,112	-	-	1,4902
3,5	1	0,167	8	0,072	0,080	-	-	0,9441
2,7	1	0,154	6	0,083	0,086	-	-	1,0968
3,8	1	0,240	9	0,069	0,077	-	-	0,9843
2,5	1	0,142	5	0,084	0,076	-	-	1,0748
30,3	9	0,801	47	0,263	0,255	-	-	2,2784
18,3	5	0,770	34	0,145	0,243	-	-	2,2507
9,7	2	0,508	23	0,108	0,131	-	-	1,3586
10,4	2	0,479	21	0,068	0,125	-	-	1,1159
4,5	1	0,527	11	0,074	0,108	-	-	1,3190
4,1	-	-	10	0,062	0,084	-	-	1,0183
1,0	-	-	-	-	-	-	-	1,3675
10,0	2	0,499	23	0,079	0,123	-	-	1,1209
2,9	1	0,267	7	0,077	0,081	-	-	0,9150
4,2	1	0,204	10	0,064	0,072	-	-	0,7635
7,6	2	0,315	12	0,120	0,106	-	-	1,2107
2,4	1	0,395	5	0,230	0,232	-	-	1,2066
2,7	1	0,226	6	0,110	0,118	-	-	0,9675
2,5	1	0,096	5	0,076	0,080	-	-	0,9445
4,2	1	0,265	10	0,071	0,082	-	-	0,8957
2,3	1	0,380	4	0,216	0,218	-	-	0,8530
24,8	7	0,494	43	0,159	0,151	-	x	1,5705
22,2	6	0,333	40	0,076	0,097	-	x	1,0586

Anlage 1

Fallpauschalen-Katalog und Pflegeerlöskatalog
Teil a) Bewertungsrelationen bei Versorgung durch Hauptabteilungen

DRG	Parti-tion	Bezeichnung[6]	Bewertungsrelation bei Hauptabteilung	Bewertungsrelation bei Hauptabteilung und Beleghebamme
1	2	3	4	5
801C	O	Ausgedehnte OR-Prozedur ohne Bezug zur Hauptdiagnose mit komplexer OR-Prozedur oder anderem Eingriff an Kopf und Wirbelsäule oder mit neurologischer Komplexbehandlung des akuten Schlaganfalls oder bei Para- / Tetraplegie	2,786	-
801D	O	Ausgedehnte OR-Prozedur ohne Bezug zur Hauptdiagnose mit bestimmter OR-Prozedur oder mit intensivmediz. Komplexbeh. > 196 / 184 / 368 Aufwandspunkte oder bestimmte nicht ausgedehnte OR-Prozedur mit neurolog. Komplexbehandlung des akuten Schlaganfalls	2,484	-
801E	O	Ausgedehnte OR-Prozedur ohne Bezug zur Hauptdiagnose ohne komplizierende Konstellation, ohne hochkomplexe, komplexe oder bestimmte OR-Prozedur	1,891	-
802A	O	Bestimmte nicht ausgedehnte OR-Prozedur ohne Bezug zur Hauptdiagnose oder andere nicht ausgedehnte OR-Prozedur mit intensivmedizinischer Komplexbehandlung > 196 / 184 / 368 Aufwandspunkte	2,223	-
802B	O	Andere nicht ausgedehnte OR-Prozedur ohne Bezug zur Hauptdiagnose mit mäßig komplexer OR-Prozedur	1,967	-
802C	O	Andere nicht ausgedehnte OR-Prozedur ohne Bezug zur Hauptdiagnose ohne mäßig komplexe OR-Prozedur	1,641	-
802D	O	Wenig komplexe nicht ausgedehnte OR-Prozedur ohne Bezug zur Hauptdiagnose	1,001	-
863Z	M	Neonatale Diagnose ohne Bezug zu Alter oder Gewicht	0,567	-
Fehler-DRGs				
960Z	M	Nicht gruppierbar	-	-
961Z	M	Unzulässige Hauptdiagnose	-	-
962Z	M	Unzulässige Kodierung einer Sectio caesarea	-	-

Mittlere Verweildauer [1]	Untere Grenzverweildauer: Erster Tag mit Abschlag [2,5]	Untere Grenzverweildauer: Bewertungsrelation pro Tag	Obere Grenzverweildauer: Erster Tag mit zusätzlichem Entgelt [3,5]	Obere Grenzverweildauer: Bewertungsrelation pro Tag	Externe Verlegung Abschlag pro Tag (Bewertungsrelation)	Verlegungsfallpauschale	Ausnahme von Wiederaufnahme [4]	Pflegeerlös Bewertungsrelation pro Tag
6	7	8	9	10	11	12	13	14
17,9	5	0,302	34	0,073	0,097	-	x	0,9975
17,6	5	0,288	33	0,069	0,089	-	x	0,9350
15,6	4	0,265	29	0,062	0,081	-	x	0,8277
16,2	4	0,354	31	0,076	0,103	-	x	0,9510
17,0	5	0,264	32	0,066	0,089	-	x	0,7604
12,5	3	0,293	26	0,067	0,083	-	x	0,7946
7,2	1	0,565	19	0,063	0,079	-	x	0,8312
4,3	1	0,244	11	0,079	0,090	-	x	1,6971
-	-	-	-	-	-	-	-	-
-	-	-	-	-	-	-	-	-
-	-	-	-	-	-	-	-	-

Anlage 1
Fallpauschalen-Katalog und Pflegeerlöskatalog
Teil b) Bewertungsrelationen bei Versorgung durch Belegabteilungen

DRG	Parti-tion	Bezeichnung[6]	Bewertungsrelation bei Belegoperateur	Bewertungsrelation bei Belegoperateur und Beleganästhesist	Bewertungsrelation bei Belegoperateur und Beleghebamme	Bewertungsrelation bei Belegoperateur, Beleganästhesist und Beleghebamme
1	2	3	4	5	6	7
Prä-MDC						
A13E	O	Beatmung > 95 Stunden, ohne komplexe OR-Prozedur, mit bestimmter OR-Prozedur oder komplizierender Konstellation oder mit intensivmedizinischer Komplexbehandlung > 588 / 552 / 552 Aufwandspunkte und < 1177 / 829 / 1105 Aufwandspunkte od. Alter < 16 Jahre	4,591	4,514	-	-
A13F	O	Beatmung > 95 Stunden, ohne bestimmte OR-Prozedur, ohne komplizierende Konstellation, ohne intensivmed. Komplexbeh. > 588 / 552 / 552 Aufwandspunkte, Alter > 15 Jahre, mit komplexer Diagnose oder Prozedur od. intensivmed. Komplexbeh. > - / 368 / - Punkte	3,285	3,261	-	-
A13G	O	Beatmung > 95 Stunden, mit bestimmter OR-Prozedur oder kompliz. Konstellation, mit äußerst schweren CC, verstorben oder verlegt < 9 Tage oder ohne best. OR-Proz., ohne kompliz. Konst., Alter > 15 J., ohne kompliz. Diagnose od. Prozedur, mit äuß. schw. CC	3,359	3,338	-	-
A13H	O	Beatmung > 95 Stunden mit bestimmter OR-Prozedur oder kompliz. Konstellation, ohne äußerst schwere CC, verstorben oder verlegt < 9 Tage oder ohne best. OR-Proz., ohne kompliz. Konst., Alter > 15 J., ohne kompliz. Diagnose oder Proz., ohne äuß. schw. CC	2,411	2,402	-	-
A15D	O	Knochenmarktransplantation / Stammzelltransfusion, autogen, bei Plasmozytom, ohne bestimmte Entnahme	3,317	3,317	-	-
A42C	A	Stammzellentnahme bei Eigenspender ohne Chemotherapie, Alter > 15 Jahre, ohne schwerste CC, ohne Sepsis, ohne komplizierende Konstellation	0,711	0,711	-	-
MDC 01 Krankheiten und Störungen des Nervensystems						
B04C	O	Eingriffe an den extrakraniellen Gefäßen, ohne mehrzeitige Eingriffe, ohne beidseitige Eingriffe, ohne äußerst schwere CC	1,110	1,025	-	-
B05Z	O	Dekompression bei Karpaltunnelsyndrom oder kleine Eingriffe an den Nerven	0,379	0,332	-	-
B07Z	O	Eingriffe an peripheren Nerven, Hirnnerven und anderen Teilen des Nervensystems mit äußerst schweren CC oder komplizierender Diagnose	4,134	4,131	-	-
B09Z	O	Andere Eingriffe am Schädel	0,841	0,761	-	-
B15Z	O	Strahlentherapie bei Krankheiten und Störungen des Nervensystems, Bestrahlungen an mindestens 8 Tagen	2,038	2,035	-	-
B16A	O	Strahlentherapie bei Krankheiten und Störungen des Nervensystems, mehr als ein Belegungstag, Bestrahlungen an mindestens 5 Tagen	1,091	1,089	-	-
B16B	O	Strahlentherapie bei Krankheiten und Störungen des Nervensystems, mehr als ein Belegungstag, Bestrahlungen an weniger als 5 Tagen	0,641	0,639	-	-
B17D	O	Eingriffe an peripheren Nerven, Hirnnerven und anderen Teilen des Nervensystems oder Eingriff bei zerebraler Lähmung, Muskeldystrophie oder Neuropathie, mit mäßig komplexem Eingriff oder best. Eingriff und Alter < 19 J. oder schw. CC oder best. Diagnose	0,778	0,701	-	-
B17E	O	Eingriffe an peripheren Nerven, Hirnnerven und anderen Teilen des Nervensystems oder Eingriff bei zerebraler Lähmung, Muskeldystrophie oder Neuropathie, ohne komplexe oder bestimmte Diagnose, ohne mäßig komplexen oder komplexen Eingriff	0,565	0,497	-	-
B18B	O	Bestimmte Eingriffe an Wirbelsäule und Rückenmark bei Krankheiten und Störungen des Nervensystems außer bei bösartiger Neubildung oder Revision eines Ventrikelshuntes oder operative Eingriffe bei nicht akuter Para- / Tetraplegie	1,567	1,438	-	-
B18C	O	Andere Eingriffe an Wirbelsäule und Rückenmark bei Krankheiten und Störungen des Nervensystems außer bei bösartiger Neubildung	1,192	1,092	-	-
B18D	O	Mäßig komplexe Eingriffe an Wirbelsäule und Rückenmark bei Krankheiten und Störungen des Nervensystems außer bei bösartiger Neubildung	1,104	0,997	-	-
B19C	O	Implantation, Revision und Entfernung von Neurostimulatoren und Neurostimulationselektroden bei Krankheiten und Störungen des Nervensystems ohne Implantation oder Wechsel von Neurostimulatoren und Elektrodensystemen	0,593	0,538	-	-

Mittlere Verweildauer [1]	Untere Grenzverweildauer: Erster Tag mit Abschlag [2,5]	Untere Grenzverweildauer: Bewertungsrelation pro Tag	Obere Grenzverweildauer: Erster Tag mit zusätzlichem Entgelt [3,5]	Obere Grenzverweildauer: Bewertungsrelation pro Tag	Externe Verlegung Abschlag pro Tag (Bewertungsrelation)	Verlegungsfallpauschale	Ausnahme von Wiederaufnahme [4]	Pflegeerlös Bewertungsrelation pro Tag
8	9	10	11	12	13	14	15	16
17,6	5	0,666	34	0,156	-	x	x	2,7332
12,4	3	0,744	26	0,171	0,223	-	x	3,0347
15,1	4	0,655	33	0,119	0,204	-	x	2,4384
11,0	3	0,584	24	0,148	0,191	-	x	2,7973
19,3	5	0,360	28	0,150	-	x	x	1,1332
4,4	1	0,281	10	0,128	0,117	-	x	0,8825
5,8	1	0,233	11	0,066	-	x	-	0,9832
2,4	1	0,096	5	0,049	0,046	-	-	0,8881
15,0	4	0,497	31	0,090	0,151	-	-	1,2776
3,9	1	0,344	9	0,064	0,079	-	-	0,8375
19,4	5	0,335	35	0,106	-	x	x	0,8269
8,9	2	0,357	19	0,113	0,114	-	x	0,8265
4,7	-	-	13	0,090	0,109	-	x	0,8987
3,4	1	0,288	10	0,063	0,070	-	-	0,7693
2,9	1	0,144	7	0,052	0,053	-	-	0,8389
9,1	2	0,224	21	0,052	0,065	-	-	0,8892
5,3	1	0,226	12	0,060	0,073	-	-	1,1242
5,8	1	0,206	14	0,050	0,061	-	-	0,9538
3,0	1	0,189	6	0,045	0,049	-	-	0,8305

Anlage 1

Fallpauschalen-Katalog und Pflegeerlöskatalog
Teil b) Bewertungsrelationen bei Versorgung durch Belegabteilungen

DRG	Parti- tion	Bezeichnung[6]	Bewertungsrelation bei Belegoperateur	Bewertungsrelation bei Belegoperateur und Beleganästhesist	Bewertungsrelation bei Belegoperateur und Beleghebamme	Bewertungsrelation bei Belegoperateur, Beleganästhesist und Beleghebamme
1	2	3	4	5	6	7
B20B	O	Kraniotomie oder große WS-Operation mit kompl. Prozedur, mit kompliz. Faktoren, Alter > 15 Jahre, ohne best. intrakran. Blutung oder Alter < 1 J. mit interv. oder großem intrakran. oder best. Eingriff oder mit kompl. Diagnose od. bei bösart. Neubildung	2,211	2,048	-	-
B20C	O	Kraniotomie oder große WS-Operation, Alter < 3 Jahre oder interventioneller Eingriff oder Alter < 18 Jahre mit großem intrakraniellen Eingriff oder mit kompl. Diagnose oder best. Eingriff, Alter < 16 J. od. bei bösartiger Neubildung, Alter > 0 Jahre	1,669	1,568	-	-
B20D	O	Kraniotomie oder große WS-OP mit komplexer Prozedur oder ohne komplexe Prozedur, Alter > 2 Jahre, mit komplexer Diagnose oder bestimmtem Eingriff oder mit bestimmter Prozedur oder bei bösartiger Neubildung oder Alter < 16 Jahre	1,569	1,470	-	-
B20E	O	Kraniotomie oder große Wirbelsäulen-Operation ohne komplexe Prozedur, Alter > 2 Jahre, ohne komplexe Diagnose, ohne bestimmten Eingriff, ohne bestimmte Prozedur, außer bei bösartiger Neubildung, Alter > 15 Jahre	1,255	1,181	-	-
B63Z	M	Demenz und andere chronische Störungen der Hirnfunktion	0,564	0,563	-	-
B66D	M	Neubildungen des Nervensystems, ein Belegungstag oder ohne äußerst schwere CC, Alter > 15 Jahre	0,517	0,516	-	-
B67B	M	Morbus Parkinson ohne äußerst schwere CC, ohne schwerste Beeinträchtigung	0,582	0,582	-	-
B68D	M	Multiple Sklerose und zerebellare Ataxie, ein Belegungstag oder ohne äußerst schwere CC, Alter > 15 Jahre, ohne komplexe Diagnose	0,460	0,460	-	-
B69D	M	Transitorische ischämische Attacke (TIA) und extrakranielle Gefäßverschlüsse ohne neurologische Komplexbehandlung des akuten Schlaganfalls, ohne andere neurologische Komplexbehandlung des akuten Schlaganfalls, ohne äußerst schwere CC	0,524	0,524	-	-
B70E	M	Apoplexie ohne neurologische Komplexbehandlung des akuten Schlaganfalls, ohne andere neurol. Komplexbeh. des akuten Schlaganfalls, mehr als 72 Stunden, mit komplizierender Diagnose oder systemischer Thrombolyse oder Alter < 16 Jahre	0,981	0,980	-	-
B70F	M	Apoplexie ohne neurologische Komplexbehandlung des akuten Schlaganfalls, ohne andere neurologische Komplexbehandlung des akuten Schlaganfalls, ohne komplizierende Diagnose, ohne systemische Thrombolyse, Alter < 15 Jahre	0,701	0,700	-	-
B70G	M	Apoplexie mit neurologischer Komplexbehandlung des akuten Schlaganfalls oder mit anderer neurologischer Komplexbehandlung des akuten Schlaganfalls, verstorben < 4 Tage nach Aufnahme	0,713	0,711	-	-
B70H	M	Apoplexie ohne neurologische Komplexbehandlung des akuten Schlaganfalls, ohne andere neurologische Komplexbehandlung des akuten Schlaganfalls, verstorben < 4 Tage nach Aufnahme	0,559	0,557	-	-
B70I	M	Apoplexie, ein Belegungstag	0,277	0,277	-	-
B71D	M	Erkrankungen an Hirnnerven und peripheren Nerven ohne komplexe Diagnose, ohne Komplexbehandlung der Hand, ohne äußerst schwere oder schwere CC oder Komplexbehandlung der Hand oder mit kompl. Diagnose, ohne schw. CC oder außer bei Para- / Tetraplegie	0,442	0,442	-	-
B76E	M	Anfälle, ein Belegungstag oder ohne komplexe Diagnostik und Therapie, ohne äußerst schwere oder schwere CC, ohne EEG, Alter > 5 Jahre, ohne komplexe Diagnose	0,427	0,426	-	-
B77Z	M	Kopfschmerzen	0,365	0,365	-	-
B78A	M	Intrakranielle Verletzung, Alter < 6 Jahre oder mit komplizierender Diagnose oder Intensivmedizinischer Komplexbehandlung > 196 / 184 / - Aufwandspunkte	0,719	0,714	-	-
B78B	M	Intrakranielle Verletzung, Alter > 5 Jahre, ohne komplizierende Diagnose, ohne Intensivmedizinische Komplexbehandlung > 196 / 184 / - Aufwandspunkte	0,569	0,568	-	-
B79Z	M	Schädelfrakturen, Somnolenz, Sopor oder andere Kopfverletzungen und bestimmte Fraktur	0,427	0,424	-	-
B80Z	M	Andere Kopfverletzungen	0,234	0,233	-	-
B81B	M	Andere Erkrankungen des Nervensystems ohne komplexe Diagnose, ohne bestimmte aufwendige / hochaufwendige Behandlung	0,506	0,504	-	-

Mittlere Verweildauer [1]	Untere Grenzverweildauer: Erster Tag mit Abschlag [2, 5]	Untere Grenzverweildauer: Bewertungsrelation pro Tag	Obere Grenzverweildauer: Erster Tag mit zusätzlichem Entgelt [3, 5]	Obere Grenzverweildauer: Bewertungsrelation pro Tag	Externe Verlegung Abschlag pro Tag (Bewertungsrelation)	Verlegungsfallpauschale	Ausnahme von Wiederaufnahme [4]	Pflegeerlös Bewertungsrelation pro Tag
8	9	10	11	12	13	14	15	16
9,9	2	0,366	19	0,158	-	x	-	1,1968
6,1	1	0,564	14	0,178	-	x	-	1,2575
6,9	1	0,545	17	0,125	-	x	-	1,2033
6,6	1	0,305	16	0,116	-	x	-	1,1501
7,6	2	0,182	17	0,056	0,060	-	-	0,8521
5,5	1	0,303	14	0,057	0,090	-	x	1,0357
8,4	2	0,189	18	0,051	0,067	-	-	0,7714
6,6	1	0,324	16	0,049	0,060	-	-	0,6637
3,9	1	0,258	9	0,072	0,111	-	-	0,8327
8,0	2	0,321	18	0,085	0,107	-	-	1,2176
7,7	-	-	17	0,063	0,075	-	-	0,8966
2,5	-	-	-	-	-	x	-	2,3958
2,4	-	-	-	-	-	x	-	2,3831
1,0	-	-	-	-	-	-	-	1,3438
5,3	1	0,226	11	0,058	0,070	-	-	0,6598
3,8	1	0,228	8	0,078	0,089	-	-	1,0072
3,1	1	0,169	7	0,080	0,087	-	-	0,7552
6,0	1	0,413	15	0,082	0,101	-	-	1,3230
5,1	1	0,312	13	0,077	0,092	-	-	1,1514
3,5	1	0,211	8	0,083	0,093	-	-	1,3069
2,2	1	0,079	4	0,068	0,071	-	-	1,0802
5,5	1	0,258	12	0,060	0,077	-	-	0,7639

Anlage 1

Fallpauschalen-Katalog und Pflegeerlöskatalog
Teil b) Bewertungsrelationen bei Versorgung durch Belegabteilungen

DRG	Parti-tion	Bezeichnung[6]	Bewertungsrelation bei Belegoperateur	Bewertungsrelation bei Belegoperateur und Beleganästhesist	Bewertungsrelation bei Belegoperateur und Beleghebamme	Bewertungsrelation bei Belegoperateur, Beleganästhesist und Beleghebamme
1	2	3	4	5	6	7
B82Z	M	Andere Erkrankungen an peripheren Nerven	0,279	0,279	-	-
B85C	M	Degenerative Krankheiten des Nervensystems ohne hochkomplexe Diagnose, ohne äußerst schwere oder schwere CC oder ein Belegungstag, mit komplexer Diagnose, zerebrale Lähmungen oder Delirium, Alter > 1 Jahr	0,541	0,539	-	-
B85D	M	Degenerative Krankheiten des Nervensystems ohne hochkomplexe Diagnose, ohne äußerst schwere oder schwere CC oder ein Belegungstag, ohne komplexe Diagnose	0,414	0,414	-	-
MDC 02 Krankheiten und Störungen des Auges						
C01A	O	Komplexer Eingriff bei penetrierenden Augenverletzungen oder bestimmte Orbitotomie	1,131	1,026	-	-
C01B	O	Andere Eingriffe bei penetrierenden Augenverletzungen oder Amnionmembrantransplantation oder bestimmte Biopsie	0,599	0,568	-	-
C03A	O	Eingriffe an Retina, Orbita und Augenlid oder Entfernung Augapfel mit komplexem Eingriff oder komplizierenden Faktoren oder mit bestimmtem Eingriff oder bei bösartiger Neubildung, Alter < 16 Jahre	0,686	0,618	-	-
C03B	O	Eingriffe an Retina, Orbita und Augenlid oder Entfernung Augapfel ohne komplexen Eingriff, ohne komplizierende Faktoren, mit bestimmtem Eingriff oder bei bösartiger Neubildung, Alter > 15 Jahre	0,439	0,393	-	-
C03C	O	Eingriffe an Retina, Orbita und Augenlid oder Entfernung Augapfel, ohne komplexen oder bestimmten Eingriff, außer bei bösartiger Neubildung	0,359	0,333	-	-
C04A	O	Hornhauttransplantation mit extrakapsulärer Extraktion der Linse (ECCE) oder Amnionmembrantransplantation oder komplexem Eingriff oder komplexer Diagnose oder Pars-plana-Vitrektomie oder Alter < 16 Jahre	1,197	1,145	-	-
C04B	O	Hornhauttransplantation ohne extrakapsuläre Extraktion der Linse (ECCE), ohne Amnionmembrantransplantation, ohne komplexen Eingriff, ohne komplexe Diagnose, ohne Pars-plana-Vitrektomie, Alter > 15 Jahre	0,931	0,903	-	-
C05Z	O	Dakryozystorhinostomie	0,515	0,454	-	-
C06Z	O	Komplexe Eingriffe bei Glaukom	0,377	0,346	-	-
C07A	O	Andere Eingriffe bei Glaukom mit extrakapsulärer Extraktion der Linse (ECCE) oder komplexem Eingriff am Auge oder bestimmten Eingriffen bei Glaukom oder Alter < 6 Jahre	0,467	0,441	-	-
C07B	O	Andere Eingriffe bei Glaukom ohne extrakapsuläre Extraktion der Linse (ECCE), ohne komplexen Eingriff am Auge, ohne bestimmte Eingriffe bei Glaukom, Alter > 5 Jahre	0,242	0,227	-	-
C08A	O	Beidseitige extrakapsuläre Extraktion der Linse (ECCE) oder extrakapsuläre Extraktion der Linse oder bestimmte andere Eingriffe am Auge bei komplexer Diagnose oder Alter < 10 Jahre	0,467	0,427	-	-
C08B	O	Extrakapsuläre Extraktion der Linse (ECCE) ohne komplexe Diagnose oder bestimmte Eingriffe am Auge, Alter > 9 Jahre	0,247	0,230	-	-
C10A	O	Eingriffe an den Augenmuskeln mit erhöhtem Aufwand	0,551	0,484	-	-
C10B	O	Eingriffe an den Augenmuskeln ohne erhöhten Aufwand, mit komplexem Eingriff oder Alter < 6 Jahre	0,487	0,431	-	-
C10C	O	Eingriffe an den Augenmuskeln ohne erhöhten Aufwand, ohne komplexen Eingriff, Alter > 5 Jahre	0,436	0,383	-	-
C12Z	O	Andere Rekonstruktionen der Augenlider	0,549	0,501	-	-
C13Z	O	Eingriffe an Tränendrüse und Tränenwegen	0,387	0,355	-	-
C14Z	O	Andere Eingriffe am Auge	0,270	0,251	-	-
C15Z	O	Andere Eingriffe an der Retina	0,411	0,374	-	-
C20A	O	Eingriffe an Kornea, Sklera und Konjunktiva, Eingriffe am Augenlid oder verschiedene Eingriffe an der Linse, Alter < 16 Jahre oder mit bestimmter Transplantation am Auge oder bei bösartiger Neubildung am Auge	0,553	0,505	-	-
C20B	O	Eingriffe an Kornea, Sklera und Konjunktiva, Eingriffe am Augenlid oder verschiedene Eingriffe an der Linse, Alter > 15 Jahre, ohne bestimmte Transplantation am Auge außer bei bösartiger Neubildung am Auge	0,394	0,355	-	-
C60Z	M	Akute und schwere Augeninfektionen	0,334	0,334	-	-
C61Z	M	Neuro-ophthalmologische und vaskuläre Erkrankungen des Auges	0,419	0,417	-	-
C62Z	M	Hyphäma und konservativ behandelte Augenverletzungen	0,223	0,223	-	-
C63Z	M	Andere Erkrankungen des Auges oder Augenerkrankungen bei Diabetes mellitus	0,340	0,339	-	-

Mittlere Verweildauer [1)]	Untere Grenzverweildauer: Erster Tag mit Abschlag [2), 5)]	Untere Grenzverweildauer: Bewertungsrelation pro Tag	Obere Grenzverweildauer: Erster Tag mit zusätzlichem Entgelt [3), 5)]	Obere Grenzverweildauer: Bewertungsrelation pro Tag	Externe Verlegung Abschlag pro Tag (Bewertungsrelation)	Verlegungsfallpauschale	Ausnahme von Wiederaufnahme [4)]	Pflegeerlös Bewertungsrelation pro Tag
8	9	10	11	12	13	14	15	16
3,3	1	0,116	7	0,061	0,066	-	-	0,6820
6,7	1	0,359	16	0,061	0,075	-	-	0,9281
4,2	1	0,225	10	0,066	0,078	-	-	0,8644
6,4	1	0,210	14	0,064	0,065	-	-	0,7594
5,1	1	0,309	12	0,044	0,053	-	-	0,7658
4,3	1	0,116	11	0,037	0,040	-	-	0,7910
2,3	1	0,072	4	0,041	0,082	-	-	0,7166
2,2	1	0,048	4	0,040	0,062	-	-	0,7276
4,9	1	0,164	12	0,119	0,054	-	x	0,6862
4,2	1	0,120	10	0,114	0,055	-	x	0,7012
2,3	1	0,175	6	0,045	0,046	-	-	0,7534
3,8	1	0,090	7	0,033	0,038	-	-	0,6607
3,0	1	0,059	6	0,041	0,044	-	-	0,7419
2,5	1	0,077	6	0,037	0,033	-	-	0,7088
3,7	1	0,173	8	0,040	0,046	-	-	0,7723
2,0	1	0,020	3	0,038	0,036	-	-	0,8586
2,2	1	0,103	4	0,049	0,057	-	-	1,2277
2,2	1	0,097	4	0,067	0,052	-	-	1,2160
2,2	1	0,063	4	0,049	0,050	-	-	1,0576
3,4	1	0,269	8	0,044	0,051	-	-	0,7197
2,9	1	0,114	6	0,046	0,050	-	-	0,8674
2,7	1	0,075	6	0,037	0,040	-	-	0,7857
2,9	1	0,066	6	0,041	0,042	-	-	0,7685
3,0	1	0,221	7	0,068	0,059	-	-	1,0046
3,0	1	0,077	6	0,038	0,040	-	-	0,7975
5,1	1	0,245	11	0,043	0,054	-	-	0,7155
3,9	1	0,224	9	0,071	0,084	-	-	0,6727
3,5	1	0,095	7	0,049	0,042	-	-	0,7706
3,6	1	0,174	8	0,061	0,073	-	-	0,7510

Anlage 1
Fallpauschalen-Katalog und Pflegeerlöskatalog
Teil b) Bewertungsrelationen bei Versorgung durch Belegabteilungen

DRG	Partition	Bezeichnung[6]	Bewertungsrelation bei Belegoperateur	Bewertungsrelation bei Belegoperateur und Beleganästhesist	Bewertungsrelation bei Belegoperateur und Beleghebamme	Bewertungsrelation bei Belegoperateur, Beleganästhesist und Beleghebamme
1	2	3	4	5	6	7
C64Z	M	Glaukom, Katarakt und Erkrankungen des Augenlides	0,138	0,138	-	-
MDC 03 Krankheiten und Störungen des Ohres, der Nase, des Mundes und des Halses						
D01B	O	Kochleaimplantation, unilateral	5,885	5,778	-	-
D02A	O	Komplexe Resektionen mit Rekonstruktionen an Kopf und Hals mit komplexem Eingriff oder mit Kombinationseingriff mit äußerst schweren CC	4,717	4,331	-	-
D02B	O	Komplexe Resektionen mit Rekonstruktionen an Kopf und Hals ohne komplexen Eingriff, ohne Kombinationseingriff mit äußerst schweren CC	3,679	3,339	-	-
D03A	O	Operative Korrektur einer Lippen-Kiefer-Gaumen-Spalte oder bestimmte plastische Rekonstruktion am Kopf mit Hartgaumenplastik oder bestimmte Knochentransplantation an Kiefer- und Gesichtsschädelknochen oder Alter < 2 Jahre	1,311	1,171	-	-
D03B	O	Operative Korrektur einer Lippen-Kiefer-Gaumen-Spalte oder bestimmte plastische Rekonstruktion am Kopf ohne Hartgaumenplastik, ohne bestimmte Knochentransplantation an Kiefer- und Gesichtsschädelknochen, Alter > 1 Jahr	0,965	0,845	-	-
D04A	O	Bignathe Osteotomie und komplexe Eingriffe am Kiefer oder Rekonstruktion der Trachea oder plastische Rekonstruktion der Ohrmuschel mit mikrovaskulärem Lappen, mit komplexem Eingriff	1,730	1,544	-	-
D04B	O	Bignathe Osteotomie und komplexe Eingriffe am Kiefer oder Rekonstruktion der Trachea oder plastische Rekonstruktion der Ohrmuschel mit mikrovaskulärem Lappen, ohne komplexen Eingriff	1,318	1,190	-	-
D05A	O	Komplexe Parotidektomie	1,079	0,947	-	-
D05B	O	Komplexe Eingriffe an den Speicheldrüsen außer komplexe Parotidektomien	0,570	0,499	-	-
D06A	O	Komplexe Eingriffe an Nasennebenhöhlen, Mastoid, Mittelohr, Speicheldrüsen, Rachen, Alter < 6 Jahre oder Alter > 15 Jahre mit komplexer Prozedur oder Diagnose, mit Resektion des Felsenbeins oder mit intrakraniellem Eingriff bei bösartiger Neubildung	1,165	1,052	-	-
D06B	O	Andere Eingriffe an Nasennebenhöhlen, Mastoid, Mittelohr, Speicheldrüsen, Rachen, Alter > 5 Jahre und Alter < 16 Jahre oder Alter > 15 Jahre, mit komplexer Prozedur oder Diagnose, ohne Resektion am Felsenbein, ohne intrakraniellen Eingriff bei BNB	0,505	0,443	-	-
D06C	O	Bestimmte Eingriffe an Nasennebenhöhlen, Mastoid, Mittelohr, Speicheldrüsen, Rachen, Alter > 15 Jahre, ohne komplexe Prozedur, ohne komplexe Diagnose, mit bestimmter Prozedur	0,414	0,364	-	-
D08B	O	Eingriffe an Mundhöhle und Mund bei bösartiger Neubildung ohne äußerst schwere CC	0,613	0,565	-	-
D12A	O	Andere aufwendige Eingriffe an Ohr, Nase, Mund und Hals mit komplexer Diagnose	1,070	0,978	-	-
D12B	O	Andere Eingriffe an Ohr, Nase, Mund und Hals ohne komplexe Diagnose	0,419	0,374	-	-
D13A	O	Kleine Eingriffe an Nase, Ohr, Mund und Hals mit komplizierender Diagnose oder bestimmtem Eingriff oder Alter < 16 Jahre mit äußerst schweren CC oder Alter < 1 Jahr	0,656	0,588	-	-
D13B	O	Kleine Eingriffe an Nase, Ohr, Mund und Hals ohne komplizierende Diagnose, ohne bestimmten Eingriff, Alter > 15 Jahre oder ohne äußerst schwere CC, Alter > 0 Jahre	0,385	0,353	-	-
D15A	O	Tracheostomie mit äußerst schweren CC oder mit radikaler zervikaler Lymphadenektomie oder Implantation einer Kiefergelenkendoprothese	2,714	2,513	-	-
D15B	O	Tracheostomie ohne äußerst schwere CC, ohne radikale zervikale Lymphadenektomie	1,672	1,574	-	-
D16Z	O	Materialentfernung an Kiefer und Gesicht	0,556	0,482	-	-
D19Z	O	Strahlentherapie bei Krankheiten und Störungen des Ohres, der Nase, des Mundes und des Halses, Bestrahlungen an mindestens 9 Tagen	2,569	2,562	-	-
D20A	O	Strahlentherapie bei Krankheiten und Störungen des Ohres, der Nase, des Mundes und des Halses, Bestrahlungen an mindestens 5 Tagen	1,027	1,025	-	-
D20B	O	Strahlentherapie bei Krankheiten und Störungen des Ohres, der Nase, des Mundes und des Halses, Bestrahlungen an weniger als 5 Tagen	0,542	0,539	-	-

Mittlere Verweildauer [1]	Untere Grenzverweildauer: Erster Tag mit Abschlag [2,5]	Untere Grenzverweildauer: Bewertungsrelation pro Tag	Obere Grenzverweildauer: Erster Tag mit zusätzlichem Entgelt [3,5]	Obere Grenzverweildauer: Bewertungsrelation pro Tag	Externe Verlegung Abschlag pro Tag (Bewertungsrelation)	Verlegungsfallpauschale	Ausnahme von Wiederaufnahme [4]	Pflegeerlös Bewertungsrelation pro Tag
8	9	10	11	12	13	14	15	16
2,2	1	0,063	4	0,044	0,044	-	-	0,7434
4,1	1	0,237	8	0,113	0,093	-	-	0,7493
18,8	5	0,351	34	0,195	0,106	-	-	1,3451
14,5	4	0,325	27	0,178	0,100	-	-	1,1643
4,2	1	0,194	9	0,093	0,075	-	-	1,4909
4,7	1	0,130	10	0,048	0,048	-	-	0,9355
4,3	1	0,224	8	0,213	0,102	-	-	0,9726
5,4	1	0,245	10	0,185	0,082	-	-	0,9249
3,2	1	0,146	7	0,064	0,070	-	-	0,7559
2,6	1	0,079	5	0,043	0,042	-	-	0,7778
6,0	1	0,242	13	0,057	0,069	-	-	1,2107
2,6	1	0,083	5	0,038	0,042	-	-	0,8374
2,6	1	0,135	5	0,034	0,035	-	-	0,7390
4,1	1	0,247	9	0,107	0,068	-	-	0,8120
5,2	1	0,258	14	0,073	0,106	-	-	0,9020
3,0	1	0,096	6	0,032	0,039	-	-	0,7988
2,9	1	0,234	7	0,063	0,073	-	-	0,8910
2,4	1	0,080	6	0,054	0,049	-	-	0,9600
17,4	5	0,239	33	0,061	-	x	-	1,1587
13,8	4	0,223	26	0,056	-	x	-	1,0571
2,6	1	0,101	5	0,050	0,042	-	-	0,8056
21,2	6	0,357	39	0,117	0,112	-	x	0,7497
7,4	-	-	15	0,134	0,118	-	x	0,7719
3,4	1	0,258	9	0,136	0,134	-	x	0,8149

Anlage 1: Fallpauschalen-Katalog und Pflegeerlöskatalog   aG-DRG Version 2024

Anlage 1
Fallpauschalen-Katalog und Pflegeerlöskatalog
Teil b) Bewertungsrelationen bei Versorgung durch Belegabteilungen

DRG	Parti-tion	Bezeichnung[6]	Bewertungsrelation bei Belegoperateur	Bewertungsrelation bei Belegoperateur und Beleganästhesist	Bewertungsrelation bei Belegoperateur und Beleghebamme	Bewertungsrelation bei Belegoperateur, Beleganästhesist und Beleghebamme
1	2	3	4	5	6	7
D22A	O	Eingriffe an Mundhöhle und Mund, mit Mundboden- oder Vestibulumplastik, mit Eingriffen an Gaumen- und Rachenmandeln bei bösartiger Neubildung oder komplexe Eingriffe am Kopf	0,688	0,619	-	-
D22B	O	Eingriffe an Mundhöhle und Mund oder Eingriffe an Hals und Kopf, ohne Mundboden- oder Vestibulumplastik, ohne Eingriffe an Gaumen- und Rachenmandeln bei bösartiger Neubildung, ohne komplexe Eingriffe am Kopf	0,340	0,294	-	-
D24B	O	Komplexe Hautplastiken und große Eingriffe an Kopf und Hals ohne äußerst schwere CC, ohne Kombinationseingriff	1,754	1,572	-	-
D25C	O	Mäßig komplexe Eingriffe an Kopf und Hals bei BNB oder mit Eingriff an den oberen Atemwegen, ohne Laryngektomie, ohne Exzision von Tumorgewebe, ohne äußerst schwere CC	1,312	1,180	-	-
D25D	O	Mäßig komplexe Eingriffe an Kopf und Hals außer bei bösartiger Neubildung ohne äußerst schwere CC	0,517	0,462	-	-
D28Z	O	Andere Eingriffe an Kopf und Hals mit komplexem Eingriff oder bei bösartiger Neubildung oder Rekonstruktion mit Gesichtsepithesen oder totale Auflagerungsplastik der Maxilla	0,587	0,519	-	-
D29Z	O	Operationen am Kiefer und andere Eingriffe an Kopf und Hals außer bei bösartiger Neubildung	0,754	0,668	-	-
D30A	O	Tonsillektomie außer bei BNB od. versch. Eingriffe Ohr, Nase, Mund, Hals oh. äuß. schw. CC, m. aufw. Eingr. od. Eingr. Mundh., Mund, Alter < 3 J. od. m. kompl. Diag. od. Alter < 16 J. m. äuß. schw. od. schw. CC od. m. Eingr. Ohr, Trachea m. äuß. schw. CC	0,463	0,410	-	-
D30B	O	Tonsillektomie außer bei BNB oder verschiedene Eingriffe an Ohr, Nase, Mund und Hals, Alter > 15 oder ohne äußerst schwere oder schwere CC, Alter < 12 Jahre oder Alter > 11 Jahre bei BNB oder mit anderem Eingriff oder ohne Eingriff an Hals, Trachea	0,345	0,310	-	-
D30C	O	Kleine Eingriffe an Ohr, Nase, Mund und Hals, Alter > 11 Jahre	0,279	0,260	-	-
D35Z	O	Eingriffe an Nase, Nasennebenhöhlen bei bösartiger Neubildung	0,916	0,823	-	-
D36Z	O	Sehr komplexe Eingriffe an den Nasennebenhöhlen	0,751	0,672	-	-
D37A	O	Sehr komplexe Eingriffe an der Nase, Alter < 16 Jahre oder bei Gaumenspalte oder Spaltnase oder plastische Rekonstruktion der Nase mit Rippenknorpeltransplantation	1,219	1,053	-	-
D37B	O	Sehr komplexe Eingriffe an der Nase, Alter > 15 Jahre, außer bei Gaumenspalte oder Spaltnase, ohne plastische Rekonstruktion der Nase mit Rippenknorpeltransplantation	0,484	0,421	-	-
D38Z	O	Mäßig komplexe Eingriffe an Nase, Nasennebenhöhlen, Gesichtsschädelknochen	0,446	0,386	-	-
D39Z	O	Andere Eingriffe an der Nase	0,370	0,334	-	-
D40Z	A	Zahnextraktion und -wiederherstellung	0,442	0,402	-	-
D60B	M	Bösartige Neubildungen an Ohr, Nase, Mund und Hals, ein Belegungstag oder ohne äußerst schwere oder schwere CC	0,473	0,448	-	-
D61Z	M	Gleichgewichtsstörung, Hörverlust und Tinnitus	0,373	0,373	-	-
D63B	M	Otitis media oder Infektionen der oberen Atemwege oder Blutung aus Nase und Rachen ohne äußerst schwere CC	0,184	0,182	-	-
D64Z	M	Laryngotracheitis, Laryngospasmus und Epiglottitis	0,196	0,195	-	-
D65Z	M	Andere Krankheiten an Ohr, Nase, Mund und Hals oder Verletzung und Deformität der Nase	0,318	0,304	-	-
D67Z	M	Erkrankungen von Zähnen und Mundhöhle	0,339	0,326	-	-
MDC 04 Krankheiten und Störungen der Atmungsorgane						
E02B	O	Andere OR-Prozeduren an den Atmungsorganen, Alter > 9 Jahre, mit mäßig aufwendigem Eingriff bei Krankheiten und Störungen der Atmungsorgane oder mehr als ein Belegungstag mit bestimmtem Eingriff an Larynx oder Trachea oder mit äußerst schweren CC	1,386	1,352	-	-
E02C	O	Andere OR-Prozeduren an den Atmungsorganen, Alter > 9 J., mehr als 1 BT, ohne best. Eingr. an Larynx oder Trachea, ohne mäßig aufwend. Eingr., ohne äuß. schw. CC, mit best. endoskop. Lungenvolumenred. oder anderem mäßig kompl. Eingr. oder Alter < 18 J.	0,744	0,696	-	-

136

Mittlere Verweildauer [1]	Untere Grenzverweildauer: Erster Tag mit Abschlag [2),5)]	Untere Grenzverweildauer: Bewertungsrelation pro Tag	Obere Grenzverweildauer: Erster Tag mit zusätzlichem Entgelt [3),5)]	Obere Grenzverweildauer: Bewertungsrelation pro Tag	Externe Verlegung Abschlag pro Tag (Bewertungsrelation)	Verlegungsfallpauschale	Ausnahme von Wiederaufnahme [4)]	Pflegeerlös Bewertungsrelation pro Tag
8	9	10	11	12	13	14	15	16
4,6	1	0,163	10	0,049	0,058	-	-	0,7460
2,7	1	0,074	7	0,035	0,036	-	-	0,8397
6,8	1	0,346	15	0,071	0,089	-	-	0,8740
6,1	1	0,268	14	0,138	0,076	-	-	0,8656
4,2	1	0,117	10	0,037	0,043	-	-	0,8819
2,6	1	0,078	6	0,100	-	x	-	0,8435
3,3	1	0,282	8	0,058	0,062	-	-	0,8093
2,6	1	0,057	5	0,037	0,038	-	-	0,8011
3,1	1	0,086	6	0,031	0,034	-	-	0,7636
2,4	1	0,007	5	0,052	0,054	-	-	0,8075
4,3	1	0,183	9	0,175	0,072	-	-	0,7554
3,4	1	0,187	8	0,062	0,070	-	-	0,7895
3,7	1	0,131	7	0,055	0,056	-	-	0,7529
2,2	1	0,084	4	0,036	0,073	-	-	0,8626
2,6	1	0,100	5	0,037	0,039	-	-	0,7044
2,5	1	0,092	6	0,050	0,056	-	-	0,8063
2,6	1	0,085	5	0,053	0,055	-	-	1,0404
3,9	1	0,173	9	0,061	0,071	-	x	0,9086
3,9	1	0,169	8	0,059	0,076	-	-	0,6853
3,4	1	0,088	7	0,041	0,042	-	-	1,0287
2,2	1	0,078	4	0,059	0,058	-	-	1,3908
3,1	1	0,088	7	0,053	0,083	-	-	0,8924
3,7	1	0,103	8	0,054	0,059	-	-	0,9361
11,9	3	0,252	25	0,058	0,078	-	-	0,7938
5,6	1	0,214	14	0,063	0,074	-	-	0,7560

Anlage 1

Fallpauschalen-Katalog und Pflegeerlöskatalog
Teil b) Bewertungsrelationen bei Versorgung durch Belegabteilungen

DRG	Parti-tion	Bezeichnung[6]	Bewertungsrelation bei Belegoperateur	Bewertungsrelation bei Belegoperateur und Beleganästhesist	Bewertungsrelation bei Belegoperateur und Beleghebamme	Bewertungsrelation bei Belegoperateur, Beleganästhesist und Beleghebamme
1	2	3	4	5	6	7
E02D	O	Andere OR-Prozeduren an den Atmungsorganen, Alter > 17 Jahre, mehr als 1 BT, ohne bestimmten Eingriff an Larynx oder Trachea, ohne mäßig aufwendigen Eingriff, ohne äußerst schwere CC, ohne endoskop. Lungenvolumenred., ohne anderen mäßig kompl. Eingriff	0,781	0,768	-	-
E02E	O	Andere OR-Prozeduren an den Atmungsorganen, Alter > 17 J., ohne best. Eingriff an Larynx oder Trachea, ohne mäßig aufwendigen Eingriff, ohne äußerst schwere CC, ohne endoskop. Lungenvolumenreduktion, ohne andere mäßig kompl. Eingriffe, ein Belegungstag	0,441	0,425	-	-
E07Z	O	Aufwendige Eingriffe bei Schlafapnoesyndrom	0,559	0,492	-	-
E08B	O	Strahlentherapie bei Krankheiten und Störungen der Atmungsorgane ohne operativen Eingriff oder Beatmung > 24 Stunden, mehr als ein Belegungstag, Bestrahlungen an mindestens 9 Tagen	2,679	2,670	-	-
E08C	O	Strahlentherapie bei Krankheiten und Störungen der Atmungsorgane ohne operativen Eingriff od. Beatmung > 24 Stunden, mehr als ein Belegungstag, Bestrahlungen an mindestens 5 Tagen od. mindestens 10 Bestrahlungen od. zerebrale, stereotaktische Bestrahlung	1,342	1,339	-	-
E08D	O	Strahlentherapie bei Krankheiten und Störungen der Atmungsorgane ohne operativen Eingr. oder Beatmung > 24 Stunden, mehr als ein Belegungstag, Bestrahlungen an weniger als 5 Tagen, weniger als 10 Bestrahlungen, ohne zerebrale, stereotaktische Bestrahlung	0,900	0,897	-	-
E40C	A	Krankheiten und Störungen der Atmungsorgane mit Beatmung > 24 Stunden, mehr als 2 Belegungstage, mit komplexer Prozedur, ohne äußerst schwere CC, außer bei bestimmter Para- / Tetraplegie	1,471	1,466	-	-
E63B	M	Schlafapnoesyndrom oder Polysomnographie oder kardiorespiratorische Polygraphie bis 2 Belegungstage, Alter > 17 Jahre, ohne bestimmte invasive kardiologische Diagnostik	0,118	0,118	-	-
E64A	M	Respiratorische Insuffizienz, mehr als ein Belegungstag, mit äußerst schweren CC oder bestimmte Lungenembolie oder IntK > 196 / 184 / 184 Aufwandspunkte oder Komplexbehandlung bei isolationspflichtigen Erregern, Alter > 15 Jahre	0,804	0,803	-	-
E64B	M	Respiratorische Insuffizienz, mehr als ein Belegungstag, mit IntK > 0 / 0 / - Aufwandspunkten, ohne IntK > 196 / 184 / 184 Aufwandspunkten, ohne äußerst schwere CC, Alter < 16 Jahre	0,853	0,852	-	-
E64C	M	Respiratorische Insuffizienz, mehr als ein Belegungstag, ohne äußerst schwere CC, IntK < - / - / 185 Aufwandspunkten, Alter > 15 Jahre	0,465	0,465	-	-
E64D	M	Respiratorische Insuffizienz, ein Belegungstag	0,194	0,194	-	-
E65A	M	Chron.-obstr. Atemwegserkrankung od. best. Atemwegsinfekt. mit äuß. schw. CC od. best. hochaufw. Beh. od. kompliz. Fakt. od. Bronchitis u. Asthma bronch., > 1 BT, mit äuß. schw. od. schw. CC, Alter < 1 J., mit RS-V.-Infekt., mit IntK > 196 / 184 / - P.	1,160	1,159	-	-
E65B	M	Chronisch-obstruktive Atemwegserkrankung oder best. Atemwegsinfektion ohne äußerst schwere CC, mit komplizierender Diagnose oder mit FEV1 < 35% und mehr als ein Belegungstag oder Alter < 1 J. oder mit best. mäßig aufwendiger /and. aufwendiger Behandlung	0,585	0,585	-	-
E65C	M	Chronisch-obstruktive Atemwegserkrankung ohne äußerst schwere CC, ohne komplizierende Diagnose, ohne FEV1 < 35% oder ein Belegungstag oder Alter > 1 Jahr, ohne bestimmte mäßig aufwendige / andere aufwendige Behandlung	0,451	0,451	-	-
E66A	M	Schweres Thoraxtrauma mit komplizierender Diagnose	0,477	0,475	-	-
E66B	M	Schweres Thoraxtrauma ohne komplizierende Diagnose	0,349	0,347	-	-
E69B	M	Bronchitis und Asthma bronchiale, mehr als 1 BT u. Alter > 55 J. od. mit äuß. schw. od. schw. CC, Alter > 0 J. od. 1 BT od. oh. äuß. schw. od. schw. CC, Alter < 1 J. od. flex. Bronchoskopie, Alter < 16 J. od. andere mäßig aufw. Beh., mit RS-Virus-Infekt.	0,424	0,422	-	-
E69C	M	Bronchitis und Asthma bronchiale, ein Belegungstag oder ohne äuß. schw. oder schw. CC oder Alter < 56 Jahre oder Beschwerden und Symptome der Atmung oder Störungen der Atmung mit Ursache in der Neonatalperiode, ohne bestimmte aufw./hochaufw. Behandlung	0,295	0,294	-	-
E70Z	M	Keuchhusten und akute Bronchiolitis	0,295	0,295	-	-

Mittlere Verweildauer [1]	Untere Grenzverweildauer: Erster Tag mit Abschlag [2,5]	Untere Grenzverweildauer: Bewertungsrelation pro Tag	Obere Grenzverweildauer: Erster Tag mit zusätzlichem Entgelt [3,5]	Obere Grenzverweildauer: Bewertungsrelation pro Tag	Externe Verlegung Abschlag pro Tag (Bewertungsrelation)	Verlegungsfallpauschale	Ausnahme von Wiederaufnahme [4]	Pflegeerlös Bewertungsrelation pro Tag
8	9	10	11	12	13	14	15	16
5,6	-	-	14	0,072	0,086	-	-	0,6626
1,0	-	-	-	-	-	-	-	1,3415
3,4	1	0,110	7	0,045	0,050	-	-	0,6456
22,5	7	0,320	41	0,116	-	x	x	0,7153
12,9	3	0,324	27	0,107	0,091	-	x	0,8056
8,6	2	0,280	21	0,096	-	x	x	0,7648
9,2	2	0,516	21	0,086	0,149	-	x	2,0048
2,1	1	0,031	4	0,040	0,039	-	-	0,7434
7,6	2	0,260	17	0,068	0,091	-	-	1,0657
6,0	-	-	14	0,138	0,119	-	-	1,5671
5,4	-	-	12	0,059	0,070	-	-	0,8065
1,0	-	-	-	-	-	-	-	1,2920
17,8	5	0,187	29	0,047	0,060	-	-	1,0485
8,2	2	0,184	17	0,048	0,063	-	-	0,7616
6,6	1	0,252	14	0,044	0,058	-	-	0,7200
5,4	1	0,225	12	0,060	0,089	-	-	0,8841
4,2	1	0,135	10	0,053	0,079	-	-	0,8030
6,6	1	0,276	13	0,044	0,055	-	-	0,8353
3,7	1	0,122	7	0,057	0,064	-	-	1,0651
4,0	1	0,154	9	0,052	0,059	-	-	1,4763

Anlage 1

Fallpauschalen-Katalog und Pflegeerlöskatalog
Teil b) Bewertungsrelationen bei Versorgung durch Belegabteilungen

DRG	Parti-tion	Bezeichnung[6]	Bewertungsrelation bei Belegoperateur	Bewertungsrelation bei Belegoperateur und Beleganästhesist	Bewertungsrelation bei Belegoperateur und Beleghebamme	Bewertungsrelation bei Belegoperateur, Beleganästhesist und Beleghebamme
1	2	3	4	5	6	7
E71A	M	Neubildungen der Atmungsorgane mit intensivmedizinischer Komplexbehandlung > 196 / 184 / - Aufwandspunkten oder mehr als ein Belegungstag mit äußerst schweren CC	1,244	1,239	-	-
E71B	M	Neubildungen der Atmungsorgane, ein Belegungstag oder ohne äußerst schwere CC, mit Ösophagusprothese oder endoskopischer Stufenbiopsie oder endoskopischer Biopsie am Respirationstrakt mit Chemotherapie ohne int. Komplexbeh. > 196 / 184 / - Punkten	0,946	0,942	-	-
E71C	M	Neubildungen der Atmungsorgane, ein Belegungstag oder ohne äußerst schwere CC, ohne Ösophagusproth., ohne Stufenbiop., ohne Chemotherapie od. ohne endoskop. Biop. am Respir.-Trakt, mit Bronchoskop. mit starrem Instr. oder perkut. Biop. am Respir.-Trakt	0,572	0,568	-	-
E71D	M	Neubildungen der Atmungsorgane, ein Belegungstag od. ohne äußerst schwere CC, ohne Ösophagusproth., ohne Stufenbiopsie, ohne Chemoth. od. ohne endoskop. Biop. am Respir.-Trakt, ohne Bronchoskopie mit starrem Instr., ohne perkut. Biopsie am Respir.-Trakt	0,442	0,440	-	-
E73B	M	Pleuraerguss ohne äußerst schwere CC	0,445	0,444	-	-
E74Z	M	Interstitielle Lungenerkrankung	0,529	0,528	-	-
E75C	M	Andere Krankheiten der Atmungsorgane ohne äußerst schwere CC, ohne best. andere Krankheiten der Atmungsorgane, ohne IntK > 196 / 184 / 368 P., ohne Komplexbeh. bei isolationspfl. Erregern oder Beschwerden und Symptome der Atmung mit komplexer Diagnose	0,409	0,406	-	-
E76C	M	Tuberkulose bis 14 Belegungstag, Alter > 17 Jahre oder ohne äußerst schwere oder schwere CC oder Pneumothorax	0,583	0,580	-	-
E77B	M	Bestimmte andere Infektionen und Entzündungen der Atmungsorgane mit bestimmter komplizierender Konstellation oder hochkomplexer Diagnose oder intensivmedizinischer Komplexbehandlung > 196 / - / - Aufwandspunkte	1,830	1,829	-	-
E77C	M	Bestimmte andere Infektionen und Entzündungen der Atmungsorgane mit Komplexbehandlung bei isolationspflichtigen Erregern oder bestimmter hochaufwendiger Behandlung oder schwersten CC oder weiteren komplizierenden Faktoren	1,954	1,954	-	-
E77D	M	Bestimmte andere Infektionen und Entzündungen der Atmungsorgane, Alter > 9 Jahre	1,006	1,006	-	-
E79A	M	Infektionen und Entzündungen der Atmungsorgane mit komplexer Diagnose oder äußerst schweren CC, mehr als ein Belegungstag oder mit äußerst schweren CC mit bestimmten Infektionen oder Entzündungen	0,869	0,869	-	-
E79B	M	Infektionen und Entzündungen der Atmungsorgane ohne komplexe Diagnose, ohne äußerst schwere CC oder ein Belegungstag, bei Para- / Tetraplegie oder mit bestimmter mäßig aufwendiger Behandlung oder mit bestimmter Pneumonie, mehr als ein Belegungstag	0,784	0,784	-	-
E79C	M	Infektionen und Entzündungen der Atmungsorgane ohne komplexe Diagnose, ohne äußerst schwere CC oder ein Belegungstag, außer bei Para- / Tetraplegie, ohne bestimmte mäßig aufwendige Behandlung	0,482	0,481	-	-
MDC 05 Krankheiten und Störungen des Kreislaufsystems						
F01C	O	Implantation Kardioverter / Defibrillator (AICD), Dreikammer-Stimulation oder Defibrillator oder intrakardialer Pulsgenerator, ohne komplizierende Faktoren oder Implantation eines Drucksensors in die Pulmonalarterie	2,539	2,510	-	-
F01D	O	Implantation Kardioverter / Defibrillator (AICD), Zwei- oder Einkammer-Stim. mit äußerst schweren CC oder Einkammer-Stim. mit zusätzlichem Herz- oder Gefäßeingriff oder mit IntK > 392 / 368 / - AP oder best. Sondenentfernung oder Alter < 18 Jahre	3,286	3,253	-	-
F01E	O	Implantation Kardioverter / Defibrillator (AICD), Zweikammer-Stimulation oder aufwendige Sondenentfernung, ohne Implantation eines Drucksensors in Pulmonalarterie, ohne Implantation eines intrakardialen Pulsgenerators, Alter > 17 Jahre	2,063	2,041	-	-
F01F	O	Impl. Kardioverter / Defibrillator (AICD), Einkammer-Stimulation, ohne zusätzl. Herz- od. Gefäßeingriff, ohne IntK > 392 / 368 / - P., ohne äuß. schw. CC, ohne aufw. Sondenentf., ohne Impl. Drucksens. in Pulmonalart., ohne Impl. Pulsgen., Alter > 17 J.	1,842	1,808	-	-

Mittlere Verweildauer [1]	Untere Grenzverweildauer: Erster Tag mit Abschlag [2,5]	Untere Grenzverweildauer: Bewertungsrelation pro Tag	Obere Grenzverweildauer: Erster Tag mit zusätzlichem Entgelt [3,5]	Obere Grenzverweildauer: Bewertungsrelation pro Tag	Externe Verlegung Abschlag pro Tag (Bewertungsrelation)	Verlegungsfallpauschale	Ausnahme von Wiederaufnahme [4]	Pflegeerlös Bewertungsrelation pro Tag
8	9	10	11	12	13	14	15	16
14,7	4	0,232	30	0,056	0,077	-	x	0,9298
7,5	1	0,493	19	0,062	0,099	-	x	0,6415
5,1	1	0,245	13	0,067	0,080	-	x	0,6639
6,5	1	0,220	15	0,050	0,055	-	x	0,8600
4,8	1	0,283	12	0,058	0,069	-	-	0,7464
6,1	1	0,291	15	0,054	0,067	-	-	0,7316
5,2	1	0,190	11	0,052	0,062	-	-	0,9331
6,3	1	0,358	14	0,061	0,075	-	-	0,9470
25,1	7	0,225	41	0,049	0,070	-	-	1,3656
15,2	4	0,374	29	0,090	0,114	-	-	1,3687
11,4	3	0,242	23	0,060	0,078	-	-	0,9940
12,4	3	0,211	22	0,043	0,063	-	-	0,9965
10,8	3	0,170	21	0,055	0,064	-	-	1,1084
7,0	1	0,276	14	0,046	0,058	-	-	0,9490
4,5	1	0,427	14	0,057	0,072	-	-	0,8869
13,3	3	0,339	27	0,067	0,095	-	-	1,1405
6,1	1	0,715	14	0,053	0,075	-	-	0,9108
5,1	1	0,496	13	0,056	0,079	-	-	0,8534

Anlage 1: Fallpauschalen-Katalog und Pflegeerlöskatalog   aG-DRG Version 2024

Anlage 1
Fallpauschalen-Katalog und Pflegeerlöskatalog
Teil b) Bewertungsrelationen bei Versorgung durch Belegabteilungen

DRG	Parti-tion	Bezeichnung[6]	Bewertungsrelation bei Belegoperateur	Bewertungsrelation bei Belegoperateur und Beleganästhesist	Bewertungsrelation bei Belegoperateur und Beleghebamme	Bewertungsrelation bei Belegoperateur, Beleganästhesist und Beleghebamme
1	2	3	4	5	6	7
F02A	O	Aggregatwechsel eines Kardioverters / Defibrillators (AICD), Zwei- oder Dreikammer-Stimulation	1,607	1,574	-	-
F02B	O	Aggregatwechsel eines Kardioverters / Defibrillators (AICD), Einkammer-Stimulation	1,382	1,349	-	-
F08B	O	Rekonstruktive Gefäßeingriffe ohne komplizierende Konstellationen, ohne komplexe Vakuumbehandlung, ohne komplexen Aorteneingriff, mit komplexem Eingriff mit Mehretagen- oder Aorteneingriff oder Re-OP oder bestimmten Bypässen, mit äußerst schweren CC	4,790	4,473	-	-
F08C	O	Rekonstruktive Gefäßeingriffe ohne kompl. Vakuumbeh., ohne kompl. Aorteneingriff, mit kompl. Eingriff ohne Mehretagen- od. Aorteneingriff, ohne Reop., ohne best. Bypass, mit äußerst schweren CC oder mit best. Aorteneingriff od. best. kompl. Konstellation	3,390	3,177	-	-
F08D	O	Rekonstruktive Gefäßeingriffe ohne kompl. Konst., ohne kompl. Aorteneingriff, mit kompl. Eingr. mit Mehretagen- oder Aorteneingriff oder Reop. oder best. Byp., ohne äuß. schw. CC, ohne best. Aorteneingriff oder bestimmter Bypass mit äußerst schweren CC	2,328	2,143	-	-
F08E	O	Rekonstruktive Gefäßeingriffe ohne kompl. Konst., ohne kompl. Vakuumbeh., ohne kompl. Aorteneingriff, mit komplex. Eingriff, ohne Mehretagen- oder Aorteneingriff, ohne Reop., ohne bestimmten Bypass, ohne äußerst schwere CC, ohne bestimmten Aorteneingriff	1,924	1,770	-	-
F08F	O	Rekonstruktive Gefäßeingriffe ohne komplizierende Konstellation, ohne komplexe Vakuumbehandlung, ohne komplexen Aorteneingriff, ohne komplexen Eingriff, ohne bestimmten Aorteneingriff, mit bestimmtem Eingriff	1,623	1,485	-	-
F08G	O	Rekonstruktive Gefäßeingriffe ohne komplizierende Konstellation, ohne komplexe Vakuumbehandlung, ohne komplexen Aorteneingriff, ohne komplexen Eingriff, ohne bestimmten Aorteneingriff, ohne bestimmten Eingriff	1,452	1,325	-	-
F12A	O	Implantation eines Herzschrittmachers, Dreikammersystem mit äuß. schw. CC oder ablativ. Maßnahmen oder PTCA mit aufwendiger Sondenentfernung mit komplizi. Faktoren oder mit Revision eines Herzschrittm. oder AICD ohne Aggregatw. mit komplizi. Faktoren	3,422	3,422	-	-
F12B	O	Implantation eines Herzschrittmachers, Dreikammersystem ohne äußerst schwere CC, ohne ablative Maßnahme, ohne PTCA oder Implantation eines Herzschrittmachers ohne aufwendige Sondenentfernung mit komplizierenden Faktoren	1,807	1,784	-	-
F12C	O	Implantation eines Herzschrittmachers, Zweikammersystem, mit komplexem Eingriff oder Alter < 16 Jahre	2,157	2,123	-	-
F12D	O	Implantation eines Herzschrittmachers, Zweikammersystem, ohne komplexen Eingriff, Alter > 15 Jahre, mit äußerst schweren CC oder isolierter offen chirurgischer Sondenimplantation oder aufwendiger Sondenentfernung oder mäßig komplexer PTCA	1,970	1,938	-	-
F12E	O	Implantation eines Herzschrittmachers, Einkammersystem oder Implantation eines Ereignisrekorders, Alter > 15 Jahre, mit invasiver kardiologischer Diagnostik bei bestimmten Eingriffen	1,295	1,287	-	-
F12F	O	Impl. HSM, Zweikammersys., oh. äuß. schwere CC, oh. isol. offen chir. Sondenimpl., oh. aufw. Sondenentf., oh. mäßig kompl. PTCA od. Impl. HSM, Einkammersys. od. Impl. Ereignisrekorders, oh. invasive kardiol. Diagnostik bei best. Eingriffen, Alter > 15 J.	0,985	0,967	-	-
F13C	O	Amputation bei Kreislauferkrankungen an oberer Extremität oder komplexe Amputation an unterer Extremität oder Revisionseingriff ohne äußerst schwere CC	1,388	1,327	-	-
F13D	O	Amputation bei Kreislauferkrankungen an unterer Extremität ohne komplexe Amputationen, ohne äußerst schwere CC	0,759	0,714	-	-
F14A	O	Komplexe oder mehrfache Gefäßeingriffe außer große rekonstruktive Eingriffe mit äußerst schweren CC	3,914	3,671	-	-
F14B	O	Komplexe oder mehrfache Gefäßeingriffe außer große rekonstruktive Eingriffe, ohne äußerst schwere CC	1,797	1,667	-	-
F17B	O	Wechsel eines Herzschrittmachers, Einkammer- oder Zweikammersystem, Alter > 15 Jahre	0,606	0,588	-	-

Mittlere Verweildauer [1]	Untere Grenzverweildauer: Erster Tag mit Abschlag [2,5]	Untere Grenzverweildauer: Bewertungsrelation pro Tag	Obere Grenzverweildauer: Erster Tag mit zusätzlichem Entgelt [3,5]	Obere Grenzverweildauer: Bewertungsrelation pro Tag	Externe Verlegung Abschlag pro Tag (Bewertungsrelation)	Verlegungsfallpauschale	Ausnahme von Wiederaufnahme [4]	Pflegeerlös Bewertungsrelation pro Tag
8	9	10	11	12	13	14	15	16
2,8	1	0,105	6	0,056	0,056	-	-	0,9379
3,0	1	0,195	7	0,050	0,051	-	-	0,8894
23,9	7	0,302	42	0,072	0,098	-	-	1,1011
20,0	6	0,239	38	0,064	0,080	-	-	0,9975
12,2	3	0,251	25	0,055	0,076	-	-	0,8853
9,9	2	0,245	21	0,052	0,067	-	-	0,7794
10,6	3	0,162	20	0,044	0,056	-	-	0,7071
8,6	2	0,150	15	0,045	0,056	-	-	0,7103
13,9	4	0,232	29	0,064	0,081	-	-	1,0086
5,4	1	0,549	13	0,053	0,068	-	-	0,8385
8,4	2	0,260	17	0,066	0,090	-	-	1,0860
12,0	3	0,285	26	0,069	0,088	-	-	1,1719
8,6	2	0,190	18	0,051	0,061	-	-	0,8327
4,6	1	0,339	12	0,066	0,077	-	-	0,8967
13,6	4	0,207	27	0,048	0,071	-	-	0,6812
9,7	2	0,177	20	0,038	0,050	-	-	0,7057
24,7	7	0,276	43	0,062	0,087	-	-	1,0027
10,7	3	0,199	24	0,051	0,068	-	-	0,7367
2,5	1	0,103	6	0,050	0,054	-	-	0,8812

Anlage 1

Fallpauschalen-Katalog und Pflegeerlöskatalog
Teil b) Bewertungsrelationen bei Versorgung durch Belegabteilungen

DRG	Parti-tion	Bezeichnung[6]	Bewertungsrelation bei Belegoperateur	Bewertungsrelation bei Belegoperateur und Beleganästhesist	Bewertungsrelation bei Belegoperateur und Beleghebamme	Bewertungsrelation bei Belegoperateur, Beleganästhesist und Beleghebamme
1	2	3	4	5	6	7
F18C	O	Revision eines Herzschrittmachers oder Kardioverters / Defibrillators (AICD) ohne Aggregatwechsel, Alter > 15 Jahre, ohne äußerst schwere CC, ohne aufwendige Sondenentfernung, mit komplexem Eingriff, ohne intraluminale expandierende Extraktionshilfe	0,958	0,910	-	-
F18D	O	Revision eines Herzschrittmachers oder Kardioverters / Defibrillators (AICD) ohne Aggregatwechsel, Alter > 15 Jahre, ohne äußerst schwere CC, ohne aufwendige Sondenentfernung, ohne komplexen Eingriff	0,595	0,568	-	-
F19B	O	Andere transluminale Intervention an Herz, Aorta und Lungengefäßen ohne äußerst schwere CC oder Ablation über A. renalis oder komplexe koronare Lithoplastie	1,351	1,341	-	-
F21C	O	Andere OR-Prozeduren bei Kreislauferkrankungen ohne komplexen Eingriff, mit mäßig komplexem Eingriff oder anderer komplizierender Konstellation oder IntK > 196 / 184 / 368 Punkte	1,543	1,451	-	-
F21D	O	Andere OR-Prozeduren bei Kreislauferkrankungen ohne komplexen Eingriff, ohne komplizierende Konstellationen, ohne IntK > 196 / 184 / 368 Punkte, ohne mäßig komplexen Eingriff, mit bestimmtem anderen Eingriff	1,060	1,004	-	-
F21E	O	Andere OR-Prozeduren bei Kreislauferkrankungen ohne komplexen Eingriff, ohne komplizierende Konstellationen, ohne IntK > 196 / 184 / 368 Punkte, ohne mäßig komplexen Eingriff, ohne bestimmten anderen Eingriff	0,702	0,688	-	-
F24B	O	Perkutane Koronarangioplastie mit komplexer Diagnose und hochkomplexer Intervention oder mit bestimmten Rekanalisationsverfahren, Alter > 15 Jahre, ohne äußerst schwere CC	1,136	1,135	-	-
F27A	O	Verschiedene Eingriffe bei Diabetes mellitus mit Komplikationen, mit äußerst schweren CC oder Gefäßeingriff oder bestimmter Amputation oder komplexer Arthrodese des Fußes oder komplexem Hauteingriff oder Ringfixateur	1,839	1,724	-	-
F27B	O	Verschiedene Eingriffe bei Diabetes mellitus mit Komplikationen, ohne äußerst schwere CC, ohne Gefäßeingriff, ohne bestimmte Amputation, ohne komplexe Arthrodese des Fußes, ohne komplexen Hauteingriff, ohne Ringfixateur, mit mäßig komplexem Eingriff	1,431	1,362	-	-
F27C	O	Verschiedene Eingriffe bei Diabetes mellitus mit Komplikationen, ohne äußerst schwere CC, ohne Gefäßeingriff, ohne best. Amputation, ohne komplexe Arthrodese des Fußes, ohne Ringfixateur, ohne mäßig komplexen Eingriff, mit bestimmtem aufwendigen Eingriff	0,845	0,802	-	-
F28A	O	Bestimmte Amputation bei Kreislauferkrankungen an unterer Extremität mit zusätzlichem Gefäßeingriff oder mit Hauttransplantation mit äußerst schweren oder schweren CC	3,003	2,808	-	-
F28B	O	Bestimmte Amputation bei Kreislauferkrankungen an unterer Extremität ohne zusätzlichen Gefäßeingriff, ohne Hauttransplantation, mit äußerst schweren oder schweren CC	1,687	1,593	-	-
F28C	O	Bestimmte Amputation bei Kreislauferkrankungen an unterer Extremität, ohne zusätzlichen Gefäßeingriff, ohne äußerst schwere oder schwere CC	1,342	1,260	-	-
F39A	O	Unterbindung und Stripping von Venen mit beidseitigem Eingriff oder bestimmter Diagnose oder äußerst schweren oder schweren CC	0,482	0,455	-	-
F39B	O	Unterbindung und Stripping von Venen ohne beidseitigen Eingriff, ohne bestimmte Diagnose, ohne äußerst schwere oder schwere CC	0,441	0,410	-	-
F41B	A	Invasive kardiologische Diagnostik bei akutem Myokardinfarkt ohne schwere CC	0,614	0,614	-	-
F43C	A	Beatmung > 24 Stunden bei Krankheiten und Störungen des Kreislaufsystems, Alter > 15 J., ohne intensivmed. Komplexbehandlung > 392 / 368 / 552 Aufwandspunkte, ohne komplizierende Konstellation, ohne best. OR-Prozedur, ohne best. Impl. herzunterst. System	1,851	1,847	-	-
F49D	A	Invasive kardiologische Diagnostik außer bei akutem Myokardinfarkt, ohne äußerst schwere CC, ohne IntK > 196 / 184 / 368 Aufwandspunkte, Alter > 17 Jahre, mit schweren CC, mehr als ein Belegungstag	1,316	1,316	-	-
F49E	A	Invasive kardiologische Diagnostik außer bei akutem Myokardinfarkt, ohne IntK > 196 / 184 / 368 Aufwandspunkte, Alter > 17 Jahre, ohne schwere CC bei BT > 1, mit kardialem Mapping oder best. andere kardiologische Diagnostik oder best. komplexer Diagnose	0,764	0,764	-	-

Mittlere Verweildauer [1]	Untere Grenzverweildauer: Erster Tag mit Abschlag [2,5]	Untere Grenzverweildauer: Bewertungsrelation pro Tag	Obere Grenzverweildauer: Erster Tag mit zusätzlichem Entgelt [3,5]	Obere Grenzverweildauer: Bewertungsrelation pro Tag	Externe Verlegung Abschlag pro Tag (Bewertungsrelation)	Verlegungsfallpauschale	Ausnahme von Wiederaufnahme [4]	Pflegeerlös Bewertungsrelation pro Tag
8	9	10	11	12	13	14	15	16
4,7	1	0,356	12	0,056	0,064	-	-	0,8986
3,5	1	0,312	8	0,061	0,068	-	-	0,8293
3,6	1	0,327	9	0,074	0,094	-	-	1,0825
17,3	5	0,163	34	0,039	0,057	-	-	0,7496
12,4	3	0,183	27	0,039	0,057	-	-	0,7610
9,1	2	0,204	20	0,046	0,060	-	-	0,6996
4,4	1	0,456	10	0,079	0,112	-	-	1,0458
20,2	6	0,167	38	0,038	0,055	-	-	0,7823
16,2	4	0,211	31	0,042	0,060	-	-	0,6641
11,6	3	0,159	22	0,036	0,053	-	-	0,6734
24,0	7	0,214	42	0,050	0,069	-	-	0,8153
19,4	5	0,199	37	0,039	0,059	-	-	0,8306
15,2	4	0,183	30	0,042	0,057	-	-	0,8477
4,1	1	0,040	11	0,047	0,023	-	-	0,7693
2,4	1	0,119	5	0,056	0,065	-	-	0,9875
4,0	1	0,254	10	0,073	0,087	-	-	0,9372
10,6	3	0,424	24	0,112	0,145	-	x	2,0378
12,7	3	0,268	26	0,055	0,079	-	-	0,8829
5,7	1	0,312	14	0,055	0,069	-	-	0,6976

Anlage 1

Fallpauschalen-Katalog und Pflegeerlöskatalog
Teil b) Bewertungsrelationen bei Versorgung durch Belegabteilungen

DRG	Parti-tion	Bezeichnung[6]	Bewertungsrelation bei Belegoperateur	Bewertungsrelation bei Belegoperateur und Beleganästhesist	Bewertungsrelation bei Belegoperateur und Beleghebamme	Bewertungsrelation bei Belegoperateur, Beleganästhesist und Beleghebamme
1	2	3	4	5	6	7
F49F	A	Invasive kardiolog. Diagnostik außer bei akutem Myokardinfarkt, o. äußerst schwere CC, ohne IntK > 196 / 184 / 368 P., Alter > 17 J., o. kard. Mapping, o. best. and. kard. Diagnostik, o. schwere CC bei BT > 1, o. best. kompl. Diagnose, mit best. Eingr.	0,632	0,632	-	-
F49G	A	Invasive kardiolog. Diagnostik außer bei akutem Myokardinfarkt, o. äußerst schwere CC, ohne IntK > 196 / 184 / 368 P., Alter > 17 J., o. kard. Mapping, o. best. and. kard. Diagnostik, o. schwere CC bei BT > 1, o. best. kompl. Diagnose, ohne best. Eingr.	0,415	0,415	-	-
F50A	O	Ablative Maßnahmen bei Herzrhythmusstörungen mit hochkomplexer Ablation im linken Vorhof, Ventrikel oder Pulmonalvenen oder Implantation eines Ereignisrekorders oder Alter < 16 Jahre oder best. angeb. Herzfehler oder mit kompl. Ablation, Alter < 18 Jahre	1,754	1,745	-	-
F50B	O	Ablative Maßnahmen bei Herzrhythmusstörungen ohne hochkomplexe Ablation im linken Vorhof, Ventrikel oder Pulmonalvenen, ohne Implantation eines Ereignisrekorders, ohne best. angeb. Herzfehler, mit komplexer Ablation, Alter > 17 Jahre	1,284	1,280	-	-
F50C	O	Ablative Maßnahmen bei Herzrhythmusstörungen ohne hochkomplexe Ablation im linken Vorhof, Ventrikel oder Pulmonalvenen, ohne Implantation eines Ereignisrekorders, ohne best. angeb. Herzfehler, ohne komplexe Ablation, Alter > 15 Jahre	0,828	0,827	-	-
F51B	O	Endovaskuläre Implantation von Stent-Prothesen an der Aorta, nicht thorakal, ohne bestimmte Aortenprothesenkombination	2,965	2,841	-	-
F52A	O	Perkutane Koronarangioplastie mit komplexer Diagnose, mit äußerst schweren CC	2,372	2,367	-	-
F52B	O	Perkutane Koronarangioplastie mit komplexer Diagnose, ohne äußerst schwere CC oder mit intrakoronarer Brachytherapie oder bestimmte Intervention	0,867	0,866	-	-
F56A	O	Perkutane Koronarangioplastie mit bestimmter hochkomplexer Intervention, mit äußerst schweren CC	2,116	2,113	-	-
F56B	O	Perkutane Koronarangioplastie mit hochkomplexer Intervention, ohne bestimmte hochkomplexe Intervention oder ohne äußerst schwere CC oder Kryoplastie oder koronare Lithoplastie	0,826	0,826	-	-
F58A	O	Perkutane Koronarangioplastie oder bestimmte kardiologische Diagnostik mit Gefäßeingriff, mit äußerst schweren CC	1,578	1,576	-	-
F58B	O	Perkutane Koronarangioplastie oder bestimmte kardiologische Diagnostik mit Gefäßeingriff, ohne äußerst schwere CC	0,610	0,610	-	-
F59A	O	Mäßig komplexe Gefäßeingriffe mit äußerst schweren CC	2,586	2,485	-	-
F59B	O	Mäßig komplexe Gefäßeingriffe mit aufwendiger Gefäßintervention, ohne äußerst schwere CC	1,586	1,559	-	-
F59C	O	Mäßig komplexe Gefäßeingriffe ohne äußerst schwere CC, ohne aufwendige Gefäßintervention, mit aufwendigem Eingriff oder Mehrfacheingriff oder bestimmter Diagnose oder Alter < 16 Jahre, mehr als ein Belegungstag	1,325	1,254	-	-
F59D	O	Mäßig komplexe Gefäßeingriffe ohne äußerst schwere CC, ohne aufwendige Gefäßintervention, mit bestimmtem Eingriff oder anderem Mehrfacheingriff, Alter > 15 Jahre oder ein Belegungstag oder mit pAVK mit Gangrän, mehr als ein Belegungstag	0,952	0,903	-	-
F59E	O	Mäßig komplexe Gefäßeingriffe ohne äußerst schwere CC, ohne aufwend. Gefäßinterv., mit best. anderen Eingriff oder best. Mehrfacheingriff oder PTA, mehr als ein Belegungstag, ohne aufwendigen oder bestimmten Eingr., Alter > 15 Jahre oder ein Belegungstag	0,749	0,726	-	-
F59F	O	Mäßig komplexe Gefäßeingriffe ohne äußerst schwere CC, ohne aufwendige Gefäßintervention, ohne aufwendigen, bestimmten oder bestimmten anderen Eingriff, ohne Mehrfacheingriff, Alter > 15 Jahre oder ein Belegungstag	0,580	0,567	-	-
F60B	M	Akuter Myokardinfarkt ohne invasive kardiologische Diagnostik ohne äußerst schwere CC	0,469	0,469	-	-
F61B	M	Infektiöse Endokarditis ohne komplizierende Diagnose, ohne komplizierende Konstellation	1,782	1,779	-	-

Mittlere Verweildauer [1]	Untere Grenzverweildauer: Erster Tag mit Abschlag [2, 5]	Untere Grenzverweildauer: Bewertungsrelation pro Tag	Obere Grenzverweildauer: Erster Tag mit zusätzlichem Entgelt [3, 5]	Obere Grenzverweildauer: Bewertungsrelation pro Tag	Externe Verlegung Abschlag pro Tag (Bewertungsrelation)	Verlegungsfallpauschale	Ausnahme von Wiederaufnahme [4]	Pflegeerlös Bewertungsrelation pro Tag
8	9	10	11	12	13	14	15	16
4,6	1	0,232	12	0,060	0,070	-	-	0,7392
2,9	1	0,163	7	0,057	0,061	-	-	0,7211
2,6	1	0,225	7	0,071	0,073	-	-	0,9247
2,9	1	0,181	8	0,055	0,059	-	-	0,9337
2,7	1	0,179	7	0,055	0,058	-	-	0,9223
6,3	1	0,324	12	0,067	0,097	-	-	0,8715
17,2	5	0,298	32	0,072	0,094	-	-	1,2895
4,2	1	0,271	10	0,076	0,088	-	-	1,0172
12,6	3	0,318	26	0,071	0,094	-	-	1,1953
2,8	1	0,247	7	0,063	0,066	-	-	0,8454
9,9	2	0,349	21	0,070	0,095	-	-	1,0690
2,7	1	0,172	7	0,060	0,061	-	-	0,8262
18,9	5	0,295	36	0,067	0,090	-	-	0,9702
4,0	1	0,450	10	0,159	0,194	-	-	0,9092
6,7	1	0,343	15	0,073	0,086	-	-	0,8135
4,5	1	0,156	13	0,080	0,093	-	-	0,7788
3,2	1	0,169	9	0,097	0,108	-	-	0,7747
2,4	1	0,103	6	0,117	0,118	-	-	0,8325
5,2	1	0,294	12	0,060	0,076	-	-	0,9053
25,8	8	0,188	44	0,045	0,063	-	-	0,7769

Anlage 1

Fallpauschalen-Katalog und Pflegeerlöskatalog
Teil b) Bewertungsrelationen bei Versorgung durch Belegabteilungen

DRG	Parti-tion	Bezeichnung[6]	Bewertungsrelation bei Belegoperateur	Bewertungsrelation bei Belegoperateur und Beleganästhesist	Bewertungsrelation bei Belegoperateur und Beleghebamme	Bewertungsrelation bei Belegoperateur, Beleganästhesist und Beleghebamme
1	2	3	4	5	6	7
F62B	M	Herzinsuff. und Schock mit äuß. schw. CC, mit Dialyse oder kompliz. Diag. od. mit best. hochaufw. Beh. od. ohne kompliz. Konst., ohne best. hochaufw. Beh., mehr als 1 BT bei best. akuten Nierenvers. mit äuß. schw. CC od. Komplexbeh. des akut. Schlaganf.	1,478	1,474	-	-
F62C	M	Herzinsuffizienz und Schock ohne äuß. schw. CC od. ohne Dialyse, ohne kompliz. Diagnose, ohne kompliz. Konst., ohne best. hochaufw. Beh., mehr als 1 Belegungstag, ohne best. akut. Nierenvers. od. ohne äuß. schw. CC. ohne Komplexbeh. des akut. Schlaganf.	0,503	0,503	-	-
F62D	M	Herzinsuffizienz und Schock ohne äußerst schwere CC oder ohne Dialyse, ohne komplizierende Diagnose, ohne komplizierende Konstellation, ohne bestimmte hochaufwendige Behandlung, ein Belegungstag	0,179	0,178	-	-
F63B	M	Venenthrombose ohne äußerst schwere CC	0,338	0,338	-	-
F64Z	M	Hautulkus bei Kreislauferkrankungen	0,518	0,518	-	-
F65B	M	Periphere Gefäßkrankheiten ohne komplexe Diagnose oder ohne äußerst schwere CC, ohne intensivmedizinische Komplexbehandlung > 196 / 184 / 184 Aufwandspunkte	0,465	0,462	-	-
F66B	M	Koronararteriosklerose ohne äußerst schwere CC	0,317	0,317	-	-
F67B	M	Hypertonie ohne komplizierende Diagnose, ohne äußerst schwere oder schwere CC, ohne bestimmte hochaufwendige / mäßig aufwendige / aufwendige Behandlung, Alter < 18 Jahre	0,321	0,320	-	-
F67C	M	Hypertonie ohne komplizierende Diagnose, ohne äußerst schwere oder schwere CC, ohne bestimmte hochaufwendige / mäßig aufwendige / aufwendige Behandlung, Alter > 17 Jahre	0,284	0,284	-	-
F68B	M	Angeborene Herzkrankheit ohne intensivmedizinische Komplexbehandlung > 196 / - / - Aufwandspunkte, Alter > 5 Jahre und Alter < 16 Jahre, ohne äußerst schwere oder schwere CC oder Alter > 15 Jahre	0,359	0,353	-	-
F69B	M	Herzklappenerkrankungen ohne äußerst schwere oder schwere CC	0,355	0,355	-	-
F70B	M	Schwere Arrhythmie und Herzstillstand ohne äußerst schwere CC	0,440	0,440	-	-
F71A	M	Nicht schwere kardiale Arrhythmie und Erregungsleitungsstörungen mit äußerst schweren CC, mehr als ein Belegungstag oder mit kathetergestützter elektrophysiologischer Untersuchung des Herzens oder bestimmter hochaufwendiger Behandlung	0,987	0,986	-	-
F71B	M	Nicht schwere kardiale Arrhythmie und Erregungsleitungsstörungen ohne äußerst schwere CC oder ein Belegungstag, ohne kathetergestützte elektrophysiologische Untersuchung des Herzens, ohne bestimmte hochaufwendige Behandlung	0,290	0,290	-	-
F72B	M	Angina pectoris ohne äußerst schwere CC	0,276	0,276	-	-
F73B	M	Synkope und Kollaps, Alter > 13 Jahre oder mehr als ein Belegungstag	0,339	0,339	-	-
F74Z	M	Thoraxschmerz und sonstige und nicht näher bezeichnete Krankheiten des Kreislaufsystems	0,255	0,255	-	-
F75C	M	Andere Krankheiten des Kreislaufsystems ohne äußerst schwere CC oder ein Belegungstag, Alter > 9 Jahre und Alter < 16 Jahre, ohne schwere CC oder Alter > 15	0,582	0,578	-	-
F95A	O	Interventioneller Septumverschluss oder Verschluss einer paravalvulären Leckage mit einem kardialen Okkluder, Alter < 18 Jahre oder Vorhofohrverschluss	1,891	1,871	-	-
F95B	O	Interventioneller Septumverschluss oder Verschluss einer paravalvulären Leckage mit einem kardialen Okkluder, Alter > 17 Jahre, ohne Vorhofohrverschluss	1,378	1,370	-	-
MDC 06 Krankheiten und Störungen der Verdauungsorgane						
G02A	O	Bestimmte Eingriffe an den Verdauungsorganen bei angeb. Fehlbildung, Alter < 2 Jahre oder sehr komplexe Eingriffe an Dünn- und Dickdarm, Alter < 10 Jahre oder best. Eingriffe an Dünn- und Dickdarm mit kompliz. Diagnose, mit bestimmten komplizierenden Faktoren	3,224	3,015	-	-
G02B	O	Bestimmte komplexe Eingriffe an Dünn- und Dickdarm oder andere Eingriffe an den Verdauungsorganen bei angeb. Fehlbildung, Alter < 2 Jahre oder bestimmte Eingriffe an Dünn- und Dickdarm mit komplizierender Diagnose, ohne bestimmte komplizierende Faktoren	2,237	2,077	-	-

Mittlere Verweil- dauer [1]	Untere Grenz- verweildauer: Erster Tag mit Abschlag [2, 5]	Untere Grenz- verweildauer: Bewertungs- relation pro Tag	Obere Grenz- verweildauer: Erster Tag mit zusätzlichem Entgelt [3, 5]	Obere Grenz- verweildauer: Bewertungs- relation pro Tag	Externe Verlegung Abschlag pro Tag (Bewertungsrelation)	Verlegungs- fallpauschale	Ausnahme von Wiederaufnahme [4]	Pflegeerlös Bewertungs- relation pro Tag
8	9	10	11	12	13	14	15	16
16,6	5	0,233	32	0,055	0,082	-	-	1,0798
7,7	2	0,162	17	0,045	0,057	-	-	0,7838
1,0	-	-	-	-	-	-	-	1,2349
4,8	1	0,178	11	0,050	0,059	-	-	0,7100
9,0	2	0,168	17	0,040	0,051	-	-	0,7092
6,9	1	0,206	15	0,045	0,057	-	-	0,7628
3,6	1	0,164	9	0,059	0,067	-	-	0,6552
3,2	1	0,105	7	0,066	0,068	-	-	1,0363
3,5	1	0,147	8	0,054	0,061	-	-	0,6287
3,3	1	0,175	8	0,075	0,084	-	-	1,0711
4,7	1	0,208	12	0,050	0,060	-	-	0,6929
4,3	1	0,299	10	0,070	0,081	-	-	0,9640
12,4	3	0,236	25	0,052	0,072	-	-	0,9803
3,3	1	0,152	8	0,059	0,065	-	-	0,7747
2,8	1	0,119	7	0,056	0,077	-	-	0,6860
3,5	1	0,181	9	0,064	0,074	-	-	0,7462
2,5	1	0,112	6	0,068	0,070	-	-	0,7239
5,2	1	0,373	14	0,063	0,074	-	-	0,7842
3,5	1	0,239	10	0,064	0,069	-	-	0,9296
2,4	1	0,152	5	0,066	0,066	-	-	0,9681
19,4	5	0,303	37	0,067	0,091	-	-	1,1582
13,3	3	0,278	26	0,062	0,080	-	-	0,9107

Anlage 1
Fallpauschalen-Katalog und Pflegeerlöskatalog
Teil b) Bewertungsrelationen bei Versorgung durch Belegabteilungen

DRG	Partition	Bezeichnung[6]	Bewertungsrelation bei Belegoperateur	Bewertungsrelation bei Belegoperateur und Beleganästhesist	Bewertungsrelation bei Belegoperateur und Beleghebamme	Bewertungsrelation bei Belegoperateur, Beleganästhesist und Beleghebamme
1	2	3	4	5	6	7
G02C	O	Andere komplexe Eingriffe an Dünn- und Dickdarm oder andere Eingriffe an Dünn- und Dickdarm mit komplizierender Diagnose, ohne Eingriffe an den Verdauungsorganen bei angeborener Fehlbildung, Alter < 2 Jahre	1,895	1,756	-	-
G04Z	O	Adhäsiolyse am Peritoneum, Alter < 4 Jahre od. mit äuß. schw. od. schw. CC oder kleine Eingriffe an Dünn- und Dickdarm oder best. Eingriffe an abd. Gefäßen mit äuß. schw. CC oder Implantation eines Antireflux-Stimulationssystems od. best. Gastrektomie	3,131	2,947	-	-
G07A	O	Appendektomie oder laparoskopische Adhäsiolyse bei Peritonitis mit äuß. schw. od. schw. CC od. kl. Eingr. an Dünn- / Dickdarm od. an abdom. Gefäßen, oh. äuß. schw. CC od. best. Anorektoplastik, Alter < 10 Jahre od. mit best. Eingr. an abdominalen Gefäßen	1,593	1,504	-	-
G07B	O	Appendekt. od. laparoskop. Adhäsiolyse bei Peritonitis mit äuß. schw. od. schw. CC od. kl. Eingr. an Dünn-/Dickdarm, oh. äuß. schw. CC od. best. Anorektopl., Alt. > 9 J. u. Alt. < 16 J. od. mit laparoskop. Adhäsiolyse od. Rektopexie od. best. Magenex.	1,391	1,279	-	-
G07C	O	Appendektomie bei Peritonitis mit äußerst schweren oder schweren CC oder kleine Eingriffe an Dünn- und Dickdarm ohne äußerst schwere CC oder bestimmte Anorektoplastik, Alter > 15 Jahre, ohne laparoskopische Adhäsiolyse, ohne Rektopexie	0,936	0,860	-	-
G08B	O	Komplexe Rekonstruktion der Bauchwand, Alter > 0 Jahre, ohne äußerst schwere CC	0,826	0,739	-	-
G09Z	O	Beidseitige Eingriffe bei Leisten- und Schenkelhernien, Alter > 55 Jahre oder komplexe Herniotomien oder Operation einer Hydrocele testis oder andere kleine Eingriffe an Dünn- und Dickdarm	0,692	0,610	-	-
G11B	O	Pyloromyotomie oder Anoproktoplastik und Rekonstruktion von Anus und Sphinkter außer bei Analfissuren und Hämorrhoiden, Alter > 5 Jahre	0,417	0,396	-	-
G12B	O	Andere OR-Prozeduren an den Verdauungsorganen mit mäßig komplexer OR-Prozedur, mehr als ein Belegungstag, Alter > 15 Jahre	1,432	1,341	-	-
G12C	O	Andere OR-Prozeduren an den Verdauungsorganen mit wenig komplexer OR-Prozedur, mehr als ein Belegungstag	1,058	0,999	-	-
G12D	O	Andere OR-Prozeduren an den Verdauungsorganen ohne komplexe OR-Prozedur, ein Belegungstag oder ohne mäßig komplexe OR-Prozedur, mit bestimmtem Eingriff oder Alter < 14 Jahre oder bei bösartiger Neubildung der Verdauungsorgane	0,928	0,891	-	-
G12E	O	Andere OR-Prozeduren an den Verdauungsorganen ohne komplexe OR-Prozedur, ein Belegungstag oder ohne mäßig komplexe OR-Prozedur, ohne bestimmten Eingriff, Alter > 13 Jahre, außer bei bösartiger Neubildung der Verdauungsorgane	0,594	0,543	-	-
G13A	O	Implantation und Wechsel von Neurostimulatoren und Neurostimulationselektroden bei Krankheiten und Störungen der Verdauungsorgane ohne Implantation oder Wechsel eines permanenten Elektrodensystems	0,906	0,859	-	-
G13B	O	Implantation und Wechsel von Neurostimulatoren und Neurostimulationselektroden bei Krankheiten und Störungen der Verdauungsorgane mit Implantation oder Wechsel eines permanenten Elektrodensystems	1,195	1,134	-	-
G16B	O	Komplexe Rektumresektion od. andere Rektumres. mit best. Eingr. od. kompl. Diag. od. mehrz. Enterostomaanlage u. -rückverlagerung, ohne kompliz. Konstell. od. plast. Rekonstruktion m. myokut. Lappen od. IntK > 196/ 368/ - P. ohne endorekt. Vakuumtherapie	2,841	2,624	-	-
G17A	O	Andere Rektumresektion ohne bestimmten Eingriff oder Implantation eines künstlichen Analsphinkters, bei bösartiger Neubildung oder Alter < 16 Jahre	2,517	2,330	-	-
G17B	O	Andere Rektumresektion ohne bestimmten Eingriff oder Implantation eines künstlichen Analsphinkters, außer bei bösartiger Neubildung, Alter > 15 Jahre	2,032	1,871	-	-
G18B	O	Bestimmte Eingriffe an Dünn- und Dickdarm oder Anlegen eines Enterostomas oder andere Eingriffe am Darm oder an abdominalen Gefäßen mit bestimmter sehr komplexer Prozedur oder Diagnose	2,022	1,882	-	-

Mittlere Verweildauer [1]	Untere Grenzverweildauer: Erster Tag mit Abschlag [2],[5]	Untere Grenzverweildauer: Bewertungsrelation pro Tag	Obere Grenzverweildauer: Erster Tag mit zusätzlichem Entgelt [3],[5]	Obere Grenzverweildauer: Bewertungsrelation pro Tag	Externe Verlegung Abschlag pro Tag (Bewertungsrelation)	Verlegungsfallpauschale	Ausnahme von Wiederaufnahme [4]	Pflegeerlös Bewertungsrelation pro Tag
8	9	10	11	12	13	14	15	16
11,8	3	0,246	23	0,058	0,073	-	-	0,9395
19,8	6	0,276	37	0,068	0,093	-	-	1,1302
8,4	2	0,330	18	0,082	0,105	-	-	1,4163
8,4	2	0,200	18	0,051	0,065	-	-	0,9343
6,0	1	0,256	13	0,051	0,063	-	-	0,7516
3,6	1	0,357	9	0,046	0,052	-	-	0,7422
2,4	1	0,118	6	0,052	0,067	-	-	0,9112
4,2	1	0,114	10	0,036	0,056	-	-	0,7830
13,1	3	0,220	28	0,048	0,063	-	-	0,8619
11,5	3	0,183	24	0,052	0,060	-	-	0,7997
9,1	2	0,218	20	0,053	0,068	-	-	0,7980
3,7	1	0,191	11	0,054	0,042	-	-	0,8434
2,3	1	0,092	4	0,045	0,076	-	-	0,8381
2,3	1	0,088	4	0,044	0,068	-	-	0,7839
15,3	4	0,253	30	0,056	0,077	-	-	0,9306
10,1	2	0,359	21	0,064	0,095	-	-	0,8616
10,5	2	0,258	21	0,052	0,068	-	-	0,8867
11,2	3	0,263	24	0,061	0,086	-	-	0,9093

Anlage 1

Fallpauschalen-Katalog und Pflegeerlöskatalog
Teil b) Bewertungsrelationen bei Versorgung durch Belegabteilungen

DRG	Parti-tion	Bezeichnung[6]	Bewertungsrelation bei Belegoperateur	Bewertungsrelation bei Belegoperateur und Beleganästhesist	Bewertungsrelation bei Belegoperateur und Beleghebamme	Bewertungsrelation bei Belegoperateur, Beleganästhesist und Beleghebamme
1	2	3	4	5	6	7
G18C	O	Bestimmte Eingriffe an Dünn- und Dickdarm oder Anlegen eines Enterostomas oder andere Eingriffe am Darm mit äußerst schweren CC, mit komplexem Eingriff	1,543	1,417	-	-
G18D	O	Bestimmte Eingriffe an Dünn- und Dickdarm oder Anlegen eines Enterostomas oder andere Eingriffe am Darm mit äußerst schweren CC, ohne komplexen Eingriff	1,243	1,146	-	-
G19B	O	Andere Eingriffe an Magen, Ösophagus und Duodenum außer bei angeborener Fehlbildung oder Alter > 1 Jahr, ohne komplizierende Konstellation, außer bei bösartiger Neubildung, Alter > 15 Jahre, mit komplexem Eingriff	1,657	1,541	-	-
G19C	O	Andere Eingriffe an Magen, Ösophagus und Duodenum außer bei angeborener Fehlbildung oder Alter > 1 Jahr, ohne komplizierende Konstellation, außer bei bösartiger Neubildung, Alter > 15 Jahre, ohne komplexen Eingriff	1,093	0,988	-	-
G21A	O	Komplexe Adhäsiolyse am Peritoneum, Alter > 3 J., ohne äußerst schw. oder schw. CC od. andere Eingriffe an Darm u. Enterostoma od. best. Eingriffe am Pharynx od. Verschluss Darmfistel m. äußerst schw. CC od. aufw. Eingriff am Darm oder Alter < 16 Jahre	1,223	1,118	-	-
G21B	O	Andere Eingriffe an Darm und Enterostoma oder bestimmte Eingriffe am Pharynx oder Verschluss Darmfistel ohne äußerst schwere CC, ohne aufwendigen Eingriff am Darm, Alter > 15 Jahre	0,708	0,652	-	-
G22B	O	Appendektomie oder laparoskopische Adhäsiolyse bei Peritonitis oder mit äußerst schweren oder schweren CC, Alter > 5 Jahre, außer bei bösartiger Neubildung, mit laparoskopischer Adhäsiolyse oder sekundärer Appendektomie oder Alter < 16 Jahre	1,017	0,931	-	-
G22C	O	Appendektomie oder laparoskopische Adhäsiolyse bei Peritonitis oder mit äußerst schweren oder schweren CC, Alter > 15 Jahre, außer bei bösartiger Neubildung, ohne laparoskopische Adhäsiolyse, ohne sekundäre Appendektomie	0,801	0,735	-	-
G23A	O	Appendektomie oder laparoskopische Adhäsiolyse außer bei Peritonitis oder Exzision erkranktes Gewebe Dickdarm ohne äußerst schwere oder schwere CC, Alter < 10 Jahre oder bei bösartiger Neubildung oder Endometriose am Darm	0,729	0,664	-	-
G23B	O	Appendektomie oder laparoskopische Adhäsiolyse außer bei Peritonitis oder Exzision erkranktes Gewebe Dickdarm ohne äußerst schwere oder schwere CC, Alter > 9 Jahre, außer bei bösartiger Neubildung oder Endometriose am Darm	0,614	0,557	-	-
G24A	O	Eingriffe bei Hernien mit plastischer Rekonstruktion der Bauchwand oder bestimmte partielle Resektion des Dickdarmes	0,840	0,748	-	-
G24B	O	Eingriffe bei Hernien ohne plastische Rekonstruktion der Bauchwand, mit beidseitigem oder komplexem Eingriff oder Alter < 14 Jahre mit äußerst schweren oder schweren CC	0,668	0,590	-	-
G24C	O	Eingriffe bei Hernien ohne plastische Rekonstruktion der Bauchwand, ohne beidseitigen Eingriff, ohne komplexen Eingriff, Alter > 13 Jahre oder ohne äußerst schwere oder schwere CC	0,424	0,375	-	-
G26A	O	Andere Eingriffe am Anus oder Anoproktoplastik und Rekonstruktion von Anus und Sphinkter bei Analfissuren und Hämorrhoiden, Alter < 18 Jahre oder mit komplexer Diagnose oder mit kleinem Eingriff am Rektum	0,514	0,468	-	-
G26B	O	Andere Eingriffe am Anus oder Anoproktoplastik und Rekonstruktion von Anus und Sphinkter bei Analfissuren und Hämorrhoiden, Alter > 17 Jahre, ohne komplexe Diagnose, ohne kleinen Eingriff am Rektum	0,276	0,253	-	-
G27B	O	Strahlentherapie bei Krankheiten und Störungen der Verdauungsorgane, Bestrahlungen an mindestens 8 Tagen, ohne äußerst schwere CC	2,094	2,090	-	-
G29A	O	Strahlentherapie bei Krankheiten und Störungen der Verdauungsorgane, mehr als ein Belegungstag, Bestrahlungen an mindestens 5 Tagen	0,825	0,823	-	-
G29B	O	Strahlentherapie bei Krankheiten und Störungen der Verdauungsorgane, mehr als ein Belegungstag, Bestrahlungen an weniger als 5 Tagen	0,561	0,560	-	-

Mittlere Verweildauer [1]	Untere Grenzverweildauer: Erster Tag mit Abschlag [2],[5]	Untere Grenzverweildauer: Bewertungsrelation pro Tag	Obere Grenzverweildauer: Erster Tag mit zusätzlichem Entgelt [3],[5]	Obere Grenzverweildauer: Bewertungsrelation pro Tag	Externe Verlegung Abschlag pro Tag (Bewertungsrelation)	Verlegungsfallpauschale	Ausnahme von Wiederaufnahme [4]	Pflegeerlös Bewertungsrelation pro Tag
8	9	10	11	12	13	14	15	16
8,6	2	0,227	19	0,046	0,068	-	-	0,8259
8,1	2	0,206	18	0,048	0,073	-	-	0,8839
10,1	2	0,259	22	0,055	0,074	-	-	0,9722
4,6	1	0,176	11	0,054	0,066	-	-	0,8052
7,0	1	0,288	15	0,057	0,073	-	-	0,8783
4,4	1	0,370	12	0,049	0,057	-	-	0,7507
6,6	1	0,239	14	0,054	0,068	-	-	1,0343
5,2	1	0,179	10	0,049	0,058	-	-	0,7340
3,9	1	0,152	7	0,055	0,060	-	-	1,0726
2,9	1	0,119	6	0,052	0,059	-	-	0,7752
4,0	1	0,121	9	0,051	0,038	-	-	0,7978
2,6	1	0,193	6	0,049	0,051	-	-	0,7139
2,3	1	0,046	4	0,036	0,077	-	-	0,8394
3,7	1	0,216	9	0,051	0,055	-	-	0,8633
2,3	1	0,066	4	0,037	0,076	-	-	0,8304
21,1	6	0,288	38	0,085	0,092	-	x	0,7242
6,2	-	-	14	0,130	0,127	-	x	0,7624
4,3	-	-	12	0,134	0,112	-	x	0,8615

Anlage 1

Fallpauschalen-Katalog und Pflegeerlöskatalog
Teil b) Bewertungsrelationen bei Versorgung durch Belegabteilungen

DRG	Parti-tion	Bezeichnung[6]	Bewertungsrelation bei Belegoperateur	Bewertungsrelation bei Belegoperateur und Beleganästhesist	Bewertungsrelation bei Belegoperateur und Beleghebamme	Bewertungsrelation bei Belegoperateur, Beleganästhesist und Beleghebamme
1	2	3	4	5	6	7
G46B	A	Komplexe therapeutische Gastroskopie mit schw. CC od. and. Gastroskopie mit äuß. schw. CC, bei schw. Krankh. der Verd.organe, Alter > 14 J., mehr als 1 BT od. best. Gastroskopie, Alter < 15 J. od. mit kompliz. Faktoren od. ERCP mit and. endoskop. Eingr.	1,388	1,384	-	-
G46C	A	Verschiedenartige komplexe und andere Gastroskopie, ohne komplexe therapeutische Gastroskopie bei schw. Krankheiten der Verdauungsorgane und äuß. schw. oder schw. CC, ohne bestimmte Gastroskopie mit kompliz. Faktoren, mit anderem aufwendigen Eingriff	0,890	0,889	-	-
G46D	A	Verschiedenartige komplexe und andere Gastroskopie, ohne komplexe therapeutische Gastroskopie bei schw. Krankheiten der Verdauungsorgane und äuß. schw. oder schw. CC, ohne bestimmte Gastroskopie mit kompliz. Faktoren, ohne anderen aufwendigen Eingriff	0,675	0,669	-	-
G47B	A	Andere Gastroskopie oder bestimmte koloskopische Eingriffe, ohne bestimmte endoskopische Maßnahme am Dickdarm oder mehr als ein Belegungstag	0,565	0,562	-	-
G48B	A	Koloskopie mit äußerst schweren oder schweren CC, komplizierendem Eingriff oder Alter < 15 Jahre oder mehrzeitige endoskopische Blutstillung, ohne schwere Darminfektion, außer bei bösartiger Neubildung od. best. Darminfektion od. ohne äußerst schwere CC	1,017	1,011	-	-
G60A	M	Bösartige Neubildung der Verdauungsorgane, mehr als ein Belegungstag mit äußerst schweren CC oder bestimmte hochaufwendige Behandlung	1,057	1,051	-	-
G60B	M	Bösartige Neubildung der Verdauungsorgane, ein Belegungstag oder ohne äußerst schwere CC, ohne bestimmte hochaufwendige Behandlung	0,338	0,336	-	-
G64B	M	Entzündliche Darmerkrankung oder andere schwere Erkrankungen der Verdauungsorgane, ohne äußerst schwere CC, Alter > 15 Jahre oder ohne schwere CC	0,436	0,435	-	-
G66Z	M	Abdominalschmerz oder mesenteriale Lymphadenitis, Alter > 55 Jahre und mit CC	0,463	0,462	-	-
G67A	M	Ösophagitis, Gastroenteritis, gastrointestinale Blutung, Ulkuserkrankung und verschiedene Erkrankungen der Verdauungsorgane oder Obstruktion des Verdauungstraktes mit bestimmten komplizierenden Faktoren	0,495	0,493	-	-
G67B	M	Ösophagitis, Gastroenteritis, gastrointestinale Blutung, Ulkuserkrankung und verschiedene Erkrankungen der Verdauungsorgane oder Obstruktion des Verdauungstraktes mit anderen komplizierenden Faktoren oder mit äußerst schweren CC	0,220	0,220	-	-
G67C	M	Ösophagitis, Gastroenteritis, gastrointestinale Blutung, Ulkuserkrankung und verschiedene Erkrankungen der Verdauungsorgane ohne bestimmte oder andere komplizierende Faktoren, ohne äußerst schwere CC	0,166	0,166	-	-
G70A	M	Andere schwere Erkrankungen der Verdauungsorgane ohne äußerst schwere CC, Alter < 18 Jahre oder mit komplexer Diagnose	0,600	0,594	-	-
G70B	M	Andere schwere Erkrankungen der Verdauungsorgane ohne äußerst schwere CC, Alter > 17 Jahre, ohne komplexe Diagnose	0,485	0,484	-	-
G71Z	M	Andere mäßig schwere Erkrankungen der Verdauungsorgane	0,357	0,355	-	-
G72B	M	Andere leichte bis moderate Erkrankungen der Verdauungsorgane, Alter > 2 Jahre oder Abdominalschmerz oder mesenteriale Lymphadenitis, Alter > 2 Jahre und Alter < 56 Jahre oder ohne CC	0,242	0,242	-	-
G73Z	M	Gastrointestinale Blutung oder Ulkuserkrankung mit äußerst schweren CC, mehr als ein Belegungstag	0,539	0,539	-	-
G74Z	M	Hämorrhoiden oder andere wenig schwere Erkrankungen der Verdauungsorgane	0,296	0,295	-	-
MDC 07 Krankheiten und Störungen an hepatobiliärem System und Pankreas						
H05Z	O	Laparotomie und mäßig komplexe Eingriffe an Gallenblase und Gallenwegen	1,781	1,647	-	-
H06C	O	Andere OR-Prozeduren an hepatobiliärem System und Pankreas ohne bestimmten Eingriff und komplexe Diagnose, Dialyse, komplexe OR-Prozedur oder komplizierende Konstellation	0,798	0,784	-	-
H07B	O	Cholezystektomie und wenig komplexe Eingriffe an Gallenblase, Gallenwegen, Leber ohne sehr komplexe Diagnose, ohne komplizierende Konstellation	1,231	1,136	-	-

Mittlere Verweildauer [1]	Untere Grenz-verweildauer: Erster Tag mit Abschlag [2, 5]	Untere Grenz-verweildauer: Bewertungs-relation pro Tag	Obere Grenz-verweildauer: Erster Tag mit zusätzlichem Entgelt [3, 5]	Obere Grenz-verweildauer: Bewertungs-relation pro Tag	Externe Verlegung Abschlag pro Tag (Bewertungsrelation)	Verlegungs-fallpauschale	Ausnahme von Wiederaufnahme [4]	Pflegeerlös Bewertungs-relation pro Tag
8	9	10	11	12	13	14	15	16
13,7	4	0,227	28	0,059	0,078	-	-	0,9695
6,8	1	0,408	15	0,052	0,065	-	-	0,6615
5,8	1	0,338	14	0,051	0,063	-	-	0,7956
5,0	1	0,277	12	0,055	0,068	-	-	0,7234
9,4	2	0,257	20	0,057	0,074	-	-	0,9008
13,0	3	0,242	26	0,052	0,070	-	x	0,9793
4,6	1	0,113	11	0,052	0,049	-	x	0,8510
5,3	1	0,266	12	0,048	0,061	-	-	0,6577
5,9	1	0,264	14	0,048	0,067	-	-	0,7660
5,4	1	0,254	13	0,049	0,074	-	-	0,8508
3,8	1	0,074	9	0,039	0,015	-	-	0,7253
3,3	1	0,058	8	0,033	0,035	-	-	0,8325
6,7	1	0,294	15	0,083	0,072	-	-	0,9697
5,4	1	0,270	13	0,050	0,073	-	-	0,7582
2,8	1	0,126	8	0,056	0,059	-	-	0,7634
2,6	1	0,094	5	0,059	0,061	-	-	0,8049
5,2	-	-	12	0,053	0,076	-	-	0,8541
2,8	1	0,131	7	0,054	0,057	-	-	0,7458
11,2	3	0,225	24	0,056	0,081	-	-	0,8673
6,5	1	0,193	17	0,075	0,085	-	-	0,7537
9,1	2	0,184	20	0,053	0,064	-	-	0,8544

Anlage 1

Fallpauschalen-Katalog und Pflegeerlöskatalog
Teil b) Bewertungsrelationen bei Versorgung durch Belegabteilungen

DRG	Parti-tion	Bezeichnung[6]	Bewertungsrelation bei Belegoperateur	Bewertungsrelation bei Belegoperateur und Beleganästhesist	Bewertungsrelation bei Belegoperateur und Beleghebamme	Bewertungsrelation bei Belegoperateur, Beleganästhesist und Beleghebamme
1	2	3	4	5	6	7
H08B	O	Laparoskopische Cholezystektomie oder bestimmte Eingriffe an Leber und Bauchwand, Alter < 12 Jahre oder mit endoskopischer Steinentfernung oder mit bestimmter Diagnose	1,218	1,139	-	-
H08C	O	Laparoskopische Cholezystektomie oder bestimmte Eingriffe an Leber und Bauchwand, Alter > 11 Jahre	0,634	0,567	-	-
H12C	O	Verschiedene Eingriffe am hepatobiliären System oder Eingriffe an abdominalen oder pelvinen Gefäßen ohne äußerst schwere CC, ohne komplexen Eingriff	1,171	1,126	-	-
H41C	A	Bestimmte ERCP mit schweren CC oder komplexem Eingriff oder Alter < 16 J. oder andere ERCP mit Radiofrequenzablation und endoskopischer Stentimplantation oder andere aufwendige ERCP oder bestimmter endoskopischer Eingriff mit bestimmter BNB	1,159	1,152	-	-
H41D	A	Andere aufwendige ERCP oder bestimmter endoskopischer Eingriff oder andere ERCP mit bestimmter BNB oder bestimmter Pankreatitis	0,661	0,659	-	-
H41E	A	Andere ERCP ohne bestimmte oder andere aufwendige ERCP, Alter > 15 Jahre	0,441	0,440	-	-
H61A	M	Bösartige Neubildung an hepatobiliärem System und Pankreas, mehr als ein Belegungstag, mit komplexer Diagnose, mit äußerst schweren CC	0,988	0,985	-	-
H61B	M	Bösartige Neubildung an hepatobiliärem System und Pankreas, Alter < 18 Jahre oder mehr als ein Belegungstag, mit komplexer Diagnose, mit Pfortaderthrombose	0,613	0,609	-	-
H61C	M	Bösartige Neubildung an hepatobiliärem System und Pankreas, Alter > 17 Jahre	0,403	0,402	-	-
H62B	M	Erkrankungen des Pankreas außer bösartige Neubildung, mit akuter Pankreatitis mit Organkomplikation oder Leberzirrhose oder bestimmter nichtinfektiöser Hepatitis, Alter > 15 Jahre	0,538	0,538	-	-
H62C	M	Erkrankungen des Pankreas außer bösartige Neubildung, ohne akute Pankreatitis mit Organkomplikation, ohne Leberzirrhose, ohne bestimmter nichtinfektiöse Hepatitis, Alter > 15 Jahre	0,392	0,391	-	-
H63B	M	Erkrankungen der Leber außer bösartige Neubildung, Leberzirrhose und bestimmte nichtinfektiöse Hepatitiden und best. Erkrankungen der Gallenwege, mehr als ein Belegungstag, mit kompl. Diagnose oder äuß. schw. o. schw. CC oder Leberbiopsie, Alter < 18 J.	0,812	0,810	-	-
H63C	M	Erkrankungen der Leber außer bösartige Neubildung, Leberzirrhose und bestimmte nichtinfektiöse Hepatitiden und bestimmte Erkrankungen der Gallenwege, ein Belegungstag oder ohne komplexe Diagnose und ohne äußerst schwere oder schwere CC	0,423	0,422	-	-
H64Z	M	Erkrankungen von Gallenblase und Gallenwegen	0,342	0,341	-	-
MDC 08 Krankheiten und Störungen an Muskel-Skelett-System und Bindegewebe						
I01Z	O	Beidseitige Eingriffe oder mehrere große Eingriffe an Gelenken der unteren Extremität mit komplexer Diagnose	3,457	3,243	-	-
I03A	O	Revision oder Ersatz des Hüftgelenkes mit kompl. Diagnose od. Arthrodese od. Alter < 16 Jahre oder beidseitige od. mehrere gr. Eingr. an Gelenken der unt. Extr. mit kompl. Eingriff, mit äuß. schw. CC oder mehrzeitigem Wechsel oder Eingr. an mehr. Lok.	4,574	4,316	-	-
I03B	O	Revision oder Ersatz des Hüftgelenkes mit kompl. Diagnose od. Arthrodese od. Alter < 16 Jahre oder beidseitige od. mehrere gr. Eingr. an Gelenken der unt. Extr. mit kompl. Eingriff, ohne äuß. schw. CC, ohne mehrzeit. Wechsel, ohne Eingr. an mehr. Lok.	2,339	2,188	-	-
I04Z	O	Implantation, Wechsel oder Entfernung einer Endoprothese am Kniegelenk mit komplizierender Diagnose oder Arthrodese oder Implantation einer Endoprothese nach vorheriger Explantation oder periprothetische Fraktur an der Schulter oder am Knie	2,378	2,235	-	-
I05B	O	Implantation oder Wechsel einer inversen Endoprothese am Schultergelenk oder Implantation einer Sprunggelenkendoprothese	1,769	1,658	-	-
I05C	O	Anderer großer Gelenkersatz ohne Implantation oder Wechsel einer inversen Endoprothese am Schultergelenk, ohne Implantation einer Sprunggelenkendoprothese	1,508	1,402	-	-
I08D	O	Andere Eingriffe an Hüftgelenk und Femur mit komplexer Diagnose oder Prozedur oder äußerst schweren CC	2,061	1,920	-	-

Mittlere Verweildauer [1]	Untere Grenzverweildauer: Erster Tag mit Abschlag [2, 5]	Untere Grenzverweildauer: Bewertungsrelation pro Tag	Obere Grenzverweildauer: Erster Tag mit zusätzlichem Entgelt [3, 5]	Obere Grenzverweildauer: Bewertungsrelation pro Tag	Externe Verlegung Abschlag pro Tag (Bewertungsrelation)	Verlegungsfallpauschale	Ausnahme von Wiederaufnahme [4]	Pflegeerlös Bewertungsrelation pro Tag
8	9	10	11	12	13	14	15	16
8,2	2	0,181	16	0,046	0,061	-	-	0,6807
3,0	1	0,151	7	0,053	0,056	-	-	0,7593
10,2	2	0,259	24	0,052	0,070	-	-	0,7390
10,3	2	0,249	22	0,051	0,064	-	-	0,7481
4,8	1	0,348	12	0,055	0,065	-	-	0,6840
4,5	1	0,190	10	0,051	0,049	-	-	0,6964
12,7	3	0,229	26	0,050	0,067	-	x	0,9671
5,7	1	0,280	14	0,093	0,086	-	x	0,9050
4,9	1	0,173	11	0,052	0,061	-	x	0,8233
6,8	1	0,347	16	0,047	0,067	-	-	0,7397
5,4	1	0,207	12	0,049	0,060	-	-	0,6929
8,5	2	0,239	18	0,059	0,076	-	-	0,7990
5,2	1	0,232	11	0,054	0,066	-	-	0,6940
4,9	1	0,182	11	0,047	0,055	-	-	0,7315
27,1	8	0,199	45	0,046	0,064	-	-	0,8132
36,8	11	0,220	55	0,051	0,071	-	-	1,0388
15,6	4	0,232	32	0,049	0,066	-	-	0,7746
14,4	4	0,207	28	0,051	0,068	-	-	0,8252
7,2	1	0,331	15	0,048	0,067	-	-	0,7932
6,1	1	0,215	12	0,048	0,068	-	-	0,7668
14,5	4	0,219	29	0,054	0,071	-	-	0,9554

Anlage 1
Fallpauschalen-Katalog und Pflegeerlöskatalog
Teil b) Bewertungsrelationen bei Versorgung durch Belegabteilungen

DRG	Parti-tion	Bezeichnung[6]	Bewertungsrelation bei Belegoperateur	Bewertungsrelation bei Belegoperateur und Beleganästhesist	Bewertungsrelation bei Belegoperateur und Beleghebamme	Bewertungsrelation bei Belegoperateur, Beleganästhesist und Beleghebamme
1	2	3	4	5	6	7
I08E	O	Andere Eingriffe an Hüftgelenk und Femur ohne komplexe Diagnose oder Prozedur, ohne äußerst schwere CC, mit bestimmten Eingriffen an Becken und Femur oder mit bestimmten komplizierenden Diagnosen	1,615	1,495	-	-
I08F	O	Andere Eingriffe an Hüftgelenk und Femur ohne komplexe Diagnose oder Prozedur, ohne äußerst schwere CC, mehr als ein Belegungstag, mit bestimmten anderen Eingriffen an Hüftgelenk und Femur	1,158	1,076	-	-
I08G	O	Andere Eingriffe an Hüftgelenk und Femur ohne komplexe Diagnose oder Prozedur, ohne äußerst schwere CC, mehr als ein Belegungstag, mit mäßig komplexem Eingriff	0,862	0,787	-	-
I08H	O	Andere Eingriffe an Hüftgelenk und Femur, ein Belegungstag oder ohne mäßig komplexen Eingriff, mit bestimmtem anderen Eingriff oder Alter < 12 Jahre oder Eingriff an der unteren Extremität	0,709	0,635	-	-
I08I	O	Andere Eingriffe an Hüftgelenk und Femur, ein Belegungstag oder ohne mäßig komplexen Eingriff, ohne bestimmten anderen Eingriff, Alter > 11 Jahre, ohne Eingriff an der unteren Extremität	0,630	0,570	-	-
I09C	O	Bestimmte Eingriffe an der Wirbelsäule mit best. kompl. Faktoren, mit Wirbelkörperersatz oder komplexer Spondylodese oder andere mehrzeitige komplexe Eingriffe an der Wirbelsäule mit aufwendiger intensmed. Komplexbehandlung ab 185 Aufwandspunkten	3,874	3,632	-	-
I09D	O	Bestimmte Eingriffe an der Wirbelsäule mit best. kompl. Faktoren, bei Frakturen der Halswirbelsäule oder sek. bösartiger Neub. des Knochens oder mit anderen mehrz. kompl. Eingriffen ohne aufwendige intensmed. Komplexbehandlung ab 185 Aufwandspunkten	3,593	3,389	-	-
I09E	O	Bestimmte Eingriffe an der Wirbelsäule und best. komplizierende Faktoren oder best. Eingriffe an der WS mit best. anderen kompl. Faktoren und Eingriffe ZNS oder transpleuraler Zugang BWS oder best. langstreckige Spondylodese/Osteosynthese oder Diszitis	2,617	2,447	-	-
I09F	O	Best. Eingriffe an der Wirbelsäule, best. kompliz. Faktoren od. Alter < 16 Jahre oder knöcherne Dekompression Spinalkanal / best. Osteosynthese > 3 Segm. oder Impl. eines Schrauben-Band-Systems oder Schrauben-Stab-Systems, 1 Segment bei Diszitis	2,154	2,008	-	-
I09G	O	Bestimmte Eingriffe an der Wirbelsäule mit bestimmten anderen kompliz. Faktoren oder mit anderen kompl. Faktoren und Frakturen Halswirbelsäule oder BNB der Wirbelsäule mit Kyphoplastie, mit Radiofrequenzablation oder komplexer Eingriff an der Wirbelsäule	1,916	1,764	-	-
I09H	O	Bestimmte Eingriffe an der Wirbelsäule mit bestimmten anderen kompliz. Faktoren oder mit anderen kompliz. Faktoren, ohne Frakturen HWS, ohne BNB der Wirbelsäule oder ohne Kyphoplastie od. ohne Radiofrequenzabl., ohne komplexen Eingriff an der Wirbelsäule	1,262	1,171	-	-
I09I	O	Bestimmte Eingriffe an der Wirbelsäule ohne komplizierende Faktoren	1,035	0,972	-	-
I10A	O	Andere Eingriffe an der Wirbelsäule mit bestimmtem Eingriff am Rückenmark, Spinalkanal, Wirbelsäule, Rumpf mit äußerst schweren CC	3,409	3,235	-	-
I10B	O	Andere Eingriffe WS m. best. kompl. Eingriffen od. Para- / Tetrapl. od. Wirbelfraktur m. best. Eingriffen oh. äuß. schw. CC od. best. andere Operationen WS m. äuß. schw. CC u. > 1 BT od. mäßig kompl. Eingriffe u. Diszitis od. Exzision spin. Tumorgewebe	1,861	1,707	-	-
I10C	O	Andere Eingriffe an der Wirbelsäule bei Bandscheibeninfektion oder mit bestimmtem Eingriff an der Wirbelsäule	1,210	1,088	-	-
I10D	O	Andere Eingriffe an der Wirbelsäule mit komplexem Eingriff an der Wirbelsäule oder mit äußerst schweren oder schweren CC ohne Bandscheibeninfektion, ohne Diszitis, ohne bestimmten anderen Eingriff an der Wirbelsäule	0,671	0,639	-	-
I10E	O	Andere Eingriffe an der Wirbelsäule mit mäßig komplexem Eingriff, mit bestimmtem kleinen Eingriff oder wenig komplexer Eingriff, mehr als 1 Belegungstag, Alter < 18 Jahre oder mit bestimmtem anderen kleinen Eingriff ohne äußerst schwere oder schwere CC	0,772	0,692	-	-
I10F	O	Andere Eingriffe an der Wirbelsäule ohne mäßig komplexen Eingriff an der Wirbelsäule mit bestimmtem kleinen Eingriff oder wenig komplexer Eingriff, mehr als ein Belegungstag oder ohne bestimmten anderen kleinen Eingriff, Alter > 17 Jahre	0,661	0,595	-	-

Mittlere Verweildauer [1]	Untere Grenzverweildauer: Erster Tag mit Abschlag [2,5]	Untere Grenzverweildauer: Bewertungsrelation pro Tag	Obere Grenzverweildauer: Erster Tag mit zusätzlichem Entgelt [3,5]	Obere Grenzverweildauer: Bewertungsrelation pro Tag	Externe Verlegung Abschlag pro Tag (Bewertungsrelation)	Verlegungsfallpauschale	Ausnahme von Wiederaufnahme [4]	Pflegeerlös Bewertungsrelation pro Tag
8	9	10	11	12	13	14	15	16
9,1	2	0,243	19	0,053	0,073	-	-	0,9082
7,4	1	0,361	17	0,053	0,075	-	-	0,8869
4,0	1	0,153	11	0,054	0,062	-	-	0,8026
2,6	1	0,075	7	0,053	0,056	-	-	0,9182
2,6	1	0,094	5	0,051	0,056	-	-	0,9609
17,8	5	0,270	32	0,061	0,087	-	-	1,0607
21,4	6	0,256	39	0,059	0,080	-	-	0,9969
11,9	3	0,222	25	0,052	0,069	-	-	0,8249
9,1	2	0,227	20	0,052	0,073	-	-	0,7519
6,9	1	0,346	15	0,049	0,067	-	-	0,7497
6,1	1	0,216	15	0,050	0,061	-	-	0,6987
6,6	1	0,232	16	0,050	0,061	-	-	0,6905
21,8	6	0,264	40	0,060	0,081	-	-	1,0323
9,2	2	0,265	22	0,054	0,077	-	-	0,8031
5,0	1	0,187	12	0,048	0,072	-	-	0,7319
3,4	1	0,103	6	0,043	0,047	-	-	0,7072
4,6	1	0,237	11	0,045	0,052	-	-	0,6568
4,8	1	0,213	10	0,042	0,051	-	-	0,6697

Anlage 1

Fallpauschalen-Katalog und Pflegeerlöskatalog
Teil b) Bewertungsrelationen bei Versorgung durch Belegabteilungen

DRG	Parti-tion	Bezeichnung[6]	Bewertungsrelation bei Belegoperateur	Bewertungsrelation bei Belegoperateur und Beleganästhesist	Bewertungsrelation bei Belegoperateur und Beleghebamme	Bewertungsrelation bei Belegoperateur, Beleganästhesist und Beleghebamme
1	2	3	4	5	6	7
I10G	O	Andere Eingriffe an der Wirbelsäule ohne mäßig komplexen Eingriff an der Wirbelsäule, ohne bestimmten kleinen Eingriff, ohne wenig komplexen Eingriff oder ein Belegungstag, mit anderem kleinen Eingriff	0,546	0,531	-	-
I10H	O	Andere Eingriffe an der Wirbelsäule ohne mäßig komplexen Eingriff, ohne bestimmten kleinen Eingriff, ohne anderen kleinen Eingriff	0,394	0,351	-	-
I11Z	O	Eingriffe zur Verlängerung einer Extremität	1,837	1,718	-	-
I12B	O	Knochen- und Gelenkinfektion / -entzündung mit verschiedenen Eingriffen am Muskel-Skelett-System und Bindegewebe mit schweren CC, mit Revision des Kniegelenkes, mit Einbringen oder Wechsel von Abstandshaltern oder Osteomyelitis, Alter < 16 Jahre	1,851	1,740	-	-
I12C	O	Knochen- und Gelenkinfektion / -entzündung mit verschiedenen Eingriffen am Muskel-Skelett-System und Bindegewebe mit schweren CC, ohne Revision des Kniegelenkes, ohne Einbringen oder Wechsel von Abstandshaltern, ohne Osteomyelitis, Alter > 15 Jahre	1,057	0,974	-	-
I13A	O	Bestimmte Eingriffe an den Extremitäten mit komplexem Mehrfacheingriff, mit komplizierendem Eingriff an der unteren Extremität oder aufwendiger Osteosynthese	2,378	2,179	-	-
I13B	O	Bestimmte Eingriffe an den Extremitäten mit best. Mehrfacheingriff oder kompliz. Diagnose oder bei Endoprothese der oberen Extremität oder mit Fixateur ext., mit best. BNB od. mit Einbringen von Abstandshalt. od. Alter < 18 J. mit äuß. schw. od. schw. CC	1,921	1,759	-	-
I13C	O	Bestimmte Eingriffe an den Extremitäten mit best. Mehrfacheingr. od. kompliz Diag. od. bei Endopr. der oberen Extrem. od. m. Fix. ext., m. kompl. Eingr. od. schw. Weichteilsch., m. best. kompl. Osteot. od. BNB od. Alter < 18 J. m. äuß. schw. od. schw. CC	1,515	1,380	-	-
I13D	O	Bestimmte Eingriffe an den Extremitäten mit bestimmtem anderen Mehrfacheingriff oder komplizierender Diagnose oder bei endoprothetischem Eingriff an der oberen Extremität od. mit Fixateur externe oder mit and. kompl. Eingr. od. bei sek. BNB Knochen/-mark	1,256	1,145	-	-
I13E	O	Bestimmte Eingriffe an den Extremitäten od. bei Endoproth. am Knie m. kompl. Eingr. od. schw. Weichteilsch. od. Pseudarthrose od. best. Osteotom. od. best. Eingr. Knieproth. od. Epiphyseodese od. bei BNB od. Alter > 17 J. od. ohne äuß. schw. od. schw. CC	1,042	0,943	-	-
I13F	O	Bestimmte Eingriffe an den Extremitäten mit bestimmten anderen Eingriff an den Extremitäten oder bei bösartiger Neubildung oder kleiner Eingriff bei Knochen- und Gelenkinfektion oder Alter < 18 Jahre mit äußerst schweren oder schweren CC	0,780	0,705	-	-
I13G	O	Bestimmte Eingriffe an den Extremitäten ohne bestimmten anderen Eingriff an den Extremitäten, außer bei bösartiger Neubildung, ohne kleinen Eingriff bei Knochen- und Gelenkinfektion oder Alter > 17 Jahre oder ohne äußerst schwere oder schwere CC	0,711	0,637	-	-
I16A	O	Andere Eingriffe an der Schulter und bestimmte Eingriffe an der oberen Extremität mit bestimmtem Eingriff an Schulter, Oberarm und Ellenbogen	0,670	0,598	-	-
I16B	O	Andere Eingriffe an der Schulter und bestimmte Eingriffe an der oberen Extremität ohne bestimmten Eingriff an Schulter, Oberarm und Ellenbogen, mit bestimmtem anderem Eingriff an Klavikula, Schulter und Ellenbogen	0,555	0,504	-	-
I16C	O	Andere Eingriffe an der Schulter und bestimmte Eingriffe an der oberen Extremität ohne bestimmten Eingriff an Schulter, Oberarm und Ellenbogen, ohne bestimmten anderen Eingriff an Klavikula, Schulter und Oberarm	0,353	0,306	-	-
I17A	O	Aufwendige Operationen am Gesichtsschädel oder Alter < 16 Jahre	1,369	1,226	-	-
I17B	O	Operationen am Gesichtsschädel ohne aufwendige Operationen, Alter > 15 Jahre	0,765	0,691	-	-
I18A	O	Wenig komplexe Eingriffe an Kniegelenk, Ellenbogengelenk und Unterarm, Alter < 16 Jahre oder mit mäßig komplexem Eingriff oder mit beidseitigem Eingriff am Kniegelenk	0,626	0,565	-	-
I18B	O	Wenig komplexe Eingriffe an Kniegelenk, Ellenbogengelenk und Unterarm, Alter > 15 Jahre, ohne mäßig komplexen Eingriff, ohne beidseitigen Eingriff am Kniegelenk	0,502	0,450	-	-

Mittlere Verweildauer [1]	Untere Grenzverweildauer: Erster Tag mit Abschlag [2, 5]	Untere Grenzverweildauer: Bewertungsrelation pro Tag	Obere Grenzverweildauer: Erster Tag mit zusätzlichem Entgelt [3, 5]	Obere Grenzverweildauer: Bewertungsrelation pro Tag	Externe Verlegung Abschlag pro Tag (Bewertungsrelation)	Verlegungsfallpauschale	Ausnahme von Wiederaufnahme [4]	Pflegeerlös Bewertungsrelation pro Tag
8	9	10	11	12	13	14	15	16
4,5	1	0,150	13	0,062	0,065	-	-	0,6797
2,3	1	0,169	5	0,038	0,023	-	-	0,8643
5,8	1	0,249	12	0,048	0,074	-	-	0,7837
16,7	5	0,187	31	0,047	0,064	-	-	0,8301
9,0	2	0,187	21	0,045	0,058	-	-	0,6908
15,2	4	0,193	28	0,043	0,061	-	-	0,7256
12,6	3	0,184	24	0,041	0,055	-	-	0,7255
6,9	1	0,336	17	0,051	0,073	-	-	0,7429
7,5	2	0,155	16	0,045	0,060	-	-	0,7165
4,6	1	0,417	12	0,051	0,058	-	-	0,7356
3,6	1	0,247	9	0,049	0,055	-	-	0,7489
3,2	1	0,188	9	0,049	0,076	-	-	0,7590
2,5	1	0,080	5	0,052	0,056	-	-	0,8409
2,6	1	0,103	6	0,055	0,058	-	-	0,7921
2,3	1	0,073	5	0,040	0,039	-	-	0,8507
6,5	1	0,241	14	0,053	0,066	-	-	0,8063
4,3	1	0,169	9	0,062	0,073	-	-	0,7939
2,7	1	0,148	7	0,057	0,060	-	-	0,7984
2,8	1	0,101	7	0,046	0,053	-	-	0,8112

Anlage 1: Fallpauschalen-Katalog und Pflegeerlöskatalog   aG-DRG Version 2024

Anlage 1

Fallpauschalen-Katalog und Pflegeerlöskatalog
Teil b) Bewertungsrelationen bei Versorgung durch Belegabteilungen

DRG	Parti-tion	Bezeichnung[6]	Bewertungsrelation bei Belegoperateur	Bewertungsrelation bei Belegoperateur und Beleganästhesist	Bewertungsrelation bei Belegoperateur und Beleghebamme	Bewertungsrelation bei Belegoperateur, Beleganästhesist und Beleghebamme
1	2	3	4	5	6	7
I19A	O	Implantation und Wechsel von Neurostimulatoren und Neurostimulationselektroden bei Krankheiten und Störungen an Muskel-Skelett-System und Bindegewebe ohne Implantation oder Wechsel eines permanenten Elektrodensystems	1,002	0,958	-	-
I19B	O	Implantation und Wechsel von Neurostimulatoren und Neurostimulationselektroden bei Krankheiten und Störungen an Muskel-Skelett-System und Bindegewebe mit Implantation oder Wechsel eines permanenten Elektrodensystems	1,272	1,215	-	-
I20A	O	Eingriffe am Fuß mit mehreren hochkomplexen Eingriffen oder Teilwechsel Endoprothese des unteren Sprunggelenks, mit hochkomplexem Eingriff und komplexer Diagnose oder bestimmter Arthrodese	1,669	1,522	-	-
I20B	O	Eingriffe am Fuß mit mehreren komplexen Eingriffen od. hochkompl. Eingriff od. Teilwechsel Endoprothese d. unteren Sprunggelenks od. bei Zerebralparese od. mit kompl. Eingriff und kompl. Diagnose od. mit Eingriff an Sehnen des Rückfußes, Alter < 12 Jahre	1,253	1,136	-	-
I20C	O	Eingriffe am Fuß ohne mehrere komplexe Eingriffe, ohne hochkomplexen Eingriff, mit bestimmten komplizierenden Faktoren oder Alter > 11 Jahre	0,855	0,778	-	-
I20D	O	Eingriffe am Fuß ohne bestimmte komplizierende Faktoren, mit Knochentransplantation oder schwerem Weichteilschaden oder bestimmtem Eingriff am Fuß oder Kalkaneusfraktur	0,557	0,486	-	-
I20E	O	Andere Eingriffe am Fuß oder chronische Polyarthritis oder Diabetes Mellitus mit Komplikationen oder Alter < 16 Jahre	0,521	0,458	-	-
I20F	O	Eingriffe am Fuß ohne komplexe Eingriffe oder komplizierende Faktoren, Alter > 15 Jahre	0,398	0,346	-	-
I21Z	O	Lokale Exzision und Entfernung von Osteosynthesematerial an Hüftgelenk, Femur und Wirbelsäule oder komplexe Eingriffe an Ellenbogengelenk und Unterarm oder bestimmte Eingriffe an der Klavikula	0,680	0,607	-	-
I23A	O	Andere kleine Eingriffe an Knochen und Weichteilen mit bestimmten kleinen Eingriffen am Knochen oder Revision mit Osteosynthese an der oberen Extremität oder Alter < 18 Jahre mit äußerst schweren oder schweren CC	0,670	0,593	-	-
I23B	O	Andere kleine Eingriffe an Knochen und Weichteilen mit bestimmten kleinen Eigriffen an Knochen und Weichteilen, Alter > 17 Jahre oder ohne äußerst schwere oder schwere CC	0,538	0,480	-	-
I23C	O	Andere kleine Eingriffe an Knochen und Weichteilen ohne bestimmte kleine Eingriffe an Knochen und Weichteilen, Alter > 17 Jahre oder ohne äußerst schwere oder schwere CC	0,426	0,372	-	-
I24A	O	Arthroskopie oder andere Eingriffe an den Extremitäten oder Eingriffe am Weichteilgewebe oder Alter < 18 Jahre	0,500	0,446	-	-
I24B	O	Arthroskopie oder andere Eingriffe an den Extremitäten oder Eingriffe am Weichteilgewebe ohne komplexen Eingriff, Alter > 17 Jahre	0,263	0,246	-	-
I27B	O	Eingriffe am Weichteilgewebe oder kleinflächige Gewebe-Tx mit äußerst schweren CC oder bei BNB mit schweren CC oder mit kompliz. Faktoren, mit schweren CC oder bei BNB oder mit best. Eingr. am Weichteilgewebe, > 1 Belegungstag oder best. Eingriff	2,564	2,405	-	-
I27C	O	Eingriffe am Weichteilgewebe oder kleinflächige Gewebetransplantationen mit schweren CC oder bei BNB oder mit bestimmtem Eingriff am Weichteilgewebe, mehr als ein Belegungstag oder bestimmter Eingriff ohne komplizierende Faktoren	1,094	1,006	-	-
I27D	O	Bestimmte andere Eingriffe am Weichteilgewebe oder ein Belegungstag	0,624	0,550	-	-
I27E	O	Bestimmte kleine Eingriffe am Weichteilgewebe oder ein Belegungstag	0,553	0,493	-	-
I28C	O	Andere Eingriffe an Muskel-Skelett-System und Bindegewebe mit bestimmtem Eingriff an Knochen, Weichteilen oder Bindegewebe, mehr als ein Belegungstag oder Alter < 10 Jahre	1,293	1,236	-	-
I28D	O	Andere Eingriffe an Muskel-Skelett-System und Bindegewebe mit mäßig komplexem Eingriff, mehr als ein Belegungstag, Alter > 9 Jahre	0,872	0,842	-	-
I28E	O	Andere Eingriffe an Muskel-Skelett-System und Bindegewebe, ohne bestimmte, mäßig komplexe und komplexe Eingriffe, Alter > 9 Jahre oder ein Belegungstag	0,411	0,365	-	-

Mittlere Verweildauer [1]	Untere Grenzverweildauer: Erster Tag mit Abschlag [2,5]	Untere Grenzverweildauer: Bewertungsrelation pro Tag	Obere Grenzverweildauer: Erster Tag mit zusätzlichem Entgelt [3,5]	Obere Grenzverweildauer: Bewertungsrelation pro Tag	Externe Verlegung Abschlag pro Tag (Bewertungsrelation)	Verlegungsfallpauschale	Ausnahme von Wiederaufnahme [4]	Pflegeerlös Bewertungsrelation pro Tag
8	9	10	11	12	13	14	15	16
3,1	1	0,284	7	0,036	0,045	-	-	0,6969
3,0	1	0,065	7	0,042	0,069	-	-	0,7385
10,3	2	0,198	22	0,041	0,053	-	-	0,7130
6,8	1	0,215	17	0,047	0,055	-	-	0,7088
5,3	1	0,446	14	0,040	0,055	-	-	0,7094
2,8	1	0,070	6	0,037	0,038	-	-	0,7677
2,9	1	0,049	7	0,038	0,039	-	-	0,7992
2,5	1	0,094	6	0,039	0,020	-	-	0,7772
2,7	1	0,112	6	0,046	0,056	-	-	0,8386
3,5	1	0,134	8	0,044	0,049	-	-	0,8657
2,4	1	0,193	6	0,049	0,101	-	-	0,8769
2,6	1	0,062	5	0,048	0,029	-	-	0,8784
2,5	1	0,121	6	0,056	0,059	-	-	0,9945
2,3	1	0,055	5	0,036	0,035	-	-	1,2313
17,9	5	0,256	36	0,059	0,081	-	-	0,9862
7,8	2	0,191	18	0,052	0,066	-	-	0,8110
3,4	1	0,093	9	0,041	0,044	-	-	0,7460
2,8	1	0,132	7	0,054	0,059	-	-	0,7845
10,2	2	0,308	23	0,057	0,082	-	-	0,7896
8,0	2	0,212	18	0,056	0,071	-	-	0,6609
3,7	1	0,085	12	0,043	0,032	-	-	0,8191

Anlage 1

Fallpauschalen-Katalog und Pflegeerlöskatalog
Teil b) Bewertungsrelationen bei Versorgung durch Belegabteilungen

DRG	Parti-tion	Bezeichnung[6]	Bewertungsrelation bei Belegoperateur	Bewertungsrelation bei Belegoperateur und Beleganästhesist	Bewertungsrelation bei Belegoperateur und Beleghebamme	Bewertungsrelation bei Belegoperateur, Beleganästhesist und Beleghebamme
1	2	3	4	5	6	7
I29A	O	Komplexe Eingriffe am Schultergelenk oder bestimmte Osteosynthesen an der Klavikula, bei komplizierender Diagnose oder Eingriff an mehreren Lokalisationen	1,038	0,929	-	-
I29B	O	Komplexe Eingriffe am Schultergelenk oder best. Osteosynthesen an der Klavikula ohne kompliz. Diagnose, ohne Eingriff an mehreren Lokalisationen oder sonst. arthroskopische Rekonstruktion der Rotatorenmanschette mit bestimmten Eingriffen an der Schulter	0,721	0,633	-	-
I29C	O	Sonstige arthroskopische Rekonstruktion der Rotatorenmanschette ohne bestimmte Eingriffe an der Schulter	0,610	0,547	-	-
I30A	O	Arthroskopischer Eingriff am Hüftgelenk, Alter < 16 Jahre oder komplexe Eingriffe am Kniegelenk mit sehr komplexem Eingriff oder bestimmte komplexe Eingriffe am Kniegelenk, Alter < 18 Jahre, mit äußerst schweren oder schweren CC	1,090	0,983	-	-
I30B	O	Arthroskopischer Eingriff am Hüftgelenk, Alter > 15 Jahre oder bestimmte komplexe Eingriffe am Kniegelenk, Alter > 17 Jahre oder ohne äußerst schwere oder schwere CC	0,756	0,671	-	-
I30C	O	Komplexe Eingriffe am Kniegelenk ohne bestimmte komplexe Eingriffe am Kniegelenk, Alter > 17 Jahre oder ohne äußerst schwere oder schwere CC oder bestimmte arthroskopische Eingriffe am Hüftgelenk, Alter > 15 Jahre	0,591	0,528	-	-
I31A	O	Mehrere komplexe Eingriffe an Ellenbogengelenk und Unterarm oder gelenkübergreifende Weichteildistraktion bei angeborenen Anomalien der Hand, mit aufwendigen Eingriffen am Unterarm	1,664	1,509	-	-
I31B	O	Mehrere komplexe Eingriffe an Ellenbogengelenk und Unterarm oder gelenkübergreifende Weichteildistraktion bei angeborenen Anomalien der Hand oder bestimmte Eingriffe bei Mehrfragmentfraktur der Patella, mit bestimmten komplexen Eingriffen am Unterarm	1,116	1,007	-	-
I31C	O	Mehrere komplexe Eingriffe an Ellenbogengelenk und Unterarm ohne gelenkübergreifende Weichteildistraktion bei angeborenen Anomalien der Hand, ohne bestimmte Eingriffe bei Mehrfragmentfraktur der Patella, ohne bestimmte komplexe Eingriffe am Unterarm	0,860	0,770	-	-
I32C	O	Eingriffe an Handgelenk und Hand mit komplexem Eingriff oder bei angeborener Anomalie der Hand oder Pseudarthrose, Alter > 5 Jahre oder mit hochkomplexem Eingriff bei angeb. Fehlbildung der Hand, Alter < 16 Jahre oder mit best. Eingr. od. kompl. Diagnose	1,178	1,051	-	-
I32D	O	Eingriffe an Handgelenk und Hand mit komplexem Eingriff, ohne komplexe Diagnose oder ohne sehr komplexen Eingriff oder mit komplexer Diagnose oder mit bestimmtem oder beidseitigem Eingriff	0,786	0,696	-	-
I32E	O	Bestimmte mäßig komplexe Eingriffe an Handgelenk und Hand, mehr als ein Belegungstag oder Alter < 6 Jahre	0,591	0,519	-	-
I32F	O	Eingriffe an Handgelenk und Hand ohne komplexe oder mäßig komplexe Eingriffe oder ohne bestimmtem mäßig komplexen Eingriff, Alter > 5 Jahre, ein Belegungstag	0,476	0,419	-	-
I36Z	O	Beidseitige oder kombinierte Implantation oder Wechsel einer Endoprothese an Hüft-, Kniegelenk und/oder an der oberen Extremität	2,139	2,000	-	-
I39Z	O	Strahlentherapie bei Krankheiten und Störungen an Muskel-Skelett-System und Bindegewebe, Bestrahlungen an mindestens 8 Tagen	2,162	2,157	-	-
I42A	A	Multimodale Schmerztherapie bei Krankheiten und Störungen an Muskel-Skelett-System und Bindegewebe, mindestens 14 Tage	0,946	0,946	-	-
I42B	A	Multimodale Schmerztherapie bei Krankheiten und Störungen an Muskel-Skelett-System und Bindegewebe, weniger als 14 Tage	0,662	0,662	-	-
I43A	O	Implantation oder Wechsel bestimmter Endoprothesen am Knie- oder am Ellenbogengelenk oder Prothesenwechsel am Schulter- oder am Sprunggelenk oder Entfernung bestimmter Endoprothesen am Kniegelenk, mit äußerst schweren CC	4,442	4,189	-	-
I43B	O	Implantation oder Wechsel bestimmter Endoprothesen am Knie- oder am Ellenbogengelenk oder Prothesenwechsel am Schulter- oder am Sprunggelenk oder Entfernung bestimmter Endoprothesen am Kniegelenk, ohne äußerst schwere CC	1,688	1,583	-	-

Mittlere Verweildauer [1]	Untere Grenzverweildauer: Erster Tag mit Abschlag [2), 5)]	Untere Grenzverweildauer: Bewertungsrelation pro Tag	Obere Grenzverweildauer: Erster Tag mit zusätzlichem Entgelt [3), 5)]	Obere Grenzverweildauer: Bewertungsrelation pro Tag	Externe Verlegung Abschlag pro Tag (Bewertungsrelation)	Verlegungsfallpauschale	Ausnahme von Wiederaufnahme [4)]	Pflegeerlös Bewertungsrelation pro Tag
8	9	10	11	12	13	14	15	16
3,5	1	0,326	9	0,053	0,059	-	-	0,7685
2,3	1	0,061	4	0,039	0,037	-	-	0,8920
2,5	1	0,108	5	0,041	0,020	-	-	0,8452
4,5	1	0,169	11	0,051	0,060	-	-	0,6386
2,4	1	0,071	4	0,042	0,042	-	-	0,8008
2,7	1	0,148	7	0,051	0,054	-	-	0,7966
8,5	2	0,181	17	0,045	0,058	-	-	0,7139
4,6	1	0,358	12	0,050	0,059	-	-	0,7475
3,1	1	0,205	8	0,058	0,061	-	-	0,7396
6,6	1	0,194	17	0,045	0,054	-	-	0,6795
2,8	1	0,195	7	0,052	0,057	-	-	0,7831
2,4	1	0,181	6	0,053	0,054	-	-	0,7530
2,3	1	0,055	5	0,053	0,052	-	-	0,9209
8,8	2	0,224	17	0,047	0,067	-	-	0,7984
19,2	5	0,358	34	0,104	-	x	x	0,7722
16,0	-	-	19	0,044	0,057	-	x	0,4215
8,7	-	-	14	0,047	0,066	-	x	0,4310
29,1	9	0,208	47	0,052	0,069	-	-	0,9171
9,4	2	0,155	18	0,044	0,047	-	-	0,7497

Anlage 1

Fallpauschalen-Katalog und Pflegeerlöskatalog
Teil b) Bewertungsrelationen bei Versorgung durch Belegabteilungen

DRG	Parti-tion	Bezeichnung[6]	Bewertungsrelation bei Belegoperateur	Bewertungsrelation bei Belegoperateur und Beleganästhesist	Bewertungsrelation bei Belegoperateur und Beleghebamme	Bewertungsrelation bei Belegoperateur, Beleganästhesist und Beleghebamme
1	2	3	4	5	6	7
I44A	O	Bestimmte Endoprotheseneingriffe am Kniegelenk mit äußerst schweren CC oder Implantation bestimmter schaftverankerten Prothese am Knie oder Korrektur einer Brustkorbdeformität	1,964	1,844	-	-
I44B	O	Bestimmte Endoprotheseneingriffe am Kniegelenk ohne äußerst schwere CC, mit bestimmtem Wechsel von Endoprothesen oder Implantation einer patientenindividuell angefertigten Endoprothese am Kniegelenk oder Einbringen oder Wechsel von Abstandshaltern	1,705	1,600	-	-
I44C	O	Bestimmte Endoprotheseneingriffe am Kniegelenk ohne äußerst schwere CC, ohne bestimmten Wechsel von Endoprothesen oder Prothesenkomponenten, ohne Impl. e. patienteninidv. angefertigten Endoprothese am Knie, ohne Einbringen od. Wechsel von Abstandshaltern	1,229	1,147	-	-
I44D	O	Bestimmte Endoprotheseneingriffe am Kniegelenk oder Einbringen einer Entlastungsfeder am Kniegelenk	1,162	1,091	-	-
I44E	O	Andere Endoprotheseneingriffe am Kniegelenk	1,018	0,941	-	-
I45A	O	Implantation und Ersatz einer Bandscheibenendoprothese, mehr als ein Segment	1,947	1,830	-	-
I45B	O	Implantation und Ersatz einer Bandscheibenendoprothese, weniger als 2 Segmente	1,428	1,324	-	-
I46B	O	Prothesenwechsel am Hüftgelenk ohne äußerst schwere CC, ohne Eingriff an mehreren Lokalisationen, mit periprothetischer Fraktur	2,601	2,450	-	-
I46C	O	Prothesenwechsel am Hüftgelenk ohne äußerst schwere CC, ohne Eingriff an mehreren Lokalisationen, ohne periprothetische Fraktur	1,965	1,832	-	-
I47A	O	Revision oder Ersatz des Hüftgelenkes ohne komplizierende Diagnose, ohne Arthrodese, ohne äußerst schwere CC, Alter > 15 Jahre, mit komplizierendem Eingriff	1,746	1,628	-	-
I47B	O	Revision oder Ersatz des Hüftgelenkes ohne best. kompliz. Faktoren, mit kompl. Diagnose an Becken/Oberschenkel, mit best. endoproth. oder gelenkplast. Eingr. od. m. Impl. od. Wechsel Radiuskopfproth. od. m. kompl. Erstimpl. od. m. Entf. Osteosynthesemat.	1,401	1,309	-	-
I47C	O	Revision oder Ersatz des Hüftgelenkes ohne best. kompliz. Faktoren, ohne komplexe Diagnose an Becken/OS, ohne best. endoproth. Eingriff, ohne gelenkpl. Eingriff am Hüftgelenk, ohne Impl. oder Wechsel einer Radiuskopfprothese, ohne Entf. Osteosynthesemat.	1,109	1,048	-	-
I50A	O	Gewebe- / Haut-Transplantation außer an der Hand, ohne bestimmte komplizierende Faktoren, mit bestimmtem Eingriff oder bestimmter Vakuumbehandlung mit kontinuierlicher Sogbehandlung ab 8 Tagen	1,810	1,652	-	-
I50B	O	Gewebe- / Haut-Transplantation außer an der Hand, ohne bestimmte komplizierende Faktoren, ohne bestimmten Eingriff, mit bestimmter Vakuumbehandlung oder Alter < 16 Jahre	1,096	0,995	-	-
I50C	O	Gewebe- / Haut-Transplantation außer an der Hand, ohne bestimmte komplizierende Faktoren, ohne bestimmten Eingriff, ohne bestimmte Vakuumbehandlung, Alter > 15 Jahre	0,595	0,568	-	-
I54A	O	Strahlentherapie bei Krankheiten und Störungen an Muskel-Skelett-System und Bindegewebe, bei bösartiger Neubildung, Bestrahlungen an mindestens 5 Tagen oder Alter < 18 Jahre	1,038	1,036	-	-
I54B	O	Strahlentherapie bei Krankheiten und Störungen an Muskel-Skelett-System und Bindegewebe, bei bösartiger Neubildung, Bestrahlungen an weniger als 5 Tagen, Alter > 17 Jahre	0,706	0,704	-	-
I59Z	O	Andere Eingriffe an den Extremitäten oder am Gesichtsschädel	0,536	0,462	-	-
I64C	M	Osteomyelitis, Alter > 15 Jahre, ohne äußerst schwere oder schwere CC	0,492	0,489	-	-
I65C	M	Bösartige Neubildung des Bindegewebes einschließlich pathologischer Fraktur, Alter > 16 Jahre, ohne äußerst schwere CC	0,489	0,486	-	-
I66E	M	Amyloidose, bestimmte Vaskulitiden oder adulte Form des Morbus Still, Alter > 15 Jahre	0,597	0,597	-	-
I66F	M	Frakturen an Becken und Schenkelhals oder bestimmte Systemkrankheiten des Bindegewebes	0,493	0,493	-	-

Mittlere Verweildauer [1]	Untere Grenzverweildauer: Erster Tag mit Abschlag [2,5]	Untere Grenzverweildauer: Bewertungsrelation pro Tag	Obere Grenzverweildauer: Erster Tag mit zusätzlichem Entgelt [3,5]	Obere Grenzverweildauer: Bewertungsrelation pro Tag	Externe Verlegung Abschlag pro Tag (Bewertungsrelation)	Verlegungsfallpauschale	Ausnahme von Wiederaufnahme [4]	Pflegeerlös Bewertungsrelation pro Tag
8	9	10	11	12	13	14	15	16
9,8	2	0,247	18	0,045	0,063	-	-	0,7078
10,5	2	0,251	21	0,048	0,066	-	-	0,7700
8,0	2	0,161	12	0,040	0,054	-	-	0,7440
7,1	1	0,214	12	0,042	0,053	-	-	0,7148
6,7	1	0,300	12	0,049	0,066	-	-	0,6941
3,8	1	0,141	8	0,058	0,056	-	-	0,6410
3,6	1	0,143	7	0,053	0,061	-	-	0,6422
17,6	5	0,218	33	0,051	0,071	-	-	0,9856
10,5	3	0,205	22	0,047	0,070	-	-	0,8052
10,5	2	0,252	22	0,048	0,065	-	-	0,8346
8,7	2	0,214	18	0,049	0,067	-	-	0,8872
8,2	2	0,132	13	0,035	0,044	-	-	0,7511
15,7	4	0,178	30	0,040	0,053	-	-	0,6638
10,0	2	0,184	20	0,038	0,050	-	-	0,6491
4,4	1	0,174	10	0,050	0,079	-	-	0,6307
11,0	3	0,233	24	0,080	0,083	-	x	0,8348
5,9	1	0,347	16	0,121	0,102	-	x	0,8255
2,2	1	0,061	4	0,043	0,035	-	-	0,9882
8,1	2	0,154	17	0,045	0,056	-	-	0,6892
5,0	1	0,244	12	0,063	0,078	-	x	0,8052
6,4	1	0,146	15	0,062	0,076	-	-	0,6132
7,5	2	0,159	16	0,047	0,058	-	-	0,7356

Anlage 1

Fallpauschalen-Katalog und Pflegeerlöskatalog
Teil b) Bewertungsrelationen bei Versorgung durch Belegabteilungen

DRG	Parti-tion	Bezeichnung[6]	Bewertungsrelation bei Belegoperateur	Bewertungsrelation bei Belegoperateur und Beleganästhesist	Bewertungsrelation bei Belegoperateur und Beleghebamme	Bewertungsrelation bei Belegoperateur, Beleganästhesist und Beleghebamme
1	2	3	4	5	6	7
I66G	M	Andere Erkrankungen des Bindegewebes, mehr als ein Belegungstag, ohne bestimmte Erkrankungen, ohne äußerst schwere CC, ohne intensivmed. Komplexbeh. > 196 / 184 / - Aufwandsp. od. multisystemisches Entzündungssyndrom bei COVID-19 od. Alter < 6 J., 1 BT	0,369	0,367	-	-
I66H	M	Andere Erkrankungen des Bindegewebes oder Frakturen an Becken und Schenkelhals, Alter > 5 Jahre, ein Belegungstag	0,138	0,137	-	-
I68B	M	Nicht operativ behandelte Erkrankungen und Verletzungen im Wirbelsäulenbereich, mehr als 1 BT, mit äuß. schw. oder schw. CC od. bei Para- / Tetraplegie, mit kompl. Diagn. oder ohne äuß. schw. oder schw. CC, ohne Para- / Tetraplegie bei Diszitis	1,036	1,034	-	-
I68C	M	Nicht operativ behandelte Erkrankungen und Verletzungen WS, > 1 BT od. and. Femurfraktur, bei Para- / Tetraplegie od. mit äuß. schw. CC od. schw. CC od. Alter > 65 J., oh. kompl. Diagn. od. Kreuzbeinfraktur od. best. mäßig aufw., aufw. od. hochaufw. Beh.	0,614	0,613	-	-
I68D	M	Nicht operativ behandelte Erkrankungen und Verletzungen WS, > 1 Belegungstag oder andere Femurfraktur, außer bei Diszitis oder infektiöser Spondylopathie, ohne Kreuzbeinfraktur, ohne best. mäßig aufw., aufw. od. hochaufw. Beh., mit Wirbelsäulenfraktur	0,482	0,481	-	-
I68E	M	Nicht operativ behandelte Erkrankungen und Verletzungen WS, > 1 Belegungstag oder andere Femurfraktur, außer bei Diszitis oder infektiöser Spondylopathie, ohne Kreuzbeinfraktur, ohne best. mäßig aufw., aufw. od. hochaufw. Beh., oh. Wirbelsäulenfraktur	0,261	0,261	-	-
I68F	M	Nicht operativ behandelte Erkrankungen und Verletzungen im Wirbelsäulenbereich, ein Belegungstag oder Prellung am Oberschenkel	0,167	0,164	-	-
I69A	M	Knochenkrankheiten und spezifische Arthropathie mit bestimmter Arthropathie oder Muskel- / Sehnenerkrankung bei Para- /Tetraplegie	0,477	0,477	-	-
I69B	M	Knochenkrankheiten und spezifische Arthropathie ohne bestimmte Arthropathie, ohne Muskel- / Sehnenerkrankung bei Para- /Tetraplegie	0,348	0,347	-	-
I71B	M	Muskel- und Sehnenerkrankungen außer bei Para- / Tetraplegie oder Verstauchung, Zerrung, Luxation an Hüftgelenk, Becken und Oberschenkel, ohne Zerebralparese, ohne Kontraktur	0,332	0,328	-	-
I72Z	M	Entzündung von Sehnen, Muskeln und Schleimbeuteln mit äußerst schweren oder schweren CC oder Frakturen am Femurschaft	0,782	0,776	-	-
I73Z	M	Nachbehandlung bei Erkrankungen des Bindegewebes	0,483	0,480	-	-
I74B	M	Verletzungen an Unterarm, Handgelenk, Hand oder Fuß oder leichte bis moderate Verletzungen von Schulter, Arm, Ellenbogen, Knie, Bein und Sprunggelenk mit unspezifischen Arthropathien ohne äußerst schwere oder schwere CC	0,398	0,397	-	-
I74C	M	Verletzungen an Unterarm, Handgelenk, Hand oder Fuß oder leichte bis moderate Verletzungen von Schulter, Arm, Ellenbogen, Knie, Bein und Sprunggelenk ohne äußerst schwere oder schwere CC, Alter < 10 Jahre	0,420	0,387	-	-
I74D	M	Verletzungen an Unterarm, Handgelenk, Hand oder Fuß oder leichte bis moderate Verletzungen von Schulter, Arm, Ellenbogen, Knie, Bein und Sprunggelenk ohne äußerst schwere oder schwere CC, Alter > 9 Jahre	0,303	0,299	-	-
I75B	M	Schwere Verletzungen von Schulter, Arm, Ellenbogen, Knie, Bein und Sprunggelenk ohne CC oder Entzündungen von Sehnen, Muskeln und Schleimbeuteln ohne äußerst schwere oder schwere CC	0,361	0,360	-	-
I76B	M	Andere Erkrankungen des Bindegewebes ohne komplizierende Diagnose, ohne äußerst schwere CC, ohne septische Arthritis oder Alter > 15 Jahre	0,404	0,398	-	-
I77Z	M	Mäßig schwere Verletzungen von Schulter, Arm, Ellenbogen, Knie, Bein und Sprunggelenk	0,340	0,339	-	-
I79Z	M	Fibromyalgie	0,526	0,525	-	-
MDC 09 Krankheiten und Störungen an Haut, Unterhaut und Mamma						
J01Z	O	Gewebetransplantation mit mikrovaskulärer Anastomosierung bei bösartiger Neubildung an Haut, Unterhaut und Mamma	2,151	1,901	-	-
J02B	O	Hauttransplantation oder bestimmte Lappenplastik an der unteren Extr. bei Ulkus od. Infektion od. ausgedehnte Lymphadenekt. oder Gewebetransplant. mit mikrovask. Anastomose, mit äuß. schw. CC, oh. kompl. Eingr. od. oh. äuß. schw. CC, m. kompl. Eingr.	2,648	2,455	-	-

Mittlere Verweildauer [1)]	Untere Grenzverweildauer: Erster Tag mit Abschlag [2), 5)]	Untere Grenzverweildauer: Bewertungsrelation pro Tag	Obere Grenzverweildauer: Erster Tag mit zusätzlichem Entgelt [3), 5)]	Obere Grenzverweildauer: Bewertungsrelation pro Tag	Externe Verlegung Abschlag pro Tag (Bewertungsrelation)	Verlegungsfallpauschale	Ausnahme von Wiederaufnahme [4)]	Pflegeerlös Bewertungsrelation pro Tag
8	9	10	11	12	13	14	15	16
4,8	1	0,219	12	0,053	0,062	-	-	0,5830
1,0	-	-	-	-	-	-	-	1,1268
14,2	4	0,203	28	0,048	0,067	-	-	0,8573
8,9	2	0,200	19	0,047	0,061	-	-	0,7853
6,5	1	0,236	14	0,050	0,072	-	-	0,7464
5,8	1	0,126	11	0,034	0,033	-	-	0,6146
1,0	-	-	-	-	-	-	-	1,0068
7,5	1	0,311	16	0,045	0,057	-	-	0,5764
4,7	1	0,235	12	0,049	0,059	-	-	0,6520
3,8	1	0,179	10	0,053	0,065	-	-	0,7096
10,2	2	0,245	23	0,052	0,069	-	-	0,9580
7,2	1	0,294	17	0,046	0,056	-	-	0,7620
5,3	1	0,235	12	0,051	0,062	-	-	0,6704
2,1	1	0,122	4	0,070	0,068	-	-	1,3276
3,5	1	0,117	8	0,059	0,062	-	-	0,8045
4,8	1	0,198	12	0,051	0,062	-	-	0,7476
4,9	1	0,187	13	0,050	0,078	-	-	0,8213
4,4	1	0,170	11	0,053	0,062	-	-	0,7825
9,3	2	0,173	17	0,039	0,052	-	-	0,4351
7,0	1	0,264	12	0,053	0,067	-	-	0,9182
22,5	7	0,184	41	0,046	0,063	-	-	0,9422

Anlage 1: Fallpauschalen-Katalog und Pflegeerlöskatalog aG-DRG Version 2024

Anlage 1
Fallpauschalen-Katalog und Pflegeerlöskatalog
Teil b) Bewertungsrelationen bei Versorgung durch Belegabteilungen

DRG	Partition	Bezeichnung[6]	Bewertungsrelation bei Belegoperateur	Bewertungsrelation bei Belegoperateur und Beleganästhesist	Bewertungsrelation bei Belegoperateur und Beleghebamme	Bewertungsrelation bei Belegoperateur, Beleganästhesist und Beleghebamme
1	2	3	4	5	6	7
J02C	O	Hauttransplantation oder bestimmte Lappenplastik an der unteren Extremität bei Ulkus oder Infektion oder ausgedehnte Lymphadenektomie, ohne äußerst schwere CC, ohne komplexen Eingriff	1,404	1,311	-	-
J03Z	O	Eingriffe an der Haut der unteren Extremität bei Ulkus oder Infektion / Entzündung	0,689	0,654	-	-
J04Z	O	Eingriffe an der Haut der unteren Extremität außer bei Ulkus oder Infektion / Entzündung	0,432	0,417	-	-
J06Z	O	Mastektomie mit Prothesenimplantation und plastischer Operation bei bösartiger Neubildung oder komplexe Prothesenimplantation	1,284	1,172	-	-
J07A	O	Best. Eingr. an der Mamma mit Lymphknotenex. oder PCCL >2 oder Impl. Hautexpander oder best. Eingr. an Ovar/Plexus brachialis oder Lymphknotenex. mit Hauttransplantation oder Debridement, mit beidseitigem Eingr. oder best. Eingr. Ovar/Plexus brachialis	1,030	0,937	-	-
J07B	O	Best. Eingr. an der Mamma mit Lymphknotenex. oder PCCL >2 oder Impl. Hautexpander oder best. Eingr. an Ovar/Plexus brachialis oder Lymphknotenex. mit Hauttransplantation oder Debridement, ohne beidseitigen Eingr., ohne best. Eingr. Ovar/Plexus brachialis	0,789	0,722	-	-
J08B	O	Bestimmte Hauttransplantation oder Debridement ohne Eingriff an Kopf und Hals, ohne bestimmten Eingriff an Haut und Unterhaut oder ohne äußerst schwere CC	0,867	0,806	-	-
J09A	O	Eingriffe bei Sinus pilonidalis und perianal, Alter < 16 Jahre	0,478	0,426	-	-
J09B	O	Eingriffe bei Sinus pilonidalis und perianal, Alter > 15 Jahre	0,286	0,263	-	-
J10A	O	Plastische Operationen an Haut, Unterhaut und Mamma mit äußerst schweren oder schweren CC oder mit komplexem Eingriff	0,799	0,758	-	-
J10B	O	Plastische Operationen an Haut, Unterhaut und Mamma ohne äußerst schwere oder schwere CC, ohne komplexen Eingriff	0,421	0,396	-	-
J11A	O	Andere Eingriffe an Haut, Unterhaut und Mamma mit komplexem Eingriff bei komplizierender Diagnose oder bei Para- / Tetraplegie oder selektive Embolisation bei Hämangiom	0,942	0,906	-	-
J11B	O	Andere Eingriffe an Haut, Unterhaut und Mamma mit komplizierender Diagnose oder mit mäßig komplexer Prozedur oder Diagnose oder Alter < 18 Jahre mit äußerst schweren oder schweren CC oder mit bestimmtem Eingriff bei bösartiger Neubildung oder Pemphigoid	0,629	0,583	-	-
J11C	O	And. Eingr. an Haut, Unterhaut u. Mamma oh. kompliz. Diag., oh. mäßig kompl. Proz. od. Diagn., Alter > 17 J. od. oh. äuß. schw. oder schw. CC, m. best. Eingr. od. m. Hidradenitis suppurativa od. bei BNB/Pemphigoid od. mit kl. Eingr. an d. Haut u. Weicht.	0,410	0,389	-	-
J11D	O	And. Eingr. an Haut, Unterhaut u. Mamma oh. kompliz. Diag., oh. mäßig kompl. Proz. od. Diag., Alter > 17 J. od. oh. äuß. schw. od. schw. CC, oh. best. Eingr., oh. Hidradenitis suppurativa, auß. b. BNB od. Pemphigoid, oh. kl. Eingr. an d. Haut u. Weicht.	0,354	0,336	-	-
J14Z	O	Plastische Rekonstruktion der Mamma bei BNB mit aufwend. Rekonstr. oder beidseit. Mastektomie bei BNB oder Strahlenther. mit operat. Proz. bei Krankh. und Störungen an Haut, Unterhaut und Mamma, mit beidseit. Prothesenimpl. oder Impl. eines Hautexpanders	1,603	1,471	-	-
J16A	O	Beidseitige Mastektomie bei bösartiger Neubildung	1,198	1,096	-	-
J16B	O	Strahlentherapie mit operativer Prozedur bei Krankheiten und Störungen an Haut, Unterhaut und Mamma	1,357	1,297	-	-
J17Z	O	Strahlentherapie bei Krankheiten und Störungen an Haut, Unterhaut und Mamma, Bestrahlungen an mindestens 9 Tagen	2,733	2,724	-	-
J18A	O	Strahlentherapie bei Krankheiten und Störungen an Haut, Unterhaut und Mamma, mehr als ein Belegungstag, Bestrahlungen an mindestens 5 Tagen	1,577	1,573	-	-
J18B	O	Strahlentherapie bei Krankheiten und Störungen an Haut, Unterhaut und Mamma, mehr als ein Belegungstag, Bestrahlungen an weniger als 5 Tagen	0,969	0,965	-	-
J21Z	O	Andere Hauttransplantation oder Debridement mit Lymphknotenexzision oder schweren CC	1,121	1,050	-	-

Mittlere Verweildauer [1]	Untere Grenzverweildauer: Erster Tag mit Abschlag [2,5]	Untere Grenzverweildauer: Bewertungsrelation pro Tag	Obere Grenzverweildauer: Erster Tag mit zusätzlichem Entgelt [3,5]	Obere Grenzverweildauer: Bewertungsrelation pro Tag	Externe Verlegung Abschlag pro Tag (Bewertungsrelation)	Verlegungsfallpauschale	Ausnahme von Wiederaufnahme [4]	Pflegeerlös Bewertungsrelation pro Tag
8	9	10	11	12	13	14	15	16
17,1	5	0,148	32	0,036	0,048	-	-	0,8320
8,9	2	0,165	19	0,036	0,050	-	-	0,7715
3,5	1	0,194	8	0,056	0,063	-	-	0,6706
4,9	1	0,256	10	0,075	0,083	-	-	0,7424
3,3	1	0,251	7	0,106	0,140	-	-	0,7296
3,1	1	0,173	7	0,095	0,103	-	-	0,8082
7,6	2	0,183	17	0,045	0,057	-	-	0,6811
2,7	1	0,154	6	0,057	0,059	-	-	1,1534
2,6	-	-	6	0,035	0,064	-	-	0,7785
5,9	1	0,224	13	0,047	0,065	-	-	0,6979
3,1	1	0,085	8	0,048	0,055	-	-	0,6896
10,2	2	0,228	23	0,049	0,065	-	-	0,8368
4,2	1	0,240	12	0,056	0,068	-	-	0,7999
3,3	1	0,120	7	0,047	0,054	-	-	0,7189
2,9	1	0,104	6	0,050	0,056	-	-	0,7729
5,9	1	0,284	11	0,067	0,083	-	-	0,7833
5,2	1	0,310	11	0,082	0,098	-	-	0,7946
4,6	1	0,475	11	0,177	0,145	-	-	0,8302
24,5	7	0,331	43	0,109	0,104	-	x	0,8357
14,4	4	0,306	29	0,107	0,104	-	x	0,8916
9,3	2	0,311	21	0,100	0,090	-	x	0,8971
8,4	2	0,208	22	0,051	0,072	-	-	0,7413

Anlage 1

Fallpauschalen-Katalog und Pflegeerlöskatalog
Teil b) Bewertungsrelationen bei Versorgung durch Belegabteilungen

DRG	Parti-tion	Bezeichnung[6]	Bewertungsrelation bei Belegoperateur	Bewertungsrelation bei Belegoperateur und Beleganästhesist	Bewertungsrelation bei Belegoperateur und Beleghebamme	Bewertungsrelation bei Belegoperateur, Beleganästhesist und Beleghebamme
1	2	3	4	5	6	7
J22Z	O	Andere Hauttransplantation oder Debridement ohne komplexen Eingriff, ohne komplexe Diagnose, ohne äußerst schwere oder schwere CC oder mit Weichteildeckung oder Mehrfachtumoren der Haut oder Erysipel	0,588	0,546	-	-
J23Z	O	Große Eingriffe an der Mamma bei bösartiger Neubildung ohne komplexen Eingriff, ohne bestimmten Eingriff an den weiblichen Geschlechtsorganen bei bösartiger Neubildung	0,891	0,812	-	-
J24A	O	Eingriffe an der Mamma außer bei bösartiger Neubildung mit ausgedehntem Eingriff, mit Prothesenimplantation oder bestimmter Mammareduktionsplastik oder beidseitiger Mastopexie	0,935	0,855	-	-
J24B	O	Eingriffe an der Mamma außer bei bösartiger Neubildung mit ausgedehntem Eingriff, mit Prothesenimplantation, ohne bestimmte Mammareduktionsplastik, ohne beidseitige Mastopexie	0,792	0,705	-	-
J24C	O	Eingriffe an der Mamma außer bei bösartiger Neubildung ohne ausgedehnten Eingriff, mit komplexem Eingriff	0,698	0,618	-	-
J24D	O	Eingriffe an der Mamma außer bei bösartiger Neubildung ohne ausgedehnten Eingriff, ohne komplexen Eingriff	0,521	0,468	-	-
J25Z	O	Kleine Eingriffe an der Mamma bei bösartiger Neubildung ohne äußerst schwere oder schwere CC	0,607	0,550	-	-
J61A	M	Schwere Erkrankungen der Haut, mehr als ein BT, Alter > 17 Jahre oder mit kompl. Diagn., mit äuß. schw. CC od. Hautulkus bei Para-/Tetraplegie od. hochkompl. Diagn. od. Epid. bullosa, Alter < 10 Jahre oder mit schwerer Erkr. der Haut, mit aufw. Behandl.	0,939	0,939	-	-
J61B	M	Schwere Erkrankungen der Haut, mehr als ein Belegungstag, Alter > 17 Jahre, ohne äußerst schwere CC, ohne hochkomplexe Diagnose, mit schwerer Erkrankung der Haut, ohne aufwendige Behandlung	0,567	0,567	-	-
J61C	M	Schwere Erkrankungen der Haut, mehr als ein Belegungstag, Alter < 18 Jahre, ohne hochkomplexe Diagnose oder mäßig schwere Hauterkrankungen, mehr als ein Belegungstag	0,370	0,369	-	-
J62A	M	Bösartige Neubildungen der Mamma, mehr als ein Belegungstag, mit äußerst schweren CC	1,241	1,237	-	-
J62B	M	Bösartige Neubildungen der Mamma, ein Belegungstag oder ohne äußerst schwere CC	0,496	0,495	-	-
J64B	M	Bestimmte Infektion / Entzündung der Haut und Unterhaut oder Hautulkus ohne äußerst schwere CC oder Alter < 6 Jahre mit komplexer Diagnose	0,379	0,378	-	-
J64C	M	Andere Infektion / Entzündung der Haut und Unterhaut oder Alter > 5 Jahre oder ohne komplexe Diagnose	0,319	0,312	-	-
J65A	M	Verletzung der Haut, Unterhaut und Mamma, mehr als 1 Belegungstag	0,291	0,289	-	-
J65B	M	Verletzung der Haut, Unterhaut und Mamma, ein Belegungstag	0,164	0,164	-	-
J67A	M	Bestimmte Erkrankungen der Mamma außer bösartige Neubildung oder moderate Hauterkrankungen	0,384	0,380	-	-
J67B	M	Andere Erkrankungen der Mamma außer bösartige Neubildung oder leichte Hauterkrankungen	0,250	0,248	-	-
J68A	M	Erkrankungen der Haut, ein Belegungstag, mit komplexer Diagnose oder Alter < 16 Jahre mit anderer komplexer Diagnose	0,183	0,179	-	-
J68B	M	Erkrankungen der Haut, ein Belegungstag, ohne komplexe Diagnose, Alter > 15 Jahre	0,146	0,143	-	-
MDC 10 Endokrine, Ernährungs- und Stoffwechselkrankheiten						
K06B	O	Eingriffe an Schilddrüse, Nebenschilddrüse und Ductus thyreoglossus ohne IntK > 392 / 368 / - Punkte, bei BNB oder mit äuß. schw. oder schw. CC oder Eingr. an der Schilddrüse außer kl. Eingr., mit Thyreoidektomie durch Sternotomie oder Alter < 16 Jahre	0,958	0,841	-	-
K06C	O	Eingriffe an Schilddrüse, Nebenschilddrüse u. Ductus thyreogl. ohne IntK > 392 / 368 / - P., auß. bei BNB, oh. äuß. schw. od. schw. CC, mit Eingr. an d. Schilddrüse auß. kl. Eingr., ohne Thyreoidektomie durch Sternotomie, Alter > 15 J. od. Alter < 18 J.	0,802	0,704	-	-
K06D	O	Andere Eingriffe an Schilddrüse, Nebenschilddrüse und Ductus thyreoglossus ohne IntK > 392 / 368 / - Punkte, außer bei bösartiger Neubildung, ohne äußerst schwere oder schwere CC oder bestimmte Reduktionseingriffe an Haut und Unterhaut	0,680	0,600	-	-

Mittlere Verweildauer [1]	Untere Grenzverweildauer: Erster Tag mit Abschlag [2, 5]	Untere Grenzverweildauer: Bewertungsrelation pro Tag	Obere Grenzverweildauer: Erster Tag mit zusätzlichem Entgelt [3, 5]	Obere Grenzverweildauer: Bewertungsrelation pro Tag	Externe Verlegung Abschlag pro Tag (Bewertungsrelation)	Verlegungsfallpauschale	Ausnahme von Wiederaufnahme [4]	Pflegeerlös Bewertungsrelation pro Tag
8	9	10	11	12	13	14	15	16
4,6	1	0,260	12	0,044	0,051	-	-	0,6586
4,3	1	0,317	10	0,071	0,094	-	-	0,7811
2,9	1	0,246	7	0,051	0,058	-	-	0,8623
3,1	1	0,261	7	0,065	0,070	-	-	0,7292
3,2	1	0,204	7	0,051	0,059	-	-	0,8237
2,4	1	0,125	5	0,067	0,134	-	-	0,9749
2,7	1	0,160	6	0,078	0,082	-	-	0,8296
12,7	3	0,231	26	0,076	0,068	-	-	1,1354
8,1	2	0,185	17	0,048	0,061	-	-	0,6056
6,0	-	-	13	0,045	0,055	-	-	0,6873
14,5	4	0,237	29	0,057	0,077	-	x	1,0186
5,9	1	0,297	15	0,056	0,068	-	x	0,9440
7,0	1	0,228	14	0,039	0,049	-	-	0,7105
5,0	1	0,098	11	0,043	0,053	-	-	0,7694
4,0	-	-	9	0,053	0,061	-	-	0,8375
1,0	-	-	-	-	-	-	-	1,2371
5,8	1	0,172	12	0,044	0,052	-	-	0,7335
3,9	1	0,015	9	0,045	0,051	-	-	0,8130
1,0	-	-	-	-	-	-	x	1,2422
1,0	-	-	-	-	-	-	-	1,0680
3,2	1	0,143	8	0,065	0,072	-	-	0,8976
2,9	1	0,056	6	0,053	0,059	-	-	0,8190
2,6	1	0,050	5	0,056	0,061	-	-	0,8080

Anlage 1

Fallpauschalen-Katalog und Pflegeerlöskatalog
Teil b) Bewertungsrelationen bei Versorgung durch Belegabteilungen

DRG	Parti-tion	Bezeichnung[6]	Bewertungsrelation bei Belegoperateur	Bewertungsrelation bei Belegoperateur und Beleganästhesist	Bewertungsrelation bei Belegoperateur und Beleghebamme	Bewertungsrelation bei Belegoperateur, Beleganästhesist und Beleghebamme
1	2	3	4	5	6	7
K06E	O	Kleine Eingriffe an Schilddrüse, Nebenschilddrüse und Ductus thyreoglossus ohne IntK > 392 / 368 / - Punkte, außer bei bösartiger Neubildung, ohne äußerst schwere oder schwere CC, ohne bestimmte Reduktionseingriffe an Haut und Unterhaut	0,637	0,561	-	-
K07A	O	Andere Eingriffe bei Adipositas mit bestimmten größeren Eingriffen am Magen oder Darm	1,072	0,974	-	-
K07B	O	Andere Eingriffe bei Adipositas ohne bestimmte größere Eingriffe am Magen oder Darm	0,828	0,757	-	-
K09D	O	Andere Prozeduren bei endokrinen, Ernährungs- und Stoffwechselkrankheiten ohne mäßig komplexen Eingriff	0,717	0,649	-	-
K14Z	O	Andere Eingriffe an der Nebenniere oder ausgedehnte Lymphadenektomie	1,315	1,180	-	-
K15A	O	Strahlentherapie bei endokrinen, Ernährungs- und Stoffwechselkrankheiten, mehr als ein Belegungstag, mit hochkomplexer Radiojodtherapie	0,769	0,768	-	-
K15B	O	Strahlentherapie bei endokrinen, Ernährungs- und Stoffwechselkrankheiten, mehr als ein Belegungstag, ohne hochkomplexe Radiojodtherapie	1,155	1,146	-	-
K15C	O	Strahlentherapie bei endokrinen, Ernährungs- und Stoffwechselkrankheiten, mehr als ein Belegungstag, mit mäßig komplexer Radiojodtherapie bei bösartiger Neubildung oder mit bestimmter nuklearmedizinischer Therapie	0,620	0,620	-	-
K15D	O	Strahlentherapie bei endokrinen, Ernährungs- und Stoffwechselkrankheiten, mehr als ein Belegungstag, mit mäßig komplexer Radiojodtherapie, außer bei bösartiger Neubildung, ohne bestimmte nuklearmedizinische Therapie	0,540	0,540	-	-
K15E	O	Strahlentherapie bei endokrinen, Ernährungs- und Stoffwechselkrankheiten, mehr als ein Belegungstag, mit anderer Radiojodtherapie	0,370	0,370	-	-
K60E	M	Diabetes mellitus mit schweren CC oder mit komplexer Diagnose, Alter > 15 Jahre, mehr als ein Belegungstag	0,615	0,615	-	-
K60F	M	Diabetes mellitus, Alter > 10 Jahre, ein Belegungstag oder ohne äußerst schwere oder schwere CC oder ohne komplexe Diagnose	0,422	0,422	-	-
K62B	M	Verschiedene Stoffwechselerkrankungen bei Para- / Tetrapleg. oder mit kompliz. Diagnose oder endoskop. Einlage eines Magenballons oder Alter < 16 Jahre, ein Belegungstag od. ohne äußerst schwere CC od. ohne best. aufwendige / hochaufwendige Behandlung	0,468	0,466	-	-
K62C	M	Verschiedene Stoffwechselerkrankungen außer bei Para- / Tetraplegie, ohne kompliz. Diagnose, ohne endoskopische Einlage eines Magenballons, ohne äußerst schwere CC oder ein Belegungstag, ohne best. aufwendige / hochaufwendige Behandlung, Alter > 15 Jahre	0,404	0,403	-	-
K64C	M	Endokrinopathien mit komplexer Diagnose oder äußerst schweren CC, Alter > 5 Jahre oder mit bestimmter komplexer Diagnose oder mit invasiver endokrinologischer Diagnostik oder Alter < 18 Jahre bei bösartiger Neubildung oder Alter < 1 Jahr	0,584	0,582	-	-
K64D	M	Endokrinopathien ohne komplexe Diagnose, ohne bestimmte Diagnose, ohne äußerst schwere CC, ohne invasive endokrinologische Diagnostik, Alter > 17 Jahre oder außer bei bösartiger Neubildung, Alter > 0 Jahre	0,408	0,408	-	-
MDC 11 Krankheiten und Störungen der Harnorgane						
L02C	O	Operatives Einbringen eines Peritonealkatheters, Alter > 9 Jahre mit akuter Niereninsuffizienz oder mit chronischer Niereninsuffizienz mit Dialyse oder transurethrale Injektion bei Ostiuminsuffizienz	0,608	0,550	-	-
L03Z	O	Bestimmte Nieren-, Ureter- und große Harnblaseneingriffe bei Neubildung, Alter < 19 Jahre oder mit äußerst schweren CC oder bestimmter Kombinationseingriff, ohne großen Eingriff am Darm	3,179	2,945	-	-
L04A	O	Bestimmte komplexe Nieren-, Ureter- und große Harnblaseneingriffe außer bei Neubildung, ohne äußerst schwere CC, ohne Kombinationseingriff oder bestimmte Harnblaseneingriffe oder Alter < 16 Jahre	1,534	1,391	-	-

Mittlere Verweildauer [1]	Untere Grenzverweildauer: Erster Tag mit Abschlag [2,5]	Untere Grenzverweildauer: Bewertungsrelation pro Tag	Obere Grenzverweildauer: Erster Tag mit zusätzlichem Entgelt [3,5]	Obere Grenzverweildauer: Bewertungsrelation pro Tag	Externe Verlegung Abschlag pro Tag (Bewertungsrelation)	Verlegungsfallpauschale	Ausnahme von Wiederaufnahme [4]	Pflegeerlös Bewertungsrelation pro Tag
8	9	10	11	12	13	14	15	16
2,6	1	0,138	5	0,058	0,063	-	-	0,7902
4,3	1	0,147	8	0,046	0,056	-	-	0,8525
3,1	1	0,117	6	0,046	0,057	-	-	0,9287
4,4	1	0,269	13	0,051	0,060	-	-	0,8116
4,7	1	0,229	11	0,066	0,084	-	-	0,8907
2,8	-	-	5	0,181	0,197	-	x	0,9742
12,9	3	0,272	28	0,107	0,077	-	x	0,8538
3,2	-	-	6	0,181	0,143	-	x	0,9862
5,1	-	-	12	0,092	0,091	-	x	0,7836
3,2	-	-	7	0,113	0,085	-	x	0,9031
7,4	1	0,397	15	0,052	0,072	-	-	0,6417
5,5	1	0,286	13	0,048	0,064	-	-	0,6334
6,6	1	0,268	15	0,051	0,064	-	-	1,0657
6,2	1	0,218	13	0,047	0,057	-	-	0,8810
5,5	1	0,385	15	0,072	0,087	-	x	0,9667
4,8	1	0,210	11	0,047	0,078	-	x	0,7222
3,9	1	0,117	9	0,046	0,052	-	-	0,8656
18,7	5	0,273	32	0,147	0,083	-	-	1,0535
7,2	1	0,312	15	0,047	0,063	-	-	0,8646

Anlage 1

Fallpauschalen-Katalog und Pflegeerlöskatalog
Teil b) Bewertungsrelationen bei Versorgung durch Belegabteilungen

DRG	Parti-tion	Bezeichnung[6]	Bewertungsrelation bei Belegoperateur	Bewertungsrelation bei Belegoperateur und Beleganästhesist	Bewertungsrelation bei Belegoperateur und Beleghebamme	Bewertungsrelation bei Belegoperateur, Beleganästhesist und Beleghebamme
1	2	3	4	5	6	7
L04B	O	Andere Nieren-, Ureter- und große Harnblaseneingriffe außer bei Neubildung, ohne äußerst schwere CC, ohne Kombinationseingriff, ohne bestimmte Harnblaseneingriffe oder Exzision und Resektion von retroperitonealem Gewebe, Alter > 15 Jahre	1,172	1,056	-	-
L06A	O	Bestimmte kleine Eingriffe an den Harnorganen mit äußerst schweren CC	2,146	2,044	-	-
L06B	O	Kleine Eingriffe an den Harnorganen ohne äußerst schwere CC oder ohne bestimmte Prozeduren oder Alter < 16 Jahre	0,586	0,539	-	-
L06C	O	Andere kleine Eingriffe an den Harnorganen, Alter > 15 Jahre	0,501	0,461	-	-
L07Z	O	Andere Nieren-, Ureter-, Prostata- und große Harnblaseneingriffe bei Neubildung, Alter < 19 Jahre oder mit äußerst schweren CC oder anderer Kombinationseingriff oder bestimmte Zystektomien, ohne großen Eingriff am Darm oder komplexe Harnblasenplastik	2,819	2,617	-	-
L08Z	O	Komplexe Eingriffe an der Urethra oder Ureter	0,880	0,790	-	-
L09D	O	Andere Eingriffe bei Erkrankungen der Harnorgane ohne Anlage eines Dialyseshunts bei akuter Niereninsuffizienz od. bei chronischer Niereninsuffizienz mit Dialyse, ohne Kalziphylaxie, ohne best. Laparotomie, mit best. anderen Eingriff od. Alter < 18 Jahre	1,182	1,109	-	-
L09E	O	Andere Eingriffe bei Erkrankungen der Harnorgane ohne Anlage eines Dialyseshunts bei akuter Niereninsuffizienz oder bei chron. Niereninsuff. mit Dialyse, ohne Kalziphylaxie, ohne best. Laparotomie, ohne bestimmten anderen Eingriff, Alter > 17 Jahre	0,637	0,568	-	-
L10Z	O	Blasenrekonstruktion und kontinenter Pouch bei Neubildung ohne Multiviszeraleingriff oder Nieren-, Ureter- und große Harnblaseneingriffe bei Neubildung, Alter < 19 Jahre oder mit äußerst schweren CC oder Kombinationseingriff, mit großem Eingriff am Darm	3,728	3,454	-	-
L12A	O	Strahlentherapie bei Krankheiten und Störungen der Harnorgane, mehr als ein Belegungstag, Bestrahlungen an mindestens 9 Tagen	2,798	2,785	-	-
L12B	O	Strahlentherapie bei Krankheiten und Störungen der Harnorgane, mehr als ein Belegungstag, Bestrahlungen an weniger als 9 Tagen	1,013	1,003	-	-
L13A	O	Nieren-, Ureter- und große Harnblaseneingriffe bei Neubildung, Alter > 18 Jahre, ohne Kombinationseingriff, mit bestimmtem Eingriff mit CC oder mit komplexem Eingriff	1,869	1,701	-	-
L13B	O	Nieren-, Ureter- und große Harnblaseneingriffe bei Neubildung, Alter > 18 Jahre, ohne Kombinationseingriff, ohne CC, ohne komplexen Eingriff, mit anderem Eingriff	1,526	1,387	-	-
L13C	O	Nieren-, Ureter- und große Harnblaseneingriffe bei Neubildung, Alter > 18 Jahre, ohne Kombinationseingriff, ohne äußerst schwere CC, ohne bestimmten Eingriff oder ohne CC, ohne komplexen Eingriff, ohne anderen Eingriff	0,631	0,573	-	-
L17A	O	Andere Eingriffe an der Urethra außer bei Para- / Tetraplegie, kleine Eingriffe an den Harnorganen, mit bestimmten Eingriffen an der Urethra oder Alter < 16 Jahre	0,620	0,553	-	-
L17B	O	Andere Eingriffe an der Urethra außer bei Para- / Tetraplegie, kleine Eingriffe an den Harnorganen, ohne bestimmte Eingriffe an der Urethra, Alter > 15 Jahre	0,289	0,270	-	-
L18A	O	Komplexe transurethrale, perkutan-transrenale und andere retroperitoneale Eingriffe mit äußerst schweren CC	2,246	2,141	-	-
L18B	O	Komplexe transurethrale, perkutan-transrenale / andere retroperitoneale Eingriffe oh. ESWL, oh. äußerst schwere CC od. best. Eingriffe Niere od. transurethrale Eingriffe auß. Prostatares. u. kompl. Ureterorenoskop., b. Para-/Tetrapl., m. äuß. schw. CC	0,820	0,742	-	-
L19Z	O	Transurethrale Eingriffe außer Prostataresektion und komplexe Ureterorenoskopien mit extrakorporaler Stoßwellenlithotripsie (ESWL), ohne äußerst schwere CC oder perkutane Thermo- oder Kryoablation der Niere	0,895	0,837	-	-
L20A	O	Transurethrale Eingriffe außer Prostataresektion und komplexe Ureterorenoskopien oder bestimmte Eingriffe an den Harnorganen, mit äußerst schweren CC	1,708	1,627	-	-

Mittlere Verweildauer [1]	Untere Grenzverweildauer: Erster Tag mit Abschlag [2, 5]	Untere Grenzverweildauer: Bewertungsrelation pro Tag	Obere Grenzverweildauer: Erster Tag mit zusätzlichem Entgelt [3, 5]	Obere Grenzverweildauer: Bewertungsrelation pro Tag	Externe Verlegung Abschlag pro Tag (Bewertungsrelation)	Verlegungsfallpauschale	Ausnahme von Wiederaufnahme [4]	Pflegeerlös Bewertungsrelation pro Tag
8	9	10	11	12	13	14	15	16
7,0	1	0,198	14	0,041	0,050	-	-	0,7357
17,8	5	0,251	35	0,060	0,082	-	-	1,0491
5,7	1	0,186	13	0,038	0,036	-	-	0,7853
2,9	1	0,117	7	0,053	0,056	-	-	0,8935
16,0	4	0,311	31	0,063	0,091	-	-	1,0483
5,2	1	0,418	11	0,044	0,055	-	-	0,9136
8,1	2	0,224	19	0,059	0,067	-	-	0,7968
3,6	1	0,151	10	0,047	0,059	-	-	0,7776
20,4	6	0,274	35	0,063	0,090	-	-	0,9407
24,6	7	0,337	43	0,110	0,105	-	x	0,8592
10,9	3	0,228	25	0,103	0,080	-	x	0,9110
10,6	3	0,197	19	0,050	0,067	-	-	0,8056
7,8	2	0,185	13	0,049	0,064	-	-	0,7965
2,9	1	0,169	6	0,058	0,067	-	-	0,7295
3,8	1	0,224	9	0,070	0,056	-	-	1,2204
2,7	1	0,075	5	0,038	0,040	-	-	0,7191
17,3	5	0,265	34	0,063	0,084	-	-	1,0490
4,5	1	0,455	10	0,049	0,074	-	-	0,7476
3,5	1	0,275	8	0,109	0,121	-	-	0,7054
15,0	4	0,235	31	0,053	0,073	-	-	0,9766

Anlage 1

Fallpauschalen-Katalog und Pflegeerlöskatalog
Teil b) Bewertungsrelationen bei Versorgung durch Belegabteilungen

DRG	Parti-tion	Bezeichnung[6]	Bewertungsrelation bei Belegoperateur	Bewertungsrelation bei Belegoperateur und Beleganästhesist	Bewertungsrelation bei Belegoperateur und Beleghebamme	Bewertungsrelation bei Belegoperateur, Beleganästhesist und Beleghebamme
1	2	3	4	5	6	7
L20B	O	Transurethrale Eingriffe außer Prostataresektion und komplexe Ureterorenoskopien oder bestimmte Eingriffe an den Harnorganen, ohne äußerst schwere CC oder Alter < 16 Jahre oder Alter > 89 Jahre	0,546	0,515	-	-
L20C	O	Transurethrale Eingriffe außer Prostataresektion und komplexe Ureterorenoskopien oder bestimmte Eingriffe an den Harnorganen, ohne äußerst schwere CC oder Alter > 15 Jahre oder Alter < 90 Jahre	0,353	0,324	-	-
L37Z	O	Multiviszeraleingriff bei Krankheiten und Störungen der Harnorgane	3,359	3,106	-	-
L40Z	A	Diagnostische Ureterorenoskopie	0,475	0,437	-	-
L42A	A	Extrakorporale Stoßwellenlithotripsie (ESWL) bei Harnsteinen mit auxiliären Maßnahmen oder bei Para- / Tetraplegie	0,549	0,515	-	-
L42B	A	Extrakorporale Stoßwellenlithotripsie (ESWL) bei Harnsteinen ohne auxiliäre Maßnahmen, außer bei Para- / Tetraplegie	0,451	0,443	-	-
L60B	M	Niereninsuffizienz, mehr als ein Belegungstag, mit Dialyse und komplizierenden Faktoren oder äußerst schweren CC oder mit intensivmedizinischer Komplexbehandlung > 196 / 184 / - Aufwandspunkte, Alter > 15 Jahre	1,432	1,423	-	-
L60C	M	Niereninsuffizienz, mehr als ein Belegungstag, mit Dialyse oder äußerst schweren CC oder Alter < 18 Jahre mit schweren CC, ohne intensivmedizinische Komplexbehandlung > 196 / 184 / - Aufwandspunkte	0,912	0,905	-	-
L60D	M	Niereninsuffizienz, mehr als ein Belegungstag, ohne Dialyse, ohne äußerst schwere CC, Alter > 17 Jahre oder ohne schwere CC, ohne intensivmedizinische Komplexbehandlung > 196 / 184 / - Aufwandspunkte	0,486	0,484	-	-
L62C	M	Neubildungen der Harnorgane ohne äußerst schwere CC, Alter > 15 Jahre	0,347	0,345	-	-
L63B	M	Infektionen der Harnorgane ohne best. hochaufw. Beh., mit best. aufwendiger Beh. od. mit äußerst schw. CC, ohne Komplexbeh. bei isolationspfl. Erregern od. mit Komplexbeh. bei isolationspfl. Erregern od. bei TBC des Urogenitalsyst., ohne äußerst schw. CC	0,996	0,992	-	-
L63C	M	Infektionen der Harnorgane ohne äußerst schwere CC, ohne Komplexbeh. bei isolationspflichtigen Erregern, ohne best. aufw. / hochaufw. Behandl., außer bei TBC des Urogenitalsyst., Alter < 3 Jahre oder best. schwere Infektionen oder best. mäßig aufw. Beh.	0,366	0,365	-	-
L63D	M	Infektionen der Harnorgane oh. äuß. schwere CC, oh. best. mäßig aufwendige / aufwendige / hochaufw. Behandl., oh. Komplexbeh. b. isolationspfl. Erregern, oh. best. schw. Infektionen, Alter > 2 J. u. < 6 J. od. Alter < 18 J. mit schw. CC od. Alter > 89 J.	0,375	0,374	-	-
L63E	M	Infektionen der Harnorgane ohne äußerst schwere CC, ohne best. mäßig aufw. / aufw. / hochaufw. Behandlung, ohne Komplexbeh. b. isolationspfl. Erregern, ohne best. schw. Infektionen, Alter > 5 und < 18 Jahre, ohne schwere CC od. Alter > 17 und < 90 Jahre	0,239	0,237	-	-
L64A	M	Andere Erkrankungen der Harnorgane mit äußerst schweren oder schweren CC oder bestimmter Diagnose, mehr als ein Belegungstag oder Urethrozystoskopie, bei angeborener Fehlbildung oder BNB der Harnorgane oder Alter < 3 Jahre	0,566	0,535	-	-
L64B	M	Andere Erkrankungen der Harnorgane mit äußerst schweren oder schweren CC oder bestimmter Diagnose, mehr als ein Belegungstag oder Urethrozystoskopie, außer bei angeborener Fehlbildung, außer bei BNB der Harnorgane, Alter > 2 Jahre	0,268	0,254	-	-
L64C	M	Andere Erkrankungen der Harnorgane ohne äußerst schwere oder schwere CC, ohne bestimmte Diagnose oder ein Belegungstag, bestimmte Eingriffe am Ureter oder Retroperitonealfibrose oder Alter < 16 Jahre	0,316	0,301	-	-
L64D	M	Andere Erkrankungen der Harnorgane ohne äußerst schwere oder schwere CC, ohne bestimmte Diagnose oder ein Belegungstag, ohne bestimmte Eingriffe am Ureter, Alter > 15 Jahre	0,186	0,185	-	-
L68B	M	Andere mäßig schwere Erkrankungen der Harnorgane, Alter > 17 Jahre	0,293	0,289	-	-
L69B	M	Andere schwere Erkrankungen der Harnorgane, mehr als ein Belegungstag, Alter > 15 Jahre	0,618	0,615	-	-
L70B	M	Krankheiten und Störungen der Harnorgane, ein Belegungstag, Alter > 5 Jahre	0,169	0,167	-	-

Mittlere Verweildauer [1]	Untere Grenzverweildauer: Erster Tag mit Abschlag [2, 5]	Untere Grenzverweildauer: Bewertungsrelation pro Tag	Obere Grenzverweildauer: Erster Tag mit zusätzlichem Entgelt [3, 5]	Obere Grenzverweildauer: Bewertungsrelation pro Tag	Externe Verlegung Abschlag pro Tag (Bewertungsrelation)	Verlegungsfallpauschale	Ausnahme von Wiederaufnahme [4]	Pflegeerlös Bewertungsrelation pro Tag
8	9	10	11	12	13	14	15	16
3,2	1	0,073	6	0,046	0,048	-	-	0,7931
3,0	1	0,056	6	0,039	0,041	-	-	0,7225
17,6	5	0,270	30	0,065	0,087	-	-	1,0436
3,3	1	0,102	8	0,050	0,054	-	-	0,7645
3,3	1	0,162	7	0,087	0,096	-	-	0,6541
2,7	1	0,160	5	0,110	0,073	-	-	0,7612
13,9	4	0,270	27	0,067	0,097	-	x	1,1528
9,7	2	0,306	22	0,059	0,082	-	x	1,0618
6,6	1	0,231	15	0,048	0,061	-	x	0,8367
4,2	1	0,184	12	0,053	0,062	-	x	0,8973
13,8	4	0,190	27	0,050	0,060	-	-	1,0811
5,0	1	0,207	10	0,050	0,068	-	-	1,1943
6,1	1	0,208	13	0,046	0,050	-	-	0,9751
4,1	1	0,122	8	0,042	0,046	-	-	0,8018
5,2	1	0,246	14	0,071	0,057	-	-	1,2981
3,0	1	0,069	6	0,041	0,045	-	-	0,7942
2,7	1	0,076	6	0,057	0,059	-	-	0,8496
2,4	1	0,062	5	0,055	0,054	-	-	0,7558
4,2	1	0,138	11	0,052	0,058	-	-	0,7825
7,9	2	0,195	17	0,052	0,066	-	-	0,6698
1,0	-	-	-	-	-	-	-	1,1569

Anlage 1

Fallpauschalen-Katalog und Pflegeerlöskatalog
Teil b) Bewertungsrelationen bei Versorgung durch Belegabteilungen

DRG	Parti-tion	Bezeichnung[6]	Bewertungsrelation bei Belegoperateur	Bewertungsrelation bei Belegoperateur und Beleganästhesist	Bewertungsrelation bei Belegoperateur und Beleghebamme	Bewertungsrelation bei Belegoperateur, Beleganästhesist und Beleghebamme
1	2	3	4	5	6	7
L74Z	M	Bestimmte Krankheiten und Störungen der Harnorgane bei Para- / Tetraplegie	0,439	0,431	-	-
MDC 12 Krankheiten und Störungen der männlichen Geschlechtsorgane						
M01B	O	Große Eingriffe an den Beckenorganen beim Mann ohne äußerst schwere CC oder bestimmte Eingriffe an den Beckenorganen beim Mann mit äußerst schweren CC	1,620	1,471	-	-
M02A	O	Transurethrale Prostataresektion oder bestimmte andere Operationen an der Prostata mit äußerst schweren CC	1,750	1,646	-	-
M02B	O	Transurethrale Prostataresektion oder bestimmte andere Operationen an der Prostata ohne äußerst schweren CC	0,476	0,444	-	-
M03A	O	Komplexe Eingriffe am Penis, Alter < 6 Jahre oder aufwendige plastische Rekonstruktion des Penis, Alter < 18 Jahre oder totale Amputation des Penis oder partielle Amputation des Penis mit bestimmter Lymphadenektomie	1,082	0,958	-	-
M03B	O	Mäßig komplexe Eingriffe am Penis, Alter < 18 Jahre, ohne aufwendige plastische Rekonstruktion des Penis, ohne totale Amputation des Penis, ohne partielle Amputation des Penis mit bestimmter Lymphadenektomie	0,804	0,702	-	-
M03C	O	Eingriffe am Penis, Alter > 17 Jahre oder kleine Eingriffe an Urethra und Penis, Alter < 18 Jahre, ohne aufwendige plastische Rekonstruktion, ohne totale Amputation des Penis, ohne partielle Amputation mit bestimmter Lymphadenektomie	0,738	0,650	-	-
M04A	O	Eingriffe am Hoden oder bestimmte Eingriffe an Urethra und Prostata bei bösartiger Neubildung mit äußerst schweren CC oder bei Fournier-Gangrän oder bestimmte radikale Prostatovesikulektomien oder bestimmte Lymphadenektomie	1,815	1,662	-	-
M04B	O	Eingriffe am Hoden mit bestimmtem Eingriff bei Orchitis mit Abszess oder bösartiger Neubildung oder bestimmte Eingriffe am Hoden oder bestimmte Eingriffe an Urethra und Prostata bei bösartiger Neubildung	0,699	0,630	-	-
M04C	O	Eingriffe am Hoden mit mäßig komplexem Eingriff, Alter < 3 Jahre oder mit schweren CC oder beidseitigem Hodenhochstand, Alter < 14 Jahre	0,585	0,499	-	-
M04D	O	Eingriffe am Hoden ohne äußerst schwere CC, ohne bestimmten Eingriff, ohne mäßig komplexen Eingriff oder Alter > 2 Jahre, ohne schwere CC oder ohne beidseitigen Hodenhochstand oder Alter > 13 Jahre	0,361	0,315	-	-
M05Z	O	Zirkumzision, andere Eingriffe am Penis oder großflächige Ablationen der Haut	0,440	0,395	-	-
M06Z	O	Andere OR-Prozeduren an den männlichen Geschlechtsorganen oder Stanzbiopsie an der Prostata, ein Belegungstag	0,683	0,666	-	-
M07Z	O	Brachytherapie bei Krankheiten und Störungen der männlichen Geschlechtsorgane, Implantation von > 10 Seeds	1,123	1,050	-	-
M09A	O	OR-Prozeduren an den männlichen Geschlechtsorganen bei bösartiger Neubildung mit äußerst schweren CC oder bestimmte Eingriffe an den Beckenorganen beim Mann ohne äußerst schwere CC oder BNB des Penis	1,171	1,071	-	-
M09B	O	OR-Prozeduren an den männlichen Geschlechtsorganen bei bösartiger Neubildung, ohne äußerst schwere CC, ohne BNB des Penis	0,726	0,658	-	-
M10A	O	Strahlentherapie bei Krankheiten und Störungen der männlichen Geschlechtsorgane, mehr als ein Belegungstag, Bestrahlungen an mindestens 8 Tagen	2,764	2,749	-	-
M10B	O	Radioligandentherapie mit Lutetium-177-PSMA-Liganden	1,487	1,487	-	-
M10C	O	Strahlentherapie bei Krankheiten und Störungen der männlichen Geschlechtsorgane, mehr als ein Belegungstag, Bestrahlungen an weniger als 8 Tagen oder interstitielle Brachytherapie	0,963	0,922	-	-
M11Z	O	Transurethrale Laserdestruktion und -resektion der Prostata	0,742	0,666	-	-
M60A	M	Bösartige Neubildungen der männlichen Geschlechtsorgane, mehr als ein Belegungstag, Alter < 11 Jahre oder mit äußerst schweren CC	1,264	1,255	-	-
M60B	M	Bösartige Neubildungen der männlichen Geschlechtsorgane, ein Belegungstag oder Alter > 10 Jahre, ohne äußerst schwere CC	0,310	0,298	-	-
M61Z	M	Benigne Prostatahyperplasie	0,339	0,326	-	-
M62Z	M	Infektion / Entzündung der männlichen Geschlechtsorgane	0,259	0,257	-	-

Mittlere Verweildauer [1]	Untere Grenzverweildauer: Erster Tag mit Abschlag [2],[5]	Untere Grenzverweildauer: Bewertungsrelation pro Tag	Obere Grenzverweildauer: Erster Tag mit zusätzlichem Entgelt [3],[5]	Obere Grenzverweildauer: Bewertungsrelation pro Tag	Externe Verlegung Abschlag pro Tag (Bewertungsrelation)	Verlegungsfallpauschale	Ausnahme von Wiederaufnahme [4]	Pflegeerlös Bewertungsrelation pro Tag
8	9	10	11	12	13	14	15	16
4,9	1	0,238	12	0,056	0,066	-	-	1,1312
10,5	3	0,247	17	0,049	0,070	-	-	0,7498
16,5	4	0,219	32	0,053	0,066	-	-	0,9614
4,4	1	0,114	9	0,035	0,044	-	-	0,6935
7,0	1	0,203	15	0,057	0,050	-	-	1,2393
4,6	1	0,368	10	0,062	0,041	-	-	1,3323
3,2	1	0,218	8	0,043	0,061	-	-	0,7207
9,7	2	0,233	19	0,049	0,064	-	-	0,8098
3,6	1	0,124	9	0,064	0,082	-	-	0,8001
2,2	1	0,119	4	0,048	0,049	-	-	1,4576
2,3	1	0,060	4	0,039	0,078	-	-	0,7750
3,4	1	0,098	8	0,047	0,030	-	-	0,9168
3,5	1	0,334	8	0,100	0,111	-	-	0,8959
2,0	1	0,081	3	0,057	0,054	-	x	1,0512
9,0	2	0,195	16	0,044	0,059	-	-	0,7176
4,5	1	0,491	10	0,051	0,060	-	-	0,7324
23,9	7	0,330	42	0,111	0,106	-	x	0,7944
2,4	1	0,743	5	0,435	0,436	-	-	1,3905
4,9	1	0,157	15	0,078	0,088	-	x	0,8967
4,2	1	0,138	8	0,044	0,053	-	-	0,7885
14,9	4	0,234	30	0,057	0,075	-	x	1,0287
3,3	1	0,060	7	0,040	0,064	-	x	0,8641
3,6	1	0,003	8	0,053	0,060	-	-	0,7964
4,4	1	0,122	9	0,037	0,057	-	-	0,6903

Anlage 1

Fallpauschalen-Katalog und Pflegeerlöskatalog
Teil b) Bewertungsrelationen bei Versorgung durch Belegabteilungen

DRG	Parti-tion	Bezeichnung[6]	Bewertungsrelation bei Belegoperateur	Bewertungsrelation bei Belegoperateur und Beleganästhesist	Bewertungsrelation bei Belegoperateur und Beleghebamme	Bewertungsrelation bei Belegoperateur, Beleganästhesist und Beleghebamme
1	2	3	4	5	6	7
M64Z	M	Andere Krankheiten der männlichen Geschlechtsorgane und Sterilisation beim Mann	0,277	0,269	-	-
MDC 13 Krankheiten und Störungen der weiblichen Geschlechtsorgane						
N01D	O	Beckeneviszeration bei der Frau und komplexe Vulvektomie oder bestimmte Lymphadenektomie ohne äußerst schwere oder schwere CC	2,035	1,856	-	-
N02B	O	Eingriffe an Uterus und Adnexen oder bestimmten Hernien und große operative Eingriffe an Vagina, Zervix und Vulva bei BNB oder bestimmte Eingriffe am Darm oder Rekonstruktion von Vagina und Vulva, ohne äußerst schwere CC, mit komplexem Eingriff	2,129	1,958	-	-
N02C	O	Eingriffe an Uterus und Adnexen od. best. Hernien und große operative Eingriffe an Vagina, Zervix und Vulva bei BNB od. best. Eingriffe am Darm od. Rekonstruktion von Vagina und Vulva, ohne äuß. schw. CC, ohne kompl. Eingriff, mit mäßig kompl. Eingriff	1,461	1,328	-	-
N02D	O	Eingriffe an Uterus und Adnexen oder bestimmten Hernien und große operative Eingriffe an Vagina, Zervix und Vulva bei bösartiger Neubildung, ohne äußerst schwere CC, ohne komplexen Eingriff, ohne mäßig komplexen Eingriff	0,981	0,883	-	-
N04Z	O	Hysterektomie außer bei bösartiger Neubildung, mit äußerst schweren oder schweren CC oder mit komplexem Eingriff	1,496	1,365	-	-
N05B	O	Ovariektomien und komplexe Eingriffe an den Tubae uterinae außer bei bösartiger Neubildung, ohne äußerst schwere oder schwere CC oder anderer Eingriff an der Harnblase oder Adhäsiolyse, Alter > 15 Jahre	0,619	0,552	-	-
N06Z	O	Komplexe rekonstruktive Eingriffe an den weiblichen Geschlechtsorganen oder bestimmte Embolisation an viszeralen u. anderen abdominalen Gefäßen auß. bei bösartiger Neubildung oder andere Hysterektomie auß. bei bösartiger Neubildung mit Beckenbodenplastik	0,873	0,793	-	-
N07A	O	Andere Eingriffe an Uterus und Adnexen oder bestimmten Hernien außer bei bösartiger Neubildung, mit komplexer Diagnose oder bestimmte Eingriffe am Uterus oder kleine rekonstruktive Eingriffe an den weiblichen Geschlechtsorganen, mit bestimmtem Eingriff	0,554	0,506	-	-
N07B	O	Andere Eingriffe an Uterus und Adnexen oder bestimmten Hernien außer bei bösartiger Neubildung, mit komplexer Diagnose oder bestimmte Eingriffe am Uterus oder kleine rekonstruktive Eingriffe an den weiblichen Geschlechtsorganen, ohne bestimmten Eingriff	0,504	0,452	-	-
N08Z	O	Endoskopische Eingriffe an den weiblichen Geschlechtsorg. oder andere Eingriffe an Uterus und Adnexen oder best. Hernien auß. bei bösartiger Neubildung, ohne kompl. Diagnose oder andere kleine Eingriffe an den weiblichen Geschlechtsorg., Alter < 14 Jahre	0,732	0,659	-	-
N09B	O	Andere Eingriffe an Vagina, Zervix und Vulva, kleine Eingriffe an Blase, Uterus, Bauchwand und Peritoneum	0,465	0,423	-	-
N10Z	O	Diagnostische Kürettage, Hysteroskopie, Sterilisation, Pertubation und kleine Eingriffe an Vagina und Vulva	0,415	0,378	-	-
N11B	O	Andere OR-Prozeduren an den weiblichen Geschlechtsorganen, ohne bestimmten Eingriff, ohne komplexe Diagnose oder äußerst schwere CC	0,929	0,891	-	-
N13A	O	Große Eingriffe an Vagina, Zervix und Vulva auß. bei BNB od. kl. Eingriffe an Vagina/Douglasr. od. best. Eingr. an der Harnblase, Alter > 80 J. od. äuß. schw. od. schw. CC od. best. Fistelverschl. od. best. Embolis. an visz. und and. abd. Gefäßen bei BNB	1,054	0,974	-	-
N13B	O	Große Eingriffe an Vagina, Zervix und Vulva außer bei BNB oder kleine Eingriffe an Vagina und Douglasraum oder best. Eingriff an der Harnblase, Alt. < 81 Jahre, oh. äußerst schwere oder schwere CC, oh. best. Fistelverschluss, mit aufwendigem Eingriff	0,699	0,636	-	-
N13C	O	Große Eingriffe an Vagina, Zervix und Vulva außer bei BNB oder kleine Eingriffe an Vagina und Douglasraum oder bestimmter Eingriff an der Harnblase, Alter < 81 Jahre, ohne äuß. schw. od. schw. CC, oh. best. Fistelverschluss, ohne aufwendigen Eingriff	0,533	0,482	-	-
N14Z	O	Best. Hysterektomie auß. bei BNB m. Beckenbodenpl. od. Brachytherapie b. Krankh./Stör. weibl. Geschlechtsorg., > 1 BT, m. äuß. schw. CC od. Ovariektomie u. kompl. Eingriffe an den Tubae uterinae auß. bei BNB, ohne äuß. schw. od. schw. CC, Alter < 16 J.	0,946	0,852	-	-

Mittlere Verweildauer [1]	Untere Grenzverweildauer: Erster Tag mit Abschlag [2, 5]	Untere Grenzverweildauer: Bewertungsrelation pro Tag	Obere Grenzverweildauer: Erster Tag mit zusätzlichem Entgelt [3, 5]	Obere Grenzverweildauer: Bewertungsrelation pro Tag	Externe Verlegung Abschlag pro Tag (Bewertungsrelation)	Verlegungsfallpauschale	Ausnahme von Wiederaufnahme [4]	Pflegeerlös Bewertungsrelation pro Tag
8	9	10	11	12	13	14	15	16
3,3	1	0,119	7	0,051	0,054	-	-	0,8512
8,4	2	0,322	16	0,069	0,093	-	-	0,9409
11,0	3	0,233	22	0,063	0,079	-	-	0,9727
6,6	1	0,329	15	0,068	0,089	-	-	0,9170
4,0	1	0,430	10	0,064	0,073	-	-	0,8377
8,8	2	0,192	20	0,056	0,062	-	-	0,9548
2,8	1	0,084	6	0,051	0,056	-	-	0,8354
4,4	1	0,155	8	0,049	0,065	-	-	0,8117
3,3	1	0,045	7	0,034	0,078	-	-	0,8194
3,6	1	0,126	7	0,039	0,048	-	-	0,7930
3,5	1	0,259	8	0,057	0,063	-	-	0,8063
2,9	1	0,129	7	0,059	0,062	-	-	1,0016
2,6	1	0,125	6	0,064	0,064	-	-	1,0598
9,7	2	0,239	22	0,053	0,068	-	-	0,8356
9,2	2	0,203	22	0,051	0,057	-	-	0,9186
4,3	1	0,275	9	0,051	0,059	-	-	0,8258
3,2	1	0,166	7	0,056	0,061	-	-	0,9461
4,0	1	0,120	8	0,034	0,046	-	-	0,7908

Anlage 1

Fallpauschalen-Katalog und Pflegeerlöskatalog
Teil b) Bewertungsrelationen bei Versorgung durch Belegabteilungen

DRG	Partition	Bezeichnung[6]	Bewertungsrelation bei Belegoperateur	Bewertungsrelation bei Belegoperateur und Beleganästhesist	Bewertungsrelation bei Belegoperateur und Beleghebamme	Bewertungsrelation bei Belegoperateur, Beleganästhesist und Beleghebamme
1	2	3	4	5	6	7
N15Z	O	Strahlentherapie bei Krankheiten und Störungen der weiblichen Geschlechtsorgane, Bestrahlungen an mindestens 9 Tagen	2,628	2,617	-	-
N16A	O	Strahlentherapie bei Krankheiten und Störungen der weiblichen Geschlechtsorgane, mehr als ein Belegungstag, Bestrahlungen an mindestens 5 Tagen	1,005	0,997	-	-
N16B	O	Strahlentherapie bei Krankheiten und Störungen der weiblichen Geschlechtsorgane, mehr als ein Belegungstag, Bestrahlungen an weniger als 5 Tagen oder Brachytherapie	0,541	0,528	-	-
N21A	O	Hysterektomie außer bei bösartiger Neubildung, ohne äuß. schw. oder schw. CC, ohne komplexen Eingriff, ohne Beckenbodenplastik oder subtotale und andere Hysterektomie bei bösartiger Neubildung oder komplexe Myomenukleation, mit aufwendigem Eingriff	0,751	0,679	-	-
N21B	O	Hysterektomie außer bei bösartiger Neubildung, ohne äuß. schw. oder schw. CC, ohne komplexen Eingriff, ohne Beckenbodenplastik oder subtotale und andere Hysterektomie bei bösartiger Neubildung oder komplexe Myomenukleation, ohne aufwendigen Eingriff	0,806	0,720	-	-
N23Z	O	Andere rekonstruktive Eingriffe an den weiblichen Geschlechtsorganen oder andere Myomenukleation	0,837	0,754	-	-
N25Z	O	Andere Eingriffe an Uterus und Adnexen oder bestimmten Hernien außer bei bösartiger Neubildung, ohne komplexe Diagnose und andere kleine Eingriffe an den weiblichen Geschlechtsorganen, Alter > 13 Jahre	0,463	0,414	-	-
N60A	M	Bösartige Neubildung der weiblichen Geschlechtsorgane, mehr als ein Belegungstag, Alter < 19 Jahre oder äußerst schwere CC	1,240	1,233	-	-
N60B	M	Bösartige Neubildung der weiblichen Geschlechtsorgane, ein Belegungstag oder Alter > 18 Jahre, ohne äußerst schwere CC	0,448	0,444	-	-
N61Z	M	Infektion und Entzündung der weiblichen Geschlechtsorgane	0,271	0,267	-	-
N62A	M	Menstruationsstörungen und andere Erkrankungen der weiblichen Geschlechtsorgane mit komplexer Diagnose oder Alter < 16 Jahre	0,291	0,285	-	-
N62B	M	Menstruationsstörungen und andere Erkrankungen der weiblichen Geschlechtsorgane ohne komplexe Diagnose, Alter > 15 Jahre	0,205	0,204	-	-
MDC 14 Schwangerschaft, Geburt und Wochenbett						
O01C	O	Sectio caesarea mit mehreren kompliz. Diag., Schwangerschaftsdauer 26 bis 33 SSW, oh. best. kompliz. Faktoren od. mit kompliz. Diag., bis 25 SSW od. mit Tamponade bei Blutung od. Thromboembolie in Gestationsperiode m. OR-Proz., oh. äuß. schw. CC	1,092	1,039	0,954	0,901
O01D	O	Sekundäre Sectio caesarea m. mehrer. kompliz. Diagn., Schwangerschaftsdauer > 33 vollendete Wochen (SSW), oh. intraut. Ther., oh. kompliz. Konst., ohne Mehrlingsschw. od. bis 33 SSW od. m. kompl. Diag., mit od. ohne kompliz. Diag., oh. äuß. schw. CC	0,901	0,848	0,729	0,675
O01E	O	Primäre Sectio caesarea ohne äuß. schwere CC, mit komplizierender oder komplexer Diagnose oder Schwangerschaftsdauer bis 33 vollendete Wochen (SSW) oder sekundäre Sectio caesarea, ohne komplexe Diagnose, Schwangerschaftsdauer > 33 vollendete Wochen	0,660	0,620	0,510	0,469
O01F	O	Primäre Sectio caesarea ohne komplexe Diagnose, Schwangerschaftsdauer mehr als 33 vollendete Wochen (SSW)	0,578	0,533	0,498	0,453
O02A	O	Vaginale Entbindung mit komplizierender OR-Prozedur, Schwangerschaftsdauer bis 33 vollendete Wochen oder mit intrauteriner Therapie oder komplizierender Konstellation oder bestimmtem Eingriff oder komplizierender Diagnose oder mit äußerst schweren CC	0,892	0,848	0,738	0,693
O02B	O	Vaginale Entbindung mit komplizierender OR-Prozedur, Schwangerschaftsdauer mehr als 33 vollendete Wochen, ohne intrauterine Therapie, ohne komplizierende Konstellation, ohne bestimmten Eingriff, ohne komplizierende Diagnose, ohne äußerst schwere CC	0,647	0,617	0,474	0,445
O03Z	O	Eingriffe bei Extrauteringravidität	0,561	0,502	0,561	0,500
O04A	O	Stationäre Aufnahme nach Entbindung oder Abort mit OR-Prozedur oder bestimmtem Eingriff an der Mamma mit komplexem Eingriff	1,200	1,106	1,193	1,100
O04B	O	Stationäre Aufnahme nach Entbindung oder Abort mit OR-Prozedur oder bestimmtem Eingriff an der Mamma, ohne komplexen Eingriff	0,504	0,467	0,493	0,455

Mittlere Verweildauer [1]	Untere Grenzverweildauer: Erster Tag mit Abschlag [2), 5)]	Untere Grenzverweildauer: Bewertungsrelation pro Tag	Obere Grenzverweildauer: Erster Tag mit zusätzlichem Entgelt [3), 5)]	Obere Grenzverweildauer: Bewertungsrelation pro Tag	Externe Verlegung Abschlag pro Tag (Bewertungsrelation)	Verlegungsfallpauschale	Ausnahme von Wiederaufnahme [4)]	Pflegeerlös Bewertungsrelation pro Tag
8	9	10	11	12	13	14	15	16
23,8	7	0,312	42	0,107	0,102	-	x	0,7769
8,2	2	0,316	17	0,122	0,108	-	x	0,7510
3,3	1	0,238	8	0,139	0,108	-	x	0,8500
4,1	1	0,132	8	0,032	0,065	-	-	0,8172
3,4	1	0,234	6	0,047	0,080	-	-	0,8482
3,6	1	0,172	7	0,043	0,066	-	-	0,8664
2,6	1	0,071	6	0,040	0,044	-	-	0,9080
14,3	4	0,231	29	0,057	0,076	-	x	1,0360
5,5	1	0,244	15	0,054	0,060	-	x	0,9592
4,2	1	0,073	9	0,046	0,052	-	-	0,7380
3,2	1	0,122	7	0,052	0,058	-	-	0,9195
2,5	1	0,080	5	0,057	0,056	-	-	0,8589
10,3	2	0,214	23	0,059	0,055	-	x	0,7000
5,7	1	0,157	12	0,036	0,044	-	x	0,6806
4,5	1	0,120	9	0,031	0,037	-	x	0,7111
3,6	1	0,105	7	0,031	0,049	-	x	0,7824
5,9	1	0,436	15	0,050	0,051	-	x	0,8517
3,6	1	0,195	7	0,038	0,045	-	x	0,7271
2,8	1	0,122	5	0,054	0,056	-	x	0,8766
6,5	1	0,297	16	0,064	0,080	-	x	1,0365
4,0	1	0,179	9	0,046	0,057	-	x	0,8277

Anlage 1
Fallpauschalen-Katalog und Pflegeerlöskatalog
Teil b) Bewertungsrelationen bei Versorgung durch Belegabteilungen

DRG	Parti-tion	Bezeichnung[6]	Bewertungsrelation bei Belegoperateur	Bewertungsrelation bei Belegoperateur und Beleganästhesist	Bewertungsrelation bei Belegoperateur und Beleghebamme	Bewertungsrelation bei Belegoperateur, Beleganästhesist und Beleghebamme
1	2	3	4	5	6	7
O04C	O	Stationäre Aufnahme nach Entbindung mit kleinem Eingriff an Uterus, Vagina, Perianalregion und Bauchwand oder Abort mit Dilatation und Kürettage, Aspirationskürettage oder Hysterotomie oder bestimmte Amnionpunktion	0,367	0,336	0,362	0,330
O05B	O	Cerclage und Muttermundverschluss oder komplexe OR-Prozedur oder bestimmte intrauterine Operation am Feten, mehr als ein Belegungstag	0,629	0,581	0,605	0,556
O05C	O	Bestimmte OR-Prozeduren in der Schwangerschaft, ein Belegungstag oder ohne Cerclage, ohne Muttermundverschluss, ohne komplexe OR-Prozedur, ohne bestimmte intrauterine Operation am Feten, mit fetoskopischer Hochfrequenzablation von Gefäßen	0,569	0,521	0,543	0,496
O05D	O	Bestimmte OR-Prozeduren in der Schwangerschaft, ein Belegungstag oder ohne Cerclage, Muttermundverschluss, komplexe OR-Prozedur und bestimmte Operation am Feten, mit wenig aufwendigem Eingriff oder intrauterine Therapie des Feten	0,452	0,418	0,435	0,402
O60B	M	Vaginale Entbindung mit mehr. kompliz. Diag., mind. eine schwer od. Maßn. bei postpart. Blutung, > 19 vollend. SSW, oh. kompliz. Proz. od. Thromboemb. während der Gestationsp. oh. OR-Proz. od. schwere od. mäßig schwere kompliz. Diag. bis 33 vollend. SSW	0,569	0,553	0,398	0,381
O60C	M	Vaginale Entbindung mit schwerer oder mäßig schwerer komplizierender Diagnose oder Schwangerschaftsdauer bis 33 vollendete Wochen oder Alter < 18 Jahre	0,410	0,410	0,256	0,257
O60D	M	Vaginale Entbindung ohne komplizierende Diagnose, Schwangerschaftsdauer mehr als 33 vollendete Wochen, Alter > 17 Jahre	0,359	0,359	0,228	0,228
O61Z	M	Stationäre Aufnahme nach Entbindung oder Abort ohne OR-Prozedur, ohne bestimmten Eingriff an der Mamma	0,229	0,228	0,221	0,220
O63Z	M	Abort ohne Dilatation und Kürettage, Aspirationskürettage oder Hysterotomie	0,191	0,190	0,186	0,185
O65B	M	Andere vorgeburtliche stationäre Aufnahme mit äußerst schweren oder schweren CC oder komplexer Diagnose oder komplizierendem Eingriff oder ein Belegungstag	0,295	0,292	0,260	0,258
O65C	M	Andere vorgeburtliche stationäre Aufnahme ohne äußerst schwere oder schwere CC, ohne komplexe Diagnose, ohne komplizierenden Eingriff, mehr als ein Belegungstag	0,188	0,188	0,187	0,188
MDC 15 Neugeborene						
P60C	M	Neugeborenes, verlegt < 5 Tage nach Aufnahme ohne signifikante OR-Prozedur, nicht zuverlegt, ohne Beatmung > 24 Stunden (Mindestverweildauer 24 Stunden für das Krankenhaus, in dem die Geburt stattfindet)	0,149	0,149	-	-
P66C	M	Aufnahmegewicht 2000 - 2499 g ohne signifikante OR-Prozedur, ohne Beatmung > 95 Stunden, mit anderem Problem	0,920	0,920	-	-
P66D	M	Aufnahmegewicht 2000 - 2499 g ohne signifikante OR-Prozedur, ohne Beatmung > 95 Stunden, ohne Problem	0,163	0,163	-	-
P67B	M	Neugeborenes, Aufnahmegew. > 2499 g mit schw. Prob., oh. Hypothermiebeh., oh. Krampfanfall mit best. diag. Maßnah., oh. Beatmung > 24 Std. od. mit anderem Prob., mehr als ein Belegungstag, neugeb. Mehrling od. mit bestimmter aufwendiger Prozedur	0,535	0,533	-	-
P67C	M	Neugeborenes, Aufnahmegew. > 2499 g oh. sig. OR-Proz., oh. Beatmung > 95 Std., ohne schw. Prob., anderes Problem und mehr als ein Belegungstag oder nicht signifikante OR-Prozedur, ohne Mehrling, ohne bestimmte aufwendige Prozeduren	0,205	0,205	-	-
P67D	M	Neugeborenes, Aufnahmegewicht > 1999 g ohne OR-Prozedur, ohne Beatmung > 95 Stunden, ohne schweres Problem, ohne anderes Problem oder ein Belegungstag, mit bestimmter Prozedur oder best. Diagnose beim Neugeborenen oder neugeborener Mehrling	0,190	0,190	-	-
P67E	M	Neugeborener Einling, Aufnahmegewicht > 2499 g ohne OR-Prozedur, ohne Beatmung > 95 Stunden, ohne schweres Problem, ohne anderes Problem oder ein Belegungstag, ohne bestimmte Prozedur ohne bestimmte Diagnosen beim Neugeborenen	0,119	0,119	-	-

Mittlere Verweildauer [1]	Untere Grenzverweildauer: Erster Tag mit Abschlag [2,5]	Untere Grenzverweildauer: Bewertungsrelation pro Tag	Obere Grenzverweildauer: Erster Tag mit zusätzlichem Entgelt [3,5]	Obere Grenzverweildauer: Bewertungsrelation pro Tag	Externe Verlegung Abschlag pro Tag (Bewertungsrelation)	Verlegungsfallpauschale	Ausnahme von Wiederaufnahme [4]	Pflegeerlös Bewertungsrelation pro Tag
8	9	10	11	12	13	14	15	16
2,6	1	0,103	5	0,054	0,058	-	x	0,9101
5,9	1	0,157	16	0,035	0,046	-	x	0,6625
4,3	1	0,222	10	0,046	0,050	-	x	0,7807
3,3	1	0,173	7	0,053	0,058	-	x	0,7503
4,2	1	0,199	9	0,037	0,031	-	x	0,6664
3,7	1	0,083	7	0,033	0,037	-	x	0,6479
3,0	1	0,033	6	0,033	0,037	-	x	0,6808
3,5	1	0,090	7	0,039	0,044	-	x	0,7280
2,5	1	0,070	5	0,052	0,045	-	x	0,8326
3,3	1	0,162	7	0,042	0,064	-	x	0,7603
3,8	-	-	9	0,034	0,038	-	x	0,6490
1,8	-	-	-	-	-	x	x	1,0124
9,2	2	0,306	20	0,094	0,093	-	x	1,7797
3,7	1	0,072	7	0,030	0,034	-	x	0,8268
4,3	1	0,352	10	0,117	0,115	-	x	1,8026
4,1	1	0,101	9	0,031	0,049	-	x	1,4454
4,0	1	0,024	8	0,031	0,047	-	x	0,7419
3,0	1	0,047	5	0,024	0,027	-	x	0,6036

Anlage 1

Fallpauschalen-Katalog und Pflegeerlöskatalog
Teil b) Bewertungsrelationen bei Versorgung durch Belegabteilungen

DRG	Parti-tion	Bezeichnung[6]	Bewertungsrelation bei Belegoperateur	Bewertungsrelation bei Belegoperateur und Beleganästhesist	Bewertungsrelation bei Belegoperateur und Beleghebamme	Bewertungsrelation bei Belegoperateur, Beleganästhesist und Beleghebamme
1	2	3	4	5	6	7
MDC 16 Krankheiten des Blutes, der blutbildenden Organe und des Immunsystems						
Q02B	O	Verschiedene OR-Prozeduren bei Krankheiten des Blutes, der blutbildenden Organe u. des Immunsystems oh. äußerst schwere CC, Alter < 6 J. od. best. Exzisionen u. Resektionen Mediastinum od. Thymus od. mit best. mäßig aufwendiger / aufwendiger Behandlung	1,561	1,561	-	-
Q02C	O	Verschiedene OR-Prozeduren bei Krankheiten des Blutes, der blutbildenden Organe u. des Immunsystems oh. äußerst schwere CC, Alter > 5 Jahre, oh. bestimmte Exzisionen u. Resektionen Mediastinum od. Thymus, oh. best. aufwendige / hochaufwendige Behandlung	0,956	0,894	-	-
Q03B	O	Kleine Eingriffe bei Krankheiten des Blutes, der blutbildenden Organe und des Immunsystems, Alter > 9 Jahre	0,554	0,512	-	-
Q60C	M	Erkrankungen des retikuloendothelialen Systems, des Immunsystems und Gerinnungsstörungen mit komplexer Diagnose oder äußerst schweren oder schweren CC, ohne Granulozytenstörung oder Alter > 15 Jahre oder ohne äußerst schwere CC	0,526	0,524	-	-
Q60D	M	Erkrankungen des retikuloendothelialen Systems, des Immunsystems und Gerinnungsstörungen ohne komplexe Diagnose, ohne äußerst schwere oder schwere CC	0,357	0,353	-	-
Q61B	M	Andere Erkrankungen der Erythrozyten, ohne äußerst schwere CC	0,466	0,466	-	-
Q62Z	M	Andere Anämie	0,693	0,692	-	-
Q63B	M	Aplastische Anämie, Alter > 15 Jahre, ohne bestimmte Anämie	0,642	0,642	-	-
MDC 17 Hämatologische und solide Neubildungen						
R01D	O	Lymphom und Leukämie mit großen OR-Prozeduren, ohne äußerst schwere CC, ohne komplexe OR-Prozedur	1,320	1,226	-	-
R06Z	O	Strahlentherapie bei hämatologischen und soliden Neubildungen, Bestrahlungen an mindestens 9 Tagen oder bei akuter myeloischer Leukämie, Alter > 18 Jahre, ohne äußerst schwere CC	2,437	2,431	-	-
R07B	O	Strahlentherapie bei hämatologischen und soliden Neubildungen, außer bei akuter myeloischer Leukämie, Alter > 18 Jahre, ohne äußerst schwere CC, Bestrahlungen an weniger als 7 Tagen	0,699	0,699	-	-
R11B	O	Lymphom und Leukämie mit bestimmter OR-Prozedur, ohne äußerst schwere oder schwere CC oder mit anderen OR-Prozeduren, mit schweren CC	1,078	1,015	-	-
R11C	O	Lymphom und Leukämie mit anderen OR-Prozeduren ohne äußerst schwere oder schwere CC	0,646	0,609	-	-
R12B	O	Andere hämatologische und solide Neubildungen mit großen OR-Prozeduren ohne äußerst schwere CC, ohne komplexen Eingriff, mit komplexer OR-Prozedur	1,548	1,404	-	-
R12C	O	Andere hämatologische und solide Neubildungen mit großen OR-Prozeduren ohne äußerst schwere CC, ohne komplexen Eingriff, ohne komplexe OR-Prozedur	1,077	0,976	-	-
R13A	O	Andere hämatologische und solide Neubildungen mit bestimmter OR-Prozedur, ohne äußerst schwere oder schwere CC, mit komplexer OR-Prozedur oder komplizierender Konstellation	0,954	0,868	-	-
R13B	O	Andere hämatologische und solide Neubildungen mit bestimmter OR-Prozedur, ohne äußerst schwere oder schwere CC, ohne komplexe OR-Prozedur, ohne komplizierende Konstellation	0,781	0,708	-	-
R14Z	O	Andere hämatologische und solide Neubildungen mit anderen OR-Prozeduren ohne äußerst schwere oder schwere CC oder Therapie mit offenen Nukliden bei hämatologischen und soliden Neubildungen, mehr als ein Belegungstag	0,579	0,540	-	-
R60E	M	Akute myeloische Leukämie mit mäßig komplexer Chemoth., ohne komplizierende Diagnose, ohne Dialyse, ohne Portimpl., ohne äußerst schwere CC od. mit lokaler Chemoth. od. mit Komplexbeh. bei multiresistenten Erregern od. mit kompl. Diagnostik bei Leukämie	0,825	0,824	-	-
R60F	M	Akute myeloische Leukämie ohne Chemotherapie, ohne Dialyse, ohne äußerst schwere CC, ohne Komplexbehandlung bei multiresistenten Erregern, ohne komplexe Diagnostik bei Leukämie	0,777	0,776	-	-

Mittlere Verweildauer [1]	Untere Grenzverweildauer: Erster Tag mit Abschlag [2,5]	Untere Grenzverweildauer: Bewertungsrelation pro Tag	Obere Grenzverweildauer: Erster Tag mit zusätzlichem Entgelt [3,5]	Obere Grenzverweildauer: Bewertungsrelation pro Tag	Externe Verlegung Abschlag pro Tag (Bewertungsrelation)	Verlegungsfallpauschale	Ausnahme von Wiederaufnahme [4]	Pflegeerlös Bewertungsrelation pro Tag
8	9	10	11	12	13	14	15	16
5,7	1	0,373	13	0,124	0,106	-	-	1,2158
6,4	1	0,273	17	0,056	0,071	-	-	0,7364
2,7	1	0,212	7	0,073	0,077	-	-	0,7117
6,8	1	0,312	15	0,055	0,062	-	-	0,8033
4,0	1	0,167	9	0,055	0,063	-	-	0,8853
4,9	1	0,270	11	0,055	0,066	-	-	0,7521
6,8	1	0,470	16	0,068	0,084	-	-	0,9905
6,8	1	0,427	17	0,063	0,079	-	-	0,8586
7,9	2	0,244	18	0,065	0,082	-	-	0,7387
23,8	7	0,289	42	0,109	0,096	-	x	0,7701
6,0	1	0,344	16	0,118	0,104	-	x	0,7834
4,8	1	0,539	14	0,081	0,126	-	-	0,7032
3,2	1	0,242	9	0,092	0,103	-	-	0,7448
7,1	1	0,398	15	0,142	0,078	-	-	0,8497
5,2	1	0,237	12	0,110	0,078	-	-	0,7916
5,0	1	0,220	11	0,123	0,074	-	-	0,7735
3,7	1	0,371	9	0,079	0,077	-	-	0,7566
3,2	1	0,212	7	0,082	0,090	-	x	0,7947
7,8	2	0,272	17	0,106	0,094	-	x	0,8117
7,8	2	0,256	16	0,071	0,086	-	x	0,9401

Anlage 1

Fallpauschalen-Katalog und Pflegeerlöskatalog
Teil b) Bewertungsrelationen bei Versorgung durch Belegabteilungen

DRG	Parti-tion	Bezeichnung[6]	Bewertungsrelation bei Belegoperateur	Bewertungsrelation bei Belegoperateur und Beleganästhesist	Bewertungsrelation bei Belegoperateur und Beleghebamme	Bewertungsrelation bei Belegoperateur, Beleganästhesist und Beleghebamme
1	2	3	4	5	6	7
R61B	M	Lymphom und nicht akute Leukämie mit Sepsis oder anderer kompliz. Konstell. oder mit kompl. Diagnose oder Portimpl., mit äuß. schw. CC, Alter > 15 Jahre od. mit äuß. schw. CC od. Tumorlyse-Syndrom, mit kompl. Diagnostik bei Leukämie od. mit schwersten CC	2,514	2,507	-	-
R61C	M	Lymphom und nicht akute Leukämie ohne Sepsis, ohne komplizierende Konstellation, mit Agranulozytose oder Portimplantation oder Komplexbehandlung bei isolationspflichtigen Erregern oder komplexer Diagnostik bei Leukämie, Alter < 16 Jahre	2,311	2,248	-	-
R61D	M	Lymphom u. nicht akute Leukämie m. Agranuloz., Portimpl., Komplbeh. bei isolationspfl. Erregern od. kompl. Diag. bei Leukämie, > 15 J., mit intens. Chemo od. < 18 J. od. m. äuß. schw. CC od. Blastenkrise, oh. kompl. Diag. bei Leukämie, oh. schwerste CC	1,560	1,555	-	-
R61E	M	Lymph. u. nicht akute Leukämie mit best. kompliz. Faktoren, oh. äuß. schw. CC, Alt. > 17 J., oh. intensive Chemoth. od. kompl. Diag., kompliz. Proz., Alt. < 16 J. od. best. Lymph. mit best. Chemo. od. kompl. Diag., and. Komplbeh. b. isolat.pfl. Erregern	1,051	1,032	-	-
R61F	M	Lymphom und nicht akute Leukämie ohne bestimmte kompliz. Faktoren, oh. äuß. schw. CC, mit kompl. Diagnose od. kompliz. Prozedur, Alter < 16 J. od. best. Lymphom mit best. Chemotherapie od. kompl. Diagnose od. andere Komplexbeh. b. isolationspfl. Erregern	0,894	0,892	-	-
R61G	M	Lymphom und nicht akute Leukämie oh. best. kompliz. Faktoren, oh. äuß. schw. CC, Alter < 16 J. od. mit kompl. Diag. od. kompliz. Prozedur, Alter > 15 J., oh. best. Lymphom m. best. Chemoth., oh. kompl. Diagnose, oh. and. Komplbeh. b. isolat.pfl. Erregern	0,852	0,850	-	-
R61H	M	Lymphom und nicht akute Leukämie ohne bestimmte komplizierende Faktoren, ohne äußerst schwere CC, ohne komplexe Diagnose, ohne komplizierende Prozedur, Alter > 15 Jahre	0,476	0,475	-	-
R62B	M	Andere hämatologische und solide Neubildungen ohne kompliz. Diagnose, ohne Portimplantation, mit Knochenaffektionen oder bestimmten Metastasen oder äußerst schweren CC oder Dialyse oder Alter < 1 Jahr, ohne komplexe Diagnose, ohne kompliz. Konstellation	0,804	0,802	-	-
R62C	M	Andere hämatologische und solide Neubildungen ohne komplizierende Diagnose, ohne Portimplantation, ohne Knochenaffektionen, ohne bestimmte Metastasen, ohne äußerst schwere CC, ohne Dialyse, Alter > 0 Jahre	0,443	0,439	-	-
R65Z	M	Hämatologische und solide Neubildungen, ein Belegungstag	0,213	0,211	-	-
MDC 18B Infektiöse und parasitäre Krankheiten						
T01C	O	OR-Prozedur bei infektiösen und parasitären Krankheiten mit bestimmter komplexer Prozedur oder komplizierender Konstellation, ohne bestimmten komplexen Eingriff, ohne äußerst schwere CC	2,388	2,302	-	-
T01D	O	OR-Prozedur bei infektiösen und parasitären Krankheiten ohne bestimmte komplexe Prozedur, ohne komplizierende Konstellation, ohne bestimmten komplexen Eingriff, ohne äußerst schwere CC mit bestimmtem anderen Eingriff	1,394	1,298	-	-
T01E	O	OR-Prozedur bei infektiösen und parasitären Krankheiten ohne bestimmte komplexe Prozedur, ohne komplizierende Konstellation, ohne bestimmten komplexen Eingriff, ohne äußerst schwere CC, ohne bestimmten anderen Eingriff	0,682	0,636	-	-
T60E	M	Sepsis ohne komplizierende Konstellation, außer bei Zustand nach Organtransplantation, ohne komplexe Diagnose, ohne äußerst schwere CC, Alter > 9 Jahre, ohne intensivmedizinische Komplexbehandlung > 196 / 184 / - Aufwandspunkte, mehr als ein Belegungstag	0,675	0,672	-	-
T60F	M	Sepsis, verstorben < 5 Tage nach Aufnahme, ohne intensivmedizinische Komplexbehandlung > 196/ 184 / - Aufwandspunkte	0,391	0,388	-	-
T60G	M	Sepsis ohne komplizierende Konstellation, außer bei Zustand nach Organtransplantation, ohne komplexe Diagnose, ohne äußerst schwere CC, Alter > 9 Jahre, ohne intensivmedizinische Komplexbehandlung > 196 / 184 / - Aufwandspunkte, ein Belegungstag	0,247	0,246	-	-
T61Z	M	Postoperative und posttraumatische Infektionen	0,377	0,372	-	-

Mittlere Verweildauer [1]	Untere Grenzverweildauer: Erster Tag mit Abschlag [2), 5)]	Untere Grenzverweildauer: Bewertungsrelation pro Tag	Obere Grenzverweildauer: Erster Tag mit zusätzlichem Entgelt [3), 5)]	Obere Grenzverweildauer: Bewertungsrelation pro Tag	Externe Verlegung Abschlag pro Tag (Bewertungsrelation)	Verlegungsfallpauschale	Ausnahme von Wiederaufnahme [4)]	Pflegeerlös Bewertungsrelation pro Tag
8	9	10	11	12	13	14	15	16
21,8	6	0,346	38	0,111	-	x	x	1,0156
12,2	3	0,492	25	0,160	0,149	-	x	1,8920
14,4	4	0,297	29	0,108	0,097	-	x	0,9710
8,9	2	0,307	21	0,108	0,094	-	x	0,7658
8,2	2	0,293	18	0,107	0,097	-	x	1,0448
7,4	1	0,410	16	0,114	0,098	-	x	0,7749
5,5	1	0,230	13	0,058	0,069	-	x	0,8343
9,3	2	0,251	22	0,058	0,076	-	x	0,8949
5,1	1	0,191	13	0,059	0,056	-	x	0,7995
1,0	-	-	-	-	-	-	x	1,3235
19,8	6	0,259	37	0,064	-	x	-	1,0233
13,2	3	0,208	28	0,046	0,058	-	-	0,7781
6,0	1	0,330	16	0,045	0,065	-	-	0,7473
10,0	2	0,212	20	0,051	0,052	-	-	0,9354
1,6	-	-	-	-	-	x	-	2,0973
1,0	-	-	-	-	-	-	-	1,3094
5,4	1	0,220	13	0,045	0,060	-	-	0,7161

Anlage 1

Fallpauschalen-Katalog und Pflegeerlöskatalog
Teil b) Bewertungsrelationen bei Versorgung durch Belegabteilungen

DRG	Parti-tion	Bezeichnung[6]	Bewertungsrelation bei Belegoperateur	Bewertungsrelation bei Belegoperateur und Beleganästhesist	Bewertungsrelation bei Belegoperateur und Beleghebamme	Bewertungsrelation bei Belegoperateur, Beleganästhesist und Beleghebamme
1	2	3	4	5	6	7
T62B	M	Fieber unbekannter Ursache ohne äußerst schwere oder schwere CC oder Alter < 6 Jahre	0,351	0,351	-	-
T63C	M	Mäßig schwere virale Erkrankung, außer bei Zustand nach Organtransplantation, ohne intensivmedizinische Komplexbehandlung > 196 / 184 / - Aufwandspunkte, Alter > 13 Jahre oder ohne komplexe Diagnose	0,345	0,345	-	-
T63D	M	Andere virale Erkrankung, außer bei Zustand nach Organtransplantation ohne intensivmedizinische Komplexbehandlung > 196 / 184 / - Aufwandspunkte, Alter > 13 Jahre oder ohne komplexe Diagnose	0,292	0,292	-	-
T64B	M	Andere infektiöse und parasitäre Krankheiten mit komplexer Diagnose, Alter > 15 Jahre, mehr als ein Belegungstag, ohne intensivmedizinische Komplexbehandlung > 196 / 184 / - Aufwandspunkte	0,655	0,653	-	-
T64C	M	Andere infektiöse und parasitäre Krankheiten mit komplexer Diagnose, Alter > 15 Jahre, ein Belegungstag oder ohne komplexe Diagnose, ohne intensivmedizinische Komplexbehandlung > 196 / 184 / - Aufwandspunkte	0,509	0,508	-	-
T77Z	M	Komplexbehandlung bei isolationspflichtigen Erregern bei infektiösen und parasitären Krankheiten	1,383	1,383	-	-
MDC 19 Psychische Krankheiten und Störungen						
U60B	M	Psychiatrische Behandlung, ein Belegungstag, Alter > 15 Jahre	0,188	0,188	-	-
U63Z	M	Schwere affektive Störungen	0,464	0,464	-	-
U64Z	M	Angststörungen oder andere affektive und somatoforme Störungen	0,439	0,439	-	-
U66Z	M	Ess-, Zwangs- und Persönlichkeitsstörungen und akute psychische Reaktionen oder psychische Störungen in der Kindheit	0,402	0,398	-	-
MDC 20 Alkohol- und Drogengebrauch und alkohol- und drogeninduzierte psychische Störungen						
V60A	M	Alkoholintoxikation und Alkoholentzug oder Störungen durch Alkoholmissbrauch und Alkoholabhängigkeit mit bestimmten psychischen und Verhaltensstörungen durch Alkohol oder HIV-Krankheit	0,645	0,645	-	-
V60B	M	Alkoholintoxikation und Alkoholentzug oder Störungen durch Alkoholmissbrauch und Alkoholabhängigkeit ohne bestimmte psychische und Verhaltensstörungen durch Alkohol, ohne HIV-Krankheit	0,321	0,321	-	-
V64Z	M	Störungen durch anderen Drogengebrauch und Medikamentenmissbrauch und andere Drogen- und Medikamentenabhängigkeit	0,365	0,364	-	-
MDC 21B Verletzungen, Vergiftungen und toxische Wirkungen von Drogen und Medikamenten						
X01B	O	Rekonstruktive Operation bei Verletzungen ohne kompliz. Konstellation, ohne freie Lappenplastik mit mikrovask. Anastomosierung, mit schweren Weichteilschäden oder komplex. OR-Prozedur oder best. mäßig kompl. Eingriff oder äußerst schw. CC, mehr als 1 BT	1,381	1,255	-	-
X01C	O	Rekonstr. Operation bei Verletzungen ohne kompliz. Konst., ohne freie Lappenplastik mit mikrovask. Anastomosierung, ohne schw. Weichteilschäden, ohne kompl. OR-Prozedur, ohne äuß. schw. CC, mit best. Nervennaht od. Hautplastik, > 1 BT od. Alter < 18 J.	0,843	0,752	-	-
X01D	O	Rekonstr. Operation bei Verletzungen ohne kompliz. Konst., ohne freie Lappenplastik mit mikrovask. Anastomosierung, ohne schw. Weichteilschäden, ohne kompl. OR-Prozedur, ohne äuß. schw. CC, ohne best. Nervennaht oder Hautplastik oder 1 BT, Alter > 17 J.	0,620	0,560	-	-
X04Z	O	Andere Eingriffe bei Verletzungen der unteren Extremität	0,823	0,756	-	-
X06B	O	Andere Eingriffe bei anderen Verletzungen ohne äußerst schwere CC, mit komplexer OR-Prozedur oder Alter > 65 Jahre mit bestimmtem Eingriff oder mit schweren CC	0,997	0,919	-	-
X06C	O	Andere Eingriffe bei anderen Verletzungen ohne äußerst schwere oder schwere CC, ohne komplexe OR-Prozedur, Alter < 66 Jahre oder ohne bestimmten Eingriff	0,562	0,511	-	-
X60A	M	Bestimmte Verletzungen	0,334	0,321	-	-
X60B	M	Verletzungen und allergische Reaktionen ohne bestimmte Verletzungen	0,262	0,260	-	-
X62Z	M	Vergiftungen / Toxische Wirkungen von Drogen, Medikamenten und anderen Substanzen oder Folgen einer medizinischen Behandlung oder bestimmte Erfrierungen und andere Traumata	0,333	0,328	-	-
X64Z	M	Andere Krankheit verursacht durch Verletzung, Vergiftung oder toxische Wirkung	0,238	0,237	-	-

Mittlere Verweildauer [1]	Untere Grenzverweildauer: Erster Tag mit Abschlag [2,5]	Untere Grenzverweildauer: Bewertungsrelation pro Tag	Obere Grenzverweildauer: Erster Tag mit zusätzlichem Entgelt [3,5]	Obere Grenzverweildauer: Bewertungsrelation pro Tag	Externe Verlegung Abschlag pro Tag (Bewertungsrelation)	Verlegungsfallpauschale	Ausnahme von Wiederaufnahme [4]	Pflegeerlös Bewertungsrelation pro Tag
8	9	10	11	12	13	14	15	16
3,8	1	0,172	8	0,053	0,079	-	-	1,0282
5,0	1	0,157	10	0,047	0,068	-	-	0,8648
3,5	1	0,127	7	0,055	0,065	-	-	0,9574
8,8	2	0,214	19	0,055	0,064	-	-	0,7995
7,0	1	0,315	15	0,049	0,061	-	-	0,8433
15,7	-	-	29	0,067	0,077	-	-	1,1859
1,0	-	-	-	-	-	-	-	1,0898
6,2	1	0,226	14	0,051	0,063	-	-	0,7218
5,0	1	0,213	11	0,060	0,071	-	-	0,7005
5,5	1	0,194	16	0,058	0,055	-	-	1,1037
8,5	2	0,227	19	0,062	0,064	-	-	1,0886
5,0	1	0,178	10	0,047	0,056	-	-	0,7907
2,6	1	0,213	5	0,092	0,095	-	-	1,3113
14,0	4	0,137	28	0,039	-	x	-	0,6829
4,6	1	0,157	12	0,048	0,057	-	-	0,7491
4,0	1	0,158	10	0,045	0,053	-	-	0,7070
6,6	1	0,201	17	0,045	0,056	-	-	0,7447
6,4	1	0,313	16	0,052	0,070	-	-	0,8580
3,9	1	0,204	10	0,047	0,075	-	-	0,7808
3,5	1	0,112	8	0,056	0,062	-	-	0,9441
2,7	1	0,114	6	0,065	0,068	-	-	1,0968
3,6	1	0,180	9	0,058	0,056	-	-	0,9843
2,5	1	0,104	5	0,068	0,060	-	-	1,0748

Anlage 1

Fallpauschalen-Katalog und Pflegeerlöskatalog
Teil b) Bewertungsrelationen bei Versorgung durch Belegabteilungen

DRG	Parti-tion	Bezeichnung[6]	Bewertungsrelation bei Belegoperateur	Bewertungsrelation bei Belegoperateur und Beleganästhesist	Bewertungsrelation bei Belegoperateur und Beleghebamme	Bewertungsrelation bei Belegoperateur, Beleganästhesist und Beleghebamme
1	2	3	4	5	6	7
MDC 22 Verbrennungen						
Y03Z	O	Andere Verbrennungen mit anderen Eingriffen	0,605	0,569	-	-
MDC 23 Faktoren, die den Gesundheitszustand beeinflussen, und andere Inanspruchnahme des Gesundheitswesens						
Z01B	O	OR-Prozeduren bei anderen Zuständen, die zur Inanspruchnahme des Gesundheitswesens führen ohne komplexen Eingriff, ohne komplizierende Konstellation, mit bestimmtem Eingriff	0,743	0,664	-	-
Z01C	O	OR-Prozeduren bei anderen Zuständen, die zur Inanspruchnahme des Gesundheitswesens führen ohne komplexen Eingriff, ohne komplizierende Konstellation, ohne bestimmten Eingriff	0,390	0,378	-	-
Z64A	M	Andere Faktoren, die den Gesundheitszustand beeinflussen, Nachbehandlung nach abgeschlossener Behandlung mit komplexer Radiojoddiagnostik	0,686	0,686	-	-
Z64B	M	Andere Faktoren, die den Gesundheitszustand beeinflussen, Nachbehandlung nach abgeschlossener Behandlung mit bestimmter Radiojoddiagnostik, mit bestimmtem Kontaktanlass	0,452	0,447	-	-
Z64C	M	Andere Faktoren, die den Gesundheitszustand beeinflussen, Nachbehandlung nach abgeschlossener Behandlung mit Radiojoddiagnostik, ohne bestimmten Kontaktanlass oder allergologische Provokationstestung bis 2 Belegungstage	0,220	0,219	-	-
Z65Z	M	Beschwerden, Symptome, andere Anomalien und Nachbehandlung	0,361	0,360	-	-
MDC 24 Sonstige DRGs						
801B	O	Ausgedehnte OR-Prozedur ohne Bezug zur Hauptdiagnose mit hochkomplexer OR-Prozedur oder mit komplizierender Konstellation, Alter > 17 Jahre oder ohne komplizierende Faktoren oder mit komplexer OR-Prozedur oder schweren CC, Alter < 16 Jahre	2,841	2,730	-	-
801C	O	Ausgedehnte OR-Prozedur ohne Bezug zur Hauptdiagnose mit komplexer OR-Prozedur oder anderem Eingriff an Kopf und Wirbelsäule oder mit neurologischer Komplexbehandlung des akuten Schlaganfalls oder bei Para-/ Tetraplegie	2,295	2,195	-	-
801D	O	Ausgedehnte OR-Prozedur ohne Bezug zur Hauptdiagnose mit bestimmter OR-Prozedur oder mit intensivmediz. Komplexbeh. > 196 / 184 / 368 Aufwandspunkte oder bestimmte nicht ausgedehnte OR-Prozedur mit neurolog. Komplexbehandlung des akuten Schlaganfalls	2,016	1,943	-	-
801E	O	Ausgedehnte OR-Prozedur ohne Bezug zur Hauptdiagnose ohne komplizierende Konstellation, ohne hochkomplexe, komplexe oder bestimmte OR-Prozedur	1,535	1,495	-	-
802A	O	Bestimmte nicht ausgedehnte OR-Prozedur ohne Bezug zur Hauptdiagnose oder andere nicht ausgedehnte OR-Prozedur mit intensivmedizinischer Komplexbehandlung > 196 / 184 / 368 Aufwandspunkte	1,873	1,822	-	-
802B	O	Andere nicht ausgedehnte OR-Prozedur ohne Bezug zur Hauptdiagnose mit mäßig komplexer OR-Prozedur	1,571	1,535	-	-
802C	O	Andere nicht ausgedehnte OR-Prozedur ohne Bezug zur Hauptdiagnose ohne mäßig komplexe OR-Prozedur	1,289	1,229	-	-
802D	O	Wenig komplexe nicht ausgedehnte OR-Prozedur ohne Bezug zur Hauptdiagnose	0,695	0,645	-	-
Fehler-DRGs						
960Z	M	Nicht gruppierbar	-	-	-	-
961Z	M	Unzulässige Hauptdiagnose	-	-	-	-
962Z	M	Unzulässige Kodierung einer Sectio caesarea	-	-	-	-

Mittlere Verweil-dauer [1)]	Untere Grenz-verweildauer: Erster Tag mit Abschlag [2), 5)]	Untere Grenz-verweildauer: Bewertungs-relation pro Tag	Obere Grenz-verweildauer: Erster Tag mit zusätzlichem Entgelt [3), 5)]	Obere Grenz-verweildauer: Bewertungs-relation pro Tag	Externe Verlegung Abschlag pro Tag (Bewertungsrelation)	Verlegungs-fallpauschale	Ausnahme von Wiederaufnahme [4)]	Pflegeerlös Bewertungs-relation pro Tag
8	9	10	11	12	13	14	15	16
4,5	1	0,335	11	0,059	0,068	-	-	1,3190
2,9	1	0,182	7	0,060	0,063	-	-	0,9150
4,2	1	0,152	10	0,050	0,056	-	-	0,7635
2,0	1	0,342	4	0,214	0,210	-	-	1,2066
2,7	1	0,150	6	0,097	0,101	-	-	0,9675
2,4	1	0,070	5	0,060	0,115	-	-	0,9445
4,2	1	0,196	10	0,057	0,065	-	-	0,8957
22,2	6	0,287	40	0,064	0,088	-	x	1,0586
17,9	5	0,256	34	0,056	0,082	-	x	0,9975
17,6	5	0,226	33	0,057	0,074	-	x	0,9350
15,6	4	0,211	29	0,051	0,064	-	x	0,8277
16,2	4	0,298	31	0,064	0,086	-	x	0,9510
17,0	5	0,206	32	0,053	0,070	-	x	0,7604
12,5	3	0,217	26	0,050	0,066	-	x	0,7946
7,2	1	0,333	19	0,048	0,048	-	x	0,8312
-	-	-	-	-	-	-	-	-
-	-	-	-	-	-	-	-	-
-	-	-	-	-	-	-	-	-

Anlage 1
Fallpauschalen-Katalog und Pflegeerlöskatalog
Teil c) Bewertungsrelationen bei teilstationärer Versorgung

DRG	Partition	Bezeichnung	Bewertungsrelation
1	2	3	4
MDC 11 Krankheiten und Störungen der Harnorgane			
L90B	M	Niereninsuffizienz, teilstationär, Alter > 14 Jahre mit Peritonealdialyse	0,058
L90C	M	Niereninsuffizienz, teilstationär, Alter > 14 Jahre ohne Peritonealdialyse	0,050

Teil d) Bewertungsrelationen mit gezielter Absenkung in Abhängigkeit der Median-Fallzahl bei Versorgung durch Hauptabteilungen

DRG	Partition	Bezeichnung	Bewertungsrelation bei Hauptabteilung	Bewertungsrelation bei Hauptabteilung und Beleghebamme	Mittlere Verweildauer [1]	Untere Grenzverweildauer: Erster Tag mit Abschlag [2, 5]
1	2	3	4	5	6	7
MDC 08 Krankheiten und Störungen an Muskel-Skelett-System und Bindegewebe						
I68D	M	Nicht operativ behandelte Erkrankungen und Verletzungen WS, > 1 Belegungstag oder andere Femurfraktur, außer bei Diszitis oder infektiöser Spondylopathie, ohne Kreuzbeinfraktur, ohne best. mäßig aufw., aufw. od. hochaufw. Beh., mit Wirbelsäulenfraktur	0,535	-	5,5	1
I68E	M	Nicht operativ behandelte Erkrankungen und Verletzungen WS, > 1 Belegungstag oder andere Femurfraktur, außer bei Diszitis oder infektiöser Spondylopathie, ohne Kreuzbeinfraktur, ohne best. mäßig aufw., aufw. od. hochaufw. Beh., oh. Wirbelsäulenfraktur	0,378	-	4,7	1
I68F	M	Nicht operativ behandelte Erkrankungen und Verletzungen im Wirbelsäulenbereich, ein Belegungstag oder Prellung am Oberschenkel	0,173	-	1,0	-

Teil e) Bewertungsrelationen mit gezielter Absenkung in Abhängigkeit der Median-Fallzahl bei Versorgung durch Belegabteilungen

DRG	Partition	Bezeichnung	Bewertungsrelation bei Belegoperateur	Bewertungsrelation bei Beleganästhesist	Bewertungsrelation bei Belegoperateur und Beleghebamme	Bewertungsrelation bei Belegoperateur, Beleganästhesist und Beleghebamme	Mittlere Verweildauer [1]	Untere Grenzverweildauer: Erster Tag mit Abschlag [2, 5]
1	2	3	4	5	6	7	8	9
MDC 08 Krankheiten und Störungen an Muskel-Skelett-System und Bindegewebe								
I68D	M	Nicht operativ behandelte Erkrankungen und Verletzungen WS, > 1 Belegungstag oder andere Femurfraktur, außer bei Diszitis oder infektiöser Spondylopathie, ohne Kreuzbeinfraktur, ohne best. mäßig aufw., aufw. od. hochaufw. Beh., mit Wirbelsäulenfraktur	0,423	0,422	-	-	6,5	1
I68E	M	Nicht operativ behandelte Erkrankungen und Verletzungen WS, > 1 Belegungstag oder andere Femurfraktur, außer bei Diszitis oder infektiöser Spondylopathie, ohne Kreuzbeinfraktur, ohne best. mäßig aufw., aufw. od. hochaufw. Beh., oh. Wirbelsäulenfraktur	0,230	0,230	-	-	5,8	1
I68F	M	Nicht operativ behandelte Erkrankungen und Verletzungen im Wirbelsäulenbereich, ein Belegungstag oder Prellung am Oberschenkel	0,146	0,144	-	-	1,0	-

aG-DRG Version 2024 — Anlage 1: Fallpauschalen-Katalog und Pflegeerlöskatalog

Mittlere Verweildauer [1)	Untere Grenz-verweildauer: Erster Tag mit Abschlag [2), 5)	Untere Grenz-verweildauer: Bewertungs-relation pro Tag	Obere Grenz-verweildauer: Erster Tag mit zusätzlichem Entgelt [3), 5)	Obere Grenz-verweildauer: Bewertungs-relation pro Tag	Pflegeerlös Bewertungs-relation pro Tag
5	6	7	8	9	10
1,0	-	-	-	-	0,5979
1,0	-	-	-	-	0,5496

Untere Grenz-verweildauer: Bewertungs-relation pro Tag	Obere Grenz-verweildauer: Erster Tag mit zusätzlichem Entgelt [3), 5)	Obere Grenz-verweildauer: Bewertungs-relation pro Tag	Externe Verlegung Abschlag pro Tag (Bewertungsrelation)	Verlegungs-fallpauschale	Ausnahme von Wiederaufnahme [4)	Median-Fallzahl	Pflegeerlös Bewertungs-relation pro Tag
8	9	10	11	12	13	14	15
0,264	13	0,071	0,086	-	-	26	0,7464
0,179	11	0,066	0,071	-	-	92	0,6146
-	-	-	-	-	-	31	1,0068

Untere Grenz-verweildauer: Bewertungs-relation pro Tag	Obere Grenz-verweildauer: Erster Tag mit zusätzlichem Entgelt [3), 5)	Obere Grenz-verweildauer: Bewertungs-relation pro Tag	Externe Verlegung Abschlag pro Tag (Bewertungsrelation)	Verlegungs-fallpauschale	Ausnahme von Wiederaufnahme [4)	Median-Fallzahl	Pflegeerlös Bewertungs-relation pro Tag
10	11	12	13	14	15	16	17
0,224	14	0,050	0,072	-	-	26	0,7464
0,120	11	0,034	0,033	-	-	92	0,6146
-	-	-	-	-	-	31	1,0068

Anlage 2: Zusatzentgelte-Katalog (Liste) aG-DRG Version 2024

Anlage 2
Zusatzentgelte-Katalog[1)]
– Liste –

ZE	Bezeichnung	Betrag
1	2	3
ZE01.01 [2)]	Hämodialyse, intermittierend, Alter > 14 Jahre	163,91 €
ZE01.02 [2)]	Hämodialyse, intermittierend, Alter < 15 Jahre	356,58 €
ZE02 [2)]	Hämodiafiltration, intermittierend	168,90 €
ZE09	Vollimplantierbare Medikamentenpumpe mit programmierbarem variablen Tagesprofi	8.734,93 €
ZE10	Künstlicher Blasenschließmuskel	2.800,26 €
ZE11	Wirbelkörperersatz	siehe Anlage 5
ZE30 [3)]	Gabe von Prothrombinkomplex, parenteral	siehe Anlage 5
ZE36	Plasmapherese	siehe Anlage 5
ZE37	Extrakorporale Photopherese	1.266,30 €
ZE47	Gabe von Antithrombin III, parenteral	siehe Anlage 5
ZE50	Gabe von Cetuximab, parenteral	siehe Anlage 5
ZE51	Gabe von Human-Immunglobulin, spezifisch gegen Hepatitis-B-surface-Antigen, parenteral	siehe Anlage 5
ZE52	Gabe von Liposomalem Doxorubicin, parenteral	siehe Anlage 5
ZE56	Vollimplantierbare Medikamentenpumpe mit konstanter Flussrate	4.151,14 €
ZE58	Hydraulische Penisprothesen	5.752,95 €
ZE60	Palliativmedizinische Komplexbehandlung	siehe Anlage 5
ZE61	Lipoprotein-Apherese	1.017,16 €
ZE62 [2)]	Hämofiltration, intermittierend	226,34 €
ZE64	Gabe von Human-Immunglobulin, spezifisch gegen Zytomegalie-Virus, parentera	siehe Anlage 5
ZE67	Gabe von Human-Immunglobulin, spezifisch gegen Varicella-Zoster-Virus, parentera	siehe Anlage 5
ZE70	Gabe von C1-Esteraseinhibitor, parenteral	siehe Anlage 5
ZE72	Gabe von Pegyliertem liposomalen Doxorubicin, parenteral	siehe Anlage 5
ZE78	Gabe von Temozolomid, oral	siehe Anlage 5
ZE93	Gabe von Human-Immunglobulin, polyvalent, parenteral	siehe Anlage 5
ZE96	Gabe von Carmustin, Implantat, intrathekal	siehe Anlage 5
ZE98	Gabe von Palivizumab, parenteral	siehe Anlage 5
ZE100	Implantation eines endobronchialen Klappensystems	siehe Anlage 5
ZE101	Medikamente-freisetzende Koronarstents	siehe Anlage 5
ZE105	Selektive Embolisation mit Metallspiralen (Coils) an Kopf, Hals (intra- und extrakraniell) und spinalen Gefäßen oder mit großlumigem Gefäßverschlusskörper	siehe Anlage 5
ZE106	Selektive Embolisation mit Metallspiralen (Coils), andere Lokalisationen	siehe Anlage 5
ZE107	Gabe von Erythrozytenkonzentraten	siehe Anlage 5
ZE108	Gabe von patientenbezogenen Thrombozytenkonzentrater	siehe Anlage 5
ZE110	Gabe von Liposomalem Amphotericin B, parenteral	siehe Anlage 5
ZE116	Gabe von Panitumumab, parenteral	siehe Anlage 5
ZE119 [2)]	Hämofiltration, kontinuierlich	siehe Anlage 5
ZE120 [2)]	Hämodialyse, kontinuierlich, venovenös, pumpengetrieben (CVVHD)	siehe Anlage 5
ZE121 [2)]	Hämodiafiltration, kontinuierlich	siehe Anlage 5
ZE122 [2)]	Peritonealdialyse, intermittierend, maschinell unterstützt (IPD)	196,71 €
ZE123 [2)]	Peritonealdialyse, kontinuierlich, nicht maschinell unterstützt (CAPD)	siehe Anlage 5
ZE125	Implantation oder Wechsel eines interspinösen Spreizers	siehe Anlage 5
ZE126	Autogene / Autologe matrixinduzierte Chondrozytentransplantation	4.300,94 €
ZE132	Implantation eines Wachstumsstents	siehe Anlage 5
ZE135	Gabe von Vinflunin, parenteral	siehe Anlage 5
ZE136	Medikamente-freisetzende Ballons an Koronargefäßen	siehe Anlage 5
ZE137	Medikamente-freisetzende Ballons an anderen Gefäßen	siehe Anlage 5
ZE138	Neurostimulatoren zur Rückenmarkstimulation oder zur Stimulation des peripheren Nervensystems, Einkanalstimulator, mit Sondenimplantation	7.873,47 €
ZE139	Neurostimulatoren zur Rückenmarkstimulation oder zur Stimulation des peripheren Nervensystems, Einkanalstimulator, ohne Sondenimplantation	5.408,53 €
ZE140	Neurostimulatoren zur Rückenmarkstimulation oder zur Stimulation des peripheren Nervensystems, Mehrkanalstimulator, nicht wiederaufladbar, mit Sondenimplantation	12.245,45 €

ZE	Bezeichnung	Betrag
1	2	3
ZE141	Neurostimulatoren zur Rückenmarkstimulation oder zur Stimulation des peripheren Nervensystems, Mehrkanalstimulator, nicht wiederaufladbar, ohne Sondenimplantation	9.976,34 €
ZE144	Gabe von Romiplostim, parenteral	siehe Anlage 5
ZE145	Spezialisierte stationäre palliativmedizinische Komplexbehandlung	siehe Anlage 5
ZE146	Gabe von Thrombozytenkonzentraten	siehe Anlage 5
ZE147	Gabe von Apherese-Thrombozytenkonzentraten	siehe Anlage 5
ZE151	Gabe von Abatacept, intravenös	siehe Anlage 5
ZE152	Perkutan-transluminale Fremdkörperentfernung und Thrombektomie an intrakraniellen Gefäßen unter Verwendung eines Stentretrievers	siehe Anlage 5
ZE153	Zügeloperation mit alloplastischem Material, adjustierbar	176,73 €
ZE156	Gabe von Decitabin, parenteral	siehe Anlage 5
ZE158	Vagusnervstimulationssysteme, mit Sondenimplantation	13.484,97 €
ZE159	Vagusnervstimulationssysteme, ohne Sondenimplantation	10.603,10 €
ZE161	Radiofrequenzablation Ösophagus	1.474,43 €
ZE162 [4)]	Erhöhter Pflegeaufwand bei pflegebedürftigen Patienten (DRG-Tabelle 1)	28,76 €
ZE163 [5)]	Erhöhter Pflegeaufwand bei pflegebedürftigen Patienten (DRG-Tabelle 2)	57,08 €
ZE164	Gabe von pathogeninaktivierten Thrombozytenkonzentraten	siehe Anlage 5
ZE165	Gabe von pathogeninaktivierten Apherese-Thrombozytenkonzentraten	siehe Anlage 5
ZE168	Gabe von Ipilimumab, parenteral	siehe Anlage 5
ZE169	Adjustierbare Harnkontinenztherapien	2.559,99 €
ZE170	Suspensionsoperation bei Harninkontinenz des Mannes	1.407,78 €
ZE171	Gabe von Pembrolizumab, parenteral	siehe Anlage 5
ZE172	Gabe von Atezolizumab, parenteral	siehe Anlage 5
ZE173	Gabe von Ocrelizumab, parenteral	siehe Anlage 5
ZE174	Gabe von Venetoclax, oral	siehe Anlage 5
ZE175	Perkutan-transluminale Fremdkörperentfernung und Thrombektomie an intrakraniellen Gefäßen unter Verwendung eines Thrombektomie-Aspirationskatheters	siehe Anlage 5

Fußnoten:

[1)] Die jeweiligen Definitionen (OPS-Kodes und OPS-Texte) sowie die fehlenden differenzierten €-Beträge sind in Anlage 5 aufgeführt.

[2)] Eine zusätzliche Abrechnung ist im Zusammenhang mit einer Fallpauschale der Basis-DRG L60 oder L71 oder der DRG L90B oder L90C und dem nach Anlage 3b krankenhausindividuell zu vereinbarenden Entgelt L90A nicht möglich.

[3)] Bei der Behandlung von Blutern mit Blutgerinnungsfaktoren erfolgt die Abrechnung der Gabe von Prothrombinkomplex über das ZE2024-97 nach Anlage 4 bzw. 6, die gleichzeitige Abrechnung des ZE30 ist ausgeschlossen.

[4)] Das Zusatzentgelt ist ab einer Mindestverweildauer von 5 Belegungstagen und nur in Verbindung mit einer der in Anlage 8 Tabelle 1 genannten DRG-Fallpauschale abrechenbar.

[5)] Das Zusatzentgelt ist ab einer Mindestverweildauer von 5 Belegungstagen und nur in Verbindung mit einer der in Anlage 8 Tabelle 2 genannten DRG-Fallpauschale abrechenbar.

Anlage 3: Nicht mit dem Fallpauschalen-Katalog vergütete Leistungen   aG-DRG Version 2024

Anlage 3a
Nicht mit dem Fallpauschalen-Katalog vergütete vollstationäre Leistungen und Pflegeerlöskatalog

Für die nachfolgend aufgeführten Leistungen sind krankenhausindividuelle Entgelte nach § 6 Absatz 1 Satz 1 Krankenhausentgeltgesetz zu vereinbaren, soweit diese als Krankenhausleistung erbracht werden dürfen.
Nach § 7 Absatz 4 ist für diese Fallpauschalen die nach § 6 Absatz 1 Krankenhausentgeltgesetz bisher krankenhausindividuell vereinbarte Entgelthöhe bis zum Beginn des Wirksamwerdens der neuen Budgetvereinbarung weiter zu erheben.

DRG	Partition	Bezeichnung [6]	Pflegeerlös Bewertungsrelation pro Tag
1	2	3	4
Prä-MDC			
A04A	O	Knochenmarktransplantation / Stammzelltransfusion, allogen, mit zweiter Knochenmarktransplantation / Stammzelltransfusion im selben Aufenthalt	1,0000
A15A	O	Knochenmarktransplantation / Stammzelltransfusion, autogen, mit zweiter Knochenmarktransplantation / Stammzelltransfusion im selben Aufenthalt	1,0000
A16A	O	Transplantation von Darm oder Pankreas	1,0000
A16B	O	Injektion von Pankreasgewebe	1,0000
A22Z	O	Korrektureingriff bei Doppelfehlbildung	1,0000
A43Z	A	Frührehabilitation bei Wachkoma und Locked-in-Syndrom	1,0000
MDC 01 Krankheiten und Störungen des Nervensystems			
B11Z	O	Frührehabilitation mit bestimmter OR-Prozedur	1,4997
B13Z	O	Epilepsiechirurgie mit invasivem präoperativen Video-EEG	0,9937
B43Z	A	Frührehabilitation bei Krankheiten und Störungen des Nervensystems, mehr als 27 Tage	1,3999
B46Z	A	Sozial- und neuropädiatrische und pädiatrisch-psychosomatische Therapie bei Krankheiten und Störungen des Nervensystems	1,0443
B49Z	A	Multimodale Komplexbehandlung bei Morbus Parkinson	0,6118
B61B	M	Bestimmte akute Erkrankungen und Verletzungen des Rückenmarks ohne komplexen Eingriff oder mehr als 13 Belegungstage oder nicht wegverlegt	1,4777
B76A	M	Anfälle, mehr als ein Belegungstag, mit komplexer Diagnostik und Therapie	1,0652
MDC 03 Krankheiten und Störungen des Ohres, der Nase, des Mundes und des Halses			
D01A	O	Kochleaimplantation, bilateral	1,0334
D23Z	O	Implantation eines aktiven mechanischen Hörimplantates	0,7708
MDC 04 Krankheiten und Störungen der Atmungsorgane			
E37Z	O	Längerer stationärer Aufenthalt vor Transplantation bei hoher Dringlichkeitsstufe bei Krankheiten und Störungen der Atmungsorgane	1,0000
E41Z	A	Frührehabilitation bei Krankheiten und Störungen der Atmungsorgane	0,9918
E76A	M	Tuberkulose, mehr als 14 Belegungstage	0,6811
MDC 05 Krankheiten und Störungen des Kreislaufsystems			
F29Z	O	Frührehabilitation bei Krankheiten und Störungen des Kreislaufsystems, mit bestimmter OR-Prozedur, außer kardiothorakale Eingriffe	1,0000
F37Z	O	Längerer stationärer Aufenthalt vor Transplantation bei hoher Dringlichkeitsstufe bei Krankheiten und Störungen des Kreislaufsystems	1,0000
F45Z	A	Frührehabilitation bei Krankheiten und Störungen des Kreislaufsystems	0,9174
F96Z	O	Stammzelltransfusion bei Krankheiten und Störungen des Kreislaufsystems	1,0000
MDC 06 Krankheiten und Störungen der Verdauungsorgane			
G51Z	A	Frührehabilitation bei Krankheiten und Störungen der Verdauungsorgane	0,9650
MDC 07 Krankheiten und Störungen an hepatobiliärem System und Pankreas			
H37Z	O	Längerer stationärer Aufenthalt vor Transplantation bei hoher Dringlichkeitsstufe bei Krankheiten und Störungen an hepatobiliärem System und Pankreas	1,0000
MDC 08 Krankheiten und Störungen an Muskel-Skelett-System und Bindegewebe			
I40Z	A	Frührehabilitation bei Krankheiten und Störungen an Muskel-Skelett-System und Bindegewebe	0,6956
I96Z	O	Frührehabilitation mit bestimmter OR-Prozedur bei Krankheiten und Störungen an Muskel-Skelett-System und Bindegewebe, mehr als 20 Tage	0,8648
MDC 10 Endokrine, Ernährungs- und Stoffwechselkrankheiten			
K01Z	O	Verschiedene Eingriffe bei Diabetes mellitus mit Komplikationen, mit Frührehabilitation oder geriatrischer frührehabilitativer Komplexbehandlung	1,0000
K43Z	A	Frührehabilitation bei endokrinen, Ernährungs- und Stoffwechselkrankheiten	1,0000

Anlage 3: Nicht mit dem Fallpauschalen-Katalog vergütete Leistungen

DRG	Partition	Bezeichnung [6]	Pflegeerlös Bewertungsrelation pro Tag
1	2	3	4
MDC 19 Psychische Krankheiten und Störungen			
U01Z	O	Genitalorganumwandelnde Operation	0,7670
U41Z	A	Sozial- und neuropädiatrische und pädiatrisch-psychosomatische Therapie bei psychischen Krankheiten und Störungen	0,9743
U42A	A	Multimodale Schmerztherapie bei psychischen Krankheiten und Störungen, Alter < 19 Jahre	1,1257
U43Z	A	Psychosomatische Therapie, Alter < 18 Jahre	0,9450
MDC 21A Polytrauma			
W01A	O	Polytrauma mit Beatmung > 72 Stunden oder komplexen Eingriffen oder intensivmedizinische Komplexbehandlung > 392 / 368 / 552 Aufwandspunkte, mit Frührehabilitation	1,0000
W05Z	O	Frührehabilitation bei Polytrauma mit OR-Prozedur	1,0096
W40Z	A	Frührehabilitation bei Polytrauma	1,1791
MDC 22 Verbrennungen			
Y01Z	O	Operative Eingriffe bei schweren Verbrennungen oder Beatmung > 95 Stunden bei Verbrennungen oder intensivmedizinische Komplexbehandlung > 1176 / 1104 / 1104 Aufwandspunkte bei Verbrennungen	4,3682
Y61Z	M	Schwere Verbrennungen	1,0000
MDC 23 Faktoren, die den Gesundheitszustand beeinflussen, und andere Inanspruchnahme des Gesundheitswesens			
Z02Z	O	Leberspende (Lebendspende)	1,1183
Z04Z	O	Lungenspende (Lebendspende)	1,0000
Z41Z	A	Knochenmarkentnahme bei Eigenspender	1,0000
Z42Z	A	Stammzellentnahme bei Fremdspender	0,9735
Z43Z	A	Knochenmarkentnahme bei Fremdspender	1,5740

Anlage 3b

Nicht mit dem Fallpauschalen-Katalog vergütete teilstationäre Leistungen und Pflegeerlöskatalog

Für die nachfolgend aufgeführten Leistungen sind krankenhausindividuelle Entgelte nach § 6 Absatz 1 Satz 1 Krankenhausentgeltgesetz zu vereinbaren, soweit diese als Krankenhausleistung erbracht werden dürfen.

Nach § 7 Absatz 4 ist für diese Fallpauschalen die nach § 6 Absatz 1 Krankenhausentgeltgesetz bisher krankenhausindividuell vereinbarte Entgelthöhe bis zum Beginn des Wirksamwerdens der neuen Budgetvereinbarung weiter zu erheben.

DRG	Partition	Bezeichnung	Pflegeerlös Bewertungsrelation pro Tag
1	2	3	4
Prä-MDC			
A90A	A	Teilstationäre geriatrische Komplexbehandlung, umfassende Behandlung	0,2730
A90B	A	Teilstationäre geriatrische Komplexbehandlung, Basisbehandlung	0,2730
MDC 11 Krankheiten und Störungen der Harnorgane			
L90A	M	Niereninsuffizienz, teilstationär, Alter < 15 Jahre	0,5000
MDC 25 Teilstationäre pädiatrische Diagnostik und Behandlung			
740Z	A	Bestimmte radiologische Diagnostik in Sedierung oder Anästhesie, Alter < 18 Jahre, teilstationär	0,5000
741Z	A	Bestimmte endoskopische Diagnostik in Sedierung oder Anästhesie, Alter < 18 Jahre, teilstationär	0,5000
742Z	A	Knochenmark-Biopsie oder Liquordiagnostik in Sedierung oder Anästhesie, Alter < 18 Jahre, teilstationär	0,5000
743Z	A	Bougierung und Dilatation des Ösophagus in Sedierung oder Anästhesie, Alter < 18 Jahre, teilstationär	0,5000
744Z	A	Dilatation des Anus in Sedierung oder Anästhesie, Alter < 18 Jahre, teilstationär	0,5000
745Z	A	Dilatation der Vagina in Sedierung oder Anästhesie, Alter < 18 Jahre, teilstationär	0,5000
746Z	A	Augenuntersuchung in Sedierung oder Anästhesie, Alter < 18 Jahre, teilstationär	0,5000
747Z	A	Testung oder Nachprogrammierung kardialer Systeme, Alter < 18 Jahre, teilstationär	0,5000
748Z	A	Bestimmte Behandlung ohne Sedierung oder Anästhesie, Alter < 18 Jahre, teilstationär	0,5000
749Z	A	Beobachtung bei Vergiftung, Alter < 10 Jahre, teilstationär	0,5000

Anlage 3: Nicht mit dem Fallpauschalen-Katalog vergütete Leistungen aG-DRG Version 2024

Anlage 3c

Nicht mit dem Fallpauschalen-Katalog vergütete vollstationäre Leistungen und Pflegeerlöskatalog

Für die nachfolgend aufgeführten Leistungen sind krankenhausindividuelle Entgelte nach § 6 Absatz 1 Satz 1 Krankenhausentgeltgesetz zu vereinbaren, soweit diese als Krankenhausleistung erbracht werden dürfen.

Nach § 7 Absatz 4 ist für diese Fallpauschalen die nach § 6 Absatz 1 Krankenhausentgeltgesetz bisher krankenhausindividuell vereinbarte Entgelthöhe bis zum Beginn des Wirksamwerdens der neuen Budgetvereinbarung weiter zu erheben.

DRG	Partition	Bezeichnung	Pflegeerlös Bewertungsrelation pro Tag
1	2	3	4
MDC 06 Krankheiten und Störungen der Verdauungsorgane			
G09N	O	Hybrid-DRG der DRG G09Z	1,3473
G24M	O	Hybrid-DRG der DRG G24C	1,2685
G24N	O	Hybrid-DRG der DRG G24B	1,3855
MDC 08 Krankheiten und Störungen an Muskel-Skelett-System und Bindegewebe			
I20M	O	Hybrid-DRG der DRG I20F	1,2780
I20N	O	Hybrid-DRG der DRG I20E	1,4064
MDC 09 Krankheiten und Störungen an Haut, Unterhaut und Mamma			
J09N	O	Hybrid-DRG der DRG J09B	1,1653
MDC 11 Krankheiten und Störungen der Harnorgane			
L17N	O	Hybrid-DRG der DRG L17B	1,1228
L20M	O	Hybrid-DRG der DRG L20C	1,1576
L20N	O	Hybrid-DRG der DRG L20B	1,1644
MDC 13 Krankheiten und Störungen der weiblichen Geschlechtsorgane			
N05N	O	Hybrid-DRG der DRG N05B	1,5296
N07N	O	Hybrid-DRG der DRG N07A	1,4498
N25N	O	Hybrid-DRG der DRG N25Z	1,4826

Anlage 4

Zusatzentgelte-Katalog[1]
– Liste –

Für die nachfolgend aufgeführten Leistungen sind krankenhausindividuelle Entgelte nach § 6 Absatz 1 Satz 1 des Krankenhausentgeltgesetzes zu vereinbaren, soweit diese als Krankenhausleistungen erbracht werden dürfen.

Zusatzentgelt	Bezeichnung
1	2
ZE2024-01 [4]	Beckenimplantate
ZE2024-02 [4]	Links- und rechtsventrikuläre Herzassistenzsysteme („Kunstherz")
ZE2024-03 [4]	ECMO und PECLA
ZE2024-04 [4]	Individuell nach CAD gefertigte Rekonstruktionsimplantate im Gesichts- und Schädelbereich
ZE2024-05 [4]	Distraktion am Gesichtsschädel
ZE2024-07 [4]	Andere implantierbare Medikamentenpumpen
ZE2024-08 [3,4]	Sonstige Dialyse
ZE2024-09 [4]	Hämoperfusion [Vollblut-Adsorption]
ZE2024-10 [4]	Leberersatztherapie
ZE2024-13 [4]	Adsorption zur Entfernung von Immunglobulinen und/oder Immunkomplexen
ZE2024-15 [4]	Zellapherese
ZE2024-16 [4]	Isolierte Extremitätenperfusion
ZE2024-17 [4]	Retransplantation von Organen während desselben stationären Aufenthaltes
ZE2024-18 [4]	Zwerchfellschrittmacher
ZE2024-22 [4]	IABP
ZE2024-24 [4]	Andere Penisprothesen
ZE2024-25 [4]	Modulare Endoprothesen
ZE2024-26 [4]	Anthroposophisch-medizinische Komplexbehandlung
ZE2024-33 [2,4]	Gabe von Sargramostim, parenteral
ZE2024-34 [4]	Gabe von Granulozytenkonzentraten
ZE2024-35 [4]	Fremdbezug von hämatopoetischen Stammzellen
ZE2024-36 [4]	Versorgung von Schwerstbehinderten
ZE2024-40 [4]	Naturheilkundliche Komplexbehandlung
ZE2024-41 [4,5]	Multimodal-nichtoperative Komplexbehandlung des Bewegungssystems
ZE2024-44 [4]	Stammzellboost nach erfolgter Transplantation von hämatopoetischen Stammzellen, nach In-vitro-Aufbereitung
ZE2024-45 [4]	Komplexe Diagnostik bei hämatologischen und onkologischen Erkrankungen bei Kindern und Jugendlichen
ZE2024-46 [2,4]	Gabe von Anti-Human-T-Lymphozyten-Immunglobulin, parenteral
ZE2024-49 [4]	Hypertherme intraperitoneale Chemotherapie (HIPEC) in Kombination mit Peritonektomie und ggf. mit Multiviszeralresektion oder hypertherme intrathorakale Chemotherapie (HITOC) in Kombination mit Pleurektomie und ggf. mit Tumorreduktion
ZE2024-50 [4,6]	Implantation einer (Hybrid)-Prothese an der Aorta
ZE2024-54 [4]	Selbstexpandierende Prothesen am Gastrointestinaltrakt
ZE2024-56 [4]	Gabe von Bosentan, oral
ZE2024-57 [4]	Gabe von Jod-131-MIBG (Metajodobenzylguanidin), parenteral
ZE2024-58 [4]	Gabe von Alpha-1-Proteinaseninhibitor human, parenteral
ZE2024-61 [4]	Neurostimulatoren zur Hirn- oder Rückenmarkstimulation oder zur Stimulation des peripheren Nervensystems, Mehrkanalstimulator, wiederaufladbar
ZE2024-62 [4]	Mikroaxial-Blutpumpe
ZE2024-63 [4]	Gabe von Dibotermin alfa, Implantation am Knochen
ZE2024-65 [4]	Selektive intravaskuläre Radionuklidtherapie [SIRT] mit Yttrium-90- oder Rhenium-188- oder Holmium-166-markierten Mikrosphären
ZE2024-66 [4]	Enzymersatztherapie bei lysosomalen Speicherkrankheiten
ZE2024-67 [4]	Implantation einer Stent-Prothese an der Aorta, perkutan-transluminal
ZE2024-69 [4]	Gabe von Hämin, parenteral
ZE2024-71 [4]	Radiorezeptortherapie mit DOTA-konjugierten Somatostatinanaloga
ZE2024-72 [4]	Distraktionsmarknagel, motorisiert
ZE2024-74 [4]	Gabe von Sunitinib, oral

Anlage 4: Zusatzentgelte-Katalog (Liste) aG-DRG Version 2024

Zusatzentgelt 1	Bezeichnung 2
ZE2024-75 [4]	Gabe von Sorafenib, oral
ZE2024-77 [4]	Gabe von Lenalidomid, oral
ZE2024-79 [4]	Gabe von Nelarabin, parenteral
ZE2024-80 [2],[4]	Gabe von Amphotericin-B-Lipidkomplex, parenteral
ZE2024-82 [3],[4]	Peritonealdialyse, kontinuierlich, maschinell unterstützt (APD)
ZE2024-84 [4]	Gabe von Ambrisentan, oral
ZE2024-85 [4]	Gabe von Temsirolimus, parenteral
ZE2024-86 [4]	Andere Neurostimulatoren und Neuroprothesen
ZE2024-88 [4]	Komplexe neuropädiatrische Diagnostik mit weiteren Maßnahmen
ZE2024-91 [4]	Gabe von Dasatinib, oral
ZE2024-97 [4],[7]	Behandlung von Blutern mit Blutgerinnungsfaktoren
ZE2024-99 [4]	Fremdbezug von Donor-Lymphozyten
ZE2024-101 [4]	Gabe von Mifamurtid, parenteral
ZE2024-103 [4]	Gabe von Rituximab, subkutan
ZE2024-104 [4]	Gabe von Trastuzumab, subkutan
ZE2024-106 [4]	Gabe von Abatacept, subkutan
ZE2024-107 [4]	Medikamente-freisetzende bioresorbierbare Koronarstents
ZE2024-108 [4]	Implantation einer Irisprothese
ZE2024-109 [3],[4]	Dialyse mit High-Cut-off-Dialysemembran
ZE2024-110 [4]	Gabe von Tocilizumab, subkutan
ZE2024-111 [4]	Gabe von Paclitaxel, als an Albumin gebundene Nanopartikel, parenteral
ZE2024-112 [4]	Gabe von Abirateron, oral
ZE2024-113 [4]	Gabe von Cabazitaxel, parenteral
ZE2024-115 [4]	Molekulares Monitoring der Resttumorlast [MRD]: Molekulargenetische Identifikation und Herstellung von patientenspezifischen Markern
ZE2024-116 [4]	Molekulares Monitoring der Resttumorlast [MRD]: Patientenspezifische molekulargenetische Quantifizierung
ZE2024-117 [4]	Chemosaturations-Therapie mittels perkutaner Leberperfusion
ZE2024-118 [4]	Neurostimulatoren zur Hirnstimulation, Einkanalstimulator
ZE2024-119 [4]	Distraktionsmarknagel, nicht motorisiert
ZE2024-120 [4]	Gabe von Pemetrexed, parenteral
ZE2024-121 [4]	Gabe von Etanercept, parenteral
ZE2024-122 [4]	Gabe von Imatinib, oral
ZE2024-123 [4]	Gabe von Caspofungin, parenteral
ZE2024-124 [4]	Gabe von Voriconazol, oral
ZE2024-125 [4]	Gabe von Voriconazol, parenteral
ZE2024-127 [4]	Gabe von L-Asparaginase aus Erwinia chrysanthemi [Erwinase], parenteral
ZE2024-128 [4]	Gabe von nicht pegylierter Asparaginase, parenteral
ZE2024-129 [4]	Gabe von pegylierter Asparaginase, parenteral
ZE2024-130 [4]	Gabe von Belimumab, parenteral
ZE2024-131 [4]	Gabe von Defibrotid, parenteral
ZE2024-132 [4]	Gabe von Thiotepa, parenteral
ZE2024-133 [4]	Spezialisierte palliativmedizinische Komplexbehandlung durch einen internen Palliativdienst
ZE2024-134 [4]	Spezialisierte palliativmedizinische Komplexbehandlung durch einen externen Palliativdienst
ZE2024-135 [4]	Basisdiagnostik bei unklarem Symptomkomplex bei Neugeborenen und Säuglingen mit weiteren Maßnahmen
ZE2024-136 [4]	Einlegen von endobronchialen Nitinolspiralen
ZE2024-137 [4],[7],[8]	Gabe von rekombinantem aktiviertem Faktor VII

Zusatzentgelt	Bezeichnung
1	2
ZE2024-138 [4), 7), 9)]	Gabe von Fibrinogenkonzentrat
ZE2024-139 [4), 7), 10)]	Gabe von Blutgerinnungsfaktoren
ZE2024-140 [4)]	Gabe von Brentuximab vedotin, parenteral
ZE2024-141 [4)]	Gabe von Enzalutamid, oral
ZE2024-142 [4)]	Gabe von Aflibercept, intravenös
ZE2024-143 [4)]	Gabe von Eltrombopag, oral
ZE2024-144 [4)]	Gabe von Obinutuzumab, parenteral
ZE2024-145 [4)]	Gabe von Ibrutinib, oral
ZE2024-146 [4)]	Gabe von Ramucirumab, parenteral
ZE2024-147 [4)]	Gabe von Bortezomib, parenteral
ZE2024-148 [4)]	Gabe von Adalimumab, parenteral
ZE2024-149 [4)]	Gabe von Infliximab, parenteral
ZE2024-150 [4)]	Gabe von Busulfan, parenteral
ZE2024-151 [4)]	Gabe von Rituximab, intravenös
ZE2024-152 [4)]	Mehrdimensionale pädiatrische Diagnostik
ZE2024-153 [4)]	Gabe von Trastuzumab, intravenös
ZE2024-154 [4)]	Gabe von Anidulafungin, parenteral
ZE2024-156 [4)]	Gabe von Posaconazol, parenteral
ZE2024-157 [4)]	Gabe von Pixantron, parenteral
ZE2024-158 [4)]	Gabe von Pertuzumab, parenteral
ZE2024-159 [4)]	Gabe von Blinatumomab, parenteral
ZE2024-161 [4)]	Gabe von Nivolumab, parenteral
ZE2024-162 [4)]	Gabe von Carfilzomib, parenteral
ZE2024-163 [4)]	Gabe von Macitentan, oral
ZE2024-164 [4)]	Gabe von Riociguat, oral
ZE2024-165 [4)]	Gabe von Nusinersen, intrathekal
ZE2024-166 [4)]	Gabe von Isavuconazol, parenteral
ZE2024-167 [4)]	Gabe von Isavuconazol, oral
ZE2024-169 [4)]	Gabe von Liposomalem Irinotecan, parenteral
ZE2024-170 [4)]	Gabe von Bevacizumab, parenteral
ZE2024-171 [4)]	Gabe von Clofarabin, parenteral
ZE2024-172 [4)]	Gabe von Posaconazol, oral, Suspension
ZE2024-173 [4)]	Gabe von Posaconazol, oral, Tabletten
ZE2024-175 [4), 11)]	Gabe von Filgrastim, parenteral
ZE2024-176 [4), 11)]	Gabe von Lenograstim, parenteral
ZE2024-177 [4), 11)]	Gabe von Pegfilgrastim, parenteral
ZE2024-178 [4), 11)]	Gabe von Lipegfilgrastim, parenteral
ZE2024-180 [4)]	Gabe von Azacytidin, parenteral
ZE2024-182 [4)]	Gabe von Vedolizumab, parenteral
ZE2024-183 [4)]	Gabe von Elotuzumab, parenteral
ZE2024-187 [4)]	Neurostimulatoren zur Hypoglossusnerv-Stimulation
ZE2024-188 [4)]	Patientenindividuell hergestellte Stent-Prothesen an der Aorta, ohne Öffnung
ZE2024-189 [4)]	Stent-Prothesen an der Aorta, mit Öffnung
ZE2024-190 [4)]	Längerfristige Beatmungsentwöhnung
ZE2024-191 [4)]	Gabe von Dinutuximab beta, parenteral
ZE2024-192 [4)]	Gabe von Midostaurin, oral
ZE2024-193 [4)]	Gabe von Onasemnogen abeparvovec, parenteral

Anlage 4: Zusatzentgelte-Katalog (Liste) aG-DRG Version 2024

Zusatzentgelt	Bezeichnung
1	2
ZE2024-194 [4]	Gabe von Ustekinumab, intravenös
ZE2024-195 [4]	Gabe von Ustekinumab, subkutan
ZE2024-196 [4]	Gabe von Micafungin, parenteral
ZE2024-198 [4]	Molekulares Monitoring der Resttumorlast [MRD]: Molekulargenetische Identifikation von krankheitsspezifischen Markern
ZE2024-199 [4]	Molekulares Monitoring der Resttumorlast [MRD]: Krankheitsspezifische molekulargenetische Quantifizierung
ZE2024-200 [4]	Gabe von Daratumumab, intravenös
ZE2024-201 [4]	Gabe von Daratumumab, subkutan
ZE2024-202 [12]	Gabe von Aldesleukin, parenteral
ZE2024-203 [4]	Gabe von Durvalumab, parenteral
ZE2024-204 [4]	Gabe von Gemtuzumab ozogamicin, parenteral
ZE2024-205 [4]	Gabe von Polatuzumab vedotin, parenteral
ZE2024-206 [13]	Gabe von Natalizumab, parenteral
ZE2024-207 [14]	Gabe von Itraconazol, parenteral
ZE2024-208 [15]	Gabe von Trabectedin, parenteral
ZE2024-209 [16]	Gabe von Plerixafor, parenteral
ZE2024-210 [17]	Gabe von Eculizumab, parenteral
ZE2024-211 [18]	Gabe von Tocilizumab, intravenös
ZE2024-212 [4]	Gabe von Idarucizumab, parenteral
ZE2024-213 [4]	Gabe von Andexanet alfa, parenteral
ZE2024-214 [4]	Gabe von Letermovir, oral
ZE2024-215 [4]	Gabe von Letermovir, parenteral
ZE2024-216 [4]	Gabe von Avelumab, parenteral
ZE2024-217 [4]	Gabe von Apalutamid, oral
ZE2024-218 [4]	Gabe von Cemiplimab, parenteral
ZE2024-219 [4], [19]	Gabe von rekombinantem aktiviertem Faktor VII bei postpartaler Blutung
ZE2024-220 [4], [20]	Zusatzaufwand bei Behandlung mit Gabe von CAR-T-Zellen

Fußnoten:

1) Die jeweiligen Definitionen (OPS-Kodes und OPS-Texte) sind in Anlage 6 aufgeführt.
2) Das Zulassungsrecht bleibt von der Katalogaufnahme unberührt. Die Kostenträger entscheiden im Einzelfall, ob die Kosten dieser Medikamente übernommen werden.
3) Eine zusätzliche Abrechnung ist im Zusammenhang mit einer Fallpauschale der Basis-DRG L60 oder L71 oder der DRG L90B oder L90C und dem nach Anlage 3b krankenhausindividuell zu vereinbarenden Entgelt L90A nicht möglich.
4) Nach Paragraf 5 Abs. 2 Satz 3 FPV 2024 ist für diese Zusatzentgelte das bisher krankenhausindividuell vereinbarte Entgelt der Höhe nach bis zum Beginn des Wirksamwerdens der neuen Budgetvereinbarung weiter zu erheben. Dies gilt auch, sofern eine Anpassung der entsprechenden OPS-Kodes erfolgt sein sollte.
5) Die Bewertung des Zusatzentgeltes mittels einer Differenzkostenbetrachtung hat in Abhängigkeit der abzurechnenden DRG-Fallpauschalen zu erfolgen.
6) Die Bewertung des Zusatzentgeltes mittels einer Differenzkostenbetrachtung hat in Abhängigkeit der abzurechnenden DRG-Fallpauschalen und ggf. weiterer abrechenbarer Zusatzentgelte für Stent-Prothesen zu erfolgen.
7) Die jeweils zugehörigen ICD-Kodes und -Texte sind in Anlage 7 aufgeführt.
8) Für das Jahr 2024 gilt ein Schwellenwert in der Höhe von 20.000 € für den im Rahmen der Behandlung des Patienten für Blutgerinnungsfaktoren angefallenen Betrag. Ab Überschreitung dieses Schwellenwertes ist der gesamte für die Behandlung des Patienten mit Blutgerinnungsfaktoren angefallene Betrag abzurechnen.
9) Für das Jahr 2024 gilt ein Schwellenwert in der Höhe von 2.500 € für den im Rahmen der Behandlung des Patienten für Blutgerinnungsfaktoren angefallenen Betrag. Ab Überschreitung dieses Schwellenwertes ist der gesamte für die Behandlung des Patienten mit Blutgerinnungsfaktoren angefallene Betrag abzurechnen.
10) Für das Jahr 2024 gilt ein Schwellenwert in der Höhe von 6.000 € für die Summe der im Rahmen der Behandlung des Patienten für Blutgerinnungsfaktoren angefallenen Beträge. Ab Überschreitung dieses Schwellenwertes ist der gesamte für die Behandlung des Patienten mit Blutgerinnungsfaktoren angefallene Betrag abzurechnen.
11) Bei der Vereinbarung der Entgelthöhen für die Zusatzentgelte für Granulozyten-Kolonie-stimulierende Faktoren wird in analoger Umsetzung der bisherigen Bewertung empfohlen, die Verhandlung zu den Entgelthöhen auf Basis der krankenhausindividuellen Kostensituation zu führen und bei der finalen Vereinbarung die Entgelthöhe der Zusatzentgelte für Pegfilgrastim (ZE2024-177) bzw. Lipegfilgrastim (ZE2024-178) um einen Betrag zu reduzieren, der in etwa dem dreifachen Wert der Kosten einer typischen Tagesdosis Filgrastim (ZE2024-175) bzw. Lenograstim (ZE2024-176) entspricht.

12) Nach Paragraf 5 Abs. 2 Satz 3 FPV 2024 ist für dieses Zusatzentgelt das bisher krankenhausindividuell vereinbarte Entgelt der Höhe nach bis zum Beginn des Wirksamwerdens der Budgetvereinbarung 2024 weiter zu erheben. Bei fehlender Budgetvereinbarung 2023 ist für dieses Zusatzentgelt das bewertete Zusatzentgelt ZE48 in Höhe von 70 Prozent der im DRG-Katalog 2022 bewerteten Höhe bis zum Beginn des Wirksamwerdens der Budgetvereinbarung 2023 weiter zu erheben. Dies gilt auch, sofern eine Anpassung der entsprechenden OPS-Kodes erfolgt sein sollte.

13) Nach Paragraf 5 Abs. 2 Satz 3 FPV 2024 ist für dieses Zusatzentgelt das bisherige bewertete Zusatzentgelt ZE97 aus 2023 bis zum Beginn des Wirksamwerdens der neuen Budgetvereinbarung der Höhe nach weiter zu erheben. Dies gilt auch, sofern eine Anpassung der entsprechenden OPS-Kodes erfolgt sein sollte.

14) Nach Paragraf 5 Abs. 2 Satz 3 FPV 2024 ist für dieses Zusatzentgelt das bisherige bewertete Zusatzentgelt ZE113 aus 2023 bis zum Beginn des Wirksamwerdens der neuen Budgetvereinbarung der Höhe nach weiter zu erheben. Dies gilt auch, sofern eine Anpassung der entsprechenden OPS-Kodes erfolgt sein sollte.

15) Nach Paragraf 5 Abs. 2 Satz 3 FPV 2024 ist für dieses Zusatzentgelt das bisherige bewertete Zusatzentgelt ZE117 aus 2023 bis zum Beginn des Wirksamwerdens der neuen Budgetvereinbarung der Höhe nach weiter zu erheben. Dies gilt auch, sofern eine Anpassung der entsprechenden OPS-Kodes erfolgt sein sollte.

16) Nach Paragraf 5 Abs. 2 Satz 3 FPV 2024 ist für dieses Zusatzentgelt das bisherige bewertete Zusatzentgelt ZE143 aus 2023 bis zum Beginn des Wirksamwerdens der neuen Budgetvereinbarung der Höhe nach weiter zu erheben. Dies gilt auch, sofern eine Anpassung der entsprechenden OPS-Kodes erfolgt sein sollte.

17) Nach Paragraf 5 Abs. 2 Satz 3 FPV 2024 ist für dieses Zusatzentgelt das bisherige bewertete Zusatzentgelt ZE154 aus 2023 bis zum Beginn des Wirksamwerdens der neuen Budgetvereinbarung der Höhe nach weiter zu erheben. Dies gilt auch, sofern eine Anpassung der entsprechenden OPS-Kodes erfolgt sein sollte.

18) Nach Paragraf 5 Abs. 2 Satz 3 FPV 2024 ist für dieses Zusatzentgelt das bisherige bewertete Zusatzentgelt ZE157 aus 2023 bis zum Beginn des Wirksamwerdens der neuen Budgetvereinbarung der Höhe nach weiter zu erheben. Dies gilt auch, sofern eine Anpassung der entsprechenden OPS-Kodes erfolgt sein sollte.

19) Das Zusatzentgelt kann ausschließlich bei postpartaler Blutung (ICD Kode O72.-) abgerechnet werden. Bei Vorliegen einer dauerhaften Gerinnungsstörung ist ggf. das Zusatzentgelt ZE2024-97 abzurechnen.

20) Die Bewertung des Zusatzentgeltes erfolgt mittels einer Differenzkostenbetrachtung in Abhängigkeit der abzurechnenden DRG-Fallpauschalen. Die Kosten des CAR-T-Produkts selbst sind nicht zu berücksichtigen.

Anlage 5: Zusatzentgelte-Katalog (Definition und differenzierte Beträge) — aG-DRG Version 2024

Anlage 5
Zusatzentgelte-Katalog[1)]
– Definition und differenzierte Beträge –

ZE	Bezeichnung	ZE_D	OPS Version 2024: OPS-Kode	OPS Version 2024: OPS-Text	Betrag
1	2	3	4	5	6
ZE01.01 [1)]	Hämodialyse, intermittierend, Alter > 14 Jahre		8-854.2	Hämodialyse: Intermittierend, Antikoagulation mit Heparin oder ohne Antikoagulation	siehe Anlage 2
			8-854.3	Hämodialyse: Intermittierend, Antikoagulation mit sonstigen Substanzen	
			8-854.4	Hämodialyse: Verlängert intermittierend, Antikoagulation mit Heparin oder ohne Antikoagulation	
			8-854.5	Hämodialyse: Verlängert intermittierend, Antikoagulation mit sonstigen Substanzen	
ZE01.02 [1)]	Hämodialyse, intermittierend, Alter < 15 Jahre		8-854.2	Hämodialyse: Intermittierend, Antikoagulation mit Heparin oder ohne Antikoagulation	siehe Anlage 2
			8-854.3	Hämodialyse: Intermittierend, Antikoagulation mit sonstigen Substanzen	
			8-854.4	Hämodialyse: Verlängert intermittierend, Antikoagulation mit Heparin oder ohne Antikoagulation	
			8-854.5	Hämodialyse: Verlängert intermittierend, Antikoagulation mit sonstigen Substanzen	
ZE02 [1)]	Hämodiafiltration, intermittierend		8-855.3	Hämodiafiltration: Intermittierend, Antikoagulation mit Heparin oder ohne Antikoagulation	siehe Anlage 2
			8-855.4	Hämodiafiltration: Intermittierend, Antikoagulation mit sonstigen Substanzen	
			8-855.5	Hämodiafiltration: Verlängert intermittierend, Antikoagulation mit Heparin oder ohne Antikoagulation	
			8-855.6	Hämodiafiltration: Verlängert intermittierend, Antikoagulation mit sonstigen Substanzen	
ZE09	Vollimplantierbare Medikamentenpumpe mit programmierbarem variablen Tagesprofil		5-028.11	Funktionelle Eingriffe an Schädel, Gehirn und Hirnhäuten: Implantation oder Wechsel einer Medikamentenpumpe zur intraventrikulären Infusion: Vollimplantierbare Medikamentenpumpe mit programmierbarem variablen Tagesprofil	siehe Anlage 2
			5-038.41	Operationen am spinalen Liquorsystem: Implantation oder Wechsel einer Medikamentenpumpe zur intrathekalen und/oder epiduralen Infusion: Vollimplantierbare Medikamentenpumpe mit programmierbarem variablen Tagesprofil	
ZE10	Künstlicher Blasenschließmuskel		5-597.0*	Eingriffe bei artifiziellem Harnblasensphinkter: Implantation	siehe Anlage 2
			5-597.30	Eingriffe bei artifiziellem Harnblasensphinkter: Wechsel: Vollständig, bulbär, 1 Cuff	
			5-597.31	Eingriffe bei artifiziellem Harnblasensphinkter: Wechsel: Vollständig, bulbär, 2 Cuffs	
			5-597.32	Eingriffe bei artifiziellem Harnblasensphinkter: Wechsel: Vollständig, am Blasenhals	
ZE11	Wirbelkörperersatz			Wirbelkörperersatz: Wirbelkörperersatz durch Implantat	
		ZE11.01	5-837.00	1 Wirbelkörper	935,79 €
		ZE11.02	5-837.01	2 Wirbelkörper	1.577,63 €
		ZE11.03	5-837.02	3 Wirbelkörper	2.219,47 €
		ZE11.04	5-837.04	4 Wirbelkörper	2.861,31 €
		ZE11.05	5-837.05	5 oder mehr Wirbelkörper	3.503,15 €
ZE30 [8)]	Gabe von Prothrombinkomplex, parenteral			Transfusion von Plasma und anderen Plasmabestandteilen und gentechnisch hergestellten Plasmaproteinen: Prothrombinkomplex	
		ZE30.02	8-812.53	3.500 IE bis unter 4.500 IE	846,95 €
		ZE30.03	8-812.54	4.500 IE bis unter 5.500 IE	1.077,35 €
		ZE30.04	8-812.55	5.500 IE bis unter 6.500 IE	1.300,25 €
		ZE30.05	8-812.56	6.500 IE bis unter 7.500 IE	1.521,75 €
		ZE30.06	8-812.57	7.500 IE bis unter 8.500 IE	1.746,05 €
		ZE30.07	8-812.58	8.500 IE bis unter 9.500 IE	1.968,45 €
		ZE30.08	8-812.59	9.500 IE bis unter 10.500 IE	2.191,85 €
		ZE30.09	8-812.5a	10.500 IE bis unter 15.500 IE	2.711,95 €
		ZE30.10	8-812.5b	15.500 IE bis unter 20.500 IE	3.826,45 €
		ZE30.11	8-812.5c	20.500 IE bis unter 25.500 IE	4.940,95 €
		ZE30.12	8-812.5d	25.500 IE bis unter 30.500 IE	6.055,45 €
		ZE30.13		Siehe weitere Differenzierung ZE30.14 bis ZE30.23	
		ZE30.14	8-812.5f	30.500 IE bis unter 40.500 IE	7.355,70 €
		ZE30.15	8-812.5g	40.500 IE bis unter 50.500 IE	9.584,70 €

ZE	Bezeichnung	ZE_D	OPS Version 2024: OPS-Kode	OPS Version 2024: OPS-Text	Betrag
1	2	3	4	5	6
		ZE30.16	8-812.5h	50.500 IE bis unter 60.500 IE	11.813,70 €
		ZE30.17	8-812.5j	60.500 IE bis unter 80.500 IE	14.599,95 €
		ZE30.18	8-812.5k	80.500 IE bis unter 100.500 IE	19.057,95 €
		ZE30.19	8-812.5m	100.500 IE bis unter 120.500 IE	23.515,95 €
		ZE30.20	8-812.5n	120.500 IE bis unter 140.500 IE	27.973,95 €
		ZE30.21	8-812.5p	140.500 IE bis unter 160.500 IE	32.431,95 €
		ZE30.22	8-812.5q	160.500 IE bis unter 200.500 IE	38.004,45 €
		ZE30.23	8-812.5r	200.500 IE oder mehr	46.920,45 €
ZE36	Plasmapherese			Therapeutische Plasmapherese	
		ZE36.01	8-820.00	1 Plasmapherese	1.123,95 €
			8-820.10	1 Plasmapherese	
			8-820.20	1 Plasmapherese	
			8-826.*0	1 Doppelfiltrationsplasmapherese	
		ZE36.02	8-820.01	2 Plasmapheresen	2.247,90 €
			8-820.11	2 Plasmapheresen	
			8-820.21	2 Plasmapheresen	
			8-826.*1	2 Doppelfiltrationsplasmapheresen	
		ZE36.03	8-820.02	3 Plasmapheresen	3.371,85 €
			8-820.12	3 Plasmapheresen	
			8-820.22	3 Plasmapheresen	
			8-826.*2	3 Doppelfiltrationsplasmapheresen	
		ZE36.04	8-820.03	4 Plasmapheresen	4.495,80 €
			8-820.13	4 Plasmapheresen	
			8-820.23	4 Plasmapheresen	
			8-826.*3	4 Doppelfiltrationsplasmapheresen	
		ZE36.05	8-820.04	5 Plasmapheresen	5.619,75 €
			8-820.14	5 Plasmapheresen	
			8-820.24	5 Plasmapheresen	
			8-826.*4	5 Doppelfiltrationsplasmapheresen	
		ZE36.06	8-820.08	6 Plasmapheresen	6.743,70 €
			8-820.18	6 Plasmapheresen	
			8-820.25	6 Plasmapheresen	
			8-826.*5	6 Doppelfiltrationsplasmapheresen	
		ZE36.07	8-820.09	7 Plasmapheresen	7.867,65 €
			8-820.19	7 Plasmapheresen	
			8-820.26	7 Plasmapheresen	
			8-826.*6	7 Doppelfiltrationsplasmapheresen	
		ZE36.08	8-820.0a	8 Plasmapheresen	8.991,60 €
			8-820.1a	8 Plasmapheresen	
			8-820.27	8 Plasmapheresen	
			8-826.*7	8 Doppelfiltrationsplasmapheresen	
		ZE36.09	8-820.0b	9 Plasmapheresen	10.115,55 €
			8-820.1b	9 Plasmapheresen	
			8-820.28	9 Plasmapheresen	
			8-826.*8	9 Doppelfiltrationsplasmapheresen	
		ZE36.10	8-820.0c	10 Plasmapheresen	11.239,50 €
			8-820.1c	10 Plasmapheresen	
			8-820.29	10 Plasmapheresen	
			8-826.*9	10 Doppelfiltrationsplasmapheresen	
		ZE36.11	8-820.0d	11 Plasmapheresen	12.363,45 €
			8-820.1d	11 Plasmapheresen	
			8-820.2a	11 Plasmapheresen	
			8-826.*a	11 Doppelfiltrationsplasmapheresen	
		ZE36.12	8-820.0e	12 Plasmapheresen	13.487,40 €
			8-820.1e	12 Plasmapheresen	
			8-820.2b	12 Plasmapheresen	
			8-826.*b	12 Doppelfiltrationsplasmapheresen	
		ZE36.13	8-820.0f	13 Plasmapheresen	14.611,35 €
			8-820.1f	13 Plasmapheresen	
			8-820.2c	13 Plasmapheresen	
			8-826.*c	13 Doppelfiltrationsplasmapheresen	

Anlage 5: Zusatzentgelte-Katalog (Definition und differenzierte Beträge)   aG-DRG Version 2024

ZE	Bezeichnung	ZE_D	OPS Version 2024: OPS-Kode	OPS Version 2024: OPS-Text	Betrag
1	2	3	4	5	6
		ZE36.14	8-820.0g	14 Plasmapheresen	15.735,30 €
			8-820.1g	14 Plasmapheresen	
			8-820.2d	14 Plasmapheresen	
			8-826.*d	14 Doppelfiltrationsplasmapheresen	
		ZE36.15	8-820.0h	15 Plasmapheresen	16.859,25 €
			8-820.1h	15 Plasmapheresen	
			8-820.2e	15 Plasmapheresen	
			8-826.*e	15 Doppelfiltrationsplasmapheresen	
		ZE36.16	8-820.0j	16 bis 17 Plasmapheresen	18.545,18 €
			8-820.1j	16 bis 17 Plasmapheresen	
			8-820.2f	16 bis 17 Plasmapheresen	
			8-826.*f	16 bis 17 Doppelfiltrationsplasmapheresen	
		ZE36.17	8-820.0k	18 bis 19 Plasmapheresen	20.793,08 €
			8-820.1k	18 bis 19 Plasmapheresen	
			8-820.2g	18 bis 19 Plasmapheresen	
			8-826.*g	18 bis 19 Doppelfiltrationsplasmapheresen	
		ZE36.18	8-820.0m	20 bis 21 Plasmapheresen	23.040,98 €
			8-820.1m	20 bis 21 Plasmapheresen	
			8-820.2h	20 bis 21 Plasmapheresen	
			8-826.*h	20 bis 21 Doppelfiltrationsplasmapheresen	
		ZE36.19	8-820.0n	22 bis 23 Plasmapheresen	25.288,88 €
			8-820.1n	22 bis 23 Plasmapheresen	
			8-820.2j	22 bis 23 Plasmapheresen	
			8-826.*j	22 bis 23 Doppelfiltrationsplasmapheresen	
		ZE36.20	8-820.0p	24 bis 25 Plasmapheresen	27.536,78 €
			8-820.1p	24 bis 25 Plasmapheresen	
			8-820.2k	24 bis 25 Plasmapheresen	
			8-826.*k	24 bis 25 Doppelfiltrationsplasmapheresen	
		ZE36.21	8-820.0q	26 bis 28 Plasmapheresen	30.346,65 €
			8-820.1q	26 bis 28 Plasmapheresen	
			8-820.2m	26 bis 28 Plasmapheresen	
			8-826.*m	26 bis 28 Doppelfiltrationsplasmapheresen	
		ZE36.22	8-820.0r	29 bis 31 Plasmapheresen	33.718,50 €
			8-820.1r	29 bis 31 Plasmapheresen	
			8-820.2n	29 bis 31 Plasmapheresen	
			8-826.*n	29 bis 31 Doppelfiltrationsplasmapheresen	
		ZE36.23	8-820.0s	32 bis 34 Plasmapheresen	37.090,35 €
			8-820.1s	32 bis 34 Plasmapheresen	
			8-820.2p	32 bis 34 Plasmapheresen	
			8-826.*p	32 bis 34 Doppelfiltrationsplasmapheresen	
		ZE36.24	8-820.0t	35 bis 39 Plasmapheresen	41.586,15 €
			8-820.1t	35 bis 39 Plasmapheresen	
			8-820.2q	35 bis 39 Plasmapheresen	
			8-826.*q	35 bis 39 Doppelfiltrationsplasmapheresen	
		ZE36.25	8-820.0u	40 bis 44 Plasmapheresen	47.205,90 €
			8-820.1u	40 bis 44 Plasmapheresen	
			8-820.2r	40 bis 44 Plasmapheresen	
			8-826.*r	40 bis 44 Doppelfiltrationsplasmapheresen	
		ZE36.26	8-820.0v	45 bis 49 Plasmapheresen	52.825,65 €
			8-820.1v	45 bis 49 Plasmapheresen	
			8-820.2s	45 bis 49 Plasmapheresen	
			8-826.*s	45 bis 49 Doppelfiltrationsplasmapheresen	
		ZE36.27	8-820.0w	50 oder mehr Plasmapheresen	58.445,40 €
			8-820.1w	50 oder mehr Plasmapheresen	
			8-820.2t	50 oder mehr Plasmapheresen	
			8-826.*t	50 oder mehr Doppelfiltrationsplasmapheresen	
ZE37	Extrakorporale Photopherese		8-824	Photopherese	siehe Anlage 2

ZE	Bezeichnung	ZE$_D$	OPS Version 2024: OPS-Kode	OPS Version 2024: OPS-Text	Betrag
1	2	3	4	5	6
ZE47	Gabe von Antithrombin III, parenteral			Transfusion von Plasmabestandteilen und gentechnisch hergestellten Plasmaproteinen: Antithrombin III	
		ZE47.01[6]	8-810.g1	2.000 IE bis unter 3.500 IE	147,00 €
		ZE47.02[6]	8-810.g2	3.500 IE bis unter 5.000 IE	235,20 €
		ZE47.03[6]	8-810.g3	5.000 IE bis unter 7.000 IE	333,20 €
		ZE47.04	8-810.g4	7.000 IE bis unter 10.000 IE	470,40 €
		ZE47.05	8-810.g5	10.000 IE bis unter 15.000 IE	686,00 €
		ZE47.06	8-810.g6	15.000 IE bis unter 20.000 IE	980,00 €
		ZE47.07	8-810.g7	20.000 IE bis unter 25.000 IE	1.274,00 €
		ZE47.08	8-810.g8	25.000 IE bis unter 30.000 IE	1.568,00 €
		ZE47.09	8-810.g9	30.000 IE bis unter 40.000 IE	1.960,00 €
		ZE47.10	8-810.gb	40.000 IE bis unter 50.000 IE	2.548,00 €
		ZE47.11	8-810.gc	50.000 IE bis unter 60.000 IE	3.136,00 €
		ZE47.12	8-810.gd	60.000 IE bis unter 70.000 IE	3.724,00 €
		ZE47.13	8-810.ge	70.000 IE bis unter 90.000 IE	4.508,00 €
		ZE47.14	8-810.gf	90.000 IE bis unter 110.000 IE	5.684,00 €
		ZE47.15	8-810.gg	110.000 IE bis unter 130.000 IE	6.860,00 €
		ZE47.16	8-810.gh	130.000 IE bis unter 150.000 IE	8.036,00 €
		ZE47.17	8-810.gj	150.000 IE oder mehr	9.212,00 €
ZE50	Gabe von Cetuximab, parenteral			Applikation von Medikamenten, Liste 1: Cetuximab, parenteral	
		ZE50.01	6-001.a0	250 mg bis unter 350 mg	774,78 €
		ZE50.02	6-001.a1	350 mg bis unter 450 mg	1.048,23 €
		ZE50.03	6-001.a2	450 mg bis unter 550 mg	1.321,68 €
		ZE50.04	6-001.a3	550 mg bis unter 650 mg	1.595,13 €
		ZE50.05	6-001.a4	650 mg bis unter 750 mg	1.868,58 €
		ZE50.06	6-001.a5	750 mg bis unter 850 mg	2.142,03 €
		ZE50.07	6-001.a6	850 mg bis unter 1.050 mg	2.506,63 €
		ZE50.08	6-001.a7	1.050 mg bis unter 1.250 mg	3.053,53 €
		ZE50.09	6-001.a8	1.250 mg bis unter 1.450 mg	3.600,43 €
		ZE50.10	6-001.a9	1.450 mg bis unter 1.650 mg	4.147,33 €
		ZE50.11	6-001.aa	1.650 mg bis unter 1.850 mg	4.694,23 €
		ZE50.12	6-001.ab	1.850 mg bis unter 2.150 mg	5.332,28 €
		ZE50.13	6-001.ac	2.150 mg bis unter 2.450 mg	6.152,63 €
		ZE50.14	6-001.ad	2.450 mg bis unter 2.750 mg	6.972,98 €
		ZE50.15	6-001.ae	2.750 mg bis unter 3.050 mg	7.793,33 €
		ZE50.16	6-001.af	3.050 mg bis unter 3.350 mg	8.613,68 €
		ZE50.17		Siehe weitere Differenzierung ZE50.18 bis ZE50.20	
		ZE50.18	6-001.ah	3.350 mg bis unter 3.950 mg	9.707,48 €
		ZE50.19	6-001.aj	3.950 mg bis unter 4.550 mg	11.348,18 €
		ZE50.20	6-001.ak	4.550 mg oder mehr	12.988,88 €
ZE51	Gabe von Human-Immunglobulin, spezifisch gegen Hepatitis-B-surface-Antigen, parenteral			Transfusion von Plasmabestandteilen und gentechnisch hergestellten Plasmaproteinen: Human-Immunglobulin, spezifisch gegen Hepatitis-B-surface-Antigen [HBsAg]	
		ZE51.01	8-810.q0	2.000 IE bis unter 4.000 IE	1.821,20 €
		ZE51.02	8-810.q1	4.000 IE bis unter 6.000 IE	3.642,40 €
		ZE51.03	8-810.q2	6.000 IE bis unter 8.000 IE	5.463,60 €
		ZE51.04	8-810.q3	8.000 IE bis unter 10.000 IE	7.284,80 €
		ZE51.05	8-810.q4	10.000 IE bis unter 12.000 IE	9.106,00 €
		ZE51.06	8-810.q5	12.000 IE bis unter 14.000 IE	10.927,20 €
		ZE51.07	8-810.q6	14.000 IE bis unter 16.000 IE	12.748,40 €
		ZE51.08	8-810.q7	16.000 IE bis unter 18.000 IE	14.569,60 €
		ZE51.09	8-810.q8	18.000 IE bis unter 20.000 IE	16.390,80 €
		ZE51.10	8-810.q9	20.000 IE bis unter 22.000 IE	18.212,00 €
		ZE51.11	8-810.qa	22.000 IE bis unter 24.000 IE	20.033,20 €
		ZE51.12	8-810.qb	24.000 IE bis unter 28.000 IE	21.854,40 €
		ZE51.13	8-810.qc	28.000 IE bis unter 32.000 IE	25.496,80 €
		ZE51.14	8-810.qd	32.000 IE bis unter 36.000 IE	29.139,20 €
		ZE51.15	8-810.qe	36.000 IE bis unter 40.000 IE	32.781,60 €
		ZE51.16	8-810.qf	40.000 IE bis unter 46.000 IE	36.424,00 €
		ZE51.17	8-810.qg	46.000 IE bis unter 52.000 IE	41.887,60 €
		ZE51.18	8-810.qh	52.000 IE bis unter 58.000 IE	47.351,20 €
		ZE51.19	8-810.qj	58.000 IE bis unter 64.000 IE	52.814,80 €
		ZE51.20		Siehe weitere Differenzierung ZE51.21 bis ZE51.25	
		ZE51.21	8-810.qm	64.000 IE bis unter 76.000 IE	58.278,40 €

Anlage 5: Zusatzentgelte-Katalog (Definition und differenzierte Beträge)   aG-DRG Version 2024

ZE	Bezeichnung	ZE$_D$	OPS Version 2024: OPS-Kode	OPS Version 2024: OPS-Text	Betrag
1	2	3	4	5	6
		ZE51.22	8-810.qn	76.000 IE bis unter 88.000 IE	69.205,60 €
		ZE51.23	8-810.qp	88.000 IE bis unter 100.000 IE	80.132,80 €
		ZE51.24	8-810.qq	100.000 IE bis unter 112.000 IE	91.060,00 €
		ZE51.25	8-810.qr	112.000 IE oder mehr	101.987,20 €
ZE52	Gabe von Liposomalem Doxorubicin, parenteral			Applikation von Medikamenten, Liste 1: Liposomales Doxorubicin, parenteral	
		ZE52.01[6)]	6-001.b0	10 mg bis unter 20 mg	321,67 €
		ZE52.02[6)]	6-001.b1	20 mg bis unter 30 mg	562,92 €
		ZE52.03	6-001.b2	30 mg bis unter 40 mg	804,18 €
		ZE52.04	6-001.b3	40 mg bis unter 50 mg	1.038,84 €
		ZE52.05	6-001.b4	50 mg bis unter 60 mg	1.286,68 €
		ZE52.06	6-001.b5	60 mg bis unter 70 mg	1.527,94 €
		ZE52.07	6-001.b6	70 mg bis unter 80 mg	1.769,19 €
		ZE52.08	6-001.b7	80 mg bis unter 90 mg	2.010,44 €
		ZE52.09	6-001.b8	90 mg bis unter 100 mg	2.251,69 €
		ZE52.10	6-001.b9	100 mg bis unter 110 mg	2.492,95 €
		ZE52.11	6-001.ba	110 mg bis unter 120 mg	2.734,20 €
		ZE52.12	6-001.bb	120 mg bis unter 140 mg	3.055,87 €
		ZE52.13	6-001.bc	140 mg bis unter 160 mg	3.538,38 €
		ZE52.14	6-001.bd	160 mg bis unter 180 mg	4.020,88 €
		ZE52.15	6-001.be	180 mg bis unter 200 mg	4.503,39 €
		ZE52.16	6-001.bf	200 mg bis unter 220 mg	4.985,90 €
		ZE52.17	6-001.bg	220 mg bis unter 240 mg	5.468,40 €
		ZE52.18	6-001.bh	240 mg bis unter 260 mg	5.950,91 €
		ZE52.19	6-001.bj	260 mg bis unter 280 mg	6.433,41 €
		ZE52.20	6-001.bk	280 mg bis unter 300 mg	6.915,92 €
		ZE52.21	6-001.bm	300 mg bis unter 320 mg	7.398,43 €
		ZE52.22		Siehe weitere Differenzierung ZE52.23 bis ZE52.30	
		ZE52.23	6-001.bp	320 mg bis unter 360 mg	8.041,77 €
		ZE52.24	6-001.bq	360 mg bis unter 400 mg	9.006,78 €
		ZE52.25	6-001.br	400 mg bis unter 440 mg	9.971,79 €
		ZE52.26	6-001.bs	440 mg bis unter 480 mg	10.936,80 €
		ZE52.27	6-001.bt	480 mg bis unter 520 mg	11.901,81 €
		ZE52.28	6-001.bu	520 mg bis unter 560 mg	12.866,83 €
		ZE52.29	6-001.bv	560 mg bis unter 600 mg	13.831,84 €
		ZE52.30	6-001.bw	600 mg oder mehr	14.796,85 €
ZE56	Vollimplantierbare Medikamentenpumpe mit konstanter Flussrate		5-028.10	Funktionelle Eingriffe an Schädel, Gehirn und Hirnhäuten: Implantation oder Wechsel einer Medikamentenpumpe zur intraventrikulären Infusion: Vollimplantierbare Medikamentenpumpe mit konstanter Flussrate	siehe Anlage 2
			5-038.40	Operationen am spinalen Liquorsystem: Implantation oder Wechsel einer Medikamentenpumpe zur intrathekalen und/oder epiduralen Infusion: Vollimplantierbare Medikamentenpumpe mit konstanter Flussrate	
ZE58	Hydraulische Penisprothesen		5-649.51	Andere Operationen am Penis: Implantation einer Penisprothese: Hydraulische Prothese	siehe Anlage 2
			5-649.a1	Andere Operationen am Penis: Wechsel einer semirigiden Penisprothese: In eine hydraulische Prothese	
			5-649.b1	Andere Operationen am Penis: Wechsel einer hydraulischen Penisprothese: Vollständig, in eine hydraulische Prothese	
ZE60	Palliativmedizinische Komplexbehandlung	ZE60.01	8-982.1	Palliativmedizinische Komplexbehandlung: Mindestens 7 bis höchstens 13 Behandlungstage	1.367,99 €
		ZE60.02	8-982.2	Palliativmedizinische Komplexbehandlung: Mindestens 14 bis höchstens 20 Behandlungstage	1.367,99 €
		ZE60.03	8-982.3	Palliativmedizinische Komplexbehandlung: Mindestens 21 Behandlungstage	1.502,41 €
ZE61	Lipoprotein-Apherese		8-822	Lipoprotein-Apherese	siehe Anlage 2

ZE	Bezeichnung	ZE$_D$	OPS Version 2024: OPS-Kode	OPS Version 2024: OPS-Text	Betrag
1	2	3	4	5	6
ZE62 [1)]	Hämofiltration, intermittierend		8-853.3	Hämofiltration: Intermittierend, Antikoagulation mit Heparin oder ohne Antikoagulation	siehe Anlage 2
			8-853.4	Hämofiltration: Intermittierend, Antikoagulation mit sonstigen Substanzen	
			8-853.5	Hämofiltration: Verlängert intermittierend, Antikoagulation mit Heparin oder ohne Antikoagulation	
			8-853.6	Hämofiltration: Verlängert intermittierend, Antikoagulation mit sonstigen Substanzen	
ZE64	Gabe von Human-Immunglobulin, spezifisch gegen Zytomegalie-Virus, parenteral			Transfusion von Plasmabestandteilen und gentechnisch hergestellten Plasmaproteinen: Human-Immunglobulin, spezifisch gegen Zytomegalie-Virus [CMV]	
		ZE64.01[4)]	8-810.s0	1,0 g bis unter 2,0 g	371,17 €
		ZE64.02[4)]	8-810.s1	2,0 g bis unter 3,0 g	649,54 €
		ZE64.03[4)]	8-810.s2	3,0 g bis unter 5,0 g	1.020,71 €
		ZE64.04	8-810.s3	5,0 g bis unter 7,5 g	1.391,88 €
		ZE64.05	8-810.s4	7,5 g bis unter 10,0 g	2.087,82 €
		ZE64.06	8-810.s5	10,0 g bis unter 12,5 g	2.783,76 €
		ZE64.07	8-810.s6	12,5 g bis unter 15,0 g	3.479,70 €
		ZE64.08	8-810.s7	15,0 g bis unter 20,0 g	4.175,63 €
		ZE64.09	8-810.s8	20,0 g bis unter 25,0 g	5.567,51 €
		ZE64.10	8-810.s9	25,0 g bis unter 30,0 g	6.959,39 €
		ZE64.11	8-810.sa	30,0 g bis unter 35,0 g	8.351,27 €
		ZE64.12	8-810.sb	35,0 g bis unter 40,0 g	9.743,15 €
		ZE64.13	8-810.sc	40,0 g bis unter 45,0 g	11.135,02 €
		ZE64.14	8-810.sd	45,0 g bis unter 50,0 g	12.526,90 €
		ZE64.15		Siehe weitere Differenzierung ZE64.16 bis ZE64.24	
		ZE64.16	8-810.sf	50,0 g bis unter 60,0 g	13.918,78 €
		ZE64.17	8-810.sg	60,0 g bis unter 70,0 g	16.702,54 €
		ZE64.18	8-810.sh	70,0 g bis unter 80,0 g	19.486,29 €
		ZE64.19	8-810.sj	80,0 g bis unter 90,0 g	22.270,05 €
		ZE64.20	8-810.sk	90,0 g bis unter 100,0 g	25.053,80 €
		ZE64.21	8-810.sm	100,0 g bis unter 120,0 g	27.837,56 €
		ZE64.22	8-810.sn	120,0 g bis unter 140,0 g	33.405,07 €
		ZE64.23	8-810.sp	140,0 g bis unter 160,0 g	38.972,58 €
		ZE64.24	8-810.sq	160,0 g oder mehr	44.540,10 €
ZE67	Gabe von Human-Immunglobulin, spezifisch gegen Varicella-Zoster-Virus, parenteral			Transfusion von Plasmabestandteilen und gentechnisch hergestellten Plasmaproteinen: Human-Immunglobulin, spezifisch gegen Varicella-Zoster-Virus [VZV]	
		ZE67.01[6)]	8-810.t0	250 IE bis unter 500 IE	369,60 €
		ZE67.02[6)]	8-810.t1	500 IE bis unter 750 IE	646,80 €
		ZE67.03[6)]	8-810.t2	750 IE bis unter 1.000 IE	924,00 €
		ZE67.04	8-810.t3	1.000 IE bis unter 1.500 IE	1.108,80 €
		ZE67.05	8-810.t4	1.500 IE bis unter 2.000 IE	1.663,20 €
		ZE67.06	8-810.t5	2.000 IE bis unter 2.500 IE	2.217,60 €
		ZE67.07	8-810.t6	2.500 IE bis unter 3.000 IE	2.772,00 €
		ZE67.08	8-810.t7	3.000 IE bis unter 3.500 IE	3.326,40 €
		ZE67.09	8-810.t8	3.500 IE bis unter 4.000 IE	3.880,80 €
		ZE67.10	8-810.t9	4.000 IE bis unter 5.000 IE	4.435,20 €
		ZE67.11	8-810.ta	5.000 IE bis unter 6.000 IE	5.544,00 €
		ZE67.12	8-810.tb	6.000 IE bis unter 7.000 IE	6.652,80 €
		ZE67.13	8-810.tc	7.000 IE bis unter 8.000 IE	7.761,60 €
		ZE67.14	8-810.td	8.000 IE oder mehr	8.870,40 €
ZE70	Gabe von C1-Esteraseinhibitor, parenteral			Transfusion von Plasmabestandteilen und gentechnisch hergestellten Plasmaproteinen: C1-Esteraseinhibitor	
		ZE70.01	8-810.h3	500 Einheiten bis unter 1.000 Einheiten	802,60 €
		ZE70.02	8-810.h4	1.000 Einheiten bis unter 1.500 Einheiten	1.605,20 €
		ZE70.03	8-810.h5	1.500 Einheiten bis unter 2.000 Einheiten	2.407,80 €
		ZE70.04	8-810.h6	2.000 Einheiten bis unter 2.500 Einheiten	3.210,40 €
		ZE70.05	8-810.h7	2.500 Einheiten bis unter 3.000 Einheiten	4.013,00 €
		ZE70.06	8-810.h8	3.000 Einheiten bis unter 4.000 Einheiten	5.216,90 €
		ZE70.07	8-810.h9	4.000 Einheiten bis unter 5.000 Einheiten	6.822,10 €
		ZE70.08	8-810.ha	5.000 Einheiten bis unter 6.000 Einheiten	8.427,30 €
		ZE70.09	8-810.hb	6.000 Einheiten bis unter 7.000 Einheiten	10.032,50 €
		ZE70.10	8-810.hc	7.000 Einheiten bis unter 9.000 Einheiten	12.306,53 €

Anlage 5: Zusatzentgelte-Katalog (Definition und differenzierte Beträge)   aG-DRG Version 2024

ZE	Bezeichnung	ZE_D	OPS Version 2024: OPS-Kode	OPS Version 2024: OPS-Text	Betrag
1	2	3	4	5	6
		ZE70.11	8-810.hd	9.000 Einheiten bis unter 11.000 Einheiten	15.516,93 €
		ZE70.12	8-810.he	11.000 oder mehr Einheiten	18.727,33 €
ZE72	Gabe von Pegyliertem liposomalen Doxorubicin, parenteral			Applikation von Medikamenten, Liste 2: Pegyliertes liposomales Doxorubicin, parenteral	
		ZE72.01[6]	6-002.80	10 mg bis unter 20 mg	384,63 €
		ZE72.02[6]	6-002.81	20 mg bis unter 30 mg	673,09 €
		ZE72.03	6-002.82	30 mg bis unter 40 mg	961,56 €
		ZE72.04	6-002.83	40 mg bis unter 50 mg	1.250,03 €
		ZE72.05	6-002.84	50 mg bis unter 60 mg	1.538,50 €
		ZE72.06	6-002.85	60 mg bis unter 70 mg	1.826,97 €
		ZE72.07	6-002.86	70 mg bis unter 80 mg	2.115,44 €
		ZE72.08	6-002.87	80 mg bis unter 90 mg	2.403,91 €
		ZE72.09	6-002.88	90 mg bis unter 100 mg	2.692,38 €
		ZE72.10	6-002.89	100 mg bis unter 110 mg	2.980,85 €
		ZE72.11	6-002.8a	110 mg bis unter 120 mg	3.269,32 €
		ZE72.12	6-002.8b	120 mg bis unter 140 mg	3.653,94 €
		ZE72.13	6-002.8c	140 mg bis unter 160 mg	4.230,88 €
		ZE72.14	6-002.8d	160 mg bis unter 180 mg	4.807,82 €
		ZE72.15	6-002.8e	180 mg bis unter 200 mg	5.384,75 €
		ZE72.16	6-002.8f	200 mg bis unter 220 mg	5.961,69 €
		ZE72.17	6-002.8g	220 mg bis unter 240 mg	6.538,63 €
		ZE72.18		Siehe weitere Differenzierung ZE72.19 bis ZE72.30	
		ZE72.19	6-002.8j	240 mg bis unter 260 mg	7.115,57 €
		ZE72.20	6-002.8k	260 mg bis unter 280 mg	7.692,51 €
		ZE72.21	6-002.8m	280 mg bis unter 300 mg	8.269,44 €
		ZE72.22	6-002.8n	300 mg bis unter 320 mg	8.846,38 €
		ZE72.23	6-002.8p	320 mg bis unter 360 mg	9.615,63 €
		ZE72.24	6-002.8q	360 mg bis unter 400 mg	10.769,51 €
		ZE72.25	6-002.8r	400 mg bis unter 440 mg	11.923,39 €
		ZE72.26	6-002.8s	440 mg bis unter 480 mg	13.077,26 €
		ZE72.27	6-002.8t	480 mg bis unter 520 mg	14.231,14 €
		ZE72.28	6-002.8u	520 mg bis unter 560 mg	15.385,01 €
		ZE72.29	6-002.8v	560 mg bis unter 600 mg	16.538,89 €
		ZE72.30	6-002.8w	600 mg oder mehr	17.692,77 €
ZE78	Gabe von Temozolomid, oral			Applikation von Medikamenten, Liste 2: Temozolomid, oral	
		ZE78.01[4]	6-002.e0	200 mg bis unter 350 mg	29,95 €
		ZE78.02[4]	6-002.e1	350 mg bis unter 500 mg	47,92 €
		ZE78.03[4]	6-002.e2	500 mg bis unter 750 mg	69,88 €
		ZE78.04[4]	6-002.e3	750 mg bis unter 1.000 mg	99,83 €
		ZE78.05	6-002.e4	1.000 mg bis unter 1.250 mg	129,78 €
		ZE78.06	6-002.e5	1.250 mg bis unter 1.500 mg	159,73 €
		ZE78.07	6-002.e6	1.500 mg bis unter 1.750 mg	189,17 €
		ZE78.08	6-002.e7	1.750 mg bis unter 2.000 mg	219,63 €
		ZE78.09	6-002.e8	2.000 mg bis unter 2.250 mg	249,58 €
		ZE78.10	6-002.e9	2.250 mg bis unter 2.500 mg	279,53 €
		ZE78.11	6-002.ea	2.500 mg bis unter 2.750 mg	309,48 €
		ZE78.12	6-002.eb	2.750 mg bis unter 3.000 mg	339,43 €
		ZE78.13	6-002.ec	3.000 mg bis unter 3.500 mg	379,37 €
		ZE78.14	6-002.ed	3.500 mg bis unter 4.000 mg	439,27 €
		ZE78.15	6-002.ee	4.000 mg bis unter 4.500 mg	499,17 €
		ZE78.16	6-002.ef	4.500 mg bis unter 5.000 mg	559,07 €
		ZE78.17	6-002.eg	5.000 mg bis unter 5.500 mg	618,97 €
		ZE78.18	6-002.eh	5.500 mg bis unter 6.000 mg	678,87 €
		ZE78.19	6-002.ej	6.000 mg bis unter 7.000 mg	758,73 €
		ZE78.20	6-002.ek	7.000 mg oder mehr	878,53 €
ZE93	Gabe von Human-Immunglobulin, polyvalent, parenteral			Transfusion von Plasmabestandteilen und gentechnisch hergestellten Plasmaproteinen: Human-Immunglobulin, polyvalent	
		ZE93.01[6]	8-810.w0	2,5 g bis unter 5 g	201,31 €
		ZE93.02[6]	8-810.w1	5 g bis unter 10 g	402,62 €
		ZE93.03	8-810.w2	10 g bis unter 15 g	621,45 €
		ZE93.04	8-810.w3	15 g bis unter 25 g	1.107,21 €
		ZE93.05	8-810.w4	25 g bis unter 35 g	1.711,15 €
		ZE93.06	8-810.w5	35 g bis unter 45 g	2.315,08 €
		ZE93.07	8-810.w6	45 g bis unter 55 g	2.919,02 €

ZE	Bezeichnung	ZE_D	OPS Version 2024: OPS-Kode	OPS Version 2024: OPS-Text	Betrag
1	2	3	4	5	6
		ZE93.08	8-810.w7	55 g bis unter 65 g	3.522,95 €
		ZE93.09	8-810.w8	65 g bis unter 75 g	4.126,89 €
		ZE93.10	8-810.w9	75 g bis unter 85 g	4.730,82 €
		ZE93.11	8-810.wa	85 g bis unter 105 g	5.536,07 €
		ZE93.12	8-810.wb	105 g bis unter 125 g	6.743,94 €
		ZE93.13	8-810.wc	125 g bis unter 145 g	7.951,81 €
		ZE93.14	8-810.wd	145 g bis unter 165 g	9.159,68 €
		ZE93.15	8-810.we	165 g bis unter 185 g	10.367,55 €
		ZE93.16	8-810.wf	185 g bis unter 205 g	11.575,42 €
		ZE93.17	8-810.wg	205 g bis unter 225 g	12.783,29 €
		ZE93.18	8-810.wh	225 g bis unter 245 g	13.991,16 €
		ZE93.19	8-810.wj	245 g bis unter 285 g	15.601,65 €
		ZE93.20	8-810.wk	285 g bis unter 325 g	18.017,39 €
		ZE93.21	8-810.wm	325 g bis unter 365 g	20.433,13 €
		ZE93.22	8-810.wn	365 g bis unter 445 g	23.654,12 €
		ZE93.23	8-810.wp	445 g bis unter 525 g	29.290,85 €
		ZE93.24	8-810.wq	525 g bis unter 605 g	34.122,33 €
		ZE93.25	8-810.wr	605 g bis unter 685 g	38.953,81 €
		ZE93.26	8-810.ws	685 g bis unter 765 g	43.785,29 €
		ZE93.27	8-810.wt	765 g bis unter 845 g	48.616,77 €
		ZE93.28	8-810.wu	845 g oder mehr	53.448,25 €
ZE96	Gabe von Carmustin, Implantat, intrathekal			Applikation von Medikamenten, Liste 3: Carmustin, Implantat, intrathekal	
		ZE96.01	6-003.30	4 Implantate bis unter 7 Implantate	7.798,35 €
		ZE96.02	6-003.31	7 Implantate bis unter 10 Implantate	12.477,35 €
		ZE96.03	6-003.32	10 oder mehr Implantate	17.156,36 €
ZE98	Gabe von Palivizumab, parenteral			Applikation von Medikamenten, Liste 4: Palivizumab, parenteral	
		ZE98.01[3]	6-004.00	15 mg bis unter 30 mg	254,48 €
		ZE98.02[3]	6-004.01	30 mg bis unter 45 mg	445,34 €
		ZE98.03[3]	6-004.02	45 mg bis unter 60 mg	636,20 €
		ZE98.04[3]	6-004.03	60 mg bis unter 75 mg	827,06 €
		ZE98.05[3]	6-004.04	75 mg bis unter 90 mg	1.017,92 €
		ZE98.06[3]	6-004.05	90 mg bis unter 120 mg	1.272,40 €
		ZE98.07[3]	6-004.06	120 mg bis unter 150 mg	1.654,12 €
		ZE98.08[3]	6-004.07	150 mg bis unter 180 mg	2.035,84 €
		ZE98.09[3]	6-004.08	180 mg bis unter 240 mg	2.544,80 €
		ZE98.10[3]	6-004.09	240 mg bis unter 300 mg	3.308,24 €
		ZE98.11[3]	6-004.0a	300 mg bis unter 360 mg	4.071,68 €
		ZE98.12[3]	6-004.0b	360 mg bis unter 420 mg	4.835,12 €
		ZE98.13[3]	6-004.0c	420 mg bis unter 480 mg	5.598,56 €
		ZE98.14[3]	6-004.0d	480 mg bis unter 540 mg	6.362,00 €
		ZE98.15[3]	6-004.0e	540 mg bis unter 600 mg	7.125,44 €
		ZE98.16[3]	6-004.0f	600 mg oder mehr	7.888,88 €
ZE100	Implantation eines endobronchialen Klappensystems			Implantation oder Wechsel eines endobronchialen Klappensystems, endoskopisch	
		ZE100.01	5-339.50	1 Ventil	1.391,79 €
		ZE100.02	5-339.51	2 Ventile	2.783,58 €
		ZE100.03	5-339.52	3 Ventile	4.175,37 €
		ZE100.04	5-339.53	4 Ventile	5.567,16 €
		ZE100.05		Siehe weitere Differenzierung ZE100.06 bis ZE100.09	
		ZE100.06	5-339.55	5 Ventile	6.958,95 €
		ZE100.07	5-339.56	6 Ventile	8.350,74 €
		ZE100.08	5-339.57	7 Ventile	9.742,53 €
		ZE100.09	5-339.58	8 oder mehr Ventile	11.134,32 €
ZE101	Medikamente-freisetzende Koronarstents	ZE101.01	8-837.m0	Perkutan-transluminale Gefäßintervention an Herz und Koronargefäßen: Einlegen eines medikamentefreisetzenden Stents: Ein Stent in eine Koronararterie	39,89 €
			8-83d.20	Andere perkutan-transluminale Gefäßintervention an Herz und Koronargefäßen: Einlegen eines medikamentefreisetzenden selbstexpandierenden Stents: Ein selbstexpandierender Stent in eine Koronararterie	

Anlage 5: Zusatzentgelte-Katalog (Definition und differenzierte Beträge) aG-DRG Version 2024

ZE	Bezeichnung	ZE$_D$	OPS Version 2024: OPS-Kode	OPS Version 2024: OPS-Text	Betrag
1	2	3	4	5	6
		ZE101.02	8-837.m1	Perkutan-transluminale Gefäßintervention an Herz und Koronargefäßen: Einlegen eines medikamentefreisetzenden Stents: 2 Stents in eine Koronararterie	79,78 €
			8-837.m2	Perkutan-transluminale Gefäßintervention an Herz und Koronargefäßen: Einlegen eines medikamentefreisetzenden Stents: 2 Stents in mehrere Koronararterien	
			8-83d.21	Andere perkutan-transluminale Gefäßintervention an Herz und Koronargefäßen: Einlegen eines medikamentefreisetzenden selbstexpandierenden Stents: 2 selbstexpandierende Stents in eine Koronararterie	
			8-83d.22	Andere perkutan-transluminale Gefäßintervention an Herz und Koronargefäßen: Einlegen eines medikamentefreisetzenden selbstexpandierenden Stents: 2 selbstexpandierende Stents in mehrere Koronararterien	
		ZE101.03	8-837.m3	Perkutan-transluminale Gefäßintervention an Herz und Koronargefäßen: Einlegen eines medikamentefreisetzenden Stents: 3 Stents in eine Koronararterie	119,67 €
			8-837.m4	Perkutan-transluminale Gefäßintervention an Herz und Koronargefäßen: Einlegen eines medikamentefreisetzenden Stents: 3 Stents in mehrere Koronararterien	
			8-83d.23	Andere perkutan-transluminale Gefäßintervention an Herz und Koronargefäßen: Einlegen eines medikamentefreisetzenden selbstexpandierenden Stents: 3 selbstexpandierende Stents in eine Koronararterie	
			8-83d.24	Andere perkutan-transluminale Gefäßintervention an Herz und Koronargefäßen: Einlegen eines medikamentefreisetzenden selbstexpandierenden Stents: 3 selbstexpandierende Stents in mehrere Koronararterien	
		ZE101.04	8-837.m5	Perkutan-transluminale Gefäßintervention an Herz und Koronargefäßen: Einlegen eines medikamentefreisetzenden Stents: 4 Stents in eine Koronararterie	159,56 €
			8-837.m6	Perkutan-transluminale Gefäßintervention an Herz und Koronargefäßen: Einlegen eines medikamentefreisetzenden Stents: 4 Stents in mehrere Koronararterien	
			8-83d.25	Andere perkutan-transluminale Gefäßintervention an Herz und Koronargefäßen: Einlegen eines medikamentefreisetzenden selbstexpandierenden Stents: 4 selbstexpandierende Stents in eine Koronararterie	
			8-83d.26	Andere perkutan-transluminale Gefäßintervention an Herz und Koronargefäßen: Einlegen eines medikamentefreisetzenden selbstexpandierenden Stents: 4 selbstexpandierende Stents in mehrere Koronararterien	
		ZE101.05	8-837.m7	Perkutan-transluminale Gefäßintervention an Herz und Koronargefäßen: Einlegen eines medikamentefreisetzenden Stents: 5 Stents in eine Koronararterie	199,45 €
			8-837.m8	Perkutan-transluminale Gefäßintervention an Herz und Koronargefäßen: Einlegen eines medikamentefreisetzenden Stents: 5 Stents in mehrere Koronararterien	

ZE	Bezeichnung	ZE_D	OPS Version 2024: OPS-Kode	OPS Version 2024: OPS-Text	Betrag
1	2	3	4	5	6
			8-83d.27	Andere perkutan-transluminale Gefäßintervention an Herz und Koronargefäßen: Einlegen eines medikamentefreisetzenden selbstexpandierenden Stents: 5 selbstexpandierende Stents in eine Koronararterie	
			8-83d.28	Andere perkutan-transluminale Gefäßintervention an Herz und Koronargefäßen: Einlegen eines medikamentefreisetzenden selbstexpandierenden Stents: 5 selbstexpandierende Stents in mehrere Koronararterien	
		ZE101.06	8-837.m9	Perkutan-transluminale Gefäßintervention an Herz und Koronargefäßen: Einlegen eines medikamentefreisetzenden Stents: Mindestens 6 Stents in eine Koronararterie	239,34 €
			8-837.ma	Perkutan-transluminale Gefäßintervention an Herz und Koronargefäßen: Einlegen eines medikamentefreisetzenden Stents: Mindestens 6 Stents in mehrere Koronararterien	
			8-83d.29	Andere perkutan-transluminale Gefäßintervention an Herz und Koronargefäßen: Einlegen eines medikamentefreisetzenden selbstexpandierenden Stents: Mindestens 6 selbstexpandierende Stents in eine Koronararterie	
			8-83d.2a	Andere perkutan-transluminale Gefäßintervention an Herz und Koronargefäßen: Einlegen eines medikamentefreisetzenden selbstexpandierenden Stents: Mindestens 6 selbstexpandierende Stents in mehrere Koronararterien	
ZE105 [2), 7)]	Selektive Embolisation mit Metallspiralen (Coils) an Kopf, Hals (intra- und extrakraniell) und spinalen Gefäßen oder mit großlumigem Gefäßverschlusskörper		8-836.m0	(Perkutan-)transluminale Gefäßintervention: Selektive Embolisation mit Metallspiralen: Gefäße intrakraniell	
			8-836.m1	(Perkutan-)transluminale Gefäßintervention: Selektive Embolisation mit Metallspiralen: Gefäße Kopf extrakraniell und Hals	
			8-836.mf	(Perkutan-)transluminale Gefäßintervention: Selektive Embolisation mit Metallspiralen: Gefäße spinal	
			8-83b.34	Zusatzinformationen zu Materialien: Art der Metall- oder Mikrospiralen zur selektiven Embolisation: Nicht gecoverter großlumiger Gefäßverschlusskörper [Vascular Plug]	
			8-83b.35	Zusatzinformationen zu Materialien: Art der Metall- oder Mikrospiralen zur selektiven Embolisation: Großvolumige Metallspiralen [Volumencoils]	
			8-83b.38	Zusatzinformationen zu Materialien: Art der Metall- oder Mikrospiralen zur selektiven Embolisation: Gecoverter großlumiger Gefäßverschlusskörper [Vascular Plug]	
		ZE105.01	8-836.n1	1 Metallspirale	215,51 €
		ZE105.02	8-836.n2	2 Metallspiralen	431,02 €
		ZE105.03	8-836.n3	3 Metallspiralen	646,53 €
		ZE105.04	8-836.n4	4 Metallspiralen	862,04 €
		ZE105.05	8-836.n5	5 Metallspiralen	1.077,55 €
		ZE105.06	8-836.n6	6 Metallspiralen	1.293,06 €
		ZE105.07	8-836.n7	7 Metallspiralen	1.508,57 €
		ZE105.08	8-836.n8	8 Metallspiralen	1.724,08 €
		ZE105.09	8-836.n9	9 Metallspiralen	1.939,59 €
		ZE105.10	8-836.na	10 Metallspiralen	2.155,10 €
		ZE105.11	8-836.nb	11 Metallspiralen	2.370,61 €
		ZE105.12	8-836.nc	12 Metallspiralen	2.586,12 €
		ZE105.13	8-836.nd	13 Metallspiralen	2.801,63 €
		ZE105.14	8-836.ne	14 Metallspiralen	3.017,14 €
		ZE105.15	8-836.nf	15 Metallspiralen	3.232,65 €
		ZE105.16	8-836.ng	16 Metallspiralen	3.448,16 €
		ZE105.17	8-836.nh	17 Metallspiralen	3.663,67 €
		ZE105.18	8-836.nj	18 Metallspiralen	3.879,18 €

Anlage 5: Zusatzentgelte-Katalog (Definition und differenzierte Beträge)   aG-DRG Version 2024

ZE	Bezeichnung	ZE_D	OPS Version 2024: OPS-Kode	OPS Version 2024: OPS-Text	Betrag
1	2	3	4	5	6
		ZE105.19	8-836.nk	19 Metallspiralen	4.094,69 €
		ZE105.20	8-836.nm	20 Metallspiralen	4.310,20 €
		ZE105.21		Siehe weitere Differenzierung ZE105.22 bis ZE105.29	
		ZE105.22	8-836.np	21 Metallspiralen	4.525,71 €
		ZE105.23	8-836.nq	22 Metallspiralen	4.741,22 €
		ZE105.24	8-836.nr	23 Metallspiralen	4.956,73 €
		ZE105.25	8-836.ns	24 Metallspiralen	5.172,24 €
		ZE105.26	8-836.nt	25 Metallspiralen	5.387,75 €
		ZE105.27	8-836.nu	26 Metallspiralen	5.603,26 €
		ZE105.28	8-836.nv	27 Metallspiralen	5.818,77 €
		ZE105.29		Siehe weitere Differenzierung ZE105.30 bis ZE105.45	
		ZE105.30	8-83c.j0	28 Metallspiralen	6.034,28 €
		ZE105.31	8-83c.j1	29 bis 31 Metallspiralen	6.465,30 €
		ZE105.32	8-83c.j2	32 bis 34 Metallspiralen	7.111,83 €
		ZE105.33	8-83c.j3	35 bis 37 Metallspiralen	7.758,36 €
		ZE105.34	8-83c.j4	38 bis 40 Metallspiralen	8.404,89 €
		ZE105.35	8-83c.j5	41 bis 45 Metallspiralen	9.266,93 €
		ZE105.36	8-83c.j6	46 bis 50 Metallspiralen	10.344,48 €
		ZE105.37	8-83c.j7	51 bis 55 Metallspiralen	11.422,03 €
		ZE105.38	8-83c.j8	56 bis 60 Metallspiralen	12.499,58 €
		ZE105.39	8-83c.j9	61 bis 65 Metallspiralen	13.577,13 €
		ZE105.40	8-83c.ja	66 bis 70 Metallspiralen	14.654,68 €
		ZE105.41	8-83c.jb	71 bis 80 Metallspiralen	15.947,74 €
		ZE105.42	8-83c.jc	81 bis 90 Metallspiralen	18.102,84 €
		ZE105.43	8-83c.jd	91 bis 120 Metallspiralen	21.551,00 €
		ZE105.44	8-83c.je	121 bis 150 Metallspiralen	28.231,81 €
		ZE105.45	8-83c.jf	151 oder mehr Metallspiralen	32.542,01 €
ZE106 [2), 7)]	Selektive Embolisation mit Metallspiralen (Coils), andere Lokalisationen		8-836.m2	(Perkutan-)transluminale Gefäßintervention: Selektive Embolisation mit Metallspiralen: Gefäße Schulter und Oberarm	
			8-836.m3	(Perkutan-)transluminale Gefäßintervention: Selektive Embolisation mit Metallspiralen: Gefäße Unterarm	
			8-836.m4	(Perkutan-)transluminale Gefäßintervention: Selektive Embolisation mit Metallspiralen: Aorta	
			8-836.m5	(Perkutan-)transluminale Gefäßintervention: Selektive Embolisation mit Metallspiralen: Aortenisthmus	
			8-836.m6	(Perkutan-)transluminale Gefäßintervention: Selektive Embolisation mit Metallspiralen: Ductus arteriosus apertus	
			8-836.m7	(Perkutan-)transluminale Gefäßintervention: Selektive Embolisation mit Metallspiralen: V. cava	
			8-836.m8	(Perkutan-)transluminale Gefäßintervention: Selektive Embolisation mit Metallspiralen: Andere Gefäße thorakal	
			8-836.ma	(Perkutan-)transluminale Gefäßintervention: Selektive Embolisation mit Metallspiralen: Gefäße viszeral	
			8-836.mc	(Perkutan-)transluminale Gefäßintervention: Selektive Embolisation mit Metallspiralen: Gefäße Unterschenkel	
			8-836.md	(Perkutan-)transluminale Gefäßintervention: Selektive Embolisation mit Metallspiralen: Gefäßmalformationen	
			8-836.me	(Perkutan-)transluminale Gefäßintervention: Selektive Embolisation mit Metallspiralen: Künstliche Gefäße	
			8-836.mg	(Perkutan-)transluminale Gefäßintervention: Selektive Embolisation mit Metallspiralen: V. portae	
			8-836.mh	(Perkutan-)transluminale Gefäßintervention: Selektive Embolisation mit Metallspiralen: Andere Arterien abdominal und pelvin	
			8-836.mj	(Perkutan-)transluminale Gefäßintervention: Selektive Embolisation mit Metallspiralen: Andere Venen abdominal und pelvin	
			8-836.mk	(Perkutan-)transluminale Gefäßintervention: Selektive Embolisation mit Metallspiralen: Arterien Oberschenkel	

ZE	Bezeichnung	ZE$_D$	OPS Version 2024: OPS-Kode	OPS Version 2024: OPS-Text	Betrag
1	2	3	4	5	6
			8-836.mm	(Perkutan-)transluminale Gefäßintervention: Selektive Embolisation mit Metallspiralen: Venen Oberschenkel	
			8-836.mx	(Perkutan-)transluminale Gefäßintervention: Selektive Embolisation mit Metallspiralen: Sonstige	
			8-838.90	(Perkutan-)transluminale Gefäßintervention an Gefäßen des Lungenkreislaufes: Selektive Embolisation mit Partikeln oder Metallspiralen: Pulmonalarterie	
			8-838.91	(Perkutan-)transluminale Gefäßintervention an Gefäßen des Lungenkreislaufes: Selektive Embolisation mit Partikeln oder Metallspiralen: Pulmonalvene	
			8-838.92	(Perkutan-)transluminale Gefäßintervention an Gefäßen des Lungenkreislaufes: Selektive Embolisation mit Partikeln oder Metallspiralen: Aortopulmonale Kollateralgefäße (MAPCA)	
			8-838.93	(Perkutan-)transluminale Gefäßintervention an Gefäßen des Lungenkreislaufes: Selektive Embolisation mit Partikeln oder Metallspiralen: Gefäßmalformationen	
			8-838.94	(Perkutan-)transluminale Gefäßintervention an Gefäßen des Lungenkreislaufes: Selektive Embolisation mit Partikeln oder Metallspiralen: Künstliche aortopulmonale Shunts	
			8-838.95	(Perkutan-)transluminale Gefäßintervention an Gefäßen des Lungenkreislaufes: Selektive Embolisation mit Partikeln oder Metallspiralen: Künstliche Gefäße	
			8-838.9x	(Perkutan-)transluminale Gefäßintervention an Gefäßen des Lungenkreislaufes: Selektive Embolisation mit Partikeln oder Metallspiralen: Sonstige	
		ZE106.01	8-836.n1	1 Metallspirale	48,67 €
		ZE106.02	8-836.n2	2 Metallspiralen	97,34 €
		ZE106.03	8-836.n3	3 Metallspiralen	146,01 €
		ZE106.04	8-836.n4	4 Metallspiralen	194,68 €
		ZE106.05	8-836.n5	5 Metallspiralen	243,35 €
		ZE106.06	8-836.n6	6 Metallspiralen	292,02 €
		ZE106.07	8-836.n7	7 Metallspiralen	340,69 €
		ZE106.08	8-836.n8	8 Metallspiralen	389,36 €
		ZE106.09	8-836.n9	9 Metallspiralen	438,03 €
		ZE106.10	8-836.na	10 Metallspiralen	486,70 €
		ZE106.11	8-836.nb	11 Metallspiralen	535,37 €
		ZE106.12	8-836.nc	12 Metallspiralen	584,04 €
		ZE106.13	8-836.nd	13 Metallspiralen	632,71 €
		ZE106.14	8-836.ne	14 Metallspiralen	681,38 €
		ZE106.15	8-836.nf	15 Metallspiralen	730,05 €
		ZE106.16	8-836.ng	16 Metallspiralen	778,72 €
		ZE106.17	8-836.nh	17 Metallspiralen	827,39 €
		ZE106.18	8-836.nj	18 Metallspiralen	876,06 €
		ZE106.19	8-836.nk	19 Metallspiralen	924,73 €
		ZE106.20	8-836.nm	20 Metallspiralen	973,40 €
		ZE106.21		Siehe weitere Differenzierung ZE106.22 bis ZE106.29	
		ZE106.22	8-836.np	21 Metallspiralen	1.022,07 €
		ZE106.23	8-836.nq	22 Metallspiralen	1.070,74 €
		ZE106.24	8-836.nr	23 Metallspiralen	1.119,41 €
		ZE106.25	8-836.ns	24 Metallspiralen	1.168,08 €
		ZE106.26	8-836.nt	25 Metallspiralen	1.216,75 €
		ZE106.27	8-836.nu	26 Metallspiralen	1.265,42 €
		ZE106.28	8-836.nv	27 Metallspiralen	1.314,09 €
		ZE106.29		Siehe weitere Differenzierung ZE106.30 bis ZE106.45	
		ZE106.30	8-83c.j0	28 Metallspiralen	1.362,76 €
		ZE106.31	8-83c.j1	29 bis 31 Metallspiralen	1.460,10 €
		ZE106.32	8-83c.j2	32 bis 34 Metallspiralen	1.606,11 €

Anlage 5: Zusatzentgelte-Katalog (Definition und differenzierte Beträge)   aG-DRG Version 2024

ZE	Bezeichnung	ZE$_D$	OPS Version 2024: OPS-Kode	OPS Version 2024: OPS-Text	Betrag
1	2	3	4	5	6
		ZE106.33	8-83c.j3	35 bis 37 Metallspiralen	1.752,12 €
		ZE106.34	8-83c.j4	38 bis 40 Metallspiralen	1.898,13 €
		ZE106.35	8-83c.j5	41 bis 45 Metallspiralen	2.092,81 €
		ZE106.36	8-83c.j6	46 bis 50 Metallspiralen	2.336,16 €
		ZE106.37	8-83c.j7	51 bis 55 Metallspiralen	2.579,51 €
		ZE106.38	8-83c.j8	56 bis 60 Metallspiralen	2.822,86 €
		ZE106.39	8-83c.j9	61 bis 65 Metallspiralen	3.066,21 €
		ZE106.40	8-83c.ja	66 bis 70 Metallspiralen	3.309,56 €
		ZE106.41	8-83c.jb	71 bis 80 Metallspiralen	3.601,58 €
		ZE106.42	8-83c.jc	81 bis 90 Metallspiralen	4.088,28 €
		ZE106.43	8-83c.jd	91 bis 120 Metallspiralen	4.867,00 €
		ZE106.44	8-83c.je	121 bis 150 Metallspiralen	6.375,77 €
		ZE106.45	8-83c.jf	151 oder mehr Metallspiralen	7.349,17 €
ZE107	Gabe von Erythrozytenkonzentraten			Transfusion von Vollblut, Erythrozytenkonzentrat und Thrombozytenkonzentrat: Erythrozytenkonzentrat	
		ZE107.01[6]	8-800.c1	6 TE bis unter 11 TE	708,13 €
		ZE107.02[6]	8-800.c2	11 TE bis unter 16 TE	1.169,95 €
		ZE107.03	8-800.c3	16 TE bis unter 24 TE	1.724,14 €
		ZE107.04	8-800.c4	24 TE bis unter 32 TE	2.463,06 €
		ZE107.05	8-800.c5	32 TE bis unter 40 TE	3.201,97 €
		ZE107.06	8-800.c6	40 TE bis unter 48 TE	3.940,89 €
		ZE107.07	8-800.c7	48 TE bis unter 56 TE	4.679,81 €
		ZE107.08	8-800.c8	56 TE bis unter 64 TE	5.418,72 €
		ZE107.09	8-800.c9	64 TE bis unter 72 TE	6.157,64 €
		ZE107.10	8-800.ca	72 TE bis unter 80 TE	6.896,56 €
		ZE107.11	8-800.cb	80 TE bis unter 88 TE	7.635,47 €
		ZE107.12	8-800.cc	88 TE bis unter 104 TE	8.620,70 €
		ZE107.13	8-800.cd	104 TE bis unter 120 TE	10.098,53 €
		ZE107.14	8-800.ce	120 TE bis unter 136 TE	11.576,36 €
		ZE107.15	8-800.cf	136 TE bis unter 152 TE	13.054,20 €
		ZE107.16	8-800.cg	152 TE bis unter 168 TE	14.532,03 €
		ZE107.17	8-800.ch	168 TE bis unter 184 TE	16.009,86 €
		ZE107.18	8-800.cj	184 TE bis unter 200 TE	17.487,70 €
		ZE107.19	8-800.ck	200 TE bis unter 216 TE	18.965,53 €
		ZE107.20	8-800.cm	216 TE bis unter 232 TE	20.443,36 €
		ZE107.21	8-800.cn	232 TE bis unter 248 TE	21.921,20 €
		ZE107.22	8-800.cp	248 TE bis unter 264 TE	23.399,03 €
		ZE107.23	8-800.cq	264 TE bis unter 280 TE	24.876,87 €
		ZE107.24	8-800.cr	280 TE oder mehr	26.354,70 €
ZE108	Gabe von patientenbezogenen Thrombozyten-konzentraten			Transfusion von Vollblut, Erythrozytenkonzentrat und Thrombozytenkonzentrat: Patientenbezogene Thrombozytenkonzentrate	
		ZE108.01	8-800.60	1 patientenbezogenes Thrombozytenkonzentrat	417,29 €
			8-800.p0	1 pathogeninaktiviertes patientenbezogenes Thrombozytenkonzentrat	
		ZE108.02	8-800.61	2 patientenbezogene Thrombozytenkonzentrate	834,59 €
			8-800.p1	2 pathogeninaktivierte patientenbezogene Thrombozytenkonzentrate	
		ZE108.03	8-800.62	3 bis unter 5 patientenbezogene Thrombozytenkonzentrate	1.460,53 €
			8-800.p2	3 bis unter 5 pathogeninaktivierte patientenbezogene Thrombozytenkonzentrate	
		ZE108.04	8-800.63	5 bis unter 7 patientenbezogene Thrombozytenkonzentrate	2.278,42 €
			8-800.p3	5 bis unter 7 pathogeninaktivierte patientenbezogene Thrombozytenkonzentrate	
		ZE108.05	8-800.64	7 bis unter 9 patientenbezogene Thrombozytenkonzentrate	3.083,80 €
			8-800.p4	7 bis unter 9 pathogeninaktivierte patientenbezogene Thrombozytenkonzentrate	
		ZE108.06	8-800.65	9 bis unter 11 patientenbezogene Thrombozytenkonzentrate	3.964,28 €
			8-800.p5	9 bis unter 11 pathogeninaktivierte patientenbezogene Thrombozytenkonzentrate	

ZE	Bezeichnung	ZE$_D$	OPS Version 2024: OPS-Kode	OPS Version 2024: OPS-Text	Betrag
1	2	3	4	5	6
		ZE108.07	8-800.66	11 bis unter 13 patientenbezogene Thrombozytenkonzentrate	4.798,87 €
			8-800.p6	11 bis unter 13 pathogeninaktivierte patientenbezogene Thrombozytenkonzentrate	
		ZE108.08	8-800.67	13 bis unter 15 patientenbezogene Thrombozytenkonzentrate	5.633,46 €
			8-800.p7	13 bis unter 15 pathogeninaktivierte patientenbezogene Thrombozytenkonzentrate	
		ZE108.09	8-800.68	15 bis unter 17 patientenbezogene Thrombozytenkonzentrate	6.468,04 €
			8-800.p8	15 bis unter 17 pathogeninaktivierte patientenbezogene Thrombozytenkonzentrate	
		ZE108.10	8-800.69	17 bis unter 19 patientenbezogene Thrombozytenkonzentrate	7.302,63 €
			8-800.p9	17 bis unter 19 pathogeninaktivierte patientenbezogene Thrombozytenkonzentrate	
		ZE108.11	8-800.6a	19 bis unter 23 patientenbezogene Thrombozytenkonzentrate	8.345,86 €
			8-800.pa	19 bis unter 23 pathogeninaktivierte patientenbezogene Thrombozytenkonzentrate	
		ZE108.12	8-800.6b	23 bis unter 27 patientenbezogene Thrombozytenkonzentrate	10.015,03 €
			8-800.pb	23 bis unter 27 pathogeninaktivierte patientenbezogene Thrombozytenkonzentrate	
		ZE108.13	8-800.6c	27 bis unter 31 patientenbezogene Thrombozytenkonzentrate	11.684,21 €
			8-800.pc	27 bis unter 31 pathogeninaktivierte patientenbezogene Thrombozytenkonzentrate	
		ZE108.14	8-800.6d	31 bis unter 35 patientenbezogene Thrombozytenkonzentrate	13.353,38 €
			8-800.pd	31 bis unter 35 pathogeninaktivierte patientenbezogene Thrombozytenkonzentrate	
		ZE108.15	8-800.6e	35 bis unter 39 patientenbezogene Thrombozytenkonzentrate	15.022,55 €
			8-800.pe	35 bis unter 39 pathogeninaktivierte patientenbezogene Thrombozytenkonzentrate	
		ZE108.16	8-800.6g	39 bis unter 43 patientenbezogene Thrombozytenkonzentrate	16.691,72 €
			8-800.pf	39 bis unter 43 pathogeninaktivierte patientenbezogene Thrombozytenkonzentrate	
		ZE108.17	8-800.6h	43 bis unter 47 patientenbezogene Thrombozytenkonzentrate	18.360,90 €
			8-800.pg	43 bis unter 47 pathogeninaktivierte patientenbezogene Thrombozytenkonzentrate	
		ZE108.18	8-800.6j	47 bis unter 51 patientenbezogene Thrombozytenkonzentrate	20.030,07 €
			8-800.ph	47 bis unter 51 pathogeninaktivierte patientenbezogene Thrombozytenkonzentrate	
		ZE108.19	8-800.6k	51 bis unter 55 patientenbezogene Thrombozytenkonzentrate	21.699,24 €
			8-800.pj	51 bis unter 55 pathogeninaktivierte patientenbezogene Thrombozytenkonzentrate	
		ZE108.20	8-800.6m	55 bis unter 59 patientenbezogene Thrombozytenkonzentrate	23.368,41 €
			8-800.pk	55 bis unter 59 pathogeninaktivierte patientenbezogene Thrombozytenkonzentrate	
		ZE108.21	8-800.6n	59 bis unter 63 patientenbezogene Thrombozytenkonzentrate	25.037,59 €
			8-800.pm	59 bis unter 63 pathogeninaktivierte patientenbezogene Thrombozytenkonzentrate	
		ZE108.22	8-800.6p	63 bis unter 67 patientenbezogene Thrombozytenkonzentrate	26.706,76 €
			8-800.pn	63 bis unter 67 pathogeninaktivierte patientenbezogene Thrombozytenkonzentrate	

Anlage 5: Zusatzentgelte-Katalog (Definition und differenzierte Beträge) aG-DRG Version 2024

ZE	Bezeichnung	ZE$_D$	OPS Version 2024: OPS-Kode	OPS Version 2024: OPS-Text	Betrag
1	2	3	4	5	6
		ZE108.23	8-800.6q	67 bis unter 71 patientenbezogene Thrombozytenkonzentrate	28.375,93 €
			8-800.pp	67 bis unter 71 pathogeninaktivierte patientenbezogene Thrombozytenkonzentrate	
		ZE108.24		Siehe weitere Differenzierung ZE108.25 bis ZE108.30	
		ZE108.25	8-800.6s	71 bis unter 79 patientenbezogene Thrombozytenkonzentrate	30.462,40 €
			8-800.pq	71 bis unter 79 pathogeninaktivierte patientenbezogene Thrombozytenkonzentrate	
		ZE108.26	8-800.6t	79 bis unter 87 patientenbezogene Thrombozytenkonzentrate	33.800,74 €
			8-800.pr	79 bis unter 87 pathogeninaktivierte patientenbezogene Thrombozytenkonzentrate	
		ZE108.27	8-800.6u	87 bis unter 95 patientenbezogene Thrombozytenkonzentrate	37.139,09 €
			8-800.ps	87 bis unter 95 pathogeninaktivierte patientenbezogene Thrombozytenkonzentrate	
		ZE108.28	8-800.6v	95 bis unter 103 patientenbezogene Thrombozytenkonzentrate	40.477,43 €
			8-800.pt	95 bis unter 103 pathogeninaktivierte patientenbezogene Thrombozytenkonzentrate	
		ZE108.29	8-800.6w	103 bis unter 111 patientenbezogene Thrombozytenkonzentrate	43.815,78 €
			8-800.pu	103 bis unter 111 pathogeninaktivierte patientenbezogene Thrombozytenkonzentrate	
		ZE108.30	8-800.6z	111 oder mehr patientenbezogene Thrombozytenkonzentrate	47.154,12 €
			8-800.pv	111 oder mehr pathogeninaktivierte patientenbezogene Thrombozytenkonzentrate	
ZE110	Gabe von Liposomalem Amphotericin B, parenteral			Applikation von Medikamenten, Liste 2: Liposomales Amphotericin B, parenteral	
		ZE110.01[6]	6-002.q0	100 mg bis unter 175 mg	241,63 €
		ZE110.02[6]	6-002.q1	175 mg bis unter 250 mg	386,60 €
		ZE110.03	6-002.q2	250 mg bis unter 350 mg	547,68 €
		ZE110.04	6-002.q3	350 mg bis unter 450 mg	740,98 €
		ZE110.05	6-002.q4	450 mg bis unter 550 mg	934,28 €
		ZE110.06	6-002.q5	550 mg bis unter 650 mg	1.127,58 €
		ZE110.07	6-002.q6	650 mg bis unter 750 mg	1.320,88 €
		ZE110.08	6-002.q7	750 mg bis unter 850 mg	1.514,18 €
		ZE110.09	6-002.q8	850 mg bis unter 950 mg	1.707,48 €
		ZE110.10	6-002.q9	950 mg bis unter 1.150 mg	1.965,22 €
		ZE110.11	6-002.qa	1.150 mg bis unter 1.350 mg	2.351,82 €
		ZE110.12	6-002.qb	1.350 mg bis unter 1.550 mg	2.738,42 €
		ZE110.13	6-002.qc	1.550 mg bis unter 1.750 mg	3.125,02 €
		ZE110.14	6-002.qd	1.750 mg bis unter 1.950 mg	3.511,62 €
		ZE110.15	6-002.qe	1.950 mg bis unter 2.150 mg	3.898,22 €
		ZE110.16	6-002.qf	2.150 mg bis unter 3.150 mg	4.800,28 €
		ZE110.17	6-002.qg	3.150 mg bis unter 4.150 mg	6.733,28 €
		ZE110.18	6-002.qh	4.150 mg bis unter 5.150 mg	8.666,28 €
		ZE110.19	6-002.qj	5.150 mg bis unter 6.150 mg	10.599,28 €
		ZE110.20	6-002.qk	6.150 mg bis unter 8.650 mg	13.498,78 €
		ZE110.21	6-002.qm	8.650 mg bis unter 11.150 mg	18.331,28 €
		ZE110.22	6-002.qn	11.150 mg bis unter 13.650 mg	23.163,78 €
		ZE110.23	6-002.qp	13.650 mg bis unter 18.650 mg	29.607,12 €
		ZE110.24	6-002.qq	18.650 mg bis unter 23.650 mg	39.272,12 €
		ZE110.25	6-002.qr	23.650 mg bis unter 28.650 mg	48.937,12 €
		ZE110.26	6-002.qs	28.650 mg bis unter 33.650 mg	58.602,12 €
		ZE110.27	6-002.qt	33.650 mg bis unter 38.650 mg	68.267,12 €
		ZE110.28	6-002.qu	38.650 mg bis unter 43.650 mg	77.932,12 €
		ZE110.29	6-002.qv	43.650 mg oder mehr	87.597,12 €
ZE116	Gabe von Panitumumab, parenteral			Applikation von Medikamenten, Liste 4: Panitumumab, parenteral	
		ZE116.01	6-004.70	180 mg bis unter 300 mg	1.307,11 €
		ZE116.02	6-004.71	300 mg bis unter 420 mg	2.020,08 €
		ZE116.03	6-004.72	420 mg bis unter 540 mg	2.733,04 €

ZE	Bezeichnung	ZE_D	OPS Version 2024: OPS-Kode	OPS Version 2024: OPS-Text	Betrag
1	2	3	4	5	6
		ZE116.04	6-004.73	540 mg bis unter 660 mg	3.446,01 €
		ZE116.05	6-004.74	660 mg bis unter 780 mg	4.150,96 €
		ZE116.06	6-004.75	780 mg bis unter 900 mg	4.871,95 €
		ZE116.07	6-004.76	900 mg bis unter 1.020 mg	5.584,92 €
		ZE116.08	6-004.77	1.020 mg bis unter 1.260 mg	6.535,54 €
		ZE116.09	6-004.78	1.260 mg bis unter 1.500 mg	7.961,48 €
		ZE116.10	6-004.79	1.500 mg bis unter 1.740 mg	9.387,41 €
		ZE116.11	6-004.7a	1.740 mg bis unter 1.980 mg	10.813,35 €
		ZE116.12	6-004.7b	1.980 mg bis unter 2.220 mg	12.239,28 €
		ZE116.13	6-004.7c	2.220 mg bis unter 2.460 mg	13.665,22 €
		ZE116.14		Siehe weitere Differenzierung ZE116.15 bis ZE116.26	
		ZE116.15	6-004.7e	2.460 mg bis unter 2.700 mg	15.091,16 €
		ZE116.16	6-004.7f	2.700 mg bis unter 3.180 mg	16.992,40 €
		ZE116.17	6-004.7g	3.180 mg bis unter 3.660 mg	19.844,28 €
		ZE116.18	6-004.7h	3.660 mg bis unter 4.140 mg	22.696,15 €
		ZE116.19	6-004.7j	4.140 mg bis unter 4.620 mg	25.548,02 €
		ZE116.20	6-004.7k	4.620 mg bis unter 5.100 mg	28.399,89 €
		ZE116.21	6-004.7m	5.100 mg bis unter 5.580 mg	31.251,76 €
		ZE116.22	6-004.7n	5.580 mg bis unter 6.060 mg	34.103,64 €
		ZE116.23	6-004.7p	6.060 mg bis unter 6.540 mg	36.955,51 €
		ZE116.24	6-004.7q	6.540 mg bis unter 7.020 mg	39.807,38 €
		ZE116.25	6-004.7r	7.020 mg bis unter 7.500 mg	42.659,25 €
		ZE116.26	6-004.7s	7.500 mg oder mehr	45.511,12 €
ZE119 [1]	Hämofiltration, kontinuierlich			Hämofiltration: Kontinuierlich	
		ZE119.01	8-853.13	Arteriovenös (CAVH): Bis 24 Stunden	320,63 €
			8-853.70	Venovenös, pumpengetrieben (CVVH), Antikoagulation mit Heparin oder ohne Antikoagulation: Bis 24 Stunden	
			8-853.80	Venovenös, pumpengetrieben (CVVH), Antikoagulation mit sonstigen Substanzen: Bis 24 Stunden	
		ZE119.02	8-853.14	Arteriovenös (CAVH): Mehr als 24 bis 72 Stunden	801,58 €
			8-853.71	Venovenös, pumpengetrieben (CVVH), Antikoagulation mit Heparin oder ohne Antikoagulation: Mehr als 24 bis 72 Stunden	
			8-853.81	Venovenös, pumpengetrieben (CVVH), Antikoagulation mit sonstigen Substanzen: Mehr als 24 bis 72 Stunden	
		ZE119.03	8-853.15	Arteriovenös (CAVH): Mehr als 72 bis 144 Stunden	1.603,15 €
			8-853.72	Venovenös, pumpengetrieben (CVVH), Antikoagulation mit Heparin oder ohne Antikoagulation: Mehr als 72 bis 144 Stunden	
			8-853.82	Venovenös, pumpengetrieben (CVVH), Antikoagulation mit sonstigen Substanzen: Mehr als 72 bis 144 Stunden	
		ZE119.04	8-853.16	Arteriovenös (CAVH): Mehr als 144 bis 264 Stunden	2.885,67 €
			8-853.73	Venovenös, pumpengetrieben (CVVH), Antikoagulation mit Heparin oder ohne Antikoagulation: Mehr als 144 bis 264 Stunden	
			8-853.83	Venovenös, pumpengetrieben (CVVH), Antikoagulation mit sonstigen Substanzen: Mehr als 144 bis 264 Stunden	
		ZE119.05	8-853.17	Arteriovenös (CAVH): Mehr als 264 bis 432 Stunden	4.809,45 €
			8-853.74	Venovenös, pumpengetrieben (CVVH), Antikoagulation mit Heparin oder ohne Antikoagulation: Mehr als 264 bis 432 Stunden	
			8-853.84	Venovenös, pumpengetrieben (CVVH), Antikoagulation mit sonstigen Substanzen: Mehr als 264 bis 432 Stunden	
		ZE119.06	8-853.19	Arteriovenös (CAVH): Mehr als 432 bis 600 Stunden	7.053,86 €
			8-853.76	Venovenös, pumpengetrieben (CVVH), Antikoagulation mit Heparin oder ohne Antikoagulation: Mehr als 432 bis 600 Stunden	

Anlage 5: Zusatzentgelte-Katalog (Definition und differenzierte Beträge)   aG-DRG Version 2024

ZE	Bezeichnung	ZE$_D$	OPS Version 2024: OPS-Kode	OPS Version 2024: OPS-Text	Betrag
1	2	3	4	5	6
			8-853.86	Venovenös, pumpengetrieben (CVVH), Antikoagulation mit sonstigen Substanzen: Mehr als 432 bis 600 Stunden	
		ZE119.07	8-853.1a	Arteriovenös (CAVH): Mehr als 600 bis 960 Stunden	10.580,79 €
			8-853.77	Venovenös, pumpengetrieben (CVVH), Antikoagulation mit Heparin oder ohne Antikoagulation: Mehr als 600 bis 960 Stunden	
			8-853.87	Venovenös, pumpengetrieben (CVVH), Antikoagulation mit sonstigen Substanzen: Mehr als 600 bis 960 Stunden	
		ZE119.08	8-853.1b	Arteriovenös (CAVH): Mehr als 960 bis 1.320 Stunden	15.390,24 €
			8-853.78	Venovenös, pumpengetrieben (CVVH), Antikoagulation mit Heparin oder ohne Antikoagulation: Mehr als 960 bis 1.320 Stunden	
			8-853.88	Venovenös, pumpengetrieben (CVVH), Antikoagulation mit sonstigen Substanzen: Mehr als 960 bis 1.320 Stunden	
		ZE119.09	8-853.1c	Arteriovenös (CAVH): Mehr als 1.320 bis 1.680 Stunden	20.199,69 €
			8-853.79	Venovenös, pumpengetrieben (CVVH), Antikoagulation mit Heparin oder ohne Antikoagulation: Mehr als 1.320 bis 1.680 Stunden	
			8-853.89	Venovenös, pumpengetrieben (CVVH), Antikoagulation mit sonstigen Substanzen: Mehr als 1.320 bis 1.680 Stunden	
		ZE119.10	8-853.1d	Arteriovenös (CAVH): Mehr als 1.680 bis 2.040 Stunden	25.009,14 €
			8-853.7a	Venovenös, pumpengetrieben (CVVH), Antikoagulation mit Heparin oder ohne Antikoagulation: Mehr als 1.680 bis 2.040 Stunden	
			8-853.8a	Venovenös, pumpengetrieben (CVVH), Antikoagulation mit sonstigen Substanzen: Mehr als 1.680 bis 2.040 Stunden	
		ZE119.11	8-853.1e	Arteriovenös (CAVH): Mehr als 2.040 bis 2.400 Stunden	29.818,59 €
			8-853.7b	Venovenös, pumpengetrieben (CVVH), Antikoagulation mit Heparin oder ohne Antikoagulation: Mehr als 2.040 bis 2.400 Stunden	
			8-853.8b	Venovenös, pumpengetrieben (CVVH), Antikoagulation mit sonstigen Substanzen: Mehr als 2.040 bis 2.400 Stunden	
		ZE119.12	8-853.1f	Arteriovenös (CAVH): Mehr als 2.400 Stunden	34.628,04 €
			8-853.7c	Venovenös, pumpengetrieben (CVVH), Antikoagulation mit Heparin oder ohne Antikoagulation: Mehr als 2.400 Stunden	
			8-853.8c	Venovenös, pumpengetrieben (CVVH), Antikoagulation mit sonstigen Substanzen: Mehr als 2.400 Stunden	
ZE120 [1]	Hämodialyse, kontinuierlich, venovenös, pumpengetrieben (CVVHD)			Hämodialyse: Kontinuierlich, venovenös, pumpengetrieben (CVVHD)	
		ZE120.01	8-854.60	Antikoagulation mit Heparin oder ohne Antikoagulation: Bis 24 Stunden	276,06 €
			8-854.70	Antikoagulation mit sonstigen Substanzen: Bis 24 Stunden	
		ZE120.02	8-854.61	Antikoagulation mit Heparin oder ohne Antikoagulation: Mehr als 24 bis 72 Stunden	662,54 €
			8-854.71	Antikoagulation mit sonstigen Substanzen: Mehr als 24 bis 72 Stunden	
		ZE120.03	8-854.62	Antikoagulation mit Heparin oder ohne Antikoagulation: Mehr als 72 bis 144 Stunden	1.352,69 €
			8-854.72	Antikoagulation mit sonstigen Substanzen: Mehr als 72 bis 144 Stunden	
		ZE120.04	8-854.63	Antikoagulation mit Heparin oder ohne Antikoagulation: Mehr als 144 bis 264 Stunden	2.429,33 €
			8-854.73	Antikoagulation mit sonstigen Substanzen: Mehr als 144 bis 264 Stunden	

ZE	Bezeichnung	ZE_D	OPS Version 2024: OPS-Kode	OPS Version 2024: OPS-Text	Betrag
1	2	3	4	5	6
		ZE120.05	8-854.64	Antikoagulation mit Heparin oder ohne Antikoagulation: Mehr als 264 bis 432 Stunden	4.030,48 €
			8-854.74	Antikoagulation mit sonstigen Substanzen: Mehr als 264 bis 432 Stunden	
		ZE120.06	8-854.66	Antikoagulation mit Heparin oder ohne Antikoagulation: Mehr als 432 bis 600 Stunden	6.045,71 €
			8-854.76	Antikoagulation mit sonstigen Substanzen: Mehr als 432 bis 600 Stunden	
		ZE120.07	8-854.67	Antikoagulation mit Heparin oder ohne Antikoagulation: Mehr als 600 bis 960 Stunden	9.109,98 €
			8-854.77	Antikoagulation mit sonstigen Substanzen: Mehr als 600 bis 960 Stunden	
		ZE120.08	8-854.68	Antikoagulation mit Heparin oder ohne Antikoagulation: Mehr als 960 bis 1.320 Stunden	13.250,88 €
			8-854.78	Antikoagulation mit sonstigen Substanzen: Mehr als 960 bis 1.320 Stunden	
		ZE120.09	8-854.69	Antikoagulation mit Heparin oder ohne Antikoagulation: Mehr als 1.320 bis 1.680 Stunden	17.391,78 €
			8-854.79	Antikoagulation mit sonstigen Substanzen: Mehr als 1.320 bis 1.680 Stunden	
		ZE120.10	8-854.6a	Antikoagulation mit Heparin oder ohne Antikoagulation: Mehr als 1.680 bis 2.040 Stunden	21.532,68 €
			8-854.7a	Antikoagulation mit sonstigen Substanzen: Mehr als 1.680 bis 2.040 Stunden	
		ZE120.11	8-854.6b	Antikoagulation mit Heparin oder ohne Antikoagulation: Mehr als 2.040 bis 2.400 Stunden	25.673,58 €
			8-854.7b	Antikoagulation mit sonstigen Substanzen: Mehr als 2.040 bis 2.400 Stunden	
		ZE120.12	8-854.6c	Antikoagulation mit Heparin oder ohne Antikoagulation: Mehr als 2.400 Stunden	29.814,48 €
			8-854.7c	Antikoagulation mit sonstigen Substanzen: Mehr als 2.400 Stunden	
ZE121 [1]	Hämodiafiltration, kontinuierlich			Hämodiafiltration: Kontinuierlich	
		ZE121.01	8-855.13	Arteriovenös (CAVHDF): Bis 24 Stunden	295,74 €
			8-855.70	Venovenös, pumpengetrieben (CVVHDF), Antikoagulation mit Heparin oder ohne Antikoagulation: Bis 24 Stunden	
			8-855.80	Venovenös, pumpengetrieben (CVVHDF), Antikoagulation mit sonstigen Substanzen: Bis 24 Stunden	
		ZE121.02	8-855.14	Arteriovenös (CAVHDF): Mehr als 24 bis 72 Stunden	739,35 €
			8-855.71	Venovenös, pumpengetrieben (CVVHDF), Antikoagulation mit Heparin oder ohne Antikoagulation: Mehr als 24 bis 72 Stunden	
			8-855.81	Venovenös, pumpengetrieben (CVVHDF), Antikoagulation mit sonstigen Substanzen: Mehr als 24 bis 72 Stunden	
		ZE121.03	8-855.15	Arteriovenös (CAVHDF): Mehr als 72 bis 144 Stunden	1.419,55 €
			8-855.72	Venovenös, pumpengetrieben (CVVHDF), Antikoagulation mit Heparin oder ohne Antikoagulation: Mehr als 72 bis 144 Stunden	
			8-855.82	Venovenös, pumpengetrieben (CVVHDF), Antikoagulation mit sonstigen Substanzen: Mehr als 72 bis 144 Stunden	
		ZE121.04	8-855.16	Arteriovenös (CAVHDF): Mehr als 144 bis 264 Stunden	2.572,94 €
			8-855.73	Venovenös, pumpengetrieben (CVVHDF), Antikoagulation mit Heparin oder ohne Antikoagulation: Mehr als 144 bis 264 Stunden	
			8-855.83	Venovenös, pumpengetrieben (CVVHDF), Antikoagulation mit sonstigen Substanzen: Mehr als 144 bis 264 Stunden	

Anlage 5: Zusatzentgelte-Katalog (Definition und differenzierte Beträge) aG-DRG Version 2024

ZE	Bezeichnung	ZE_D	OPS Version 2024: OPS-Kode	OPS Version 2024: OPS-Text	Betrag
1	2	3	4	5	6
		ZE121.05	8-855.17	Arteriovenös (CAVHDF): Mehr als 264 bis 432 Stunden	4.436,10 €
			8-855.74	Venovenös, pumpengetrieben (CVVHDF), Antikoagulation mit Heparin oder ohne Antikoagulation: Mehr als 264 bis 432 Stunden	
			8-855.84	Venovenös, pumpengetrieben (CVVHDF), Antikoagulation mit sonstigen Substanzen: Mehr als 264 bis 432 Stunden	
		ZE121.06	8-855.19	Arteriovenös (CAVHDF): Mehr als 432 bis 600 Stunden	6.506,28 €
			8-855.76	Venovenös, pumpengetrieben (CVVHDF), Antikoagulation mit Heparin oder ohne Antikoagulation: Mehr als 432 bis 600 Stunden	
			8-855.86	Venovenös, pumpengetrieben (CVVHDF), Antikoagulation mit sonstigen Substanzen: Mehr als 432 bis 600 Stunden	
		ZE121.07	8-855.1a	Arteriovenös (CAVHDF): Mehr als 600 bis 960 Stunden	9.759,42 €
			8-855.77	Venovenös, pumpengetrieben (CVVHDF), Antikoagulation mit Heparin oder ohne Antikoagulation: Mehr als 600 bis 960 Stunden	
			8-855.87	Venovenös, pumpengetrieben (CVVHDF), Antikoagulation mit sonstigen Substanzen: Mehr als 600 bis 960 Stunden	
		ZE121.08	8-855.1b	Arteriovenös (CAVHDF): Mehr als 960 bis 1.320 Stunden	14.195,52 €
			8-855.78	Venovenös, pumpengetrieben (CVVHDF), Antikoagulation mit Heparin oder ohne Antikoagulation: Mehr als 960 bis 1.320 Stunden	
			8-855.88	Venovenös, pumpengetrieben (CVVHDF), Antikoagulation mit sonstigen Substanzen: Mehr als 960 bis 1.320 Stunden	
		ZE121.09	8-855.1c	Arteriovenös (CAVHDF): Mehr als 1.320 bis 1.680 Stunden	18.631,62 €
			8-855.79	Venovenös, pumpengetrieben (CVVHDF), Antikoagulation mit Heparin oder ohne Antikoagulation: Mehr als 1.320 bis 1.680 Stunden	
			8-855.89	Venovenös, pumpengetrieben (CVVHDF), Antikoagulation mit sonstigen Substanzen: Mehr als 1.320 bis 1.680 Stunden	
		ZE121.10	8-855.1d	Arteriovenös (CAVHDF): Mehr als 1.680 bis 2.040 Stunden	23.067,72 €
			8-855.7a	Venovenös, pumpengetrieben (CVVHDF), Antikoagulation mit Heparin oder ohne Antikoagulation: Mehr als 1.680 bis 2.040 Stunden	
			8-855.8a	Venovenös, pumpengetrieben (CVVHDF), Antikoagulation mit sonstigen Substanzen: Mehr als 1.680 bis 2.040 Stunden	
		ZE121.11	8-855.1e	Arteriovenös (CAVHDF): Mehr als 2.040 bis 2.400 Stunden	27.503,82 €
			8-855.7b	Venovenös, pumpengetrieben (CVVHDF), Antikoagulation mit Heparin oder ohne Antikoagulation: Mehr als 2.040 bis 2.400 Stunden	
			8-855.8b	Venovenös, pumpengetrieben (CVVHDF), Antikoagulation mit sonstigen Substanzen: Mehr als 2.040 bis 2.400 Stunden	
		ZE121.12	8-855.1f	Arteriovenös (CAVHDF): Mehr als 2.400 Stunden	31.939,92 €
			8-855.7c	Venovenös, pumpengetrieben (CVVHDF), Antikoagulation mit Heparin oder ohne Antikoagulation: Mehr als 2.400 Stunden	
			8-855.8c	Venovenös, pumpengetrieben (CVVHDF), Antikoagulation mit sonstigen Substanzen: Mehr als 2.400 Stunden	

ZE	Bezeichnung	ZE$_D$	OPS Version 2024: OPS-Kode	OPS Version 2024: OPS-Text	Betrag
1	2	3	4	5	6
ZE122 [1)]	Peritonealdialyse, intermittierend, maschinell unterstützt (IPD)		8-857.0	Peritonealdialyse: Intermittierend, maschinell unterstützt (IPD)	siehe Anlage 2
ZE123 [1)]	Peritonealdialyse, kontinuierlich, nicht maschinell unterstützt (CAPD)			Peritonealdialyse: Kontinuierlich, nicht maschinell unterstützt (CAPD)	
		ZE123.01	8-857.10	Bis 24 Stunden	154,30 €
		ZE123.02	8-857.11	Mehr als 24 bis 72 Stunden	370,32 €
		ZE123.03	8-857.12	Mehr als 72 bis 144 Stunden	771,50 €
		ZE123.04	8-857.13	Mehr als 144 bis 264 Stunden	1.373,27 €
		ZE123.05	8-857.14	Mehr als 264 bis 432 Stunden	2.314,50 €
		ZE123.06	8-857.16	Mehr als 432 bis 600 Stunden	3.394,60 €
		ZE123.07	8-857.17	Mehr als 600 bis 960 Stunden	5.091,90 €
		ZE123.08	8-857.18	Mehr als 960 bis 1.320 Stunden	7.406,40 €
		ZE123.09	8-857.19	Mehr als 1.320 bis 1.680 Stunden	9.720,90 €
		ZE123.10	8-857.1a	Mehr als 1.680 bis 2.040 Stunden	12.035,40 €
		ZE123.11	8-857.1b	Mehr als 2.040 bis 2.400 Stunden	14.349,90 €
		ZE123.12	8-857.1c	Mehr als 2.400 Stunden	16.664,40 €
ZE125	Implantation oder Wechsel eines interspinösen Spreizers	ZE125.01	5-839.b0	Andere Operationen an der Wirbelsäule: Implantation eines interspinösen Spreizers: 1 Segment	182,28 €
			5-839.c0	Andere Operationen an der Wirbelsäule: Wechsel eines interspinösen Spreizers: 1 Segment	
		ZE125.02	5-839.b2	Andere Operationen an der Wirbelsäule: Implantation eines interspinösen Spreizers: 2 Segmente	364,56 €
			5-839.c2	Andere Operationen an der Wirbelsäule: Wechsel eines interspinösen Spreizers: 2 Segmente	
		ZE125.03	5-839.b3	Andere Operationen an der Wirbelsäule: Implantation eines interspinösen Spreizers: 3 oder mehr Segmente	546,84 €
			5-839.c3	Andere Operationen an der Wirbelsäule: Wechsel eines interspinösen Spreizers: 3 oder mehr Segmente	
ZE126	Autogene / Autologe matrixinduzierte Chondrozytentransplantation		5-801.k*	Offen chirurgische Operation am Gelenkknorpel und an den Menisken: Autogene matrixinduzierte Chondrozytentransplantation	siehe Anlage 2
			5-812.h*	Arthroskopische Operation am Gelenkknorpel und an den Menisken: Autogene matrixinduzierte Chondrozytentransplantation	
ZE132	Implantation eines Wachstumsstents	ZE132.01	8-838.k*	(Perkutan-)transluminale Gefäßintervention an Gefäßen des Lungenkreislaufes: Einlegen eines ungecoverten Wachstumsstents	1.331,30 €
			8-838.m*	(Perkutan-)transluminale Gefäßintervention an Gefäßen des Lungenkreislaufes: Einlegen eines gecoverten Wachstumsstents	
			8-845.0*	(Perkutan-)transluminale Implantation von ungecoverten Cheatham-Platinum-Stents [CP-Stent]: Ein Stent	
			8-846.0*	(Perkutan-)transluminale Implantation von gecoverten Cheatham-Platinum-Stents [CP-Stent]: Ein Stent	
			8-847	(Perkutan-)transluminale Implantation eines Wachstumsstents	
		ZE132.02	8-845.1*	(Perkutan-)transluminale Implantation von ungecoverten Cheatham-Platinum-Stents [CP-Stent]: Zwei oder mehr Stents	2.662,60 €
			8-846.1*	(Perkutan-)transluminale Implantation von gecoverten Cheatham-Platinum-Stents [CP-Stent]: Zwei oder mehr Stents	
ZE135	Gabe von Vinflunin, parenteral			Applikation von Medikamenten, Liste 5: Vinflunin, parenteral	
		ZE135.01	6-005.b0	100 mg bis unter 200 mg	792,99 €
		ZE135.02	6-005.b1	200 mg bis unter 300 mg	1.387,73 €
		ZE135.03	6-005.b2	300 mg bis unter 400 mg	1.982,47 €
		ZE135.04	6-005.b3	400 mg bis unter 500 mg	2.577,21 €
		ZE135.05	6-005.b4	500 mg bis unter 600 mg	3.171,95 €
		ZE135.06	6-005.b5	600 mg bis unter 700 mg	3.766,69 €
		ZE135.07	6-005.b6	700 mg bis unter 800 mg	4.361,43 €
		ZE135.08	6-005.b7	800 mg bis unter 900 mg	4.956,17 €
		ZE135.09	6-005.b8	900 mg bis unter 1.000 mg	5.550,91 €

Anlage 5: Zusatzentgelte-Katalog (Definition und differenzierte Beträge) aG-DRG Version 2024

ZE	Bezeichnung	ZE$_D$	OPS Version 2024: OPS-Kode	OPS Version 2024: OPS-Text	Betrag
1	2	3	4	5	6
		ZE135.10	6-005.b9	1.000 mg bis unter 1.200 mg	6.343,89 €
		ZE135.11	6-005.ba	1.200 mg bis unter 1.400 mg	7.533,37 €
		ZE135.12	6-005.bb	1.400 mg bis unter 1.600 mg	8.722,85 €
		ZE135.13	6-005.bc	1.600 mg bis unter 1.800 mg	9.912,33 €
		ZE135.14	6-005.bd	1.800 mg bis unter 2.000 mg	11.101,81 €
		ZE135.15	6-005.be	2.000 mg bis unter 2.200 mg	12.291,29 €
		ZE135.16	6-005.bf	2.200 mg bis unter 2.400 mg	13.480,77 €
		ZE135.17	6-005.bg	2.400 mg bis unter 2.600 mg	14.670,25 €
		ZE135.18	6-005.bh	2.600 mg bis unter 2.800 mg	15.859,73 €
		ZE135.19	6-005.bj	2.800 mg oder mehr	17.049,21 €
ZE136 [2]	Medikamente-freisetzende Ballons an Koronargefäßen		8-837.00	Perkutan-transluminale Gefäßintervention an Herz und Koronargefäßen: Ballon-Angioplastie: Eine Koronararterie	
			8-837.01	Perkutan-transluminale Gefäßintervention an Herz und Koronargefäßen: Ballon-Angioplastie: Mehrere Koronararterien	
		ZE136.01	8-83b.b6	Zusatzinformationen zu Materialien: Art der verwendeten Ballons: Ein medikamentefreisetzender Ballon an Koronargefäßen	190,39 €
		ZE136.02	8-83b.b7	Zusatzinformationen zu Materialien: Art der verwendeten Ballons: Zwei medikamentefreisetzende Ballons an Koronargefäßen	613,10 €
		ZE136.03	8-83b.b8	Zusatzinformationen zu Materialien: Art der verwendeten Ballons: Drei medikamentefreisetzende Ballons an Koronargefäßen	1.035,81 €
		ZE136.04	8-83b.b9	Zusatzinformationen zu Materialien: Art der verwendeten Ballons: Vier oder mehr medikamentefreisetzende Ballons an Koronargefäßen	1.458,52 €
ZE137 [2]	Medikamente-freisetzende Ballons an anderen Gefäßen		8-836.02	(Perkutan-)transluminale Gefäßintervention: Ballon-Angioplastie: Gefäße Schulter und Oberarm	
			8-836.03	(Perkutan-)transluminale Gefäßintervention: Ballon-Angioplastie: Gefäße Unterarm	
			8-836.08	(Perkutan-)transluminale Gefäßintervention: Ballon-Angioplastie: Andere Gefäße thorakal	
			8-836.0a	(Perkutan-)transluminale Gefäßintervention: Ballon-Angioplastie: Gefäße viszeral	
			8-836.0c	(Perkutan-)transluminale Gefäßintervention: Ballon-Angioplastie: Gefäße Unterschenkel	
			8-836.0e	(Perkutan-)transluminale Gefäßintervention: Ballon-Angioplastie: Künstliche Gefäße	
			8-836.0q	(Perkutan-)transluminale Gefäßintervention: Ballon-Angioplastie: Andere Arterien abdominal und pelvin	
			8-836.0r	(Perkutan-)transluminale Gefäßintervention: Ballon-Angioplastie: Andere Venen abdominal und pelvin	
			8-836.0s	(Perkutan-)transluminale Gefäßintervention: Ballon-Angioplastie: Arterien Oberschenkel	
			8-836.0t	(Perkutan-)transluminale Gefäßintervention: Ballon-Angioplastie: Venen Oberschenkel	
		ZE137.01	8-83b.ba	Zusatzinformationen zu Materialien: Art der verwendeten Ballons: Ein medikamentefreisetzender Ballon an anderen Gefäßen	103,43 €
		ZE137.02	8-83b.bb	Zusatzinformationen zu Materialien: Art der verwendeten Ballons: Zwei medikamentefreisetzende Ballons an anderen Gefäßen	518,85 €
		ZE137.03	8-83b.bc	Zusatzinformationen zu Materialien: Art der verwendeten Ballons: Drei medikamentefreisetzende Ballons an anderen Gefäßen	934,27 €
		ZE137.04	8-83b.bd	Zusatzinformationen zu Materialien: Art der verwendeten Ballons: Vier oder mehr medikamentefreisetzende Ballons an anderen Gefäßen	1.349,69 €

aG-DRG Version 2024 — Anlage 5: Zusatzentgelte-Katalog (Definition und differenzierte Beträge)

ZE	Bezeichnung	ZE$_D$	OPS Version 2024: OPS-Kode	OPS Version 2024: OPS-Text	Betrag
1	2	3	4	5	6
ZE138	Neurostimulatoren zur Rückenmarkstimulation oder zur Stimulation des peripheren Nervensystems, Einkanalstimulator, mit Sondenimplantation		5-039.e0	Implantation oder Wechsel eines Neurostimulators zur epiduralen Rückenmarkstimulation mit Implantation oder Wechsel einer Neurostimulationselektrode: Einkanalstimulator, vollimplantierbar, nicht wiederaufladbar	siehe Anlage 2
			5-039.k0	Implantation oder Wechsel eines Neurostimulators zur Stimulation von Spinalganglien mit Implantation oder Wechsel einer Neurostimulationselektrode: Einkanalstimulator, vollimplantierbar, nicht wiederaufladbar	
			5-059.c0	Implantation oder Wechsel eines Neurostimulators zur Stimulation des peripheren Nervensystems mit Implantation oder Wechsel einer Neurostimulationselektrode: Einkanalstimulator, vollimplantierbar, nicht wiederaufladbar	
ZE139	Neurostimulatoren zur Rückenmarkstimulation oder zur Stimulation des peripheren Nervensystems, Einkanalstimulator, ohne Sondenimplantation		5-039.f0	Wechsel eines Neurostimulators zur epiduralen Rückenmarkstimulation ohne Wechsel einer Neurostimulationselektrode: Einkanalstimulator, vollimplantierbar, nicht wiederaufladbar	siehe Anlage 2
			5-039.m0	Wechsel eines Neurostimulators zur Stimulation von Spinalganglien ohne Wechsel einer Neurostimulationselektrode: Einkanalstimulator, vollimplantierbar, nicht wiederaufladbar	
			5-039.n0	Implantation eines Neurostimulators zur epiduralen Rückenmarkstimulation ohne Implantation einer Neurostimulationselektrode: Einkanalstimulator, vollimplantierbar, nicht wiederaufladbar	
			5-039.q0	Implantation eines Neurostimulators zur Stimulation von Spinalganglien ohne Implantation einer Neurostimulationselektrode: Einkanalstimulator, vollimplantierbar, nicht wiederaufladbar	
			5-059.d0	Wechsel eines Neurostimulators zur Stimulation des peripheren Nervensystems ohne Wechsel einer Neurostimulationselektrode: Einkanalstimulator, vollimplantierbar, nicht wiederaufladbar	
			5-059.g0	Implantation eines Neurostimulators zur Stimulation des peripheren Nervensystems ohne Implantation einer Neurostimulationselektrode: Einkanalstimulator, vollimplantierbar, nicht wiederaufladbar	
ZE140	Neurostimulatoren zur Rückenmarkstimulation oder zur Stimulation des peripheren Nervensystems, Mehrkanalstimulator, nicht wiederaufladbar, mit Sondenimplantation		5-039.e1	Implantation oder Wechsel eines Neurostimulators zur epiduralen Rückenmarkstimulation mit Implantation oder Wechsel einer Neurostimulationselektrode: Mehrkanalstimulator, vollimplantierbar, nicht wiederaufladbar	siehe Anlage 2
			5-039.k1	Implantation oder Wechsel eines Neurostimulators zur Stimulation von Spinalganglien mit Implantation oder Wechsel einer Neurostimulationselektrode: Mehrkanalstimulator, vollimplantierbar, nicht wiederaufladbar	
			5-059.c1	Implantation oder Wechsel eines Neurostimulators zur Stimulation des peripheren Nervensystems mit Implantation oder Wechsel einer Neurostimulationselektrode: Mehrkanalstimulator, vollimplantierbar, nicht wiederaufladbar	
ZE141	Neurostimulatoren zur Rückenmarkstimulation oder zur Stimulation des peripheren Nervensystems, Mehrkanalstimulator, nicht wiederaufladbar, ohne Sondenimplantation		5-039.f1	Wechsel eines Neurostimulators zur epiduralen Rückenmarkstimulation ohne Wechsel einer Neurostimulationselektrode: Mehrkanalstimulator, vollimplantierbar, nicht wiederaufladbar	siehe Anlage 2
			5-039.m1	Wechsel eines Neurostimulators zur Stimulation von Spinalganglien ohne Wechsel einer Neurostimulationselektrode: Mehrkanalstimulator, vollimplantierbar, nicht wiederaufladbar	

Anlage 5: Zusatzentgelte-Katalog (Definition und differenzierte Beträge)　　aG-DRG Version 2024

ZE	Bezeichnung	ZE$_D$	OPS Version 2024: OPS-Kode	OPS Version 2024: OPS-Text	Betrag
1	2	3	4	5	6
			5-039.n1	Implantation eines Neurostimulators zur epiduralen Rückenmarkstimulation ohne Implantation einer Neurostimulationselektrode: Mehrkanalstimulator, vollimplantierbar, nicht wiederaufladbar	
			5-039.q1	Implantation eines Neurostimulators zur Stimulation von Spinalganglien ohne Implantation einer Neurostimulationselektrode: Mehrkanalstimulator, vollimplantierbar, nicht wiederaufladbar	
			5-059.d1	Wechsel eines Neurostimulators zur Stimulation des peripheren Nervensystems ohne Wechsel einer Neurostimulationselektrode: Mehrkanalstimulator, vollimplantierbar, nicht wiederaufladbar	
			5-059.q1	Implantation eines Neurostimulators zur Stimulation des peripheren Nervensystems ohne Implantation einer Neurostimulationselektrode: Mehrkanalstimulator, vollimplantierbar, nicht wiederaufladbar	
ZE144	Gabe von Romiplostim, parenteral			Applikation von Medikamenten, Liste 5: Romiplostim, parenteral	
		ZE144.01[6]	6-005.90	100 µg bis unter 200 µg	414,28 €
		ZE144.02	6-005.91	200 µg bis unter 300 µg	724,99 €
		ZE144.03	6-005.92	300 µg bis unter 400 µg	1.035,70 €
		ZE144.04	6-005.93	400 µg bis unter 500 µg	1.346,41 €
		ZE144.05	6-005.94	500 µg bis unter 600 µg	1.572,10 €
		ZE144.06	6-005.95	600 µg bis unter 700 µg	1.967,83 €
		ZE144.07	6-005.96	700 µg bis unter 800 µg	2.278,54 €
		ZE144.08	6-005.97	800 µg bis unter 900 µg	2.589,25 €
		ZE144.09	6-005.98	900 µg bis unter 1.000 µg	2.899,96 €
		ZE144.10	6-005.99	1.000 µg bis unter 1.200 µg	3.195,99 €
		ZE144.11	6-005.9a	1.200 µg bis unter 1.400 µg	3.935,66 €
		ZE144.12	6-005.9b	1.400 µg bis unter 1.600 µg	4.557,08 €
		ZE144.13	6-005.9c	1.600 µg bis unter 1.800 µg	5.178,50 €
		ZE144.14	6-005.9d	1.800 µg bis unter 2.000 µg	5.799,92 €
		ZE144.15	6-005.9e	2.000 µg bis unter 2.400 µg	6.628,48 €
		ZE144.16	6-005.9f	2.400 µg bis unter 2.800 µg	7.871,32 €
		ZE144.17	6-005.9g	2.800 µg bis unter 3.200 µg	9.114,16 €
		ZE144.18	6-005.9h	3.200 µg bis unter 3.600 µg	10.357,00 €
		ZE144.19	6-005.9j	3.600 µg bis unter 4.000 µg	11.599,84 €
		ZE144.20	6-005.9k	4.000 µg bis unter 4.400 µg	12.842,68 €
		ZE144.21	6-005.9m	4.400 µg bis unter 4.800 µg	14.085,52 €
		ZE144.22	6-005.9n	4.800 µg bis unter 5.200 µg	15.328,36 €
		ZE144.23	6-005.9p	5.200 µg bis unter 5.600 µg	16.571,20 €
		ZE144.24	6-005.9q	5.600 µg oder mehr	17.814,04 €
ZE145	Spezialisierte stationäre palliativmedizinische Komplexbehandlung	ZE145.01	8-98e.1	Spezialisierte stationäre palliativmedizinische Komplexbehandlung: Mindestens 7 bis höchstens 13 Behandlungstage	1.367,99 €
		ZE145.02	8-98e.2	Spezialisierte stationäre palliativmedizinische Komplexbehandlung: Mindestens 14 bis höchstens 20 Behandlungstage	1.367,99 €
		ZE145.03	8-98e.3	Spezialisierte stationäre palliativmedizinische Komplexbehandlung: Mindestens 21 Behandlungstage	2.176,86 €
ZE146	Gabe von Thrombozytenkonzentraten			Transfusion von Vollblut, Erythrozytenkonzentrat und Thrombozytenkonzentrat: Thrombozytenkonzentrat	
		ZE146.01[6]	8-800.g1	2 Thrombozytenkonzentrate	610,44 €
		ZE146.02[6]	8-800.g2	3 Thrombozytenkonzentrate	915,66 €
		ZE146.03	8-800.g3	4 Thrombozytenkonzentrate	1.220,87 €
		ZE146.04	8-800.g4	5 Thrombozytenkonzentrate	1.526,09 €
		ZE146.05	8-800.g5	6 bis unter 8 Thrombozytenkonzentrate	1.938,14 €
		ZE146.06	8-800.g6	8 bis unter 10 Thrombozytenkonzentrate	2.572,99 €
		ZE146.07	8-800.g7	10 bis unter 12 Thrombozytenkonzentrate	3.189,53 €
		ZE146.08	8-800.g8	12 bis unter 14 Thrombozytenkonzentrate	3.796,92 €
		ZE146.09	8-800.g9	14 bis unter 16 Thrombozytenkonzentrate	4.404,30 €
		ZE146.10	8-800.ga	16 bis unter 18 Thrombozytenkonzentrate	5.017,79 €
		ZE146.11	8-800.gb	18 bis unter 20 Thrombozytenkonzentrate	5.643,49 €
		ZE146.12	8-800.gc	20 bis unter 24 Thrombozytenkonzentrate	6.409,59 €

ZE	Bezeichnung	ZE_D	OPS Version 2024: OPS-Kode	OPS Version 2024: OPS-Text	Betrag
1	2	3	4	5	6
		ZE146.13	8-800.gd	24 bis unter 28 Thrombozytenkonzentrate	7.630,47 €
		ZE146.14	8-800.ge	28 bis unter 32 Thrombozytenkonzentrate	8.851,34 €
		ZE146.15	8-800.gf	32 bis unter 36 Thrombozytenkonzentrate	10.072,21 €
		ZE146.16	8-800.gg	36 bis unter 40 Thrombozytenkonzentrate	11.293,09 €
		ZE146.17	8-800.gh	40 bis unter 46 Thrombozytenkonzentrate	12.666,57 €
		ZE146.18	8-800.gj	46 bis unter 52 Thrombozytenkonzentrate	14.497,88 €
		ZE146.19	8-800.gk	52 bis unter 58 Thrombozytenkonzentrate	16.329,20 €
		ZE146.20	8-800.gm	58 bis unter 64 Thrombozytenkonzentrate	18.160,51 €
		ZE146.21	8-800.gn	64 bis unter 70 Thrombozytenkonzentrate	19.991,82 €
		ZE146.22	8-800.gp	70 bis unter 78 Thrombozytenkonzentrate	21.975,74 €
		ZE146.23	8-800.gq	78 bis unter 86 Thrombozytenkonzentrate	24.417,49 €
		ZE146.24	8-800.gr	86 bis unter 94 Thrombozytenkonzentrate	26.859,24 €
		ZE146.25	8-800.gs	94 bis unter 102 Thrombozytenkonzentrate	29.300,99 €
		ZE146.26	8-800.gt	102 bis unter 110 Thrombozytenkonzentrate	31.742,73 €
		ZE146.27	8-800.gu	110 bis unter 118 Thrombozytenkonzentrate	34.184,48 €
		ZE146.28	8-800.gv	118 bis unter 126 Thrombozytenkonzentrate	36.626,23 €
		ZE146.29		Siehe weitere Differenzierung ZE146.30 bis ZE146.46	
		ZE146.30	8-800.gz	126 bis unter 134 Thrombozytenkonzentrate	39.067,98 €
		ZE146.31	8-800.m0	134 bis unter 146 Thrombozytenkonzentrate	41.814,95 €
		ZE146.32	8-800.m1	146 bis unter 158 Thrombozytenkonzentrate	45.477,57 €
		ZE146.33	8-800.m2	158 bis unter 170 Thrombozytenkonzentrate	49.140,19 €
		ZE146.34	8-800.m3	170 bis unter 182 Thrombozytenkonzentrate	52.802,82 €
		ZE146.35	8-800.m4	182 bis unter 194 Thrombozytenkonzentrate	56.465,44 €
		ZE146.36	8-800.m5	194 bis unter 210 Thrombozytenkonzentrate	60.433,28 €
		ZE146.37	8-800.m6	210 bis unter 226 Thrombozytenkonzentrate	65.316,78 €
		ZE146.38	8-800.m7	226 bis unter 242 Thrombozytenkonzentrate	70.200,28 €
		ZE146.39	8-800.m8	242 bis unter 258 Thrombozytenkonzentrate	75.083,78 €
		ZE146.40	8-800.m9	258 bis unter 274 Thrombozytenkonzentrate	79.967,27 €
		ZE146.41	8-800.ma	274 bis unter 294 Thrombozytenkonzentrate	85.155,99 €
		ZE146.42	8-800.mb	294 bis unter 314 Thrombozytenkonzentrate	91.260,36 €
		ZE146.43	8-800.mc	314 bis unter 334 Thrombozytenkonzentrate	97.364,73 €
		ZE146.44	8-800.md	334 bis unter 354 Thrombozytenkonzentrate	103.469,11 €
		ZE146.45	8-800.me	354 bis unter 374 Thrombozytenkonzentrate	109.573,48 €
		ZE146.46	8-800.mf	374 oder mehr Thrombozytenkonzentrate	115.677,85 €
ZE147	Gabe von Apherese-Thrombozyten-konzentraten			Transfusion von Vollblut, Erythrozytenkonzentrat und Thrombozytenkonzentrat: Apherese-Thrombozytenkonzentrat	
		ZE147.01[6]	8-800.f0	1 Apherese-Thrombozytenkonzentrat	358,32 €
		ZE147.02	8-800.f1	2 Apherese-Thrombozytenkonzentrate	716,65 €
		ZE147.03	8-800.f2	3 Apherese-Thrombozytenkonzentrate	1.074,97 €
		ZE147.04	8-800.f3	4 Apherese-Thrombozytenkonzentrate	1.433,30 €
		ZE147.05	8-800.f4	5 Apherese-Thrombozytenkonzentrate	1.791,62 €
		ZE147.06	8-800.f5	6 bis unter 8 Apherese-Thrombozytenkonzentrate	2.307,61 €
		ZE147.07	8-800.f6	8 bis unter 10 Apherese-Thrombozytenkonzentrate	3.042,18 €
		ZE147.08	8-800.f7	10 bis unter 12 Apherese-Thrombozytenkonzentrate	3.762,61 €
		ZE147.09	8-800.f8	12 bis unter 14 Apherese-Thrombozytenkonzentrate	4.475,47 €
		ZE147.10	8-800.f9	14 bis unter 16 Apherese-Thrombozytenkonzentrate	5.195,71 €
		ZE147.11	8-800.fa	16 bis unter 18 Apherese-Thrombozytenkonzentrate	5.883,69 €
		ZE147.12	8-800.fb	18 bis unter 20 Apherese-Thrombozytenkonzentrate	6.629,01 €
		ZE147.13	8-800.fc	20 bis unter 24 Apherese-Thrombozytenkonzentrate	7.524,82 €
		ZE147.14	8-800.fd	24 bis unter 28 Apherese-Thrombozytenkonzentrate	8.958,12 €
		ZE147.15	8-800.fe	28 bis unter 32 Apherese-Thrombozytenkonzentrate	10.391,41 €
		ZE147.16	8-800.ff	32 bis unter 36 Apherese-Thrombozytenkonzentrate	11.824,71 €
		ZE147.17	8-800.fg	36 bis unter 40 Apherese-Thrombozytenkonzentrate	13.258,01 €
		ZE147.18	8-800.fh	40 bis unter 46 Apherese-Thrombozytenkonzentrate	14.870,47 €
		ZE147.19	8-800.fj	46 bis unter 52 Apherese-Thrombozytenkonzentrate	17.020,42 €
		ZE147.20	8-800.fk	52 bis unter 58 Apherese-Thrombozytenkonzentrate	19.170,37 €
		ZE147.21	8-800.fm	58 bis unter 64 Apherese-Thrombozytenkonzentrate	21.320,31 €
		ZE147.22	8-800.fn	64 bis unter 70 Apherese-Thrombozytenkonzentrate	23.470,26 €
		ZE147.23	8-800.fp	70 bis unter 78 Apherese-Thrombozytenkonzentrate	25.799,32 €
		ZE147.24	8-800.fq	78 bis unter 86 Apherese-Thrombozytenkonzentrate	28.665,97 €
		ZE147.25	8-800.fr	86 bis unter 94 Apherese-Thrombozytenkonzentrate	31.532,56 €
		ZE147.26	8-800.fs	94 bis unter 102 Apherese-Thrombozytenkonzentrate	34.399,16 €
		ZE147.27	8-800.ft	102 bis unter 110 Apherese-Thrombozytenkonzentrate	37.265,76 €
		ZE147.28	8-800.fu	110 bis unter 118 Apherese-Thrombozytenkonzentrate	40.132,36 €

Anlage 5: Zusatzentgelte-Katalog (Definition und differenzierte Beträge) aG-DRG Version 2024

ZE	Bezeichnung	ZE_D	OPS Version 2024: OPS-Kode	OPS Version 2024: OPS-Text	Betrag
1	2	3	4	5	6
		ZE147.29	8-800.fv	118 bis unter 126 Apherese-Thrombozytenkonzentrate	42.998,95 €
		ZE147.30		Siehe weitere Differenzierung ZE147.31 bis ZE147.47	
		ZE147.31	8-800.fz	126 bis unter 134 Apherese-Thrombozytenkonzentrate	45.865,55 €
		ZE147.32	8-800.k0	134 bis unter 146 Apherese-Thrombozytenkonzentrate	49.090,47 €
		ZE147.33	8-800.k1	146 bis unter 158 Apherese-Thrombozytenkonzentrate	53.390,37 €
		ZE147.34	8-800.k2	158 bis unter 170 Apherese-Thrombozytenkonzentrate	57.690,26 €
		ZE147.35	8-800.k3	170 bis unter 182 Apherese-Thrombozytenkonzentrate	61.990,16 €
		ZE147.36	8-800.k4	182 bis unter 194 Apherese-Thrombozytenkonzentrate	66.290,05 €
		ZE147.37	8-800.k5	194 bis unter 210 Apherese-Thrombozytenkonzentrate	70.948,27 €
		ZE147.38	8-800.k6	210 bis unter 226 Apherese-Thrombozytenkonzentrate	76.681,46 €
		ZE147.39	8-800.k7	226 bis unter 242 Apherese-Thrombozytenkonzentrate	82.414,66 €
		ZE147.40	8-800.k8	242 bis unter 258 Apherese-Thrombozytenkonzentrate	88.147,85 €
		ZE147.41	8-800.k9	258 bis unter 274 Apherese-Thrombozytenkonzentrate	93.881,05 €
		ZE147.42	8-800.ka	274 bis unter 294 Apherese-Thrombozytenkonzentrate	99.972,56 €
		ZE147.43	8-800.kb	294 bis unter 314 Apherese-Thrombozytenkonzentrate	107.139,06 €
		ZE147.44	8-800.kc	314 bis unter 334 Apherese-Thrombozytenkonzentrate	114.305,55 €
		ZE147.45	8-800.kd	334 bis unter 354 Apherese-Thrombozytenkonzentrate	121.472,04 €
		ZE147.46	8-800.ke	354 bis unter 374 Apherese-Thrombozytenkonzentrate	128.638,53 €
		ZE147.47	8-800.kf	374 oder mehr Apherese-Thrombozytenkonzentrate	135.805,02 €
ZE151	Gabe von Abatacept, intravenös			Applikation von Medikamenten, Liste 3: Abatacept, intravenös	
		ZE151.01[6]	6-003.s0	125 mg bis unter 250 mg	319,43 €
		ZE151.02[6]	6-003.s1	250 mg bis unter 500 mg	638,07 €
		ZE151.03	6-003.s2	500 mg bis unter 750 mg	958,30 €
		ZE151.04	6-003.s3	750 mg bis unter 1.000 mg	1.437,45 €
		ZE151.05	6-003.s4	1.000 mg bis unter 1.250 mg	1.916,60 €
		ZE151.06	6-003.s5	1.250 mg bis unter 1.500 mg	2.395,75 €
		ZE151.07	6-003.s6	1.500 mg bis unter 1.750 mg	2.874,90 €
		ZE151.08	6-003.s7	1.750 mg bis unter 2.000 mg	3.354,05 €
		ZE151.09	6-003.s8	2.000 mg bis unter 2.250 mg	3.833,20 €
		ZE151.10	6-003.s9	2.250 mg bis unter 2.500 mg	4.312,35 €
		ZE151.11	6-003.sa	2.500 mg bis unter 2.750 mg	4.791,50 €
		ZE151.12	6-003.sb	2.750 mg bis unter 3.000 mg	5.270,65 €
		ZE151.13	6-003.sc	3.000 mg oder mehr	5.749,80 €
ZE152 [2]	Perkutan-transluminale Fremdkörperentfernung und Thrombektomie an intrakraniellen Gefäßen unter Verwendung eines Stentretriever		8-836.60	(Perkutan-)transluminale Gefäßintervention: Fremdkörperentfernung: Gefäße intrakraniell	
			8-836.80	(Perkutan-)transluminale Gefäßintervention: Thrombektomie: Gefäße intrakraniell	
		ZE152.01	8-83b.84	Zusatzinformationen zu Materialien: Verwendung eines Instruments zur Thrombektomie oder Fremdkörperentfernung: 1 Stentretriever	1.384,92 €
			8-83b.8a	Zusatzinformationen zu Materialien: Verwendung eines Instruments zur Thrombektomie oder Fremdkörperentfernung: 1 Multizonen-Stentretriever	
		ZE152.02	8-83b.85	Zusatzinformationen zu Materialien: Verwendung eines Instruments zur Thrombektomie oder Fremdkörperentfernung: 2 Stentretriever	2.769,84 €
			8-83b.8b	Zusatzinformationen zu Materialien: Verwendung eines Instruments zur Thrombektomie oder Fremdkörperentfernung: 2 Multizonen-Stentretriever	
		ZE152.03	8-83b.86	Zusatzinformationen zu Materialien: Verwendung eines Instruments zur Thrombektomie oder Fremdkörperentfernung: 3 oder mehr Stentretriever	4.154,76 €
			8-83b.8c	Zusatzinformationen zu Materialien: Verwendung eines Instruments zur Thrombektomie oder Fremdkörperentfernung: 3 oder mehr Multizonen-Stentretriever	
ZE153	Zügeloperation mit alloplastischem Material, adjustierbar		5-594.31	Suprapubische (urethrovesikale) Zügeloperation [Schlingenoperation]: Mit alloplastischem Material: Adjustierbar	siehe Anlage 2
ZE156	Gabe von Decitabin, parenteral			Applikation von Medikamenten, Liste 4: Decitabin, parenteral	
		ZE156.01	6-004.40	30 mg bis unter 60 mg	923,34 €
		ZE156.02	6-004.41	60 mg bis unter 90 mg	1.615,85 €
		ZE156.03	6-004.42	90 mg bis unter 120 mg	2.308,36 €
		ZE156.04	6-004.43	120 mg bis unter 150 mg	3.000,87 €

ZE	Bezeichnung	ZE$_D$	OPS Version 2024: OPS-Kode	OPS Version 2024: OPS-Text	Betrag
1	2	3	4	5	6
		ZE156.05	6-004.44	150 mg bis unter 180 mg	3.693,38 €
		ZE156.06	6-004.45	180 mg bis unter 210 mg	4.385,88 €
		ZE156.07	6-004.46	210 mg bis unter 240 mg	4.982,60 €
		ZE156.08	6-004.47	240 mg bis unter 270 mg	5.770,90 €
		ZE156.09	6-004.48	270 mg bis unter 300 mg	6.463,41 €
		ZE156.10	6-004.49	300 mg bis unter 330 mg	7.155,92 €
		ZE156.11	6-004.4a	330 mg bis unter 360 mg	7.848,42 €
		ZE156.12	6-004.4b	360 mg bis unter 390 mg	8.540,93 €
		ZE156.13	6-004.4c	390 mg bis unter 420 mg	9.233,44 €
		ZE156.14	6-004.4d	420 mg bis unter 450 mg	9.925,95 €
		ZE156.15	6-004.4e	450 mg bis unter 480 mg	10.618,46 €
		ZE156.16	6-004.4f	480 mg bis unter 510 mg	11.310,96 €
		ZE156.17	6-004.4g	510 mg oder mehr	12.003,47 €
ZE158	Vagusnervstimulationssysteme, mit Sondenimplantation		5-059.c8	Implantation oder Wechsel eines Neurostimulators zur Stimulation des peripheren Nervensystems mit Implantation oder Wechsel einer Neurostimulationselektrode: Vagusnervstimulationssystem	siehe Anlage 2
ZE159	Vagusnervstimulationssysteme, ohne Sondenimplantation		5-059.d8	Wechsel eines Neurostimulators zur Stimulation des peripheren Nervensystems ohne Wechsel einer Neurostimulationselektrode: Vagusnervstimulationssystem	siehe Anlage 2
ZE161	Radiofrequenzablation Ösophagus		5-422.55	Lokale Exzision und Destruktion von erkranktem Gewebe des Ösophagus: Destruktion, endoskopisch: Radiofrequenzablation	siehe Anlage 2
ZE162 [9)]	Erhöhter Pflegeaufwand bei pflegebedürftigen Patienten (DRG-Tabelle 1)			Pflegebedürftigkeit im Sinne § 14 SGB XI und Pflegegrad gemäß § 15 SGB XI	
			9-984.8	Pflegebedürftig nach Pflegegrad 3	siehe Anlage 2
			9-984.9	Pflegebedürftig nach Pflegegrad 4	siehe Anlage 2
			9-984.a	Pflegebedürftig nach Pflegegrad 5	siehe Anlage 2
ZE163 [10)]	Erhöhter Pflegeaufwand bei pflegebedürftigen Patienten (DRG-Tabelle 2)			Pflegebedürftigkeit im Sinne § 14 SGB XI und Pflegegrad gemäß § 15 SGB XI	
			9-984.8	Pflegebedürftig nach Pflegegrad 3	siehe Anlage 2
			9-984.9	Pflegebedürftig nach Pflegegrad 4	siehe Anlage 2
			9-984.a	Pflegebedürftig nach Pflegegrad 5	siehe Anlage 2
ZE164	Gabe von pathogeninaktivierten Thrombozyten-konzentraten			Transfusion von Vollblut, Erythrozytenkonzentrat und Thrombozytenkonzentrat: Pathogeninaktiviertes Thrombozytenkonzentrat	
		ZE164.01 [6)]	8-800.h1	2 pathogeninaktivierte Thrombozytenkonzentrate	738,98 €
		ZE164.02 [6)]	8-800.h2	3 pathogeninaktivierte Thrombozytenkonzentrate	1.108,46 €
		ZE164.03	8-800.h3	4 pathogeninaktivierte Thrombozytenkonzentrate	1.477,95 €
		ZE164.04	8-800.h4	5 pathogeninaktivierte Thrombozytenkonzentrate	1.847,44 €
		ZE164.05	8-800.h5	6 bis unter 8 pathogeninaktivierte Thrombozytenkonzentrate	2.401,67 €
		ZE164.06	8-800.h6	8 bis unter 10 pathogeninaktivierte Thrombozytenkonzentrate	3.140,65 €
		ZE164.07	8-800.h7	10 bis unter 12 pathogeninaktivierte Thrombozytenkonzentrate	3.879,63 €
		ZE164.08	8-800.h8	12 bis unter 14 pathogeninaktivierte Thrombozytenkonzentrate	4.618,60 €
		ZE164.09	8-800.h9	14 bis unter 16 pathogeninaktivierte Thrombozytenkonzentrate	5.357,58 €
		ZE164.10	8-800.ha	16 bis unter 18 pathogeninaktivierte Thrombozytenkonzentrate	6.096,56 €
		ZE164.11	8-800.hb	18 bis unter 20 pathogeninaktivierte Thrombozytenkonzentrate	6.835,53 €
		ZE164.12	8-800.hc	20 bis unter 24 pathogeninaktivierte Thrombozytenkonzentrate	7.759,25 €
		ZE164.13	8-800.hd	24 bis unter 28 pathogeninaktivierte Thrombozytenkonzentrate	9.237,21 €
		ZE164.14	8-800.he	28 bis unter 32 pathogeninaktivierte Thrombozytenkonzentrate	10.715,16 €
		ZE164.15	8-800.hf	32 bis unter 36 pathogeninaktivierte Thrombozytenkonzentrate	12.193,11 €

Anlage 5: Zusatzentgelte-Katalog (Definition und differenzierte Beträge)   aG-DRG Version 2024

ZE	Bezeichnung	ZE_D	OPS Version 2024: OPS-Kode	OPS Version 2024: OPS-Text	Betrag
1	2	3	4	5	6
		ZE164.16	8-800.hg	36 bis unter 40 pathogeninaktivierte Thrombozytenkonzentrate	13.671,07 €
		ZE164.17	8-800.hh	40 bis unter 46 pathogeninaktivierte Thrombozytenkonzentrate	15.333,76 €
		ZE164.18	8-800.hj	46 bis unter 52 pathogeninaktivierte Thrombozytenkonzentrate	17.550,69 €
		ZE164.19	8-800.hk	52 bis unter 58 pathogeninaktivierte Thrombozytenkonzentrate	19.767,62 €
		ZE164.20	8-800.hm	58 bis unter 64 pathogeninaktivierte Thrombozytenkonzentrate	21.984,55 €
		ZE164.21	8-800.hn	64 bis unter 70 pathogeninaktivierte Thrombozytenkonzentrate	24.201,48 €
		ZE164.22	8-800.hp	70 bis unter 78 pathogeninaktivierte Thrombozytenkonzentrate	26.603,16 €
		ZE164.23	8-800.hq	78 bis unter 86 pathogeninaktivierte Thrombozytenkonzentrate	29.559,06 €
		ZE164.24	8-800.hr	86 bis unter 94 pathogeninaktivierte Thrombozytenkonzentrate	32.514,97 €
		ZE164.25	8-800.hs	94 bis unter 102 pathogeninaktivierte Thrombozytenkonzentrate	35.470,88 €
		ZE164.26	8-800.ht	102 bis unter 110 pathogeninaktivierte Thrombozytenkonzentrate	38.426,78 €
		ZE164.27	8-800.hu	110 bis unter 118 pathogeninaktivierte Thrombozytenkonzentrate	41.382,69 €
		ZE164.28	8-800.hv	118 bis unter 126 pathogeninaktivierte Thrombozytenkonzentrate	44.338,60 €
		ZE164.29	8-800.hz	126 bis unter 134 pathogeninaktivierte Thrombozytenkonzentrate	47.294,50 €
		ZE164.30	8-800.n0	134 bis unter 146 pathogeninaktivierte Thrombozytenkonzentrate	50.619,90 €
		ZE164.31	8-800.n1	146 bis unter 158 pathogeninaktivierte Thrombozytenkonzentrate	55.053,76 €
		ZE164.32	8-800.n2	158 bis unter 170 pathogeninaktivierte Thrombozytenkonzentrate	59.487,62 €
		ZE164.33	8-800.n3	170 bis unter 182 pathogeninaktivierte Thrombozytenkonzentrate	63.921,48 €
		ZE164.34	8-800.n4	182 bis unter 194 pathogeninaktivierte Thrombozytenkonzentrate	68.355,34 €
		ZE164.35	8-800.n5	194 bis unter 210 pathogeninaktivierte Thrombozytenkonzentrate	73.158,68 €
		ZE164.36	8-800.n6	210 bis unter 226 pathogeninaktivierte Thrombozytenkonzentrate	79.070,50 €
		ZE164.37	8-800.n7	226 bis unter 242 pathogeninaktivierte Thrombozytenkonzentrate	84.982,31 €
		ZE164.38	8-800.n8	242 bis unter 258 pathogeninaktivierte Thrombozytenkonzentrate	90.894,12 €
		ZE164.39	8-800.n9	258 bis unter 274 pathogeninaktivierte Thrombozytenkonzentrate	96.805,93 €
		ZE164.40	8-800.na	274 bis unter 294 pathogeninaktivierte Thrombozytenkonzentrate	103.087,24 €
		ZE164.41	8-800.nb	294 bis unter 314 pathogeninaktivierte Thrombozytenkonzentrate	110.477,00 €
		ZE164.42	8-800.nc	314 bis unter 334 pathogeninaktivierte Thrombozytenkonzentrate	117.866,77 €
		ZE164.43	8-800.nd	334 bis unter 354 pathogeninaktivierte Thrombozytenkonzentrate	125.256,53 €
		ZE164.44	8-800.ne	354 bis unter 374 pathogeninaktivierte Thrombozytenkonzentrate	132.646,30 €
		ZE164.45	8-800.nf	374 oder mehr pathogeninaktivierte Thrombozytenkonzentrate	140.036,07 €

ZE	Bezeichnung	ZE$_D$	OPS Version 2024: OPS-Kode	OPS Version 2024: OPS-Text	Betrag
1	2	3	4	5	6
ZE165	Gabe von pathogeninaktivierten Apherese-Thrombozytenkonzentraten			Transfusion von Vollblut, Erythrozytenkonzentrat und Thrombozytenkonzentrat: Pathogeninaktiviertes Apherese-Thrombozytenkonzentrat	
		ZE165.01[6)]	8-800.d0	1 pathogeninaktiviertes Apherese-Thrombozytenkonzentrat	427,12 €
		ZE165.02	8-800.d1	2 pathogeninaktivierte Apherese-Thrombozytenkonzentrate	854,25 €
		ZE165.03	8-800.d2	3 pathogeninaktivierte Apherese-Thrombozytenkonzentrate	1.281,37 €
		ZE165.04	8-800.d3	4 pathogeninaktivierte Apherese-Thrombozytenkonzentrate	1.708,50 €
		ZE165.05	8-800.d4	5 pathogeninaktivierte Apherese-Thrombozytenkonzentrate	2.135,62 €
		ZE165.06	8-800.d5	6 bis unter 8 pathogeninaktivierte Apherese-Thrombozytenkonzentrate	2.776,31 €
		ZE165.07	8-800.d6	8 bis unter 10 pathogeninaktivierte Apherese-Thrombozytenkonzentrate	3.630,55 €
		ZE165.08	8-800.d7	10 bis unter 12 pathogeninaktivierte Apherese-Thrombozytenkonzentrate	4.484,80 €
		ZE165.09	8-800.d8	12 bis unter 14 pathogeninaktivierte Apherese-Thrombozytenkonzentrate	5.339,05 €
		ZE165.10	8-800.d9	14 bis unter 16 pathogeninaktivierte Apherese-Thrombozytenkonzentrate	6.193,30 €
		ZE165.11	8-800.da	16 bis unter 18 pathogeninaktivierte Apherese-Thrombozytenkonzentrate	7.047,55 €
		ZE165.12	8-800.db	18 bis unter 20 pathogeninaktivierte Apherese-Thrombozytenkonzentrate	7.901,79 €
		ZE165.13	8-800.dc	20 bis unter 24 pathogeninaktivierte Apherese-Thrombozytenkonzentrate	8.969,60 €
		ZE165.14	8-800.dd	24 bis unter 28 pathogeninaktivierte Apherese-Thrombozytenkonzentrate	10.678,10 €
		ZE165.15	8-800.de	28 bis unter 32 pathogeninaktivierte Apherese-Thrombozytenkonzentrate	12.386,60 €
		ZE165.16	8-800.df	32 bis unter 36 pathogeninaktivierte Apherese-Thrombozytenkonzentrate	14.095,09 €
		ZE165.17	8-800.dg	36 bis unter 40 pathogeninaktivierte Apherese-Thrombozytenkonzentrate	15.803,59 €
		ZE165.18	8-800.dh	40 bis unter 46 pathogeninaktivierte Apherese-Thrombozytenkonzentrate	17.725,65 €
		ZE165.19	8-800.dj	46 bis unter 52 pathogeninaktivierte Apherese-Thrombozytenkonzentrate	20.288,39 €
		ZE165.20	8-800.dk	52 bis unter 58 pathogeninaktivierte Apherese-Thrombozytenkonzentrate	22.851,13 €
		ZE165.21	8-800.dm	58 bis unter 64 pathogeninaktivierte Apherese-Thrombozytenkonzentrate	25.413,88 €
		ZE165.22	8-800.dn	64 bis unter 70 pathogeninaktivierte Apherese-Thrombozytenkonzentrate	27.976,62 €
		ZE165.23	8-800.dp	70 bis unter 78 pathogeninaktivierte Apherese-Thrombozytenkonzentrate	30.752,93 €
		ZE165.24	8-800.dq	78 bis unter 86 pathogeninaktivierte Apherese-Thrombozytenkonzentrate	34.169,92 €
		ZE165.25	8-800.dr	86 bis unter 94 pathogeninaktivierte Apherese-Thrombozytenkonzentrate	37.586,91 €
		ZE165.26	8-800.ds	94 bis unter 102 pathogeninaktivierte Apherese-Thrombozytenkonzentrate	41.003,90 €
		ZE165.27	8-800.dt	102 bis unter 110 pathogeninaktivierte Apherese-Thrombozytenkonzentrate	44.420,90 €
		ZE165.28	8-800.du	110 bis unter 118 pathogeninaktivierte Apherese-Thrombozytenkonzentrate	47.837,89 €
		ZE165.29	8-800.dv	118 bis unter 126 pathogeninaktivierte Apherese-Thrombozytenkonzentrate	51.254,88 €
		ZE165.30	8-800.dz	126 bis unter 134 pathogeninaktivierte Apherese-Thrombozytenkonzentrate	54.671,87 €

Anlage 5: Zusatzentgelte-Katalog (Definition und differenzierte Beträge) aG-DRG Version 2024

ZE	Bezeichnung	ZE$_D$	OPS Version 2024: OPS-Kode	OPS Version 2024: OPS-Text	Betrag
1	2	3	4	5	6
		ZE165.31	8-800.j0	134 bis unter 146 pathogeninaktivierte Apherese-Thrombozytenkonzentrate	58.515,99 €
		ZE165.32	8-800.j1	146 bis unter 158 pathogeninaktivierte Apherese-Thrombozytenkonzentrate	63.641,48 €
		ZE165.33	8-800.j2	158 bis unter 170 pathogeninaktivierte Apherese-Thrombozytenkonzentrate	68.766,96 €
		ZE165.34	8-800.j3	170 bis unter 182 pathogeninaktivierte Apherese-Thrombozytenkonzentrate	73.892,45 €
		ZE165.35	8-800.j4	182 bis unter 194 pathogeninaktivierte Apherese-Thrombozytenkonzentrate	79.017,94 €
		ZE165.36	8-800.j5	194 bis unter 210 pathogeninaktivierte Apherese-Thrombozytenkonzentrate	84.570,55 €
		ZE165.37	8-800.j6	210 bis unter 226 pathogeninaktivierte Apherese-Thrombozytenkonzentrate	91.404,54 €
		ZE165.38	8-800.j7	226 bis unter 242 pathogeninaktivierte Apherese-Thrombozytenkonzentrate	98.238,52 €
		ZE165.39	8-800.j8	242 bis unter 258 pathogeninaktivierte Apherese-Thrombozytenkonzentrate	105.072,50 €
		ZE165.40	8-800.j9	258 bis unter 274 pathogeninaktivierte Apherese-Thrombozytenkonzentrate	111.906,49 €
		ZE165.41	8-800.ja	274 bis unter 294 pathogeninaktivierte Apherese-Thrombozytenkonzentrate	119.167,60 €
		ZE165.42	8-800.jb	294 bis unter 314 pathogeninaktivierte Apherese-Thrombozytenkonzentrate	127.710,08 €
		ZE165.43	8-800.jc	314 bis unter 334 pathogeninaktivierte Apherese-Thrombozytenkonzentrate	136.252,56 €
		ZE165.44	8-800.jd	334 bis unter 354 pathogeninaktivierte Apherese-Thrombozytenkonzentrate	144.795,04 €
		ZE165.45	8-800.je	354 bis unter 374 pathogeninaktivierte Apherese-Thrombozytenkonzentrate	153.337,52 €
		ZE165.46	8-800.jf	374 oder mehr pathogeninaktivierte Apherese-Thrombozytenkonzentrate	161.880,00 €
ZE168	Gabe von Ipilimumab, parenteral			Applikation von Medikamenten, Liste 6: Ipilimumab, parenteral	
		ZE168.01[6]	6-006.j0	20 mg bis unter 30 mg	1.534,93 €
		ZE168.02	6-006.j1	30 mg bis unter 40 mg	2.192,75 €
		ZE168.03	6-006.j2	40 mg bis unter 50 mg	2.850,58 €
		ZE168.04	6-006.j3	50 mg bis unter 60 mg	3.508,41 €
		ZE168.05	6-006.j4	60 mg bis unter 70 mg	4.166,23 €
		ZE168.06	6-006.j5	70 mg bis unter 80 mg	4.824,06 €
		ZE168.07	6-006.j6	80 mg bis unter 90 mg	5.481,88 €
		ZE168.08	6-006.j7	90 mg bis unter 100 mg	6.094,10 €
		ZE168.09	6-006.j8	100 mg bis unter 120 mg	6.948,62 €
		ZE168.10	6-006.j9	120 mg bis unter 140 mg	8.332,46 €
		ZE168.11	6-006.ja	140 mg bis unter 160 mg	9.648,11 €
		ZE168.12	6-006.jb	160 mg bis unter 180 mg	10.963,77 €
		ZE168.13	6-006.jc	180 mg bis unter 200 mg	12.279,42 €
		ZE168.14	6-006.jd	200 mg bis unter 220 mg	13.595,07 €
		ZE168.15	6-006.je	220 mg bis unter 240 mg	14.910,72 €
		ZE168.16	6-006.jf	240 mg bis unter 260 mg	16.226,37 €
		ZE168.17	6-006.jg	260 mg bis unter 300 mg	17.980,58 €
		ZE168.18	6-006.jh	300 mg bis unter 340 mg	20.611,88 €
		ZE168.19	6-006.jj	340 mg bis unter 380 mg	23.243,19 €
		ZE168.20	6-006.jk	380 mg bis unter 420 mg	25.756,52 €
		ZE168.21	6-006.jm	420 mg bis unter 460 mg	28.505,79 €
		ZE168.22	6-006.jn	460 mg bis unter 540 mg	32.014,20 €
		ZE168.23	6-006.jp	540 mg bis unter 620 mg	37.276,81 €
		ZE168.24	6-006.jq	620 mg bis unter 700 mg	42.539,41 €
		ZE168.25	6-006.jr	700 mg bis unter 860 mg	49.556,23 €
		ZE168.26	6-006.js	860 mg bis unter 1.020 mg	60.081,44 €
		ZE168.27	6-006.jt	1.020 mg bis unter 1.180 mg	70.606,66 €
		ZE168.28	6-006.ju	1.180 mg bis unter 1.340 mg	81.131,87 €
		ZE168.29	6-006.jv	1.340 mg bis unter 1.500 mg	91.657,09 €
		ZE168.30	6-006.jw	1.500 mg oder mehr	102.182,31 €

ZE	Bezeichnung	ZE$_D$	OPS Version 2024: OPS-Kode	OPS Version 2024: OPS-Text	Betrag
1	2	3	4	5	6
ZE169	Adjustierbare Harnkontinenztherapien		5-596.73	Andere Harnkontinenzoperationen: Adjustierbare Kontinenztherapie: Wechsel des Ballons	siehe Anlage 2
			5-596.74	Andere Harnkontinenzoperationen: Adjustierbare Kontinenztherapie: Implantation unter den Harnblasenhals	
			5-596.75	Andere Harnkontinenzoperationen: Adjustierbare Kontinenztherapie: Implantation in die Region der bulbären Harnröhre	
ZE170	Suspensionsoperation bei Harninkontinenz des Mannes		5-598.0	Suspensionsoperation [Zügeloperation] bei Harninkontinenz des Mannes: Mit alloplastischem Material	siehe Anlage 2
ZE171	Gabe von Pembrolizumab, parenteral			Applikation von Medikamenten, Liste 9: Pembrolizumab, parenteral	
		ZE171.01[6)]	6-009.p0	20 mg bis unter 40 mg	743,57 €
		ZE171.02[6)]	6-009.p1	40 mg bis unter 60 mg	1.301,24 €
		ZE171.03[6)]	6-009.p2	60 mg bis unter 80 mg	1.858,91 €
		ZE171.04	6-009.p3	80 mg bis unter 100 mg	2.416,59 €
		ZE171.05	6-009.p4	100 mg bis unter 150 mg	2.788,37 €
		ZE171.06	6-009.p5	150 mg bis unter 200 mg	4.182,56 €
		ZE171.07	6-009.p6	200 mg bis unter 300 mg	5.576,74 €
		ZE171.08	6-009.p7	300 mg bis unter 400 mg	8.365,11 €
		ZE171.09	6-009.p8	400 mg bis unter 600 mg	11.153,48 €
		ZE171.10	6-009.p9	600 mg bis unter 800 mg	16.730,22 €
		ZE171.11	6-009.pa	800 mg bis unter 1.000 mg	22.306,96 €
		ZE171.12	6-009.pb	1.000 mg bis unter 1.200 mg	27.883,70 €
		ZE171.13	6-009.pc	1.200 mg bis unter 1.400 mg	33.460,44 €
		ZE171.14	6-009.pd	1.400 mg bis unter 1.600 mg	39.037,18 €
		ZE171.15	6-009.pe	1.600 mg bis unter 1.800 mg	44.613,92 €
		ZE171.16	6-009.pf	1.800 mg bis unter 2.000 mg	50.190,66 €
		ZE171.17	6-009.pg	2.000 mg bis unter 2.200 mg	55.767,40 €
		ZE171.18	6-009.ph	2.200 mg bis unter 2.400 mg	61.344,14 €
		ZE171.19	6-009.pj	2.400 mg bis unter 2.600 mg	66.920,88 €
		ZE171.20	6-009.pk	2.600 mg oder mehr	72.497,62 €
ZE172	Gabe von Atezolizumab, parenteral			Applikation von Medikamenten, Liste 10: Atezolizumab, parenteral	
		ZE172.01	6-00a.10	840 mg bis unter 1.200 mg	2.692,54 €
		ZE172.02	6-00a.11	1.200 mg bis unter 1.680 mg	3.846,48 €
		ZE172.03	6-00a.12	1.680 mg bis unter 2.400 mg	5.385,07 €
		ZE172.04	6-00a.13	2.400 mg bis unter 2.520 mg	7.692,96 €
		ZE172.05	6-00a.14	2.520 mg bis unter 3.360 mg	8.077,61 €
		ZE172.06	6-00a.15	3.360 mg bis unter 3.600 mg	10.770,14 €
		ZE172.07	6-00a.16	3.600 mg bis unter 4.200 mg	11.539,44 €
		ZE172.08	6-00a.17	4.200 mg bis unter 4.800 mg	13.462,68 €
		ZE172.09	6-00a.18	4.800 mg bis unter 5.040 mg	15.385,92 €
		ZE172.10	6-00a.19	5.040 mg bis unter 5.880 mg	16.155,22 €
		ZE172.11	6-00a.1a	5.880 mg bis unter 6.000 mg	18.847,75 €
		ZE172.12	6-00a.1b	6.000 mg bis unter 6.720 mg	19.232,40 €
		ZE172.13	6-00a.1c	6.720 mg bis unter 7.200 mg	21.540,29 €
		ZE172.14	6-00a.1d	7.200 mg bis unter 7.560 mg	23.078,88 €
		ZE172.15	6-00a.1e	7.560 mg bis unter 8.400 mg	24.232,82 €
		ZE172.16	6-00a.1f	8.400 mg bis unter 9.600 mg	26.925,36 €
		ZE172.17	6-00a.1g	9.600 mg bis unter 10.800 mg	30.771,84 €
		ZE172.18	6-00a.1h	10.800 mg bis unter 12.000 mg	34.618,32 €
		ZE172.19	6-00a.1j	12.000 mg bis unter 13.200 mg	38.464,80 €
		ZE172.20	6-00a.1k	13.200 mg oder mehr	42.311,28 €
ZE173	Gabe von Ocrelizumab, parenteral			Applikation von Medikamenten, Liste 10: Ocrelizumab, parenteral	
		ZE173.01	6-00a.e0	300 mg bis unter 600 mg	5.794,89 €
		ZE173.02	6-00a.e1	600 mg bis unter 900 mg	11.589,78 €
		ZE173.03	6-00a.e2	900 mg bis unter 1.200 mg	17.384,67 €
		ZE173.04	6-00a.e3	1.200 mg bis unter 1.500 mg	23.179,56 €
		ZE173.05	6-00a.e4	1.500 mg bis unter 1.800 mg	28.974,45 €
		ZE173.06	6-00a.e5	1.800 mg oder mehr	34.769,34 €

Anlage 5: Zusatzentgelte-Katalog (Definition und differenzierte Beträge) aG-DRG Version 2024

ZE	Bezeichnung	ZE_D	OPS Version 2024: OPS-Kode	OPS Version 2024: OPS-Text	Betrag
1	2	3	4	5	6
ZE174	Gabe von Venetoclax, oral			Applikation von Medikamenten, Liste 10: Venetoclax, oral	
		ZE174.01[6]	6-00a.k0	250 mg bis unter 500 mg	188,82 €
		ZE174.02[6]	6-00a.k1	500 mg bis unter 750 mg	314,69 €
		ZE174.03[6]	6-00a.k2	750 mg bis unter 1.000 mg	440,57 €
		ZE174.04	6-00a.k3	1.000 mg bis unter 1.500 mg	607,62 €
		ZE174.05	6-00a.k4	1.500 mg bis unter 2.000 mg	868,64 €
		ZE174.06	6-00a.k5	2.000 mg bis unter 2.500 mg	1.115,70 €
		ZE174.07	6-00a.k6	2.500 mg bis unter 3.000 mg	1.372,59 €
		ZE174.08	6-00a.k7	3.000 mg bis unter 4.000 mg	1.728,38 €
		ZE174.09	6-00a.k8	4.000 mg bis unter 5.000 mg	2.226,91 €
		ZE174.10	6-00a.k9	5.000 mg bis unter 6.000 mg	2.722,19 €
		ZE174.11	6-00a.ka	6.000 mg bis unter 7.000 mg	3.272,75 €
		ZE174.12	6-00a.kb	7.000 mg bis unter 9.000 mg	3.991,24 €
		ZE174.13	6-00a.kc	9.000 mg bis unter 11.000 mg	5.035,00 €
		ZE174.14	6-00a.kd	11.000 mg bis unter 13.000 mg	6.042,00 €
		ZE174.15	6-00a.ke	13.000 mg bis unter 15.000 mg	7.049,00 €
		ZE174.16	6-00a.kf	15.000 mg bis unter 19.000 mg	8.559,50 €
		ZE174.17	6-00a.kg	19.000 mg bis unter 23.000 mg	10.573,50 €
		ZE174.18	6-00a.kh	23.000 mg bis unter 27.000 mg	12.587,50 €
		ZE174.19	6-00a.kj	27.000 mg bis unter 31.000 mg	14.601,50 €
		ZE174.20	6-00a.kk	31.000 mg oder mehr	16.615,50 €
ZE175 [2]	Perkutan-transluminale Fremdkörperentfernung und Thrombektomie an intrakraniellen Gefäßen unter Verwendung eines Thrombektomie-Aspirationskatheters		8-836.60	(Perkutan-)transluminale Gefäßintervention: Fremdkörperentfernung: Gefäße intrakraniell	
			8-836.80	(Perkutan-)transluminale Gefäßintervention: Thrombektomie: Gefäße intrakraniell	
		ZE175.01	8-83b.87	1 Thrombektomie-Aspirationskatheter	1.137,64 €
		ZE175.02	8-83b.88	2 Thrombektomie-Aspirationskatheter	2.275,28 €
		ZE175.03	8-83b.89	3 oder mehr Thrombektomie-Aspirationskatheter	3.412,92 €

Fußnoten:

*)	Gilt für alle entsprechenden 5-Steller oder 6-Steller des angegebenen OPS-Kodes.
1)	Eine zusätzliche Abrechnung ist im Zusammenhang mit einer Fallpauschale der Basis-DRG L60 oder L71 oder der DRG L90B oder L90C und dem nach Anlage 3b krankenhausindividuell zu vereinbarenden Entgelt L90A nicht möglich.
2)	Nur abrechenbar in Kombination mit einem der grau hinterlegten OPS-Kodes.
3)	Dieses Zusatzentgelt ist nur abrechenbar für Patienten mit einem Alter < 3 Jahre.
4)	Dieses Zusatzentgelt ist nur abrechenbar für Patienten mit einem Alter < 5 Jahre.
5)	Dieses Zusatzentgelt ist nur abrechenbar für Patienten mit einem Alter < 10 Jahre.
6)	Dieses Zusatzentgelt ist nur abrechenbar für Patienten mit einem Alter < 15 Jahre.
7)	Für eine Prozedur "(Perkutan-)transluminale Gefäßintervention: Selektive Embolisation mit Metallspiralen" in Kombination mit den Prozeduren 8-83b.34, 8-83b.35 und 8-83b.38 ist lokalisationsunabhängig ausschließlich das ZE105 abrechenbar.
8)	Bei der Behandlung von Blutern mit Blutgerinnungsfaktoren erfolgt die Abrechnung der Gabe von Prothrombinkomplex über das ZE2024-97 nach Anlage 4 bzw. 6, die gleichzeitige Abrechnung des ZE30 ist ausgeschlossen.
9)	Das Zusatzentgelt ist ab einer Mindestverweildauer von 5 Belegungstagen und nur in Verbindung mit einer der in Anlage 8 Tabelle 1 genannten DRG-Fallpauschale abrechenbar.
10)	Das Zusatzentgelt ist ab einer Mindestverweildauer von 5 Belegungstagen und nur in Verbindung mit einer der in Anlage 8 Tabelle 2 genannten DRG-Fallpauschale abrechenbar.

Anlage 6
Zusatzentgelte-Katalog[1]
– Definition –

ZE [1]	Bezeichnung	OPS Version 2024: OPS-Kode	OPS Version 2024: OPS-Text
1	2	3	4
ZE2024-01 [4]	Beckenimplantate	5-785.2d	Implantation von alloplastischem Knochenersatz: Keramischer Knochenersatz: Becken
		5-785.3d	Implantation von alloplastischem Knochenersatz: Keramischer Knochenersatz, resorbierbar: Becken
		5-785.4d	Implantation von alloplastischem Knochenersatz: Metallischer Knochenersatz: Becken
		5-785.5d	Implantation von alloplastischem Knochenersatz: Keramischer Knochenersatz, resorbierbar mit Antibiotikumzusatz: Becken
ZE2024-02 [4]	Links- und rechtsventrikuläre Herzassistenzsysteme („Kunstherz")	5-376.20	Implantation und Entfernung eines herzunterstützenden Systems, offen chirurgisch: Extrakorporale Pumpe (z.B. Kreiselpumpe oder Zentrifugalpumpe), univentrikulär: Implantation, mit Sternotomie
		5-376.22	Implantation und Entfernung eines herzunterstützenden Systems, offen chirurgisch: Extrakorporale Pumpe (z.B. Kreiselpumpe oder Zentrifugalpumpe), univentrikulär: Isolierter Pumpenwechsel, nicht offen chirurgisch
		5-376.23	Implantation und Entfernung eines herzunterstützenden Systems, offen chirurgisch: Extrakorporale Pumpe (z.B. Kreiselpumpe oder Zentrifugalpumpe), univentrikulär: Implantation, transapikal
		5-376.30	Implantation und Entfernung eines herzunterstützenden Systems, offen chirurgisch: Extrakorporale Pumpe (z.B. Kreiselpumpe oder Zentrifugalpumpe), biventrikulär: Implantation
		5-376.33	Implantation und Entfernung eines herzunterstützenden Systems, offen chirurgisch: Extrakorporale Pumpe (z.B. Kreiselpumpe oder Zentrifugalpumpe), biventrikulär: Isolierter Pumpenwechsel einer Pumpe, nicht offen chirurgisch
		5-376.34	Implantation und Entfernung eines herzunterstützenden Systems, offen chirurgisch: Extrakorporale Pumpe (z.B. Kreiselpumpe oder Zentrifugalpumpe), biventrikulär: Isolierter Pumpenwechsel beider Pumpen, nicht offen chirurgisch
		5-376.40	Implantation und Entfernung eines herzunterstützenden Systems, offen chirurgisch: Intrakorporale Pumpe, univentrikulär: Implantation
		5-376.50	Implantation und Entfernung eines herzunterstützenden Systems, offen chirurgisch: Intrakorporale Pumpe, biventrikulär: Implantation
		5-376.60	Implantation und Entfernung eines herzunterstützenden Systems, offen chirurgisch: Kunstherz (totaler Herzersatz): Implantation
		5-376.70	Implantation und Entfernung eines herzunterstützenden Systems, offen chirurgisch: Parakorporale Pumpe, univentrikulär: Implantation
		5-376.72	Implantation und Entfernung eines herzunterstützenden Systems, offen chirurgisch: Parakorporale Pumpe, univentrikulär: Isolierter Pumpenwechsel, nicht offen chirurgisch
		5-376.80	Implantation und Entfernung eines herzunterstützenden Systems, offen chirurgisch: Parakorporale Pumpe, biventrikulär: Implantation
		5-376.83	Implantation und Entfernung eines herzunterstützenden Systems, offen chirurgisch: Parakorporale Pumpe, biventrikulär: Isolierter Pumpenwechsel einer Pumpe, nicht offen chirurgisch
		5-376.84	Implantation und Entfernung eines herzunterstützenden Systems, offen chirurgisch: Parakorporale Pumpe, biventrikulär: Isolierter Pumpenwechsel beider Pumpen, nicht offen chirurgisch
ZE2024-03 [4]	ECMO und PECLA	8-852.0*	Extrakorporaler Gasaustausch ohne und mit Herzunterstützung und Prä-ECMO-Therapie: Veno-venöse extrakorporale Membranoxygenation (ECMO) ohne Herzunterstützung
		8-852.2*	Extrakorporaler Gasaustausch ohne und mit Herzunterstützung und Prä-ECMO-Therapie: Extrakorporale Lungenunterstützung, pumpenlos (PECLA)
		8-852.3*	Extrakorporaler Gasaustausch ohne und mit Herzunterstützung und Prä-ECMO-Therapie: Anwendung einer minimalisierten Herz-Lungen-Maschine
ZE2024-04 [4]	Individuell nach CAD gefertigte Rekonstruktionsimplantate im Gesichts- und Schädelbereich	5-020.65	Kranioplastik: Rekonstruktion des Gesichtsschädels ohne Beteiligung des Hirnschädels bis zu 2 Regionen mit computerassistiert vorgefertigtem Implantat [CAD-Implantat]
		5-020.66	Kranioplastik: Rekonstruktion des Gesichtsschädels ohne Beteiligung des Hirnschädels ab 3 Regionen mit computerassistiert vorgefertigtem Implantat [CAD-Implantat]
		5-020.67	Kranioplastik: Rekonstruktion des Hirnschädels mit Beteiligung von Orbita, Temporalregion oder frontalem Sinus (bis zu 2 Regionen) mit computerassistiert vorgefertigtem Implantat [CAD-Implantat]

Anlage 6: Zusatzentgelte-Katalog (Definition) aG-DRG Version 2024

ZE[1]	Bezeichnung	OPS Version 2024: OPS-Kode	OPS Version 2024: OPS-Text
1	2	3	4
		5-020.68	Kranioplastik: Rekonstruktion des Hirnschädels mit Beteiligung multipler Regionen des Gesichtsschädels (ab 3 Regionen) mit computerassistiert vorgefertigtem Implantat [CAD-Implantat]
		5-020.6b	Kranioplastik: Rekonstruktion des Gesichtsschädels ohne Beteiligung des Hirnschädels bis zu 2 Regionen mit computerassistiert vorgefertigtem Implantat, mit nicht resorbierbarem, mikroporösem Material mit fibrovaskulärer Integration
		5-020.6c	Kranioplastik: Rekonstruktion des Gesichtsschädels ohne Beteiligung des Hirnschädels ab 3 Regionen mit computerassistiert vorgefertigtem Implantat, mit nicht resorbierbarem, mikroporösem Material mit fibrovaskulärer Integration
		5-020.6d	Kranioplastik: Rekonstruktion des Hirnschädels mit Beteiligung von Orbita, Temporalregion oder frontalem Sinus (bis zu 2 Regionen) mit computerassistiert vorgefertigtem Implantat, mit nicht resorbierbarem, mikroporösem Material mit fibrovaskulärer Integration
		5-020.6e	Kranioplastik: Rekonstruktion des Hirnschädels mit Beteiligung multipler Regionen des Gesichtsschädels (ab 3 Regionen) mit computerassistiert vorgefertigtem Implantat, mit nicht resorbierbarem, mikroporösem Material mit fibrovaskulärer Integration
		5-020.71	Kranioplastik: Rekonstruktion des Hirnschädels ohne Beteiligung des Gesichtsschädels, mit alloplastischem Material: Mit computerassistiert vorgefertigtem Implantat [CAD-Implantat], einfacher Defekt
		5-020.72	Kranioplastik: Rekonstruktion des Hirnschädels ohne Beteiligung des Gesichtsschädels, mit alloplastischem Material: Mit computerassistiert vorgefertigtem Implantat [CAD-Implantat], großer oder komplexer Defekt
		5-020.74	Kranioplastik: Rekonstruktion des Hirnschädels ohne Beteiligung des Gesichtsschädels, mit alloplastischem Material: Mit computerassistiert vorgefertigtem Implantat [CAD-Implantat], einfacher Defekt, mit nicht resorbierbarem, mikroporösem Material mit fibrovaskulärer Integration
		5-020.75	Kranioplastik: Rekonstruktion des Hirnschädels ohne Beteiligung des Gesichtsschädels, mit alloplastischem Material: Mit computerassistiert vorgefertigtem Implantat [CAD-Implantat], großer oder komplexer Defekt, mit nicht resorbierbarem, mikroporösem Material mit fibrovaskulärer Integration
		5-774.71	Plastische Rekonstruktion und Augmentation der Maxilla: Durch alloplastische Implantate: Mit computerassistiert vorgefertigtem Implantat [CAD-Implantat], einfacher Defekt
		5-774.72	Plastische Rekonstruktion und Augmentation der Maxilla: Durch alloplastische Implantate: Mit computerassistiert vorgefertigtem Implantat [CAD-Implantat], großer oder komplexer Defekt
		5-775.71	Plastische Rekonstruktion und Augmentation der Mandibula: Durch alloplastische Implantate: Mit computerassistiert vorgefertigtem Implantat [CAD-Implantat], einfacher Defekt
		5-775.72	Plastische Rekonstruktion und Augmentation der Mandibula: Durch alloplastische Implantate: Mit computerassistiert vorgefertigtem Implantat [CAD-Implantat], großer oder komplexer Defekt
ZE2024-05 [4]	Distraktion am Gesichtsschädel	5-776.6	Osteotomie zur Verlagerung des Untergesichtes: Verlagerung des Unterkiefers durch Distraktion mit Kontinuitätsdurchtrennung im aufsteigenden Mandibulaast
		5-776.7	Osteotomie zur Verlagerung des Untergesichtes: Verlagerung der Mandibula durch Distraktion nach Osteotomie im horizontalen Mandibulaast
		5-776.9	Osteotomie zur Verlagerung des Untergesichtes: Verlagerung des Alveolarfortsatzes durch horizontale Distraktion nach Osteotomie
		5-777.*1	Osteotomie zur Verlagerung des Mittelgesichtes: Mit Distraktion
ZE2024-07 [4]	Andere implantierbare Medikamentenpumpen	5-028.1x	Funktionelle Eingriffe an Schädel, Gehirn und Hirnhäuten: Implantation oder Wechsel einer Medikamentenpumpe zur intraventrikulären Infusion: Sonstige
		5-038.4x	Operationen am spinalen Liquorsystem: Implantation oder Wechsel einer Medikamentenpumpe zur intrathekalen und/oder epiduralen Infusion: Sonstige

ZE [1]	Bezeichnung	OPS Version 2024: OPS-Kode	OPS Version 2024: OPS-Text
1	2	3	4
ZE2024-08 [3), 4)]	Sonstige Dialyse	8-853.x	Hämofiltration: Sonstige
		8-853.y	Hämofiltration: N.n.bez.
		8-854.x	Hämodialyse: Sonstige
		8-854.y	Hämodialyse: N.n.bez.
		8-855.x	Hämodiafiltration: Sonstige
		8-855.y	Hämodiafiltration: N.n.bez.
		8-857.x	Peritonealdialyse: Sonstige
		8-857.y	Peritonealdialyse: N.n.bez.
ZE2024-09 [4)]	Hämoperfusion [Vollblut-Adsorption]	8-821.30	Hämoperfusion [Vollblut-Adsorption]: Selektiv, zur Entfernung hydrophober Substanzen (niedrig- und/oder mittelmolekular`
		8-821.31	Hämoperfusion [Vollblut-Adsorption]: Selektiv, zur Entfernung sonstiger Substanzen
		8-821.32	Hämoperfusion [Vollblut-Adsorption]: Spezifisch
ZE2024-10 [4)]	Leberersatztherapie	8-858.0	Extrakorporale Leberersatztherapie [Leberdialyse]: Ohne individualisierte pH-Steuerung zum Azidoseausgleich
		8-858.1	Extrakorporale Leberersatztherapie [Leberdialyse]: Mit individualisierter pH-Steuerung zum Azidoseausgleich
ZE2024-13 [4)]	Adsorption zur Entfernung von Immunglobulinen und/oder Immunkomplexen	8-821.40	Adsorption zur Entfernung von Immunglobulinen und/oder Immunkomplexen: Mit nicht wiederverwendbarem und nicht regenerierbarem Adsorber
		8-821.41	Adsorption zur Entfernung von Immunglobulinen und/oder Immunkomplexen: Mit nicht wiederverwendbarem und regenerierbarem Adsorber
		8-821.42	Adsorption zur Entfernung von Immunglobulinen und/oder Immunkomplexen: Mit wiederverwendbarem und regenerierbarem Adsorber, Erstanwendung
		8-821.43	Adsorption zur Entfernung von Immunglobulinen und/oder Immunkomplexen: Mit wiederverwendbarem und regenerierbarem Adsorber, weitere Anwendung
ZE2024-15 [4)]	Zellapherese	8-823	Zellapherese
		8-825.*	Spezielle Zellphereseverfahren
ZE2024-16 [4)]	Isolierte Extremitätenperfusion	8-859	Isolierte Extremitätenperfusion
ZE2024-17 [4)]	Retransplantation von Organen während desselben stationären Aufenthaltes	5-125.5	Hornhaut-Retransplantation während desselben stationären Aufenthaltes
		5-335.3*	Lungentransplantation: Retransplantation während desselben stationären Aufenthaltes
		5-375.3	Herz-Retransplantation während desselben stationären Aufenthaltes
		5-375.4	Herz-Lungen-Retransplantation (En-bloc) während desselben stationären Aufenthaltes
		5-467.9*	Dünndarm-Retransplantation während desselben stationären Aufenthaltes
		5-504.3	Lebertransplantation: Retransplantation, komplett (gesamtes Organ) während desselben stationären Aufenthaltes
		5-504.4	Lebertransplantation: Retransplantation, partiell (Split-Leber) während desselben stationären Aufenthaltes
		5-504.5	Lebertransplantation: Retransplantation, auxiliär (linker Leberlappen zusätzlich zum vorhandenen Organ) während desselben stationären Aufenthaltes
		5-528.3	Retransplantation von Pankreasgewebe während desselben stationären Aufenthaltes
		5-528.4	Retransplantation eines Pankreassegmentes während desselben stationären Aufenthaltes
		5-528.5	Retransplantation des Pankreas (gesamtes Organ) während desselben stationären Aufenthaltes
		5-555.6	Nierentransplantation: Retransplantation, allogen, Lebendspender während desselben stationären Aufenthaltes
		5-555.7	Nierentransplantation: Retransplantation, allogen, Leichenniere während desselben stationären Aufenthaltes
		5-555.8	Nierentransplantation: Retransplantation, En-bloc-Transplantat während desselben stationären Aufenthaltes
ZE2024-18 [4)]	Zwerchfellschrittmacher	5-347.6*	Operationen am Zwerchfell: Implantation oder Wechsel eines Zwerchfellschrittmachers
ZE2024-22 [4)]	IABP	5-376.00	Implantation und Entfernung eines herzunterstützenden Systems, offen chirurgisch: Intraaortale Ballonpumpe: Implantation
		8-839.0	Andere therapeutische Katheterisierung und Kanüleneinlage in Herz und Blutgefäße: Perkutane Einführung einer intraaortalen Ballonpumpe

Anlage 6: Zusatzentgelte-Katalog (Definition)   aG-DRG Version 2024

ZE [1]	Bezeichnung	OPS Version 2024: OPS-Kode	OPS Version 2024: OPS-Text
1	2	3	4
ZE2024-24 [4]	Andere Penisprothesen	5-649.50	Andere Operationen am Penis: Implantation einer Penisprothese: Semirigide Prothese
		5-649.5x	Andere Operationen am Penis: Implantation einer Penisprothese: Sonstige
		5-649.a0	Andere Operationen am Penis: Wechsel einer semirigiden Penisprothese: In eine semirigide Prothese
		5-649.ax	Andere Operationen am Penis: Wechsel einer semirigiden Penisprothese: Sonstige
		5-649.b0	Andere Operationen am Penis: Wechsel einer hydraulischen Penisprothese: Vollständig, in eine semirigide Prothese
		5-649.b2	Andere Operationen am Penis: Wechsel einer hydraulischen Penisprothese: Isolierter Pumpenwechsel
		5-649.b3	Andere Operationen am Penis: Wechsel einer hydraulischen Penisprothese: Isolierter Reservoirwechsel [Ballon]
		5-649.b4	Andere Operationen am Penis: Wechsel einer hydraulischen Penisprothese: Isolierter Wechsel des Schwellkörperimplantates [Zylinder]
		5-649.bx	Andere Operationen am Penis: Wechsel einer hydraulischen Penisprothese: Sonstige
ZE2024-25 [4]	Modulare Endoprothesen	5-829.k*	Andere gelenkplastische Eingriffe: Implantation einer modularen Endoprothese oder (Teil-)Wechsel in eine modulare Endoprothese bei knöcherner Defektsituation und ggf. Knochen(teil)ersatz
		5-829.m	Andere gelenkplastische Eingriffe: Implantation von oder (Teil-)Wechsel in ein patientenindividuell hergestelltes Implantat bei knöcherner Defektsituation oder angeborener oder erworbener Deformität
ZE2024-26 [4]	Anthroposophisch-medizinische Komplexbehandlung	8-975.3	Anthroposophisch-medizinische Komplexbehandlung
ZE2024-33 [2), 4)]	Gabe von Sargramostim, parenteral	6-001.4*	Applikation von Medikamenten, Liste 1: Sargramostim, parenteral
ZE2024-34 [4]	Gabe von Granulozytenkonzentraten	8-802.6*	Transfusion von Leukozyten: Granulozyten
ZE2024-35 [4]	Fremdbezug von hämatopoetischen Stammzellen		Fremdbezug von hämatopoetischen Stammzellen über Spenderdateien bei nicht-verwandten Spendern oder Bezug von hämatopoetischen Stammzellen von außerhalb Deutschlands bei Familienspendern
ZE2024-36 [4]	Versorgung von Schwerstbehinderten		Zusatzentgelt für Krankenhäuser, bei denen insbesondere wegen einer räumlichen Nähe zu entsprechenden Einrichtungen oder einer Spezialisierung eine Häufung von schwerstbehinderten Patienten auftritt. Vergütung des mit den DRG-Fallpauschalen nicht abgedeckten, wesentlichen zusätzlichen Aufwands, insbesondere im Pflegedienst
ZE2024-40 [4]	Naturheilkundliche Komplexbehandlung	8-975.23	Naturheilkundliche Komplexbehandlung: Mindestens 14 bis höchstens 20 Behandlungstage und weniger als 2.520 Behandlungsminuten oder mindestens 10 bis höchstens 13 Behandlungstage und mindestens 1.680 Behandlungsminuten
		8-975.24	Naturheilkundliche Komplexbehandlung: Mindestens 21 Behandlungstage oder mindestens 14 Behandlungstage und mindestens 2.520 Behandlungsminuten
ZE2024-41 [4), 5)]	Multimodal-nichtoperative Komplexbehandlung des Bewegungssystems	8-977	Multimodal-nichtoperative Komplexbehandlung des Bewegungssystems
ZE2024-44 [4]	Stammzellboost nach erfolgter Transplantation von hämatopoetischen Stammzellen, nach In-vitro-Aufbereitung	8-805.62	Transfusion von peripher gewonnenen hämatopoetischen Stammzellen: Stammzellboost nach erfolgter Transplantation von hämatopoetischen Stammzellen: Nach In-vitro-Aufbereitung
ZE2024-45 [4]	Komplexe Diagnostik bei hämatologischen und onkologischen Erkrankungen bei Kindern und Jugendlichen	1-940	Komplexe Diagnostik bei hämatologischen und onkologischen Erkrankungen bei Kindern und Jugendlichen
ZE2024-46 [2), 4)]	Gabe von Anti-Human-T-Lymphozyten-Immunglobulin, parenteral	8-812.3	Transfusion von Plasma und anderen Plasmabestandteilen und gentechnisch hergestellten Plasmaproteinen: Anti-Human-T-Lymphozyten-Immunglobulin vom Kaninchen, parentera
		8-812.4	Transfusion von Plasma und anderen Plasmabestandteilen und gentechnisch hergestellten Plasmaproteinen: Anti-Human-T-Lymphozyten-Immunglobulin vom Pferd, parentera

ZE [1)	Bezeichnung	OPS Version 2024: OPS-Kode	OPS Version 2024: OPS-Text
1	2	3	4
ZE2024-49 [4)	Hypertherme intraperitoneale Chemotherapie (HIPEC) in Kombination mit Peritonektomie und ggf. mit Multiviszeralresektion oder hypertherme intrathorakale Chemotherapie (HITOC) in Kombination mit Pleurektomie und ggf. mit Tumorreduktion		
ZE2024-50 [4), 8)	Implantation einer (Hybrid)-Prothese an der Aorta	5-384.8	Resektion und Ersatz (Interposition) an der Aorta: Aorta ascendens, Aortenbogen oder Aorta descendens mit Hybridprothese
		5-38a.a	Endovaskuläre Implantation von Stent-Prothesen: Bei Hybridverfahren an Aorta ascendens, Aortenbogen oder Aorta thoracica
		5-38a.b	Endovaskuläre Implantation von Stent-Prothesen: Bei Hybridverfahren an der Aorta thoracoabdominalis
ZE2024-54 [4)	Selbstexpandierende Prothesen am Gastrointestinaltrakt	5-429.j0	Andere Operationen am Ösophagus: Maßnahmen bei selbstexpandierender Prothese: Einlegen oder Wechsel, offen chirurgisch, eine Prothese ohne Antirefluxventil
		5-429.j1	Andere Operationen am Ösophagus: Maßnahmen bei selbstexpandierender Prothese: Einlegen oder Wechsel, endoskopisch, eine Prothese ohne Antirefluxventil
		5-429.j3	Andere Operationen am Ösophagus: Maßnahmen bei selbstexpandierender Prothese: Einlegen oder Wechsel, offen chirurgisch, zwei Prothesen ohne Antirefluxventil
		5-429.j4	Andere Operationen am Ösophagus: Maßnahmen bei selbstexpandierender Prothese: Einlegen oder Wechsel, endoskopisch, zwei Prothesen ohne Antirefluxventil
		5-429.j9	Andere Operationen am Ösophagus: Maßnahmen bei selbstexpandierender Prothese: Einlegen oder Wechsel, offen chirurgisch, mehr als zwei Prothesen ohne Antirefluxventil
		5-429.ja	Andere Operationen am Ösophagus: Maßnahmen bei selbstexpandierender Prothese: Einlegen oder Wechsel, endoskopisch, mehr als zwei Prothesen ohne Antirefluxventil
		5-429.jb	Andere Operationen am Ösophagus: Maßnahmen bei selbstexpandierender Prothese: Einlegen oder Wechsel, offen chirurgisch, eine Prothese mit Antirefluxventil
		5-429.jc	Andere Operationen am Ösophagus: Maßnahmen bei selbstexpandierender Prothese: Einlegen oder Wechsel, endoskopisch, eine Prothese mit Antirefluxventil
		5-429.jd	Andere Operationen am Ösophagus: Maßnahmen bei selbstexpandierender Prothese: Einlegen oder Wechsel, offen chirurgisch, zwei Prothesen, eine davon mit Antirefluxventil
		5-429.je	Andere Operationen am Ösophagus: Maßnahmen bei selbstexpandierender Prothese: Einlegen oder Wechsel, endoskopisch, zwei Prothesen, eine davon mit Antirefluxventil
		5-429.jf	Andere Operationen am Ösophagus: Maßnahmen bei selbstexpandierender Prothese: Einlegen oder Wechsel, offen chirurgisch, mehr als zwei Prothesen, eine davon mit Antirefluxventil
		5-429.jg	Andere Operationen am Ösophagus: Maßnahmen bei selbstexpandierender Prothese: Einlegen oder Wechsel, endoskopisch, mehr als zwei Prothesen, eine davon mit Antirefluxventil
		5-449.h*	Andere Operationen am Magen: Einlegen oder Wechsel einer selbstexpandierenden Prothese
		5-469.k*	Andere Operationen am Darm: Einlegen oder Wechsel einer selbstexpandierenden Prothese
		5-489.g0	Andere Operation am Rektum: Einlegen oder Wechsel einer Prothese, endoskopisch: Selbstexpandierend
		5-513.m*	Endoskopische Operationen an den Gallengängen: Einlegen oder Wechsel von selbstexpandierenden ungecoverten Stents
		5-513.n*	Endoskopische Operationen an den Gallengängen: Einlegen oder Wechsel von selbstexpandierenden gecoverten Stent-Prothesen
		5-517.**	Einlegen oder Wechseln von selbstexpandierenden Stents und Stent-Prothesen in die Gallengänge
		5-526.e0	Endoskopische Operationen am Pankreasgang: Einlegen einer Prothese: Selbstexpandierend
		5-526.f0	Endoskopische Operationen am Pankreasgang: Wechsel einer Prothese: Selbstexpandierend

Anlage 6: Zusatzentgelte-Katalog (Definition) aG-DRG Version 2024

ZE [1)]	Bezeichnung	OPS Version 2024: OPS-Kode	OPS Version 2024: OPS-Text
1	2	3	4
		5-529.g*	Andere Operationen am Pankreas und am Pankreasgang: Einlegen einer selbstexpandierenden Prothese
		5-529.j*	Andere Operationen am Pankreas und am Pankreasgang: Wechsel einer selbstexpandierenden Prothese
		5-529.n4	Andere Operationen am Pankreas und am Pankreasgang: Transgastrale Drainage einer Pankreaszyste: Endoskopisch mit Einlegen eines selbstexpandierenden Stents
		5-529.p2	Andere Operationen am Pankreas und am Pankreasgang: Endoskopische transgastrale Entfernung von Pankreasnekrosen: Mit Einlegen eines selbstexpandierenden Stents
		5-529.r3	Andere Operationen am Pankreas und am Pankreasgang: Transduodenale Drainage einer Pankreaszyste: Endoskopisch mit Einlegen eines selbstexpandierenden Stents
		5-529.s2	Andere Operationen am Pankreas und am Pankreasgang: Endoskopische transduodenale Entfernung von Pankreasnekrosen: Mit Einlegen eines selbstexpandierenden Stents
ZE2024-56 [4)]	Gabe von Bosentan, oral	6-002.f*	Applikation von Medikamenten, Liste 2: Bosentan, oral
ZE2024-57 [4)]	Gabe von Jod-131-MIBG (Metajodobenzylguanidin), parenteral	6-002.g*	Applikation von Medikamenten, Liste 2: Jod-131-Metajodobenzylguanidin (MIBG), parenteral
ZE2024-58 [4)]	Gabe von Alpha-1-Proteinaseninhibitor human, parenteral	8-812.0*	Transfusion von Plasma und anderen Plasmabestandteilen und gentechnisch hergestellten Plasmaproteinen: Alpha-1-Proteinaseninhibitor human, parenteral
ZE2024-61 [4)]	Neurostimulatoren zur Hirn- oder Rückenmarkstimulation oder zur Stimulation des peripheren Nervensystems, Mehrkanalstimulator, wiederaufladbar	5-028.92	Implantation oder Wechsel eines Neurostimulators zur Hirnstimulation mit Implantation oder Wechsel einer Neurostimulationselektrode: Mehrkanalstimulator, vollimplantierbar, mit wiederaufladbarem Akkumulator
		5-028.a2	Funktionelle Eingriffe an Schädel, Gehirn und Hirnhäuten: Wechsel eines Neurostimulators zur Hirnstimulation ohne Wechsel einer Neurostimulationselektrode: Mehrkanalstimulator, vollimplantierbar, mit wiederaufladbarem Akkumulator
		5-028.c2	Funktionelle Eingriffe an Schädel, Gehirn und Hirnhäuten: Implantation eines Neurostimulators zur Hirnstimulation ohne Implantation einer Neurostimulationselektrode: Mehrkanalstimulator, vollimplantierbar, mit wiederaufladbarem Akkumulator
		5-039.e2	Implantation oder Wechsel eines Neurostimulators zur epiduralen Rückenmarkstimulation mit Implantation oder Wechsel einer Neurostimulationselektrode: Mehrkanalstimulator, vollimplantierbar, mit wiederaufladbarem Akkumulator
		5-039.f2	Wechsel eines Neurostimulators zur epiduralen Rückenmarkstimulation ohne Wechsel einer Neurostimulationselektrode: Mehrkanalstimulator, vollimplantierbar, mit wiederaufladbarem Akkumulator
		5-039.n2	Implantation eines Neurostimulators zur epiduralen Rückenmarkstimulation ohne Implantation einer Neurostimulationselektrode: Mehrkanalstimulator, vollimplantierbar, mit wiederaufladbarem Akkumulator
		5-059.cc	Implantation oder Wechsel eines Neurostimulators zur Stimulation des peripheren Nervensystems mit Implantation oder Wechsel einer Neurostimulationselektrode: Mehrkanalstimulator, vollimplantierbar, mit wiederaufladbarem Akkumulator
		5-059.cd	Implantation oder Wechsel eines Neurostimulators zur Stimulation des peripheren Nervensystems mit Implantation oder Wechsel einer Neurostimulationselektrode: Mehrkanalstimulator, vollimplantierbar, mit elektromagnetischer Energieübertragung, induktiv
		5-059.dc	Wechsel eines Neurostimulators zur Stimulation des peripheren Nervensystems ohne Wechsel einer Neurostimulationselektrode: Mehrkanalstimulator, vollimplantierbar, mit wiederaufladbarem Akkumulator
		5-059.dd	Wechsel eines Neurostimulators zur Stimulation des peripheren Nervensystems ohne Wechsel einer Neurostimulationselektrode: Mehrkanalstimulator, vollimplantierbar, mit elektromagnetischer Energieübertragung, induktiv
		5-059.g3	Implantation eines Neurostimulators zur Stimulation des peripheren Nervensystems ohne Implantation einer Neurostimulationselektrode: Mehrkanalstimulator, vollimplantierbar, mit wiederaufladbarem Akkumulator

ZE [1]	Bezeichnung	OPS Version 2024: OPS-Kode	OPS Version 2024: OPS-Text
1	2	3	4
		5-059.g4	Implantation eines Neurostimulators zur Stimulation des peripheren Nervensystems ohne Implantation einer Neurostimulationselektrode: Mehrkanalstimulator, vollimplantierbar, mit elektromagnetischer Energieübertragung, induktiv
ZE2024-62 [4]	Mikroaxial-Blutpumpe	8-839.46	Andere therapeutische Katheterisierung und Kanüleneinlage in Herz und Blutgefäße: Implantation oder Entfernung einer transvasal platzierten axialen Pumpe zur Kreislaufunterstützung: Implantation einer linksventrikulären axialen Pumpe
		8-839.47	Andere therapeutische Katheterisierung und Kanüleneinlage in Herz und Blutgefäße: Implantation oder Entfernung einer transvasal platzierten axialen Pumpe zur Kreislaufunterstützung: Implantation einer rechtsventrikulären axialen Pumpe
ZE2024-63 [4]	Gabe von Dibotermin alfa, Implantation am Knochen	6-003.4*	Applikation von Medikamenten, Liste 3: Dibotermin alfa, Implantation am Knochen
ZE2024-65 [4]	Selektive intravaskuläre Radionuklidtherapie [SIRT] mit Yttrium-90- oder Rhenium-188- oder Holmium-166-markierten Mikrosphären	8-530.a5	Therapie mit offenen Radionukliden: Intraarterielle Therapie mit offenen Radionukliden: Selektive intravaskuläre Radionuklidtherapie [SIRT] mit Yttrium-90-markierten Mikrosphären
		8-530.a6	Therapie mit offenen Radionukliden: Intraarterielle Therapie mit offenen Radionukliden: Selektive intravaskuläre Radionuklidtherapie [SIRT] mit Rhenium-188-markierten Mikrosphären
		8-530.a8	Therapie mit offenen Radionukliden: Intraarterielle Therapie mit offenen Radionukliden: Selektive intravaskuläre Radionuklidtherapie [SIRT] mit Holmium-166-markierten Mikrosphären
ZE2024-66 [4]	Enzymersatztherapie bei lysosomalen Speicherkrankheiten	6-003.7	Applikation von Medikamenten, Liste 3: Enzymersatztherapie bei lysosomalen Speicherkrankheiten
ZE2024-67 [4]	Implantation einer Stent-Prothese an der Aorta, perkutan-transluminal	8-840.*4	(Perkutan-)transluminale Implantation von nicht medikamentefreisetzenden Stents: Aorta
		8-841.*4	(Perkutan-)transluminale Implantation von medikamentefreisetzenden Stents: Aorta
		8-843.*4	(Perkutan-)transluminale Implantation von bioresorbierbaren Stents: Aorta
		8-849.*4	(Perkutan-)transluminale Implantation von anderen ungecoverten großlumigen Stents: Aorta
		8-84a.*4	(Perkutan-)transluminale Implantation von anderen gecoverten großlumigen Stents: Aorta
		8-84b.*4	(Perkutan-)transluminale Implantation von Stents zur Strömungslaminierung bei Aneurysmen: Aorta
ZE2024-69 [4]	Gabe von Hämin, parenteral	6-004.1*	Applikation von Medikamenten, Liste 4: Hämin, parenteral
ZE2024-71 [4]	Radiorezeptortherapie mit DOTA-konjugierten Somatostatinanaloga	8-530.61	Therapie mit offenen Radionukliden: Intravenöse Therapie mit radioaktiven rezeptorgerichteten Substanzen: Radiorezeptortherapie mit Chelator-konjugierten Somatostatinanaloga aus patientenindividueller Eigenherstellung
		8-530.62	Therapie mit offenen Radionukliden: Intravenöse Therapie mit radioaktiven rezeptorgerichteten Substanzen: Radiorezeptortherapie mit Chelator-konjugierten Somatostatinanaloga aus nicht patientenindividueller Herstellung
		8-530.a0	Therapie mit offenen Radionukliden: Intraarterielle Therapie mit offenen Radionukliden: Intraarterielle Radiorezeptortherapie mit DOTA-konjugierten Somatostatinanaloga
ZE2024-72 [4]	Distraktionsmarknagel, motorisiert	5-786.j1	Osteosyntheseverfahren: Durch internes Verlängerungs- oder Knochentransportsystem: Motorisiert
		5-78a.j1	Revision von Osteosynthesematerial mit Reosteosynthese: Durch internes Verlängerungs- oder Knochentransportsystem: Motorisiert
ZE2024-74 [4]	Gabe von Sunitinib, oral	6-003.a*	Applikation von Medikamenten, Liste 3: Sunitinib, oral
ZE2024-75 [4]	Gabe von Sorafenib, oral	6-003.b*	Applikation von Medikamenten, Liste 3: Sorafenib, oral
ZE2024-77 [4]	Gabe von Lenalidomid, oral	6-003.g*	Applikation von Medikamenten, Liste 3: Lenalidomid, oral
ZE2024-79 [4]	Gabe von Nelarabin, parenteral	6-003.e*	Applikation von Medikamenten, Liste 3: Nelarabin, parenteral
ZE2024-80 [2,4]	Gabe von Amphotericin-B-Lipidkomplex, parenteral	6-003.1*	Applikation von Medikamenten, Liste 3: Amphotericin-B-Lipidkomplex, parenteral
ZE2024-82 [3,4]	Peritonealdialyse, kontinuierlich, maschinell unterstützt (APD)	8-857.2*	Peritonealdialyse: Kontinuierlich, maschinell unterstützt (APD), mit Zusatzgeräten
ZE2024-84 [4]	Gabe von Ambrisentan, oral	6-004.2*	Applikation von Medikamenten, Liste 4: Ambrisentan, oral
ZE2024-85 [4]	Gabe von Temsirolimus, parenteral	6-004.e*	Applikation von Medikamenten, Liste 4: Temsirolimus, parenteral

Anlage 6: Zusatzentgelte-Katalog (Definition) aG-DRG Version 2024

ZE [1]	Bezeichnung	OPS Version 2024: OPS-Kode	OPS Version 2024: OPS-Text
1	2	3	4
ZE2024-86 [4]	Andere Neurostimulatoren und Neuroprothesen	5-029.4	Andere Operationen an Schädel, Gehirn und Hirnhäuten: Implantation oder Wechsel einer Neuroprothese
		5-039.g	Andere Operationen an Rückenmark und Rückenmarkstrukturen: Implantation oder Wechsel eines Neurostimulators zur Vorderwurzelstimulation mit Implantation oder Wechsel einer subduralen Elektrode
		5-039.h	Andere Operationen an Rückenmark und Rückenmarkstrukturen: Wechsel eines Neurostimulators zur Vorderwurzelstimulation ohne Wechsel einer subduralen Elektrode
		5-039.p	Andere Operationen an Rückenmark und Rückenmarkstrukturen: Implantation eines Neurostimulators zur Vorderwurzelstimulation ohne Implantation einer subduralen Elektrode
		5-059.5*	Andere Operationen an Nerven und Ganglien: Implantation einer peripheren Neuroprothese
		5-059.c4	Implantation oder Wechsel eines Neurostimulators zur Stimulation des peripheren Nervensystems mit Implantation oder Wechsel einer Neurostimulationselektrode: Kardiales Vagusnervstimulationssystem
		5-059.c6	Implantation oder Wechsel eines Neurostimulators zur Stimulation des peripheren Nervensystems mit Implantation oder Wechsel einer Neurostimulationselektrode: System zur Barorezeptoraktivierung
		5-059.cb	Implantation oder Wechsel eines Neurostimulators zur Stimulation des peripheren Nervensystems mit Implantation oder Wechsel einer Neurostimulationselektrode: System zur Phrenikusnerv-Stimulation
		5-059.d4	Wechsel eines Neurostimulators zur Stimulation des peripheren Nervensystems ohne Wechsel einer Neurostimulationselektrode: Kardiales Vagusnervstimulationssystem
		5-059.d6	Wechsel eines Neurostimulators zur Stimulation des peripheren Nervensystems ohne Wechsel einer Neurostimulationselektrode: System zur Barorezeptoraktivierung
		5-059.db	Wechsel eines Neurostimulators zur Stimulation des peripheren Nervensystems ohne Wechsel einer Neurostimulationselektrode: System zur Phrenikusnerv-Stimulation
ZE2024-88 [4]	Komplexe neuropädiatrische Diagnostik mit weiteren Maßnahmen	1-942.1	Komplexe neuropädiatrische Diagnostik: Mit neurometabolischer Labordiagnostik und/oder infektiologischer/autoimmunentzündlicher Labordiagnostik
		1-942.2	Komplexe neuropädiatrische Diagnostik: Mit erweiterter genetischer Diagnostik
		1-942.3	Komplexe neuropädiatrische Diagnostik: Mit neurometabolischer Labordiagnostik und/oder infektiologischer/autoimmunentzündlicher Labordiagnostik und erweiterter genetischer Diagnostik
ZE2024-91 [4]	Gabe von Dasatinib, oral	6-004.3*	Applikation von Medikamenten, Liste 4: Dasatinib, oral
ZE2024-97 [4,6]	Behandlung von Blutern mit Blutgerinnungsfaktoren	8-810.6*	Transfusion von Plasmabestandteilen und gentechnisch hergestellten Plasmaproteinen: Rekombinanter aktivierter Faktor VII
		8-810.7*	Transfusion von Plasmabestandteilen und gentechnisch hergestellten Plasmaproteinen: Plasmatischer Faktor VII
		8-810.8*	Transfusion von Plasmabestandteilen und gentechnisch hergestellten Plasmaproteinen: Rekombinanter Faktor VIII
		8-810.9*	Transfusion von Plasmabestandteilen und gentechnisch hergestellten Plasmaproteinen: Plasmatischer Faktor VIII
		8-810.a*	Transfusion von Plasmabestandteilen und gentechnisch hergestellten Plasmaproteinen: Rekombinanter Faktor IX
		8-810.b*	Transfusion von Plasmabestandteilen und gentechnisch hergestellten Plasmaproteinen: Plasmatischer Faktor IX
		8-810.c*	Transfusion von Plasmabestandteilen und gentechnisch hergestellten Plasmaproteinen: FEIBA - Prothrombinkomplex mit Faktor-VIII-Inhibitor-Bypass-Aktivität
		8-810.d*	Transfusion von Plasmabestandteilen und gentechnisch hergestellten Plasmaproteinen: Von-Willebrand-Faktor
		8-810.e*	Transfusion von Plasmabestandteilen und gentechnisch hergestellten Plasmaproteinen: Faktor XIII
		8-810.j*	Transfusion von Plasmabestandteilen und gentechnisch hergestellten Plasmaproteinen: Fibrinogenkonzentrat
		8-812.5*	Transfusion von Plasma und anderen Plasmabestandteilen und gentechnisch hergestellten Plasmaproteinen: Prothrombinkomplex 7)

ZE [1]	Bezeichnung	OPS Version 2024: OPS-Kode	OPS Version 2024: OPS-Text
1	2	3	4
		8-812.9*	Transfusion von Plasma und anderen Plasmabestandteilen und gentechnisch hergestellten Plasmaproteinen: Humanes Protein C, parenteral
		8-812.a*	Transfusion von Plasma und anderen Plasmabestandteilen und gentechnisch hergestellten Plasmaproteinen: Plasmatischer Faktor X
ZE2024-99 [4]	Fremdbezug von Donor-Lymphozyten		Fremdbezug von Donor-Lymphozyten über Spenderdateien bei nicht-verwandten Spendern oder Bezug von Donor-Lymphozyten von außerhalb Deutschlands bei Familienspenderr
ZE2024-101 [4]	Gabe von Mifamurtid, parenteral	6-005.g*	Applikation von Medikamenten, Liste 5: Mifamurtid, parenteral
ZE2024-103 [4]	Gabe von Rituximab, subkutan	6-001.j*	Applikation von Medikamenten, Liste 1: Rituximab, subkutan
ZE2024-104 [4]	Gabe von Trastuzumab, subkutan	6-001.m*	Applikation von Medikamenten, Liste 1: Trastuzumab, subkutan
ZE2024-106 [4]	Gabe von Abatacept, subkutan	6-003.t*	Applikation von Medikamenten, Liste 3: Abatacept, subkutan
ZE2024-107 [4]	Medikamente-freisetzende bioresorbierbare Koronarstents	8-83d.0*	Andere perkutan-transluminale Gefäßintervention an Herz und Koronargefäßen: Einlegen eines medikamentefreisetzenden bioresorbierbaren Stents
ZE2024-108 [4]	Implantation einer Irisprothese	5-137.6	Andere Operationen an der Iris: Operation mit Implantation eines künstlichen Irisdiaphragmas
ZE2024-109 [3,4]	Dialyse mit High-Cut-off-Dialysemembran	8-854.8	Hämodialyse: Verlängert intermittierend, zur Elimination von Proteinen mit einer Molekularmasse bis 60.000
ZE2024-110 [4]	Gabe von Tocilizumab, subkutan	6-005.n*	Applikation von Medikamenten, Liste 5: Tocilizumab, subkutan
ZE2024-111 [4]	Gabe von Paclitaxel, als an Albumin gebundene Nanopartikel, parenteral	6-005.d*	Applikation von Medikamenten, Liste 5: Paclitaxel, als an Albumin gebundene Nanopartikel, parenteral
ZE2024-112 [4]	Gabe von Abirateron, oral	6-006.2*	Applikation von Medikamenten, Liste 6: Abirateron, oral
ZE2024-113 [4]	Gabe von Cabazitaxel, parenteral	6-006.1*	Applikation von Medikamenten, Liste 6: Cabazitaxel, parenteral
ZE2024-115 [4]	Molekulares Monitoring der Resttumorlast [MRD]: Molekulargenetische Identifikation und Herstellung von patientenspezifischen Markern	1-991.0	Molekulares Monitoring der Resttumorlast [MRD]: Molekulargenetische Identifikation und Herstellung von patientenspezifischen Markern für die Bestimmung der Resttumorlast (Minimal Residual Disease [MRD])
ZE2024-116 [4]	Molekulares Monitoring der Resttumorlast [MRD]: Patientenspezifische molekulargenetische Quantifizierung	1-991.1	Molekulares Monitoring der Resttumorlast [MRD]: Patientenspezifische molekulargenetische Quantifizierung der Resttumorlast [MRD-Monitoring]
ZE2024-117 [4]	Chemosaturations-Therapie mittels perkutaner Leberperfusion	8-549.01	Perkutane geschlossene Organperfusion mit Chemotherapeutika: Leber: Mit externem Blutfilter
ZE2024-118 [4]	Neurostimulatoren zur Hirnstimulation, Einkanalstimulator	5-028.90	Implantation oder Wechsel eines Neurostimulators zur Hirnstimulation mit Implantation oder Wechsel einer Neurostimulationselektrode: Einkanalstimulator, vollimplantierbar, nicht wiederaufladbar
		5-028.a0	Wechsel eines Neurostimulators zur Hirnstimulation ohne Wechsel einer Neurostimulationselektrode: Einkanalstimulator, vollimplantierbar, nicht wiederaufladbar
		5-028.c0	Implantation eines Neurostimulators zur Hirnstimulation ohne Implantation einer Neurostimulationselektrode: Einkanalstimulator, vollimplantierbar, nicht wiederaufladbar
ZE2024-119 [4]	Distraktionsmarknagel, nicht motorisiert	5-786.j0	Osteosyntheseverfahren: Durch internes Verlängerungs- oder Knochentransportsystem: Nicht motorisiert
		5-78a.j0	Revision von Osteosynthesematerial mit Reosteosynthese: Durch internes Verlängerungs- oder Knochentransportsystem: Nicht motorisiert
ZE2024-120 [4]	Gabe von Pemetrexed, parenteral	6-001.c*	Applikation von Medikamenten, Liste 1: Pemetrexed, parenteral
ZE2024-121 [4]	Gabe von Etanercept, parenteral	6-002.b*	Applikation von Medikamenten, Liste 2: Etanercept, parenteral
ZE2024-122 [4]	Gabe von Imatinib, oral	6-001.g*	Applikation von Medikamenten, Liste 1: Imatinib, oral
ZE2024-123 [4]	Gabe von Caspofungin, parenteral	6-002.p*	Applikation von Medikamenten, Liste 2: Caspofungin, parenteral
ZE2024-124 [4]	Gabe von Voriconazol, oral	6-002.5*	Applikation von Medikamenten, Liste 2: Voriconazol, oral
ZE2024-125 [4]	Gabe von Voriconazol, parenteral	6-002.r*	Applikation von Medikamenten, Liste 2: Voriconazol, parenteral
ZE2024-127 [4]	Gabe von L-Asparaginase aus Erwinia chrysanthemi [Erwinase], parenteral	6-003.r*	Applikation von Medikamenten, Liste 3: L-Asparaginase aus Erwinia chrysanthemi [Erwinase], parenteral
ZE2024-128 [4]	Gabe von nicht pegylierter Asparaginase, parenteral	6-003.n*	Applikation von Medikamenten, Liste 3: Nicht pegylierte Asparaginase, parenteral
ZE2024-129 [4]	Gabe von pegylierter Asparaginase, parenteral	6-003.p*	Applikation von Medikamenten, Liste 3: Pegylierte Asparaginase, parenteral
ZE2024-130 [4]	Gabe von Belimumab, parenteral	6-006.6*	Applikation von Medikamenten, Liste 6: Belimumab, parenteral
ZE2024-131 [4]	Gabe von Defibrotid, parenteral	6-005.k*	Applikation von Medikamenten, Liste 5: Defibrotid, parenteral
ZE2024-132 [4]	Gabe von Thiotepa, parenteral	6-007.n*	Applikation von Medikamenten, Liste 7: Thiotepa, parenteral

Anlage 6: Zusatzentgelte-Katalog (Definition) aG-DRG Version 2024

ZE [1]	Bezeichnung	OPS Version 2024: OPS-Kode	OPS Version 2024: OPS-Text
1	2	3	4
ZE2024-133 [4]	Spezialisierte palliativmedizinische Komplexbehandlung durch einen internen Palliativdienst	8-98h.0*	Spezialisierte palliativmedizinische Komplexbehandlung durch einen Palliativdienst: Durch einen internen Palliativdienst
ZE2024-134 [4]	Spezialisierte palliativmedizinische Komplexbehandlung durch einen externen Palliativdienst	8-98h.1*	Spezialisierte palliativmedizinische Komplexbehandlung durch einen Palliativdienst: Durch einen externen Palliativdienst
ZE2024-135 [4]	Basisdiagnostik bei unklarem Symptomkomplex bei Neugeborenen und Säuglingen mit weiteren Maßnahmen		Basisdiagnostik bei unklarem Symptomkomplex bei Neugeborenen und Säuglingen
		1-944.10	Mit erweiterter molekulargenetischer Diagnostik
		1-944.20	Mit Chromosomenanalyse (Zytogenetische Diagnostik)
		1-944.30	Mit erweiterter molekulargenetischer Diagnostik und Chromosomenanalyse (Zytogenetische Diagnostik)
ZE2024-136 [4]	Einlegen von endobronchialen Nitinolspiralen	5-339.8*	Andere Operationen an Lunge und Bronchien: Einlegen von endobronchialen Nitinolspiralen, bronchoskopisch
ZE2024-137 [4], [6], [9]	Gabe von rekombinantem aktiviertem Faktor VII	8-810.6*	Transfusion von Plasmabestandteilen und gentechnisch hergestellten Plasmaproteinen: Rekombinanter aktivierter Faktor VII
ZE2024-138 [4], [6], [10]	Gabe von Fibrinogenkonzentrat	8-810.j*	Transfusion von Plasmabestandteilen und gentechnisch hergestellten Plasmaproteinen: Fibrinogenkonzentrat
ZE2024-139 [4], [6], [11]	Gabe von Blutgerinnungsfaktoren	8-810.7*	Transfusion von Plasmabestandteilen und gentechnisch hergestellten Plasmaproteinen: Plasmatischer Faktor VII
		8-810.8*	Transfusion von Plasmabestandteilen und gentechnisch hergestellten Plasmaproteinen: Rekombinanter Faktor VIII
		8-810.9*	Transfusion von Plasmabestandteilen und gentechnisch hergestellten Plasmaproteinen: Plasmatischer Faktor VIII
		8-810.a*	Transfusion von Plasmabestandteilen und gentechnisch hergestellten Plasmaproteinen: Rekombinanter Faktor IX
		8-810.b*	Transfusion von Plasmabestandteilen und gentechnisch hergestellten Plasmaproteinen: Plasmatischer Faktor IX
		8-810.c*	Transfusion von Plasmabestandteilen und gentechnisch hergestellten Plasmaproteinen: FEIBA - Prothrombinkomplex mit Faktor-VIII-Inhibitor-Bypass-Aktivität
		8-810.d*	Transfusion von Plasmabestandteilen und gentechnisch hergestellten Plasmaproteinen: Von-Willebrand-Faktor
		8-810.e*	Transfusion von Plasmabestandteilen und gentechnisch hergestellten Plasmaproteinen: Faktor XIII
		8-812.9*	Transfusion von Plasma und anderen Plasmabestandteilen und gentechnisch hergestellten Plasmaproteinen: Humanes Protein C, parenteral
		8-812.a*	Transfusion von Plasma und anderen Plasmabestandteilen und gentechnisch hergestellten Plasmaproteinen: Plasmatischer Faktor X
ZE2024-140 [4]	Gabe von Brentuximab vedotin, parenteral	6-006.b*	Applikation von Medikamenten, Liste 6: Brentuximab vedotin, parenteral
ZE2024-141 [4]	Gabe von Enzalutamid, oral	6-007.6*	Applikation von Medikamenten, Liste 7: Enzalutamid, oral
ZE2024-142 [4]	Gabe von Aflibercept, intravenös	6-007.3*	Applikation von Medikamenten, Liste 7: Aflibercept, intravenös
ZE2024-143 [4]	Gabe von Eltrombopag, oral	6-006.0*	Applikation von Medikamenten, Liste 6: Eltrombopag, oral
ZE2024-144 [4]	Gabe von Obinutuzumab, parenteral	6-007.j*	Applikation von Medikamenten, Liste 7: Obinutuzumab, parenteral
ZE2024-145 [4]	Gabe von Ibrutinib, oral	6-007.e*	Applikation von Medikamenten, Liste 7: Ibrutinib, oral
ZE2024-146 [4]	Gabe von Ramucirumab, parenteral	6-007.m*	Applikation von Medikamenten, Liste 7: Ramucirumab, parenteral
ZE2024-147 [4]	Gabe von Bortezomib, parenteral	6-001.9*	Applikation von Medikamenten, Liste 1: Bortezomib, parenteral
ZE2024-148 [4]	Gabe von Adalimumab, parenteral	6-001.d*	Applikation von Medikamenten, Liste 1: Adalimumab, parenteral
ZE2024-149 [4]	Gabe von Infliximab, parenteral	6-001.e*	Applikation von Medikamenten, Liste 1: Infliximab, parenteral
ZE2024-150 [4]	Gabe von Busulfan, parenteral	6-002.d*	Applikation von Medikamenten, Liste 2: Busulfan, parenteral
ZE2024-151 [4]	Gabe von Rituximab, intravenös	6-001.h*	Applikation von Medikamenten, Liste 1: Rituximab, intravenös
ZE2024-152 [4]	Mehrdimensionale pädiatrische Diagnostik	1-945.*	Diagnostik bei Verdacht auf Gefährdung von Kindeswohl und Kindergesundheit
ZE2024-153 [4]	Gabe von Trastuzumab, intravenös	6-001.k*	Applikation von Medikamenten, Liste 1: Trastuzumab, intravenös
ZE2024-154 [4]	Gabe von Anidulafungin, parenteral	6-003.k*	Applikation von Medikamenten, Liste 3: Anidulafungin, parenteral
ZE2024-156 [4]	Gabe von Posaconazol, parenteral	6-007.k*	Applikation von Medikamenten, Liste 7: Posaconazol, parenteral
ZE2024-157 [4]	Gabe von Pixantron, parenteral	6-006.e*	Applikation von Medikamenten, Liste 6: Pixantron, parenteral
ZE2024-158 [4]	Gabe von Pertuzumab, parenteral	6-007.9*	Applikation von Medikamenten, Liste 7: Pertuzumab, parenteral
ZE2024-159 [4]	Gabe von Blinatumomab, parenteral	6-008.7*	Applikation von Medikamenten, Liste 8: Blinatumomab, parenteral
ZE2024-161 [4]	Gabe von Nivolumab, parenteral	6-008.m*	Applikation von Medikamenten, Liste 8: Nivolumab, parenteral
ZE2024-162 [4]	Gabe von Carfilzomib, parenteral	6-008.9*	Applikation von Medikamenten, Liste 8: Carfilzomib, parenteral
ZE2024-163 [4]	Gabe von Macitentan, oral	6-007.h*	Applikation von Medikamenten, Liste 7: Macitentan, oral
ZE2024-164 [4]	Gabe von Riociguat, oral	6-008.0*	Applikation von Medikamenten, Liste 8: Riociguat, oral

ZE [1)]	Bezeichnung	OPS Version 2024: OPS-Kode	OPS Version 2024: OPS-Text
1	2	3	4
ZE2024-165 [4)]	Gabe von Nusinersen, intrathekal	6-00a.d	Applikation von Medikamenten, Liste 10: Nusinersen, intrathekal
ZE2024-166 [4)]	Gabe von Isavuconazol, parenteral	6-008.g*	Applikation von Medikamenten, Liste 8: Isavuconazol, parenteral
ZE2024-167 [4)]	Gabe von Isavuconazol, oral	6-008.h*	Applikation von Medikamenten, Liste 8: Isavuconazol, oral
ZE2024-169 [4)]	Gabe von Liposomalem Irinotecan, parenteral	6-009.e*	Applikation von Medikamenten, Liste 9: Liposomales Irinotecan, parenteral
ZE2024-170 [4)]	Gabe von Bevacizumab, parenteral	6-002.9*	Applikation von Medikamenten, Liste 2: Bevacizumab, parenteral
ZE2024-171 [4)]	Gabe von Clofarabin, parenteral	6-003.j*	Applikation von Medikamenten, Liste 3: Clofarabin, parenteral
ZE2024-172 [4)]	Gabe von Posaconazol, oral, Suspension	6-007.0*	Applikation von Medikamenten, Liste 7: Posaconazol, oral, Suspension
ZE2024-173 [4)]	Gabe von Posaconazol, oral, Tabletten	6-007.p*	Applikation von Medikamenten, Liste 7: Posaconazol, oral, Tabletten
ZE2024-175 [4), 13)]	Gabe von Filgrastim, parenteral	6-002.1*	Applikation von Medikamenten, Liste 2: Filgrastim, parenteral
ZE2024-176 [4), 13)]	Gabe von Lenograstim, parenteral	6-002.2*	Applikation von Medikamenten, Liste 2: Lenograstim, parenteral
ZE2024-177 [4), 13)]	Gabe von Pegfilgrastim, parenteral	6-002.7*	Applikation von Medikamenten, Liste 2: Pegfilgrastim, parenteral
ZE2024-178 [4), 13)]	Gabe von Lipegfilgrastim, parenteral	6-007.7*	Applikation von Medikamenten, Liste 7: Lipegfilgrastim, parenteral
ZE2024-181 [4)]	Gabe von Azacytidin, parenteral	6-005.0*	Applikation von Medikamenten, Liste 5: Azacytidin, parenteral
ZE2024-182 [4)]	Gabe von Vedolizumab, parenteral	6-008.5*	Applikation von Medikamenten, Liste 8: Vedolizumab, parenteral
ZE2024-183 [4)]	Gabe von Elotuzumab, parenteral	6-009.d*	Applikation von Medikamenten, Liste 9: Elotuzumab, parenteral
ZE2024-187 [4)]	Neurostimulatoren zur Hypoglossusnerv-Stimulation	5-059.c7	Andere Operationen an Nerven und Ganglien: Implantation oder Wechsel eines Neurostimulators zur Stimulation des peripheren Nervensystems mit Implantation oder Wechsel einer Neurostimulationselektrode: System zur Hypoglossusnerv-Stimulation
		5-059.d7	Andere Operationen an Nerven und Ganglien: Wechsel eines Neurostimulators zur Stimulation des peripheren Nervensystems ohne Wechsel einer Neurostimulationselektrode: System zur Hypoglossusnerv-Stimulation
ZE2024-188 [4), 12)]	Patientenindividuell hergestellte Stent-Prothesen an der Aorta, ohne Öffnung	5-38a.70	Endovaskuläre Implantation von Stent-Prothesen: Aorta thoracica: Stent-Prothese, ohne Öffnung
		5-38a.80	Endovaskuläre Implantation von Stent-Prothesen: Aorta thoracoabdominalis: Stent-Prothese, ohne Öffnung
		5-38a.c0	Endovaskuläre Implantation von Stent-Prothesen: Aorta abdominalis: Stent-Prothese, ohne Öffnung
		5-38a.w0	Endovaskuläre Implantation von Stent-Prothesen: Patientenindividuell hergestellte Stent-Prothesen: Ohne Öffnung
ZE2024-189 [4)]	Stent-Prothesen an der Aorta, mit Öffnung	5-38a.7b	Endovaskuläre Implantation von Stent-Prothesen: Aorta thoracica: Stent-Prothese, mit 1 Öffnung
		5-38a.7c	Endovaskuläre Implantation von Stent-Prothesen: Aorta thoracica: Stent-Prothese, mit 2 Öffnungen
		5-38a.7d	Endovaskuläre Implantation von Stent-Prothesen: Aorta thoracica: Stent-Prothese, mit 3 oder mehr Öffnungen
		5-38a.8c	Endovaskuläre Implantation von Stent-Prothesen: Aorta thoracoabdominalis: Stent-Prothese, mit 1 Öffnung
		5-38a.8d	Endovaskuläre Implantation von Stent-Prothesen: Aorta thoracoabdominalis: Stent-Prothese, mit 2 Öffnungen
		5-38a.8e	Endovaskuläre Implantation von Stent-Prothesen: Aorta thoracoabdominalis: Stent-Prothese, mit 3 Öffnungen
		5-38a.8f	Endovaskuläre Implantation von Stent-Prothesen: Aorta thoracoabdominalis: Stent-Prothese, mit 4 oder mehr Öffnunger
		5-38a.c1	Endovaskuläre Implantation von Stent-Prothesen: Aorta abdominalis: Stent-Prothese, mit 1 Öffnung
		5-38a.c2	Endovaskuläre Implantation von Stent-Prothesen: Aorta abdominalis: Stent-Prothese, mit 2 Öffnungen
		5-38a.c3	Endovaskuläre Implantation von Stent-Prothesen: Aorta abdominalis: Stent-Prothese, mit 3 oder mehr Öffnungen
ZE2024-190 [4)]	Längerfristige Beatmungsentwöhnung	8-718.8*	Prolongierte Beatmungsentwöhnung auf spezialisierter intensivmedizinischer Beatmungsentwöhnungs-Einhei
		8-718.9*	Prolongierte Beatmungsentwöhnung auf spezialisierter nicht intensivmedizinischer Beatmungsentwöhnungs-Einhei
ZE2024-191 [4)]	Gabe von Dinutuximab beta, parenteral	6-009.b*	Applikation von Medikamenten, Liste 9: Dinutuximab beta, parenteral
ZE2024-192 [4)]	Gabe von Midostaurin, oral	6-00a.b*	Applikation von Medikamenten, Liste 10: Midostaurin, oral
ZE2024-193 [4)]	Gabe von Onasemnogen abeparvovec, parenteral	6-00d.0	Applikation von Medikamenten, Liste 13: Onasemnogen abeparvovec, parenteral
ZE2024-194 [4)]	Gabe von Ustekinumab, intravenös	6-005.p*	Applikation von Medikamenten, Liste 5: Ustekinumab, intravenös
ZE2024-195 [4)]	Gabe von Ustekinumab, subkutan	6-005.q*	Applikation von Medikamenten, Liste 5: Ustekinumab, subkutan
ZE2024-196 [4)]	Gabe von Micafungin, parenteral	6-004.5*	Applikation von Medikamenten, Liste 4: Micafungin, parenteral

Anlage 6: Zusatzentgelte-Katalog (Definition) aG-DRG Version 2024

ZE [1]	Bezeichnung	OPS Version 2024: OPS-Kode	OPS Version 2024: OPS-Text
1	2	3	4
ZE2024-198 [4]	Molekulares Monitoring der Resttumorlast [MRD]: Molekulargenetische Identifikation von krankheitsspezifischen Markern	1-991.2	Molekulares Monitoring der Resttumorlast [MRD]: Molekulargenetische Identifikation von krankheitsspezifischen Markern für die Bestimmung der Resttumorlast (Minimal Residual Disease [MRD])
ZE2024-199 [4]	Molekulares Monitoring der Resttumorlast [MRD]: Krankheitsspezifische molekulargenetische Quantifizierung	1-991.3	Molekulares Monitoring der Resttumorlast [MRD]: Krankheitsspezifische molekulargenetische Quantifizierung der Resttumorlast [MRD-Monitoring]
ZE2024-200 [4]	Gabe von Daratumumab, intravenös	6-009.q*	Applikation von Medikamenten, Liste 9: Daratumumab, intravenös
ZE2024-201 [4]	Gabe von Daratumumab, subkutan	6-009.r*	Applikation von Medikamenten, Liste 9: Daratumumab, subkutan
ZE2024-202 [14]	Gabe von Aldesleukin, parenteral	6-001.8*	Applikation von Medikamenten, Liste 1: Aldesleukin, parenteral
ZE2024-203 [4]	Gabe von Durvalumab, parenteral	6-00b.7*	Applikation von Medikamenten, Liste 11: Durvalumab, parenteral
ZE2024-204 [4]	Gabe von Gemtuzumab ozogamicin, parenteral	6-00b.a*	Applikation von Medikamenten, Liste 11: Gemtuzumab ozogamicin, parenteral
ZE2024-205 [4]	Gabe von Polatuzumab vedotin, parenteral	6-00c.c*	Applikation von Medikamenten, Liste 12: Polatuzumab vedotin, parenteral
ZE2024-206 [15]	Gabe von Natalizumab, parenteral	6-003.f*	Applikation von Medikamenten, Liste 3: Natalizumab, parenteral
ZE2024-207 [16]	Gabe von Itraconazol, parenteral	6-002.c*	Applikation von Medikamenten, Liste 2: Itraconazol, parenteral
ZE2024-208 [17]	Gabe von Trabectedin, parenteral	6-004.a*	Applikation von Medikamenten, Liste 4: Trabectedin, parenteral
ZE2024-209 [18]	Gabe von Plerixafor, parenteral	6-005.e*	Applikation von Medikamenten, Liste 5: Plerixafor, parenteral
ZE2024-210 [19]	Gabe von Eculizumab, parenteral	6-003.h*	Applikation von Medikamenten, Liste 3: Eculizumab, parenteral
ZE2024-211 [20]	Gabe von Tocilizumab, intravenös	6-005.m*	Applikation von Medikamenten, Liste 5: Tocilizumab, intravenös
ZE2024-212 [4]	Gabe von Idarucizumab, parenteral	6-008.f	Applikation von Medikamenten, Liste 8: Idarucizumab, parenteral
ZE2024-213 [4]	Gabe von Andexanet alfa, parenteral	6-00c.0	Applikation von Medikamenten, Liste 12: Andexanet alfa, parenteral
ZE2024-214 [4]	Gabe von Letermovir, oral	6-00b.c*	Applikation von Medikamenten, Liste 11: Letermovir, oral
ZE2024-215 [4]	Gabe von Letermovir, parenteral	6-00b.d*	Applikation von Medikamenten, Liste 11: Letermovir, parenteral
ZE2024-216 [4]	Gabe von Avelumab, parenteral	6-00a.2*	Applikation von Medikamenten, Liste 10: Avelumab, parenteral
ZE2024-217 [4]	Gabe von Apalutamid, oral	6-00c.1*	Applikation von Medikamenten, Liste 12: Apalutamid, oral
ZE2024-218 [4]	Gabe von Cemiplimab, parenteral	6-00c.3*	Applikation von Medikamenten, Liste 12: Cemiplimab, parenteral
ZE2024-219 [4), 21]	Gabe von rekombinantem aktiviertem Faktor VII bei postpartaler Blutung		Transfusion von Plasmabestandteilen und gentechnisch hergestellten Plasmaproteinen: Rekombinanter aktivierter Faktor VII
		8-810.67	200 kIE bis unter 300 kIE
		8-810.68	300 kIE bis unter 400 kIE
		8-810.69	400 kIE bis unter 500 kIE
		8-810.6a	500 kIE bis unter 1.000 kIE
		8-810.6b	1.000 kIE bis unter 1.500 kIE
		8-810.6c	1.500 kIE bis unter 2.000 kIE
		8-810.6d	2.000 kIE bis unter 2.500 kIE
		8-810.6e	2.500 kIE bis unter 3.000 kIE
		8-810.6f	3.000 kIE bis unter 4.000 kIE
		8-810.6g	4.000 kIE bis unter 5.000 kIE
		8-810.6h	5.000 kIE bis unter 6.000 kIE
		8-810.6j	6.000 kIE bis unter 7.000 kIE
		8-810.6k	7.000 kIE bis unter 8.000 kIE
		8-810.6m	8.000 kIE bis unter 9.000 kIE
		8-810.6n	9.000 kIE bis unter 10.000 kIE
		8-810.6p	10.000 kIE bis unter 15.000 kIE
		8-810.6q	15.000 kIE bis unter 20.000 kIE
		8-810.6r	20.000 kIE bis unter 25.000 kIE
		8-810.6s	25.000 kIE bis unter 30.000 kIE
		8-810.6u	30.000 kIE bis unter 40.000 kIE
		8-810.6v	40.000 kIE bis unter 50.000 kIE
		8-810.6w	50.000 kIE bis unter 70.000 kIE
		8-810.6z	70.000 kIE oder mehr
ZE2024-220 [4), 22]	Zusatzaufwand bei Behandlung mit Gabe von CAR-T-Zellen		Mehraufwand bei der Behandlung während des stationären Aufenthalts, in dem die CAR-T-Zellen appliziert werden.

aG-DRG Version 2024 — Anlage 6: Zusatzentgelte-Katalog (Definition)

Fußnoten:

*) Gilt für alle entsprechenden 5-Steller oder 6-Steller des angegebenen OPS-Kodes.

1) Weitere Untergliederungen der Entgelte sind analog der Zusatzentgelte der Anlage 5 durch Anfügen einer laufenden Nummer zu

2) Das Zulassungsrecht bleibt von der Katalogaufnahme unberührt. Die Kostenträger entscheiden im Einzelfall, ob die Kosten dieser

3) Eine zusätzliche Abrechnung ist im Zusammenhang mit einer Fallpauschale der Basis-DRG L60 oder L71 oder der DRG L90B oder L90C und

4) Nach Paragraf 5 Abs. 2 Satz 3 FPV 2024 ist für diese Zusatzentgelte das bisher krankenhausindividuell vereinbarte Entgelt der Höhe nach bis

5) Die Bewertung des Zusatzentgeltes mittels einer Differenzkostenbetrachtung hat in Abhängigkeit der abzurechnenden DRG-Fallpauschalen zu

6) Die jeweils zugehörigen ICD-Kodes und -Texte sind in Anlage 7 aufgeführt.

7) Bei der Behandlung von Blutern mit Blutgerinnungsfaktoren erfolgt die Abrechnung der Gabe von Prothrombinkomplex über das ZE2024-97

8) Die Bewertung des Zusatzentgeltes mittels einer Differenzkostenbetrachtung hat in Abhängigkeit der abzurechnenden DRG-Fallpauschalen

9) Für das Jahr 2024 gilt ein Schwellenwert in der Höhe von 20.000 € für den im Rahmen der Behandlung des Patienten für

10) Für das Jahr 2024 gilt ein Schwellenwert in der Höhe von 2.500 € für den im Rahmen der Behandlung des Patienten für

11) Für das Jahr 2024 gilt ein Schwellenwert in der Höhe von 6.000 € für die Summe der im Rahmen der Behandlung des Patienten für

12) Nur abrechenbar in Kombination mit einem der grau hinterlegten OPS-Kodes.

13) Bei der Vereinbarung der Entgelthöhen für die Zusatzentgelte für Granulozyten-Kolonie-stimulierende Faktoren wird in analoger Umsetzung

14) Nach Paragraf 5 Abs. 2 Satz 3 FPV 2024 ist für dieses Zusatzentgelt das bisher krankenhausindividuell vereinbarte Entgelt der Höhe nach bis

15) Nach Paragraf 5 Abs. 2 Satz 3 FPV 2024 ist für dieses Zusatzentgelt das bisherige bewertete Zusatzentgelt ZE97 aus 2023 bis zum Beginn

16) Nach Paragraf 5 Abs. 2 Satz 3 FPV 2024 ist für dieses Zusatzentgelt das bisherige bewertete Zusatzentgelt ZE113 aus 2023 bis zum Beginn

17) Nach Paragraf 5 Abs. 2 Satz 3 FPV 2024 ist für dieses Zusatzentgelt das bisherige bewertete Zusatzentgelt ZE117 aus 2023 bis zum Beginn

18) Nach Paragraf 5 Abs. 2 Satz 3 FPV 2024 ist für dieses Zusatzentgelt das bisherige bewertete Zusatzentgelt ZE143 aus 2023 bis zum Beginn

19) Nach Paragraf 5 Abs. 2 Satz 3 FPV 2024 ist für dieses Zusatzentgelt das bisherige bewertete Zusatzentgelt ZE154 aus 2023 bis zum Beginn

20) Nach Paragraf 5 Abs. 2 Satz 3 FPV 2024 ist für dieses Zusatzentgelt das bisherige bewertete Zusatzentgelt ZE157 aus 2023 bis zum Beginn

21) Das Zusatzentgelt kann ausschließlich bei postpartaler Blutung (ICD Kode O72.-) abgerechnet werden. Bei Vorliegen einer dauerhaften

22) Die Bewertung des Zusatzentgeltes erfolgt mittels einer Differenzkostenbetrachtung in Abhängigkeit der abzurechnenden DRG-

Anlage 7

Zusatzentgelte-Katalog[1)]
(Blutgerinnungsstörungen)

ICD-Kodes, die dem extrabudgetären ZE2024-97 „Behandlung von Blutern mit Blutgerinnungsfaktoren" zuzuordnen sind. [1)]

ZE	Bezeichnung	ICD Version 2024: ICD-Kode	ICD Version 2024: ICD-Text
1	2	3	4
ZE2024-97	Behandlung von Blutern mit Blutgerinnungsfaktoren	D66	Hereditärer Faktor-VIII-Mangel
		D67	Hereditärer Faktor-IX-Mangel
		D68.00	Hereditäres Willebrand-Jürgens-Syndrom
		D68.1	Hereditärer Faktor-XI-Mangel
		D68.20	Hereditärer Faktor-I-Mangel
		D68.21	Hereditärer Faktor-II-Mangel
		D68.22	Hereditärer Faktor-V-Mangel
		D68.23	Hereditärer Faktor-VII-Mangel
		D68.24	Hereditärer Faktor-X-Mangel
		D68.25	Hereditärer Faktor-XII-Mangel
		D68.26	Hereditärer Faktor-XIII-Mangel
		D68.28	Hereditärer Mangel an sonstigen Gerinnungsfaktoren
		D68.31	Hämorrhagische Diathese durch Vermehrung von Antikörpern gegen Faktor VIII
		D68.32	Hämorrhagische Diathese durch Vermehrung von Antikörpern gegen sonstige Gerinnungsfaktoren
		D69.40	Sonstige primäre Thrombozytopenie, als transfusionsrefraktär bezeichnet
		D69.41	Sonstige primäre Thrombozytopenie, nicht als transfusionsrefraktär bezeichnet
		D82.0	Wiskott-Aldrich-Syndrom
		M31.1	Thrombotische Mikroangiopathie
		P61.0	Transitorische Thrombozytopenie beim Neugeborenen

ICD-Kodes, die den intrabudgetären ZE2024-137 "Gabe von rekombinantem aktiviertem Faktor VII", ZE2024-138 "Gabe von Fibrinogenkonzentrat" oder ZE2024-139 "Gabe von Blutgerinnungsfaktoren" zuzuordnen sind. [1)]

ZE	Bezeichnung	ICD Version 2024: ICD-Kode	ICD Version 2024: ICD-Text
1	2	3	4
ZE2024-137 / ZE2024-138 / ZE2024-139	Gabe von rekombinantem aktiviertem Faktor VII / Gabe von Fibrinogenkonzentrat / Gabe von Blutgerinnungsfaktoren	D65.9	Defibrinationssyndrom, nicht näher bezeichnet
		D68.33	Hämorrhagische Diathese durch Cumarine (Vitamin-K-Antagonisten)
		D68.34	Hämorrhagische Diathese durch Heparine
		D68.35	Hämorrhagische Diathese durch sonstige Antikoagulanzien
		D68.9	Koagulopathie, nicht näher bezeichnet
		D69.0	Purpura anaphylactoides
		D69.2	Sonstige nichtthrombozytopenische Purpura
		D69.3	Idiopathische thrombozytopenische Purpura
		D69.52	Heparin-induzierte Thrombozytopenie Typ I
		D69.53	Heparin-induzierte Thrombozytopenie Typ II
		D69.57	Sonstige sekundäre Thrombozytopenien, als transfusionsrefraktär bezeichnet
		D69.58	Sonstige sekundäre Thrombozytopenien, nicht als transfusionsrefraktär bezeichnet
		D69.59	Sekundäre Thrombozytopenie, nicht näher bezeichnet
		D69.60	Thrombozytopenie, nicht näher bezeichnet, als transfusionsrefraktär bezeichnet
		D69.61	Thrombozytopenie, nicht näher bezeichnet, nicht als transfusionsrefraktär bezeichnet
		D69.80	Hämorrhagische Diathese durch Thrombozytenaggregationshemmer
		D69.9	Hämorrhagische Diathese, nicht näher bezeichnet

Anlage 7: Zusatzentgelte-Katalog (Blutgerinnungsstörungen)

Zu differenzierende ICD-Kodes:

Dauerhaft erworbene Blutgerinnungsstörungen (zu kennzeichnen mit dem ICD-Kode U69.11!) sind dem extrabudgetären ZE2024-97 zuzuordnen. [1]

Temporäre Blutgerinnungsstörungen (zu kennzeichnen mit dem ICD-Kode U69.12!) sind den intrabudgetären ZE2024-137, ZE2024-138 oder ZE2024-139 zuzuordnen. [1]

ZE	Bezeichnung	ICD Version 2024: ICD-Kode	ICD Version 2024: ICD-Text
1	2	3	4
ZE2024-97 / ZE2024-137 / ZE2024-138 / ZE2024-139		D65.0	Erworbene Afibrinogenämie
		D65.1	Disseminierte intravasale Gerinnung [DIG, DIC]
		D65.2	Erworbene Fibrinolyseblutung
		D68.01	Erworbenes Willebrand-Jürgens-Syndrom
		D68.09	Willebrand-Jürgens-Syndrom, nicht näher bezeichnet
		D68.38	Sonstige hämorrhagische Diathese durch sonstige und nicht näher bezeichnete Antikörper
		D68.4 [2]	Erworbener Mangel an Gerinnungsfaktoren
		D68.8	Sonstige näher bezeichnete Koagulopathien
		D69.1	Qualitative Thrombozytendefekte
		D69.88	Sonstige näher bezeichnete hämorrhagische Diathesen
		P53	Hämorrhagische Krankheit beim Fetus und Neugeborenen
		P60	Disseminierte intravasale Gerinnung beim Fetus und Neugeborenen

Fußnoten:

[1] Die Abrechnung des ZE2024-97 bzw. ZE2024-137, ZE2024-138 oder ZE2024-139 ist möglich, sofern einer der ICD-Kodes aus der jeweiligen Definition der Anlage 7 und einer der OPS-Kodes aus der jeweiligen Definition der Anlage 6 vorliegt. Die ergänzende Auflistung von ICD-Kodes bei diesen Zusatzentgelten erfolgt nur aufgrund des extrabudgetären Status des ZE2024-97.

[2] Blutgerinnungsstörungen, die nur durch eine Lebertransplantation heilbar wären, sind dem ZE2024-97 zuzuordnen.

Anlage 8
Ergänzende Informationen zur Abrechnung von bewerteten Zusatzentgelten aus dem Zusatzentgelte-Katalog (Anlage 2 bzw. Anlage 5)

Tabelle 1: Liste der DRG Fallpauschalen, für die das Zusatzentgelt ZE162 abgerechnet werden darf.

801B, 802C, 863Z, A01A, A02Z, A03A, A04B, A06B, A06C, A07C, A07D, A07E, A07F, A09B, A09E, A09F, A11B, A11C, A11D, A13A, A13E, A13F, A13G, A13H, A15C, A18Z, A42C, A60B, A60C, A61B, A61C, A62Z, A66Z, A69Z, B02A, B02C, B02E, B04B, B04C, B05Z, B17A, B17D, B17E, B18C, B18D, B19A, B19B, B19C, B20A, B20B, B20C, B20D, B20E, B21A, B21B, B36B, B39A, B39B, B44B, B44C, B45Z, B63Z, B66A, B66D, B68B, B68C, B68D, B69A, B69B, B69C, B69D, B70B, B70D, B70E, B70F, B71A, B71D, B72A, B73Z, B75Z, B76D, B76E, B77Z, B78A, B78B, B80Z, B81B, B82Z, B85D, B86Z, C01B, C03A, C03B, C03C, C04A, C04B, C05Z, C06Z, C07A, C07B, C08A, C08B, C10A, C10B, C10C, C12Z, C13Z, C15Z, C16Z, C20B, C61Z, C63Z, C64Z, D01B, D02A, D04A, D04B, D05A, D05B, D06A, D06B, D06C, D08B, D12A, D12B, D16Z, D20A, D20B, D22A, D22B, D24B, D25C, D25D, D28Z, D29Z, D30A, D30B, D30C, D33Z, D35Z, D36Z, D37A, D37B, D38Z, D40Z, D60B, D61Z, D63A, D63B, D65Z, D67Z, E01B, E02C, E02D, E03Z, E06B, E06C, E06D, E07Z, E08C, E08D, E36Z, E40B, E40C, E60B, E63A, E63B, E64B, E65B, E65C, E66A, E66B, E69B, E69C, E71C, E71D, E73B, E74Z, E75A, E75B, E76C, E77D, E78Z, E79B, E79C, F01C, F01D, F01F, F02A, F03C, F03E, F05Z, F06A, F06D, F06E, F07B, F07C, F08A, F08F, F09C, F12B, F12F, F17B, F18B, F18C, F18D, F19B, F20Z, F21E, F24B, F27C, F39A, F39B, F41A, F41B, F43A, F43C, F49B, F49D, F49E, F49F, F49G, F50A, F50C, F51B, F52A, F52B, F56A, F56B, F58A, F58B, F59B, F59C, F59D, F59E, F59F, F60B, F62C, F63B, F64Z, F65B, F66B, F67C, F68A, F68B, F69B, F70A, F70B, F71B, F72B, F73B, F74Z, F75A, F75B, F75C, F95B, F98A, F98B, F98C, G01Z, G02A, G03A, G07A, G07C, G08B, G10Z, G11A, G12A, G12D, G12E, G13A, G13B, G17B, G18C, G19A, G19B, G19C, G21A, G21B, G22A, G22C, G23B, G24B, G24C, G26A, G26B, G27A, G29A, G29B, G40A, G46C, G46D, G47B, G48A, G60A, G60B, G64B, G67B, G67C, G70B, G71Z, G72A, G72B, G74Z, H05Z, H06B, H06C, H07A, H08A, H08B, H08C, H09B, H12B, H15Z, H16B, H38B, H40B, H41D, H41E, H44Z, H61B, H61C, H62C, H63A, H63B, I02A, I04Z, I05A, I05B, I06A, I06B, I08C, I08D, I08E, I08F, I08I, I09A, I09C, I09F, I09G, I09H, I09I, I10C, I10D, I10E, I10F, I10G, I10H, I11Z, I12A, I12C, I13C, I13D, I13E, I13F, I13G, I14Z, I15A, I16A, I16B, I18A, I20A, I20B, I20C, I20E, I21Z, I23B, I23C, I24A, I27B, I27C, I27D, I27E, I28B, I28D, I28E, I29B, I29C, I30A, I30B, I30C, I31B, I31C, I32B, I32C, I32E, I32F, I33Z, I36Z, I39Z, I42A, I42B, I43B, I44A, I44B, I44C, I45A, I45B, I46C, I47B, I47C, I50C, I54B, I59Z, I64C, I65C, I66F, I66G, I68A, I68C, I68D, I68E, I71B, I72Z, I74A, I74C, I74D, I75A, I75B, I76B, I77Z, I79Z, I97Z, J04Z, J07A, J07B, J09A, J10A, J10B, J11B, J11C, J11D, J12Z, J14Z, J16B, J18B, J22Z, J23Z, J24D, J25Z, J26Z, J44Z, J61A, J62B, J64C, J65A, K03B, K04Z, K06E, K07A, K07B, K09B, K09D, K14Z, K15A, K15C, K30Z, K30Z, K41Z, K60D, K60F, K62A, K62B, K62C, K64C, K77Z, L04A, L06B, L06C, L07Z, L09C, L09D, L11Z, L13A, L13B, L16A, L16B, L16C, L17A, L17B, L18B, L19Z, L20B, L20C, L36B, L40Z, L42B, L60D, L62A, L62C, L63C, L63D, L64A, L64B, L64C, L64D, L68B, L69A, L69B, L74Z, M01A, M01B, M02B, M03A, M04B, M04C, M04D, M05Z, M06Z, M07Z, M09A, M09B, M10A, M10B, M10C, M11Z, M38Z, M60B, M61Z, M62Z, N01A, N02C, N02D, N05B, N06Z, N07A, N07B, N08Z, N09B, N10Z, N11B, N13A, N13C, N15Z, N16A, N21A, N23Z, N33Z, N34Z, N60B, N61Z, N62A, O01A, O01B, O01C, O01D, O01F, O02A, O02B, O03Z, O04A, O04B, O04C, O05A, O05B, O05C, O05D, O60A, O60B, O60C, O60D, O61Z, O63Z, O65A, O65B, P02A, P02B, P02C, P03A, P03B, P04A, P04B, P05A, P05B, P05C, P06A, P06B, P06C, P60B, P60C, P61A, P61B, P61C, P61D, P61E, P62A, P62C, P62D, P63Z, P64Z, P65A, P65B, P65C, P65D, P66A, P66B, P66C, P66D, P67A, P67B, P67C, P67D, P67E, Q01Z, Q02B, Q02C, Q03A, Q03B, Q04Q, Q06C, Q61B, Q63B, R01A, R01C, R04B, R06Z, R07B, R11B, R12B, R13A, R13B, R14Z, R60E, R61D, R61H, R62A, R62B, R62C, R63A, R63D, R66Z, S01Z, S62Z, S63A, S65A, T01C, T01E, T36Z, T60B, T60C, T61Z, T62A, T62B, T63C, T63D, U42C, U63Z, U64Z, V60A, V60B, V61Z, V63Z, W01B, W04B, W04C, W61B, X01A, X01B, X01C, X05A, X05B, X06B, X06C, X07A, X07B, X60A, X60B, X62Z, X64Z, Y03Z, Y62Z, Z01B, Z01C, Z64A, Z64B, Z64C, Z65Z, Z66Z

Tabelle 2: Liste der DRG Fallpauschalen, für die das Zusatzentgelt ZE163 abgerechnet werden darf.

801A, 801C, 801D, 801E, 802B, 802D, A01B, A04D, A04E, A06A, A09A, A11G, A13B, A13D, A15B, A15D, A17A, A36A, A42A, A60A, A63Z, A64Z, B01A, B01B, B02B, B02D, B03Z, B04A, B12Z, B15Z, B16A, B17B, B17C, B18A, B18B, B36A, B39C, B42A, B44B, B47A, B48Z, B60A, B66C, B67B, B70A, B70C, B71B, B71C, B72B, B74Z, B76B, B76C, B79Z, B81A, B84Z, B85A, B85B, B85C, C01A, C60Z, C65Z, D02B, D08A, D09Z, D15A, D15B, D19Z, D24A, D25A, D25B, D60A, E01A, E02A, E02B, E05A, E05C, E06A, E08B, E40A, E42B, E60A, E64A, E64C, E65A, E71A, E75C, E77B, E77C, E79A, F03A, F03B, F03D, F06B, F07A, F08B, F08C, F08D, F08E, F09A, F09B, F12A, F12C, F12D, F12E, F13A, F13B, F13C, F13D, F14A, F14B, F15Z, F19A, F21A, F21C, F21D, F27A, F27B, F28A, F28B, F28C, F30Z, F36A, F36B, F36C, F42Z, F48Z, F49A, F49C, F59A, F61A, F61B, F62A, F62B, F63A, F65A, F67A, F71A, F72A, F77A, F77B, G02B, G02C, G03B, G04Z, G08A, G11B, G12C, G14Z, G15Z, G16A, G16B, G17A, G18A, G18B, G18D, G27B, G33Z, G35Z, G36A, G36B, G36C, G40B, G46A, G46B, G48B, G50Z, G52Z, G64A, G66Z, G67A, G70A, G73Z, G77A, G77B, H01B, H02A, H02B, H06A, H09A, H12A, H12C, H16A, H29Z, H36A, H36B, H40A, H41A, H41B, H41C, H60Z, H61A, H62A, H62B, H63C, H64Z, H77Z, H78Z, I01Z, I02B, I02C, I02D, I03A, I03B, I06C, I07A, I08B, I09B, I09D, I09E, I10A, I10B, I12B, I13A, I13B, I17A, I17B, I22A, I22B, I26A, I27A, I32A, I34Z, I41Z, I43A, I46B, I47A, I50A, I50B, I54A, I64B, I65A, I66B, I66E, I66B, I69A, I69B, I71A, I73Z, I74B, I87A, I95A, I95B, I98Z, J02A, J02B, J02C, J03Z, J08A, J08B, J11A, J17Z, J21Z, J24A, J35Z, J61B, J61C, J62A, J64A, J64B, J67A, J67B, J77Z, K03A, K06A, K09A, K09C, K15B, K15E, K25Z, K60C, K60E, K63B, K64A, K64D, L02A, L03Z, L08Z, L09A, L09B, L10Z, L12B, L18A, L20A, L36A, L37Z, L38Z, L44Z, L60A, L60B, L60C, L62B, L63B, L63E, L73Z, M02A, M04A, M37Z, M60A, N01B, N01D, N02A, N02B, N04Z, N05A, N14Z, N16B, N38Z, Q60B, Q61A, Q61Z, Q62Z, Q63A, R01B, R01D, R02Z, R03Z, R04A, R05Z, R07A, R11A, R12C, R16Z, R60A, R60B, R60C, R60D, R61A, R61B, R61C, R61F, R61G, R63C, R63E, R63F, R63G, R63H, S63B, T01A, T01B, T01D, T44Z, T60E, T63B, T64B, T64C, T77Z, U40Z, U61Z, V64Z, W02A, W02B, X06A, X33Z, Y02A, Y02B, Y02C, Y02D, Z01A

Stand 06.11.2023

Klarstellungen der Vertragsparteien nach § 17b Absatz 2 Satz 1 KHG zur Fallpauschalenvereinbarung 2024 (FPV 2024)

1. **Fallzählung bei Fallpauschalen für teilstationäre Leistungen**

   Bei der Abrechnung von tagesbezogenen teilstationären Fallpauschalen wird gemäß § 9 Absatz 1 Satz 4 für jeden Patienten, der wegen derselben Erkrankung regelmäßig oder mehrfach behandelt wird, je Quartal ein Fall gezählt. Dagegen ist zur sachgerechten Ermittlung der Summe der effektiven Bewertungsrelationen im Abschnitt E1 als Fallzahl (Anzahl der DRG) in Spalte 2 die Anzahl der einzeln berechenbaren tagesbezogenen Fallpauschalen auszuweisen. Dadurch ergeben sich bezüglich der mit teilstationären Fallpauschalen abgegoltenen Leistungen unterschiedliche Fallzahlen.

2. **Anwendung der Beurlaubungsregelung**

   Die Vorgaben zur Beurlaubung finden keine Anwendung bei onkologischen Behandlungszyklen, bei denen eine medizinisch sinnvolle Vorgehensweise mit mehreren geplanten Aufenthalten zu Grunde liegt. Es handelt sich in diesen Fällen um einzelne abgeschlossene Behandlungen, die durch eine reguläre Entlassung beendet werden.

3. **Abrechnung teilstationärer Leistungen in Verbindung mit Fallzusammenführungen**

   Werden zwischen zwei vollstationären Krankenhausaufenthalten, die gemäß § 2 Absatz 4 zu einem Fall zusammenzuführen sind, teilstationäre Leistungen erbracht, so ist für die Anwendung von § 6 Absatz 2 Satz 1 die mittlere Verweildauer der Fallpauschale zu Grunde zu legen, die sich aus der DRG-Fallpauschale des zusammengefassten Falls gemäß § 2 Absatz 4 ergibt.

4. **Hinweise zur Erläuterung der Regelung nach § 3 Absatz 3 Sätze 2 bis 4 FPV 2024 „Kombinierte Fallzusammenführung"**

   (siehe Anlage 1)

5. **Eingruppierung und Fallzählung bei tagesbezogenen Entgelten für die teilstationäre geriatrische Komplexbehandlung (A90A und A90B)**

   Zur Ermittlung von tagesbezogenen Entgelten für die unbewerteten teilstationären Leistungen A90A Teilstationäre geriatrische Komplexbehandlung, umfassende Behandlung und A90B Teilstationäre geriatrische Komplexbehandlung, Basisbehandlung aus Anlage 3b sind die teilstationären Behandlungstage jeweils einzeln einzugruppieren. Werden für einen Patienten, der wegen derselben Erkrankung regelmäßig oder mehrfach behandelt wird, in einem Quartal sowohl tagesbezogene Entgelte für die A90A als auch für die A90B abgerechnet, wird insgesamt nur ein Fall im Sinne von § 9 Absatz 2 Nummer 2 Buchstabe b FPV 2024 gezählt.

6. **Abrechnung von Neugeborenen-Fallpauschalen**

   Die besonderen Vorschriften zur Abrechnung von Fallpauschalen für Neugeborene nach § 1 Absatz 5 finden nur Anwendung, sofern die Geburt Bestandteil des Krankenhausaufenthalts ist. Liegt hingegen eine (Wieder-)Aufnahme oder Rückverlegung des Neugeborenen vor, sind die besonderen Vorschriften nach § 1 Absatz 5 nicht zu berücksichtigen.

7. **Fristenberechnung bei Wiederaufnahmen und Rückverlegungen**

   Die jeweils nach § 2 Absatz 1 bis 3 maßgebliche Frist (obere Grenzverweildauer bzw. 30 Kalendertage) für Fallzusammenführungen bei Wiederaufnahmen beginnt mit dem Tag der Aufnahme, das heißt der Aufnahmetag wird bei der Fristberechnung mit einbezogen. Gleiches gilt für den Tag der Entlassung bei der Regelung zur Rückverlegung nach § 3 Absatz 3 Satz 1.

8. **Explizite Ein-Belegungstag-DRGs:**

   Als explizite Ein-Belegungstag-DRGs im Sinne des § 6 Absatz 2 Satz 5 gelten:

   A60D, B60B, B70I, E02D, E64D, F62D, F73A, G47A, I66H, I68F, J65B, J68A, J68B, K63C, L70A, L70B, L71Z, N09A, R65Z, S60Z, T60G, U60A, U60B, Y63Z.

9. **Abrechnung des Zuschlags für Begleitpersonen bei gesunder Mutter und krankheitsbedingt behandlungsbedürftigem Neugeborenen gemäß § 1 Absatz 5 Satz 9:**

   Erfolgt ein Verbleib der gesunden Mutter aufgrund des krankheitsbedingt behandlungsbedürftigen Neugeborenen, so ist der gemäß § 1 Absatz 5 Satz 9 abrechenbare Zuschlag für Begleitpersonen auf der Rechnung des Neugeborenen auszuweisen. In diesem Fall ist bei Mehrlingen die Mitaufnahme eines oder mehrerer neugeborener Geschwisterkinder mit dem Zuschlag für Begleitpersonen abrechenbar und auf der Rechnung des krankheitsbedingt behandlungsbedürftigen Neugeborenen gesondert auszuweisen.

10. **Fallzusammenführung bei Aufenthalten mit nur einem Belegungstag**

    Sind zwei Aufenthalte an unterschiedlichen Tagen mit einem jeweils nur eintägigen Aufenthalt (das heißt die Entlassung fällt auf den gleichen Tag wie die Aufnahme oder den Folgetag) zusammenzuführen, so ist für den zusammengeführten Aufenthalt eine Verweildauer von zwei Belegungstagen zu zählen. Abweichend hiervon ergibt sich bei der Zusammenführung von zwei Fällen, deren Aufnahmen auf den gleichen Kalendertag fallen, eine Verweildauer von einem Belegungstag.

11. **Behandlung in einer Haupt- und Belegabteilung an einem Tag**

    § 1 Absatz 4 Satz 1 Nummer 2 gilt entsprechend, wenn bei einer Gesamtbehandlungsdauer von einem Belegungstag die Behandlung sowohl in der Haupt- als auch in der Belegabteilung erfolgt.

12. **Stationäre Voruntersuchung bei möglichen Lebendspendern**

    Stationär notwendige Voruntersuchungen bei möglichen Lebendspendern, die im Hinblick auf die Transplantation bei einem Transplantatempfänger durchgeführt werden, sind auch dann mit der DRG Z66Z abrechenbar, wenn es tatsächlich zu einer Lebendspende kommt. Die Vorgaben des § 2 bleiben davon unberührt.

13. **Abrechnung von gesunden Neugeborenen bei behandlungsbedürftiger Mutter**

    Wird ein gesundes Neugeborenes aufgrund einer behandlungsbedürftigen Mutter in einem Krankenhaus, in dem die Geburt nicht stattgefunden hat, mit aufgenommen, so ist für das Neugeborene im aufnehmenden Krankenhaus ein eigenständiger Fall zu bilden, der über eine gesonderte Fallpauschale abzurechnen ist.

14. **Abrechnung von sonstigen Entgelten nach § 8 Absatz 5**

    Die Regelungen des § 8 Absatz 5 kommen erst mit Beginn des Wirksamwerdens der Budgetvereinbarung für den Vereinbarungszeitraum 2020 zur Anwendung. Bis dahin sind die Entgelte in der bisher vereinbarten Höhe weiter zu erheben.

15. **Verlegungen in bzw. aus Einrichtungen nach § 22 Absatz 1 KHG**

    Einrichtungen nach § 22 Absatz 1 KHG gelten als Krankenhäuser im Sinne der Vorgaben des § 3 „Abschläge bei Verlegung".

16. **Eingruppierung und Fallzählung bei tagesbezogenen Entgelten für teilstationäre pädiatrische Diagnostik und Behandlung (MDC25)**

    Zur Ermittlung von tagesbezogenen Entgelten für die unbewerteten teilstationären pädiatrischen Leistungen der MDC 25 Teilstationäre pädiatrische Diagnostik und Behandlung aus Anlage 3b sind die teilstationären Behandlungstage jeweils einzeln einzugruppieren und abzurechnen. Werden für einen Patienten, der wegen derselben Erkrankung regelmäßig oder mehrfach behandelt wird, in einem Quartal mehrere tagesbezogene teilstationäre Entgelte der MDC 25 abgerechnet, wird in diesem Quartal insgesamt nur ein Fall im Sinne von § 9 Absatz 2 Nummer 2 Buchstabe b FPV 2024 gezählt.

17. **DRG 748Z: Bestimmte Behandlung ohne Sedierung oder Anästhesie, Alter < 18 Jahre, teilstationär**

    Je Quartal werden summierbare Gaben von Medikamenten oder andere nur einmal pro Aufenthalt anzugebende OPS, die ein Zusatzentgelt auslösen, ausschließlich am ersten Aufenthalt des Quartals als summierter OPS angegeben und abgerechnet. Die Aufenthalte der DRG 748Z eines Quartals werden erst nach dem letzten Aufenthalt im Quartal abgerechnet. Alle Zusatzentgelte im Rahmen der DRG 748Z werden ausschließlich mit dem ersten Aufenthalt des Quartals abgerechnet.

Hinweise zur Erläuterung der Regelung nach § 3 Abs. 3 Sätze 2 bis 4 FPV 2024
„Kombinierte Fallzusammenführungen"

Vorbemerkung:
Die in dieser Anlage zur Erläuterung der Regelung nach § 3 Abs. 3 Sätze 2 bis 4 aufgeführten Fallkonstellationen sind nicht als abschließend zu sehen.

Fallkonstellation 1: Erst Rückverlegung nach § 3 Abs. 3 Satz 1, dann Wiederaufnahme innerhalb Prüffrist

Prüffrist: 30 Kalendertage ab Entlassungsdatum (§ 3 Abs. 3 Satz 1)

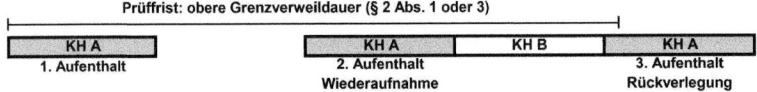

Alle drei Aufenthalte werden zusammengefasst, da sowohl eine Rückverlegung im Sinne von § 3 Abs. 3 Satz 1 (1. und 2. Aufenthalt) als auch eine Wiederaufnahme (3. Aufenthalt) innerhalb der Prüffrist der Rückverlegung („Prüffrist des ersten Falles, der die Fallzusammenführung auslöst") vorliegt. Weitere Voraussetzung für die Einbeziehung des 3. Aufenthalts ist die Erfüllung des entsprechenden Kriteriums aus § 2 Abs. 1 (Basis-DRG), Abs. 2 (Partitionswechsel innerhalb der MDC) oder Abs. 3 (Komplikationen). Für eine Fallzusammenführung ist die DRG-Fallpauschale des 3. Aufenthalts gegenüber der DRG-Fallpauschale, die sich aus der Zusammenfassung der beiden vorherigen Aufenthalte ergibt, zu prüfen.

Fallkonstellation 2: Erst Wiederaufnahme nach § 2 Abs. 1 oder 3, dann Rückverlegung innerhalb Prüffrist

Prüffrist: obere Grenzverweildauer (§ 2 Abs. 1 oder 3)

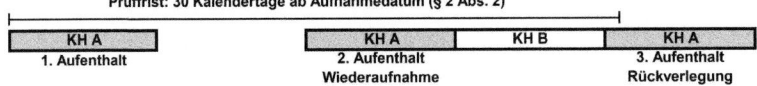

Alle drei Aufenthalte werden zusammengefasst, da sowohl eine Wiederaufnahme im Sinne von § 2 Abs. 1 oder Abs. 3 (1. und 2. Aufenthalt) als auch eine Rückverlegung (3. Aufenthalt) innerhalb der Prüffrist der Wiederaufnahme („Prüffrist des ersten Falles, der die Fallzusammenführung auslöst") vorliegt. Die in diesem Zusammenhang maßgebliche obere Grenzverweildauer ergibt sich aus der Eingruppierung des 1. Aufenthalts in eine DRG-Fallpauschale. Bei der Ermittlung zusätzlich abrechenbarer Belegungstage nach § 1 Abs. 2 ist die obere Grenzverweildauer maßgeblich, die sich aus der Zusammenführung aller drei Aufenthalte ergibt.

Fallkonstellation 3: Erst Wiederaufnahme nach § 2 Abs. 2, dann Rückverlegung innerhalb Prüffrist

Prüffrist: 30 Kalendertage ab Aufnahmedatum (§ 2 Abs. 2)

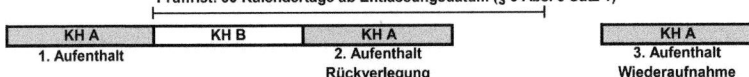

Alle drei Aufenthalte werden zusammengefasst, da sowohl eine Wiederaufnahme im Sinne von § 2 Abs. 2 (1. und 2. Aufenthalt) als auch eine Rückverlegung (3. Aufenthalt) innerhalb der Prüffrist der Wiederaufnahme („Prüffrist des ersten Falles, der die Fallzusammenführung auslöst") vorliegt.

Fallkonstellation 4: Erst Rückverlegung nach § 3 Abs. 3 Satz 1, dann Wiederaufnahme außerhalb Prüffrist

Prüffrist: 30 Kalendertage ab Entlassungsdatum (§ 3 Abs. 3 Satz 1)

KH A	KH B	KH A		KH A
1. Aufenthalt		2. Aufenthalt Rückverlegung		3. Aufenthalt Wiederaufnahme

Die ersten beiden Aufenthalte werden lediglich zusammengefasst, da aufgrund der chronologischen Prüfung zunächst eine Rückverlegung im Sinne von § 3 Abs. 3 Satz 1 (1. und 2. Aufenthalt) vorliegt und die Wiederaufnahme (3. Aufenthalt) außerhalb der Prüffrist der Rückverlegung („Prüffrist des ersten Falles, der die Fallzusammenführung auslöst") erfolgt.

Prüffrist: obere Grenzverweildauer (§ 2 Abs. 1 oder Abs. 3)

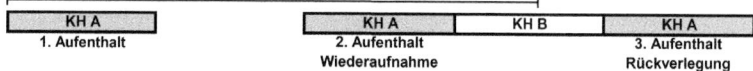

KH A	KH A	KH B	KH A
1. Aufenthalt	2. Aufenthalt Wiederaufnahme		3. Aufenthalt Rückverlegung

Die ersten beiden Aufenthalte werden lediglich zusammengefasst, da aufgrund der chronologischen Prüfung zunächst eine Wiederaufnahme im Sinne von § 2 Abs. 1 oder Abs. 3 (1. und 2. Aufenthalt) vorliegt und die Rückverlegung (3. Aufenthalt) außerhalb der Prüffrist der Wiederaufnahme („Prüffrist des ersten Falles, der die Fallzusammenführung auslöst") erfolgt.

Fallkonstellation 6: Erst Wiederaufnahme nach § 2 Abs. 2, dann Rückverlegung außerhalb Prüffrist

Prüffrist: 30 Kalendertage ab Aufnahmedatum (§ 2 Abs. 2)

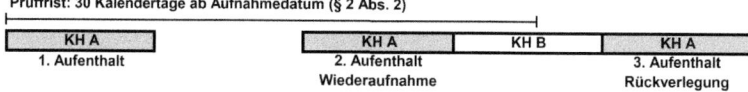

Die ersten beiden Aufenthalte werden lediglich zusammengefasst, da aufgrund der chronologischen Prüfung zunächst eine Wiederaufnahme im Sinne von § 2 Abs. 2 (1. und 2. Aufenthalt) vorliegt und die Rückverlegung (3. Aufenthalt) außerhalb der Prüffrist der Wiederaufnahme („Prüffrist des ersten Falles, der die Fallzusammenführung auslöst") erfolgt.

Fallkonstellation 7: Erst Rückverlegung nach § 3 Abs. 3 Satz 1, dann Wiederaufnahme innerhalb Prüffrist

Prüffrist: 30 Kalendertage ab Entlassungsdatum (§ 3 Abs. 3 Satz 1)

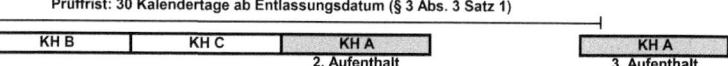

Alle drei Aufenthalte werden zusammengefasst, da sowohl eine Rückverlegung im Sinne von § 3 Abs. 3 Satz 1 (1. und 2. Aufenthalt) als auch eine Wiederaufnahme (3. Aufenthalt) innerhalb der Prüffrist der Rückverlegung („Prüffrist des ersten Falles, der die Fallzusammenführung auslöst") vorliegt. Weitere Voraussetzung für die Einbeziehung des 3. Aufenthalts ist die Erfüllung des entsprechenden Kriteriums aus § 2 Abs. 1 (Basis-DRG), Abs. 2 (Partitionswechsel innerhalb der MDC) oder Abs. 3 (Komplikationen). Für eine Fallzusammenführung ist die DRG-Fallpauschale des 3. Aufenthalts gegenüber der DRG-Fallpauschale, die sich aus der Zusammenfassung der beiden vorherigen Aufenthalte ergibt, zu prüfen.

Fallkonstellation 8: Erst Wiederaufnahme nach § 2 Abs. 1 oder 3, dann Rückverlegung innerhalb Prüffrist

Prüffrist: obere Grenzverweildauer (§ 2 Abs. 1 oder Abs. 3)

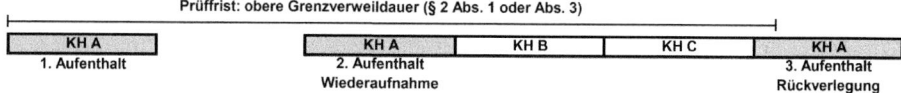

Alle drei Aufenthalte werden zusammengefasst, da sowohl eine Wiederaufnahme im Sinne von § 2 Abs. 1 oder 3 (1. und 2. Aufenthalt) als auch eine Rückverlegung (3. Aufenthalt) innerhalb der Prüffrist der Wiederaufnahme („Prüffrist des ersten Falles, der die Fallzusammenführung auslöst") vorliegt. Die in diesem Zusammenhang maßgebliche obere Grenzverweildauer ergibt sich aus der Eingruppierung des 1. Aufenthalts in eine DRG-Fallpauschale. Bei der Ermittlung zusätzlich abrechenbarer Belegungstage nach § 1 Abs. 2 ist die obere Grenzverweildauer maßgeblich, die sich aus der Zusammenführung aller drei Aufenthalte ergibt.

Fallkonstellation 9: Erst Wiederaufnahme nach § 2 Abs. 2, dann Rückverlegung innerhalb Prüffrist

Prüffrist: 30 Kalendertage ab Aufnahmedatum (§ 2 Abs. 2)

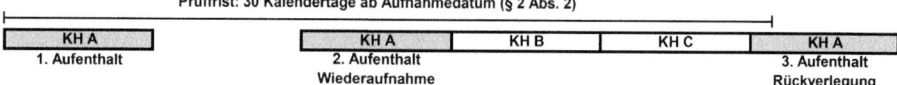

Alle drei Aufenthalte werden zusammengefasst, da sowohl eine Wiederaufnahme im Sinne von § 2 Abs. 2 (1. und 2. Aufenthalt) als auch eine Rückverlegung (3. Aufenthalt) innerhalb der Prüffrist der Wiederaufnahme („Prüffrist des ersten Falles, der die Fallzusammenführung auslöst") vorliegt.

Fallkonstellation 10: Wiederaufnahme mit in Spalte 13 des Fallpauschalenkatalogs für Hauptabteilungen bzw. Spalte 15 des Fallpauschalenkatalogs für Belegabteilungen gekennzeichneter Fallpauschale mit anschließender Rückverlegung

Prüffrist: 30 Kalendertage ab Entlassungsdatum (§ 3 Abs. 3 Satz 1)

KH A		KH A	KH B		KH A
1. Aufenthalt		2. Aufenthalt Wiederaufnahme			3. Aufenthalt Rückverlegung

Die ersten beiden Aufenthalte werden nicht zusammengefasst, da eine der beiden bzw. beide aus einer Einzelfallgruppierung resultierenden Fallpauschalen in Spalte 13 des Fallpauschalenkatalogs für Hauptabteilungen bzw. 15 des Fallpauschalenkatalogs für Belegabteilungen gekennzeichnet ist bzw. sind, lediglich der 2. und 3. Aufenthalt werden aufgrund der Rückverlegung (§ 3 Abs. 3 Satz 1) zusammengefasst.

Fallkonstellation 11: Rückverlegung mit anschließender Wiederaufnahme bei in Spalte 13 des Fallpauschalenkatalogs für Hauptabteilungen bzw. Spalte 15 des Fallpauschalenkatalogs für Belegabteilungen gekennzeichneter Fallpauschale

Prüffrist: 30 Kalendertage ab Entlassungsdatum (§ 3 Abs. 3 Satz 1)

KH A	KH B	KH A		KH A
1. Aufenthalt		2. Aufenthalt Rückverlegung		3. Aufenthalt Wiederaufnahme

Die ersten beiden Aufenthalte werden aufgrund der Rückverlegung (§ 3 Abs. 3 Satz 1) zusammengefasst, der dritte Aufenthalt ist gesondert abzurechnen, da die zuvor abgerechnete oder die sich aus der Einzelfallgruppierung des 3. Aufenthalts ergebende Fallpauschale in Spalte 13 des Fallpauschalenkatalogs für Hauptabteilungen bzw. Spalte 15 des Fallpauschalenkatalogs für Belegabteilungen gekennzeichnet ist.